救急医学

救急患者の初期対応と以後の治療方針

編著

佐賀医科大学医学部救急医学講座教授
瀧 健治

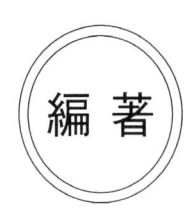

佐賀医科大学医学部救急医学講座非常勤講師
西村謙一

佐賀医科大学医学部麻酔学麻酔・蘇生学教授
十時忠秀

株式会社 新興医学出版社

執筆者一覧

佐賀医科大学法医学 （現　東京医科歯科大学医学部法医学）	伊藤洋子
佐賀医科大学呼吸器内科	青木洋介，林真一郎
佐賀医科大学消化器内科	坂田祐之，岩切龍一
佐賀医科大学神経内科	高島　洋，黒田康夫
佐賀医科大学腎臓内科	池田裕次，酒見隆信
佐賀医科大学代謝内分泌内科	原　俊哉，山本匡介
佐賀医科大学循環器内科	宇都宮俊徳
佐賀医科大学皮膚科	中房淳司，萱場光治，三浦由宏，三砂範幸，田中達朗
佐賀医科大学精神科	武市昌士，佐藤　武
佐賀医科大学小児科	市丸智浩
佐賀医科大学一般・消化器外科	阪本雄一郎，宮崎耕治
佐賀医科大学脳神経外科	田渕和雄，峯田寿裕
佐賀医科大学泌尿器科	高木紀人，魚住二郎，真崎善二郎
佐賀医科大学心臓血管外科	夏秋正文，伊藤　翼
佐賀医科大学整形外科	佛淵孝夫，川口宗義
佐賀医科大学産科婦人科	内山　章，原　浩一
佐賀医科大学眼科	沖波　聡
佐賀医科大学耳鼻咽喉科	佐藤慎太郎，澤津橋基広，宮崎純二，溝上宏幸，高木誠治，津田邦良
佐賀医科大学放射線科	宇都宮　幹，深堀哲弘
佐賀医科大学麻酔科蘇生科	十時忠秀
佐賀医科大学歯科口腔外科	佐藤誠宏，小村華子，平居久典，下田陽一
佐賀医科大学救急医学	瀧　健治，西村謙一，加藤博之，大串和久，戸塚和敏
佐賀医科大学保健管理センター	尾崎岩太
琉球大学医学部麻酔・蘇生学 （現　沖縄県医師会）	平良　豊
佐賀県立病院好生館救命センター	平原健司

（順不同）

はじめに

　救急医学教育について，ほとんどの教育者は必要あるものと認めているが，どのように救急医学教育をしたらよいのかということは，今なお模索状態であると言っても過言ではないであろう．というのは，救急医学書というものは数冊見受けられるが，その内容は外傷学，集中治療学が中心となっており，一次から三次救急にいたる救急外来での内容は乏しく，その救急医療の実態はあいまいで，「たぶん各科でしているだろう」という推測に基づいている状況である．

　救急医学教育がなぜ必要なのか，救急医学教育とは何なのか，救急医学教育はどのように行うのか，といった具体的なことになるとなかなか答えがたい．その理由の一つに，多くの大学において24時間体制の救急診療が行われておらず，そこが救急医学教育の場として利用されていない．そのために，救急医学の形が見えないで，どのように救急医学をイメージしたらよいかわからないということであろう．そうであれば，実際の24時間体制の救急診療なしには，"生きた，見えた"救急医学教育は行えないということになり，実動している救急医療からみた救急医学教育用の書を作る必要が求められている．

　昭和57年には，わが国最初の救急医学の教科書が出版され，卒前・卒後教育のなかで救急医学教育とは何かと，救急医療に専従している人達は今日まで長年自問自答してきたことと思う．その後に救急医学の教科書が出版されてきたものの，我々の救急医学の一部の領域にあたる管理・治療が主体なものばかりである．そこで，本書は構成こそは他書と似ているが，症候学に基づく救急外来を中心とした佐賀医科大学における救急医学教育の実践をもとに，医学生や研修医にいかにして救急医学教育を行うか，をまとめた書である．本書の特徴を具体的に述べると，以下のようになる．1）救急医学とは何かを理解でき，今日の救急医学活動の全体を把握できる．2）一貫した救急診療が行えるように，救急患者来院時の初期対応として，ただちに実施すべきことを述べ，やってはならないことや避けるべきことを記した．さらに，以後の治療方針と専門医に相談・依頼すべき状態を記し，専門医の提言を加えた．3）今日のトピックスである脳死と臓器移植，災害時の救急体制と救急医療，および日帰り手術の麻酔についても解説した．

　したがって，本書は医学生の救急医学の教科書，研修医，救急医学認定医を志す医師の指針書に有用なだけでなく，救急患者を扱う一般開業医，救急救命士，看護学科学生，救急看護婦の参考書として役立つものと信じる．

　本書が本邦の救急医学教育の発展と充実に少しでも役立つことになれば，幸いである．

編者ら

目 次

第 I 章 救急医学概論 ··1

1. 救急医学とは ···1
   1) 救急医療・救急医学の沿革 ···2
   2) 救急医学教育 ···3
      ●医師としてあるべき姿が教育できる／3　●総合的な医学教育ができる／3
   3) 救急医療とは ···3
      ●プライマリ・ケアとは／4　●救急患者の受け入れ／4
2. 救急診療での連携 ···5
3. 救急医療システム ···6
   1) 救急医療施設 ···6
   2) 救急搬送システム ···6
   3) 救急情報システム ···7
4. 救急患者診療の基本 ···7
   1) 救急患者の特徴 ···7
   2) 重症度（severity）と緊急度（urgency）···7
   3) 外傷重症度スコア（injury severity score，ISS），外傷指数 ············8
   4) トリアージ（triage）（ふるい分け）···8
   5) 診療の手順 ···8
      ●患者搬入時の注意／8　●患者の診察／8　●情報の聴取／9　●検体採取と緊急検査／9
      ●補助診断法の選択／9　●病態の把握／10　●治療方針の決定／10　●治療の開始／10
   6) 救命処置 ···10
      ●患者の観察／10　●呼吸管理／10　●循環管理／12　●器械を用いた救命処置／12
5. 高度外傷救命処置（ATLS）···13
   A. 外傷患者急性期の病態生理 ···13
      1) 呼吸機能の障害 ···13
      2) 循環動態の異常 ···14
         ●出血性ショック／14　●心原性ショック／14　●神経性ショック／14
      3) 意識レベルの低下 ···14
   B. 生命維持と蘇生法 ···14
   C. 重症度と緊急度 ···15
      1) 重症度と緊急度 ···15
      2) 重症度の評価と外傷スコア ···16
   D. 初療の優先順位と手技 ···19
      1) 気道確保と人工呼吸 ···19
      2) cardiac inflow obstruction の検索と解除 ·······································19
      3) 出血に対する診断と治療 ···20
         ●静脈路の確保と輸液・輸血療法／20　●出血源の検索と治療の選択／20
      4) 頭蓋内損傷の精査と治療 ···21
      5) 四肢外傷の診断と治療 ···21
      6) 特殊な部位の外傷と治療の優先順位 ···21
      7) 全体を通して ···21

6．心肺脳蘇生法 …………………………………………………………………………21
- 1）意識レベルの評価 …………………………………………………………………22
- 2）気道の確保 …………………………………………………………………………22
  - ●頤（おとがい）挙上法／22 ●下顎挙上法／22 ●頭部後屈法／23
- 3）器具による気道確保の方法 ………………………………………………………23
  - ●エアウェイ／23 ●ラリンゲアルマスク／23 ●気管内挿管／23 ●気管切開／24
  - ●輪状甲状間膜穿刺／24
- 4）人工呼吸法 …………………………………………………………………………26
  - ●口対口（呼気吹き込み）人工呼吸／26 ●口対鼻人工呼吸／26 ●気管切開孔からの人工呼吸／27
  - ●携帯用ポケットマスクなどによる人工呼吸／27 ●バッグバルブマスクを用いた人工呼吸／27
  - ●人工呼吸器（レスピレーター）を用いた方法／27
- 5）心臓マッサージ（非開胸心マッサージ，胸骨圧迫心臓マッサージ）………28
  - ●傷病者の体位／28 ●正しい胸部圧迫部位／28 ●圧迫の手技／28
- 6）合併症 ………………………………………………………………………………29
- 7）心肺蘇生の効果の判定 ……………………………………………………………29
- 8）心肺蘇生の中止時期 ………………………………………………………………30
- 9）除細動 ………………………………………………………………………………30
  - ●心室細動（VF）／30 ●脈の触れない心室頻拍（pulseless VT）／31 ●電導収縮解離（EMD）／31
  - ●心室静止（asystole）／32
- 10）輸液路（静脈路）確保 ……………………………………………………………33
  - ●鎖骨下静脈穿刺法／33 ●内頸静脈穿刺法／34 ●末梢静脈穿刺法／35 ●静脈切開法／35
- 11）薬物投与のルート ………………………………………………………………36
  - ●静脈内投与／36 ●気管内投与／36
- 12）心膜腔穿刺 ………………………………………………………………………36
  - ●手技／36 ●ドレナージ後の処置／37
- 13）胸腔穿刺（持続吸引・排液の場合）……………………………………………37
- 14）心拍再開後のモニター …………………………………………………………37
  - ●心電図観察／37 ●尿量測定／37 ●観血的動脈圧測定／37 ●中心静脈圧（CVP）測定／37
  - ●肺動脈楔入圧と心拍出量／37 ●血液生化学検査／38
- 15）小児の心肺蘇生法 ………………………………………………………………38
  - ●小児の特徴／38 ●心肺蘇生法を必要とするおもな疾患／39 ●一次救命処置／39
  - ●乳幼児における静脈確保／41
- 16）心肺蘇生に用いる薬剤 …………………………………………………………41
  - ●エピネフリン／41 ●リドカイン／42 ●硫酸アトロピン／42 ●硫酸マグネシウム／42
  - ●プロカインアミド／42 ●炭酸水素ナトリウム／42 ●ドパミン／42

7．ショックの診断と治療 ………………………………………………………………42
- 1）ショックの定義 ……………………………………………………………………42
- 2）ショックの分類 ……………………………………………………………………43
- 3）ショックの病態 ……………………………………………………………………43
  - ●心機能／43 ●カルシウムオーバーロード／44 ●細胞内水素イオン／44 ●浮腫／44 ●代謝／44
- 4）ショックの診断 ……………………………………………………………………45
  - ●問診と理学的診察／45 ●検査／46 ●モニタリング／46
- 5）ショックの治療 ……………………………………………………………………47
  - ●換気／47 ●循環血液量の補充／47 ●カテコラミン／47
- 6）ショック各論 ………………………………………………………………………47
  - ●循環血液量減少性ショック（hypovolemic shock）／47 ●敗血症性ショック／48 ●心原性ショック／49
  - ●アナフィラキシーショック／50 ●神経原性ショック／51

8．救急医療の社会医学的側面（臨床法医学）………………………………………52
- 1）医事紛争と医療 ……………………………………………………………………52
- 2）診療の義務 …………………………………………………………………………53
- 3）医師の指示と看護婦の責任 ………………………………………………………53

4）診療記録 ………………………………………………………………………………53
　　5）死亡診断書と死体検案書の記載 ……………………………………………………53
　　　　●死亡診断書（死体検案書）の使途／54　●死亡診断書（死体検案書）交付に関する法律／54
　　　　●死亡診断書（死体検案書）の様式／54　●死亡診断書と死体検案書の違い／54　●記載上の注意／54
　　6）診療上の見落とし ……………………………………………………………………58
　　　　●外傷性脱臼／59　●骨折／59　●四肢の血管損傷／59　●末梢神経損傷／59　●胸部外傷／60
　　　　●腹部外傷／59　●骨盤骨折／59　●頭部外傷／59
　　7）検死・解剖の必要性 …………………………………………………………………60
　　8）届け出を行わなければならない場合 ………………………………………………61
　　　　●幼児の虐待／61　●その他の症例の取り扱い／62
　9．救急医療とリハビリテーション ……………………………………………………………62
　10．コミュニケーションとインフォームド・コンセント ……………………………………64
　　1）診療契約と医師の裁量権 ……………………………………………………………64
　　2）患者・家族への精神的配慮 …………………………………………………………65
　　　　●外来において／65　●ICUにおいて／65
　　3）患者の医療者への要望 ………………………………………………………………66

第II章　救急患者の症候学と初期対応 …………………………………67

　1．頭痛 ……………………………………………………………………………………………67
　2．意識障害 ………………………………………………………………………………………68
　3．腹痛 ……………………………………………………………………………………………68
　4．けいれん ………………………………………………………………………………………69
　5．悪心・嘔吐 ……………………………………………………………………………………70
　6．めまい（耳鼻科的疾患について） …………………………………………………………70
　　1）問診事項 ………………………………………………………………………………70
　　2）理学的所見 ……………………………………………………………………………70
　　3）眼振 ……………………………………………………………………………………71
　　4）画像 ……………………………………………………………………………………71
　　5）輸液ルート，一般採血 ………………………………………………………………71
　　6）対応 ……………………………………………………………………………………71
　7．外傷 ……………………………………………………………………………………………72
　　A．外傷の分類 ……………………………………………………………………………72
　　1）損傷形態による分類 …………………………………………………………………72
　　　　●穿通性損傷と鈍性損傷／72　●開放性損傷と非開放性損傷／72
　　2）受傷部位による分類 …………………………………………………………………72
　　　　●損傷部位や損傷臓器による分類／72　●単独外傷と多発外傷／73
　　3）受傷機転による分類 …………………………………………………………………73
　　　　●交通外傷／73　●労働災害／73　●スポーツ外傷／73
　　4）特殊な外傷 ……………………………………………………………………………73
　　　　●銃創／73　●散弾銃／74　●爆発／74
　　B．打撲創の応急処置 ……………………………………………………………………74
　　1）頭部打撲 ………………………………………………………………………………74
　　　　●呼吸／74　●意識状態／74　●瞳孔，麻痺，鼻出血，耳出血／74
　　2）顔面打撲 ………………………………………………………………………………75
　　3）胸部打撲 ………………………………………………………………………………75
　　　　●バイタルサイン，著明な呼吸困難，チアノーゼ／75　●フレイルチェスト，皮下気腫／75　●呼吸／75
　　　　●外頸静脈怒張／75
　　4）腹部打撲 ………………………………………………………………………………75
　　　　●腹部膨隆／75　●腸雑音減弱／75　●腹腔試験穿刺／75

- 5）四肢・骨盤・脊椎の打撲 …………………………………………………………………………75
    - ●局所の腫脹，異常可動性／75　●運動，知覚神経麻痺／76
- C．挫傷 ………………………………………………………………………………………………76
    - ●処置の準備／76　●局所の麻酔／76　●ブラッシング（brushing, scrubbing）／76
    - ●ウォッシング（washing）／76　●デブリドマン（debridement, excision）／76　●創閉鎖／76
- D．咬創（傷）と刺傷 …………………………………………………………………………………77
- 1）ヒトによる咬創 ……………………………………………………………………………………77
- 2）哺乳動物による咬創 ………………………………………………………………………………77
    - ●壊死物質の除去／78　●感染症／78　●創部の固定，挙上／78　●創部の縫合／78
    - ●狂犬病ワクチンの投与／78　●イヌ・ネコによる咬創／79
- 3）ヘビによる咬創 ……………………………………………………………………………………79
    - ●マムシ咬傷／79　●ハブとヤマカガシ咬傷／79
- 4）昆虫による刺傷 ……………………………………………………………………………………79
    - ●ハチ刺傷／79　●クモによる咬傷／80　●サソリによる刺傷／80　●ムカデによる刺傷／81
    - ●そのほかの虫刺傷／81
- 5）海洋生物咬刺傷 ……………………………………………………………………………………81
    - ●クラゲ，イソギンチャクなど（腔腸動物）／81
    - ●棘皮動物（ウニ，ヒトデなど）と脊椎動物（エイ，オコゼなど）／81　●ナマズ／81　●アカエイ／81
- E．外傷時の麻酔 ………………………………………………………………………………………81
- 1）術前準備 ……………………………………………………………………………………………81
- 2）手術室 ………………………………………………………………………………………………81
- 3）輸液，輸血の補充 …………………………………………………………………………………82

8．急性中毒 ……………………………………………………………………………………………82
- 1）未吸収毒物の排除 …………………………………………………………………………………84
    - ●水洗・催吐／84　●胃洗浄／84　●下剤・吸着剤／84　●腸洗浄／84
- 2）既吸収毒物の排除 …………………………………………………………………………………84
    - ●強制利尿／84　●血液浄化法／84　●解毒剤・拮抗剤／85
- 3）中毒物の検索 ………………………………………………………………………………………85
- A．化学物質による急性中毒 …………………………………………………………………………86
- 1）一酸化炭素中毒（CO中毒） ………………………………………………………………………86
- 2）医薬品中毒 …………………………………………………………………………………………86
    - ●催眠鎮痛薬／86　●抗うつ薬／86　●抗てんかん薬／87　●解熱鎮痛薬／87
- 3）農薬中毒 ……………………………………………………………………………………………87
    - ●有機リン剤／87　●パラコート・ジクワット／87
- 4）家庭用品中毒 ………………………………………………………………………………………87
    - ●タバコ／87　●防虫剤，殺虫剤／88　●洗剤・漂白剤／88
- 5）工業用品中毒／88
    - ●青酸化合物／88　●シンナー，ガソリン，灯油などの揮発性品／88　●界面活性剤／88
- B．急性食中毒 …………………………………………………………………………………………88
- 1）細菌性食中毒 ………………………………………………………………………………………89
    - ●発症様式／89　●臨床症状と診断／89　●治療方針／90　●腸管病原性大腸菌／90　●O 157／90
- 2）動植物の自然毒や毒性化学物質 …………………………………………………………………91
    - ●毒キノコ中毒／91　●急性アルコール中毒／93　●フグ中毒／95　●野いちご中毒／95

9．旅行帰国者 …………………………………………………………………………………………95
- 1）旅行者の下痢 ………………………………………………………………………………………96
    - ●ただちに実施すべきこと／96　●治療方針／96
- 2）旅行者の発熱 ………………………………………………………………………………………96
    - ●ただちに実施すべきこと／96
- 3）比較的頻度の高い旅行者発熱性疾患 ……………………………………………………………97
    - ●マラリア（malaria）／97　●類鼻疽（メリオイドーシス melioidosis）／97　●腸チフス（typhoid fever）／97

- ●ウイルス性出血／97
- 10. 婦人科疾患の訴え ……………………………………………………………………98
- 11. 来院時の画像診断学的な初期対応 …………………………………………………99
  - 1）骨，関節の損傷 ……………………………………………………………………99
    - ●頭蓋，顔面の骨折／99　●脊椎の骨折／99　●肩，上肢，骨盤，下肢の骨折／99　●小児の骨折／99
  - 2）頭頸部疾患 …………………………………………………………………………99
    - ●外傷／99　●クモ膜下出血，脳出血，脳梗塞／99　●炎症／99
  - 3）胸部疾患 ……………………………………………………………………………99
    - ●外傷／99　●大動脈解離，大動脈瘤破裂／99　●急性肺動脈血栓症／100　●その他／100
  - 4）腹部疾患 ……………………………………………………………………………100
    - ●消化管穿孔，イレウス／100　●外傷／100　●急性膵炎，胆嚢，胆管炎／100　●肝疾患／100
    - ●急性上腸間膜動脈閉塞症／100　●急性虫垂炎／100　●尿路結石／100　●精巣捻転症，精巣上体炎／100
    - ●産婦人科疾患／100

第 III 章　患者来院時の初期対応と以後の治療方針 ……………101

- 1. 急性消化器疾患の保存的対応について …………………………………………101
  - 診断：出血性消化性潰瘍 ………………101　診断：食道・胃静脈瘤破裂 ………………101
  - 診断：急性膵炎・慢性膵炎急性増悪 ……102
- 2. 外科的処置の必要とする一般・消化器急性疾患について ……………………102
  - 診断：急性虫垂炎 ………………………102　診断：イレウス（機械的イレウス） ……103
  - 診断：ヘルニア嵌頓 ……………………104　診断：急性胆嚢炎 ………………………104
  - 診断：急性胆管炎 ………………………105　診断：上部消化管穿孔（十二指腸潰瘍穿孔，胃潰瘍穿孔）…105
  - 診断：下部消化管穿孔 …………………106　診断：腹部外傷（実質臓器損傷） ……107
  - 診断：腹部外傷（管腔臓器損傷） ……107　診断：腸間膜動脈塞栓症 ………………108
- 3. 神経内科的急性疾患への対応 ……………………………………………………109
  - 診断：急性髄膜炎 ………………………109　診断：脳炎 ………………………………109
  - 診断：脳梗塞 ……………………………109　診断：脳出血 ……………………………110
  - 診断：てんかん …………………………110　診断：Guillain-Barré 症候群（GBS）…110
  - 診断：重症筋無力症 ……………………110　診断：多発性硬化症 ……………………111
  - 診断：Wernicke脳症 ……………………111　診断：急性横断性脊髄障害（特に転移性硬膜外腫瘍）…111
- 4. 手術適応判断を含む脳外科的急性疾患について ………………………………112
  - 診断：頭部外傷一般 ……………………112　診断：脳振盪症 …………………………113
  - 診断：頭蓋骨骨折（線状骨折，陥没骨折，頭蓋底骨折）…113　診断：急性硬膜外出血 …………………113
  - 診断：急性硬膜下血腫 …………………114　診断：外傷性脳内血腫 …………………115
  - 診断：びまん性軸索損傷 ………………115　診断：脳血管障害一般 …………………116
  - 診断：高血圧性脳内出血 ………………117　診断：クモ膜下出血 ……………………119
- 5. 急性腎疾患について ………………………………………………………………120
  - 診断：腎不全 ……………………………120　診断：透析患者の急性疾患 ……………123
- 6. 急性泌尿器疾患について …………………………………………………………124
  - 診断：尿管結石 …………………………124　診断：尿閉 ………………………………125
  - 診断：腎外傷 ……………………………125　診断：尿道損傷 …………………………127
  - 診断：精索捻転症 ………………………127　診断：尿路感染症 ………………………128
  - 診断：外陰部の外傷 ……………………129
- 7. 代謝性疾患の初期対応と治療方針 ………………………………………………129
  - 診断：糖尿性昏睡 ………………………129　診断：低血糖性昏睡 ……………………131
  - 診断：肝性昏睡 …………………………131
- 8. 急性循環器疾患について …………………………………………………………132
  - 診断：急性心筋梗塞 ……………………132　診断：狭心症/不安定狭心症 …………133

診断：急性心不全 ……………………133
　　診断：肺血栓症，肺塞栓症 …………134
　　診断：急性心筋炎 ……………………134
　　診断：発作性上室性頻拍症（PSVT）……135
　　診断：失神発作や高度徐脈による症状を伴う完全房室ブロック
　　診断：失神発作や高度徐脈による症状を伴う洞機能不全症候群
　　診断：高血圧緊急症/悪性高血圧 ……136

　　　　　　　　　　　　　　　　　　　　　診断：急性解離性大動脈瘤 …………133
　　　　　　　　　　　　　　　　　　　　　診断：心タンポナーデ ………………134
　　　　　　　　　　　　　　　　　　　　　診断：心室細動（Vf），心室頻拍（Vt）……135
　　　　　　　　　　　　　　　　　　　　　　　　　　　　　　　　　　　　　　…135
　　　　　　　　　　　　　　　　　　　　　　　　　　　　　　　　　　　　　　…136

9. 胸部心臓血管外科的疾患について …………………………………………137
　　診断：急性心筋梗塞 …………………137　　診断：急性大動脈解離 ………………139
　　診断：肺塞栓症 ………………………140　　診断：胸部外傷 ………………………142
　　診断：血管の救急疾患（腹部大動脈破裂）……143　　診断：血管の救急疾患（急性動脈閉塞症）……144

10. 呼吸器の急性疾患について………………………………………………144
　　診断：気管支喘息発作（成人）………144　　診断：急性呼吸不全 …………………145
　　診断：肺炎 ……………………………146　　診断：慢性閉塞性肺疾患の急性増悪 …146
　　診断：喀血・血痰 ……………………147　　診断：気胸 ……………………………148

11. 整形外科的な急性疾患について…………………………………………148
　　診断：四肢切断 ………………………148　　診断：開放骨折 ………………………149
　　診断：脊椎・脊髄損傷 ………………149　　診断：四肢関節捻挫 …………………149
　　診断：上肢の脱臼（肘内障を含む）…150　　診断：下肢脱臼（おもに股関節）……150
　　診断：四肢骨折 ………………………150　　診断：頸椎捻挫 ………………………151
　　診断：脊椎圧迫骨折 …………………151　　診断：急性腰痛症 ……………………151
　　診断：軟部組織損傷（圧挫症候群）……152　　診断：軟部組織損傷（開放創，血管・神経損傷を含む）152
　　診断：アキレス腱断裂（新鮮例）……153
　　診断：急性関節痛（関節の感染を含む，外傷ではないもの）……………………153

12. 小児の急性疾患について…………………………………………………153
　　症状：発熱 ……………………………153　　症状：咳嗽と呼吸困難 ………………154
　　症状：意識障害 ………………………154　　症状：けいれん ………………………154
　　症状：腹痛 ……………………………155　　症状：脱水 ……………………………156
　　症状：心不全と低酸素発作 …………157　　診断：気管支喘息 ……………………157
　　診断：クループ ………………………157　　診断：細気管支炎 ……………………158
　　診断：熱性けいれん …………………158　　診断：腸重積 …………………………159
　　診断：異物誤飲，誤嚥 ………………159

13. 産科の急性疾患について…………………………………………………159
　　診断：流産，切迫流産 ………………160　　診断：早産，切迫早産 ………………160
　　診断：異所性妊娠（子宮頸管妊娠，子宮角部妊娠，卵巣妊娠，腹腔内妊娠，ほとんどが卵管妊娠）……160
　　診断：胞状奇胎 ………………………161　　診断：前置胎盤 ………………………161
　　診断：常位胎盤早期剥離 ……………162　　診断：子宮破裂 ………………………162
　　診断：弛緩出血 ………………………163　　診断：子宮頸管裂傷 …………………164
　　診断：子宮内反症 ……………………164　　診断：妊娠中毒症 ……………………164

14. 婦人科の急性疾患について………………………………………………165
　　診断：細菌感染に関係あるもの ……165　　診断：月経困難症 ……………………166
　　診断：茎捻転（腫瘍性病変）…………166　　診断：卵巣出血 ………………………166
　　診断：卵巣過剰刺激症候群（ovarian hyperstimulation syndrome；OHSS）………167
　　診断：不正性器出血 …………………167　　診断：暴行 ……………………………168
　　診断：外傷 ……………………………168　　診断：癌患者の後遺症，合併症 ……169

15. 皮膚科の急性疾患について………………………………………………169
　　診断：熱傷 ……………………………169　　診断：化学熱傷 ………………………170
　　診断：凍傷 ……………………………170　　診断：蕁麻疹 …………………………170

診断：薬疹 …………………………………171
診断：ツツガムシ病 …………………………171
診断：壊死性筋膜炎 …………………………172
診断：帯状疱疹 ………………………………173
診断：toxic epidermal necrolysis型薬疹（TEN型薬疹） 171
診断：丹毒・蜂窩織炎 ………………………172
診断：成人水痘 ………………………………173
診断：カポジ水痘様発疹症 …………………173

16. 耳鼻・咽喉頭・頸部の急性疾患について……………………………………………………174
診断：急性（化膿性）中耳炎 ………………174
診断：外傷性鼓膜穿孔 ………………………175
診断：外耳道異物 ……………………………175
診断：鼻副鼻腔疾患 …………………………176
診断：鼻骨骨折 ………………………………176
診断：視束管骨折 ……………………………177
診断：側頭骨骨折 ……………………………177
診断：急性咽頭炎 ……………………………177
診断：扁桃周囲炎, 扁桃周囲膿瘍 …………178
診断：深頸部感染症 …………………………178
診断：気管・気管支異物 ……………………179
診断：急性乳様突起炎 ………………………174
診断：急性外耳道炎 …………………………175
診断：鼻出血 …………………………………175
診断：鼻腔異物 ………………………………176
診断：眼窩吹き抜け骨折（blowout fracture）…176
診断：上顎骨, 頬骨, 頬骨弓骨折 ……………177
診断：顔面神経麻痺（末梢性）………………177
診断：急性口蓋扁桃炎 ………………………177
診断：急性喉頭蓋炎 …………………………178
診断：食道異物 ………………………………178

17. 眼科的な急性疾患について……………………………………………………………………179
診断：化学薬品による角膜腐蝕 ……………179
診断：原発急性閉塞隅角緑内障（緑内障発作）181
診断：角膜上皮剥離（角膜上皮びらん）……181
診断：角膜異物, 結膜異物 …………………182
診断：眼瞼裂傷 ………………………………183
診断：眼球打撲（前房出血）…………………183
診断：外傷性視神経損傷（外傷性視神経管内損傷）184
診断：網膜中心動脈閉塞症 …………………180
診断：ぶどう膜炎による急性緑内障 ………181
診断：紫外線眼炎（電気性眼炎, 雪眼）……182
診断：穿孔性眼外傷（眼内異物を含む）……182
診断：涙小管断裂 ……………………………183
診断：眼球打撲（眼球破裂）…………………184

18. 口腔外科的な急性疾患について………………………………………………………………184
診断：歯痛（歯髄炎・歯周炎）………………184
診断：外傷歯（歯冠破折, 歯牙転位, 歯牙脱臼）186
診断：顎下腺炎, 舌下腺炎などの唾液腺炎 …185
診断：顎骨骨折 ………………………………187

19. 精神科的急性疾患について……………………………………………………………………188
自傷, 自殺企図 ………………………………188
攻撃的な行動と暴力 …………………………189
不合理な言動や行動, コミュニケーションの困難さ …190
薬物乱用・依存と薬剤性精神病 ……………191
暴力や犯罪の被害者 …………………………191
頻回の不定愁訴, 注射・服薬の要求, 入院の要求, 退院拒否の患者 ……………………………192
拒否的患者, 家族内の意見の不一致 ………192
薬物の過量服用 ………………………………189
多動や落ち着きがない行動 …………………189
寡動, 反応の乏しさ …………………………190
パニック発作, 不安発作, 過呼吸発作 ……191
子どもに関する諸問題 ………………………192

20. 感染症の対応について…………………………………………………………………………192
1) 院内感染対策………………………………………………………………………………………192
　●院内感染対策の基本／192　●ユニバーサルプレコーション（Universal precautions）／193
　●診療行為上の具体的対策／193
2) 血液体液暴露事故…………………………………………………………………………………196
　●針刺し事故／196

21. 救急医療でのIVR……………………………………………………………………………197
1) 止血目的のIVR……………………………………………………………………………………197
　●外傷性出血のIVR／197　●喀血のIVR／197　●肝腫瘍破裂のIVR／197
　●その他の腫瘍からの出血, 血管奇形破綻などに対するIVR／197　●胃/食道静脈瘤破綻のIVR／198
2) 血流再開目的のIVR………………………………………………………………………………201
　●脳動脈閉塞症の経動脈性IVR／198　●急性動脈閉塞のIVR／198　●肺塞栓症のIVR／198
　●冠動脈のIVR／198　●透析シャントのIVR／198
3) 血管内異物のIVR…………………………………………………………………………………198

4）血管以外のIVR ……………………………………………………………………198
　　　　●減黄目的のIVR／198　●膿瘍, 腎盂／198

第IV章　脳死と臓器移植 …………………………………………199
　1．脳死の予防 ……………………………………………………………………………199
　2．脳死・臓器移植 ………………………………………………………………………199
　　1）脳死とは ……………………………………………………………………………199
　　2）脳死判定への経緯 …………………………………………………………………201
　　3）脳死判定基準 ………………………………………………………………………201
　　4）脳死臓器提供施設と臓器移植施設 ………………………………………………203
　　　　●脳死臓器提供施設／203　●臓器移植施設／203　●臓器移植患者の選定／204
　3．脳死・臓器移植における問題点 ……………………………………………………204
　　1）臓器提供意思表示カード …………………………………………………………204
　　2）"臓器提供の場"において …………………………………………………………204
　　3）社会的な問題 ………………………………………………………………………205
　　4）救命医療と移植医療の表裏性 ……………………………………………………205
　　5）死亡時刻 ……………………………………………………………………………205

第V章　災害時の救急体制と救急医療 ……………………………206
　1．災害 ……………………………………………………………………………………206
　　1）災害医療の時間的推移と医療対応 ………………………………………………206
　　2）災害の規模 …………………………………………………………………………207
　　　　●災害の規模と応援要請／207　●災害規模の推測／207
　2．災害対策 ………………………………………………………………………………208
　　1）危機管理対策 ………………………………………………………………………208
　　　　●一般的原則／208　●医療チームの編成と被災者情報の統合／208
　　2）災害医療対策 ………………………………………………………………………208
　　3）大震災が発生したら ………………………………………………………………208
　　4）災害時に備えての備蓄 ……………………………………………………………208
　　5）支援体制 ……………………………………………………………………………209
　　6）自治体の救護体制 …………………………………………………………………209
　　7）連絡・調整 …………………………………………………………………………209
　3．災害への備え …………………………………………………………………………209
　　1）防災マニュアル ……………………………………………………………………210
　　2）防災訓練と研究会 …………………………………………………………………210
　　3）災害訓練の成果と教訓 ……………………………………………………………210
　4．トリアージ ……………………………………………………………………………211
　　1）トリアージの歴史 …………………………………………………………………211
　　2）トリアージの概念 …………………………………………………………………211
　　3）トリアージの実際 …………………………………………………………………211
　　4）トリアージタッグ …………………………………………………………………212
　　5）トリアージの注意 …………………………………………………………………213
　　6）重傷者搬送 …………………………………………………………………………214
　　　　●搬送支援／214　●搬送先収容／214　●搬送方法／214
　5．災害時救急医療 ………………………………………………………………………215
　　1）医療救護所 …………………………………………………………………………215
　　2）救急医療の原則 ……………………………………………………………………215
　　　　●災害時の初期治療／216　●呼吸・循環停止の原因／216　●呼吸・循環停止の確認／216

　　　　●災害時の患者観察の初期治療／216
　3）災害時の衛生管理と感染症対策 …………………………………………………………………217
　　　　●災害時感染症／217　●防疫と保健活動／217　●感染症医療／218
　　　　●心的外傷後ストレス障害（post traumatic stress disorder；PTSD）／218
6．災害時の検視・検案・個人識別など ……………………………………………………………220
　1）遺体などの捜索，搬送，収容 ……………………………………………………………………220
　2）遺体収容所の設備 …………………………………………………………………………………220
　3）検視・検案業務 ……………………………………………………………………………………220
　4）広域火葬の実施 ……………………………………………………………………………………220
　5）歯科による身元確認法 ……………………………………………………………………………220

付録1　外来における神経ブロック ………………………………………………………………………222
付録2　外来麻酔について …………………………………………………………………………………226

索引 ………233

第 I 章

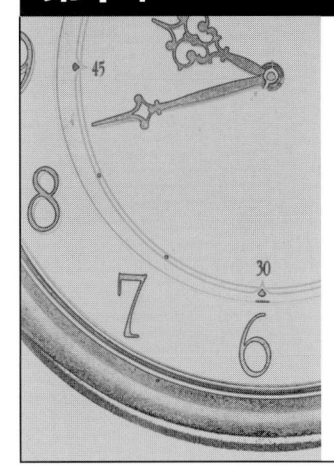

救急医学概論

1. 救急医学とは

「救急医学とは何か」との問いに一言で答えるのは難しい。救急医学はすでに現在ある講義や診療各科で行われており，新たな医学と考えるのはおかしい。一方，社会学の 1 つとしての救急医療学はあるかもしれないが，医学としての救急医学はないという人もいる。救急医学講座によっては，軽症から重症までの内科系，外科系を含めたすべての救急疾患の診療を行っている大学もあれば，重症救急疾患，それも外傷もしくは外因性の救急疾患のみを取り扱っている大学もある状況で，救急医学はまだ現在の医学教育の中でその範囲や位置をはっきりさせていない。医学教育の中心となる大学附属病院や総合病院において救急診療が敬遠されて，救急疾患に関する講義や実習の必要性が認識されていない問題もある。そのほか救急医学があまりにも広範囲のために，一つの学問体系としてまとめにくいこともある。

米国でも，家庭医学（family medicine）がまず生まれ，引続いて救急医学が新しい医学の分野として認知され，1978 年に初めて教科書が出版されている。細分化の道をたどってきた今までの医学の発展とは逆の動きであり，救急医学も共に生みの悩みが長く続くわけである。救急医学は教育・研究のなかから生まれたものでなく，医療側から見ると，その行き過ぎた専門化は好ましいものではなかった。家庭医学と救急医学は，あまりにも細分化された医学に基づく医療の欠陥を補うために，医療側から医学の再編成として出生された経緯をもっている。多くの専門分野にわたって散在していた知識を集めて，新しい分野として再構築したものである。これが今までにある専門分野と重複する部分を有するので，これを新しい医学の分野として認めることに疑問を差し挟むことの理由である。しかし，この論争は救急医療を自分の職業としてこれに専従してきた医師の数がますます増加しているという事実によって終止符が打たれようとしている。

平成 3（1991）年，日本救急医学会・大学救急部門が出版した『標準救急医学』では救急医学を次のように表現している。"救急医学とは基本的には救急来院するすべての救急疾患の診療，教育，研究を行う医学である。しかし救急医学で重要なのは重症救急疾患の診断，治療，研究であり，救急医学とは重症救急疾患の診療，教育，研究を行う医学ということもできる。そしてこのなかには，領域として外傷学（traumatology），侵襲学，重症治療学（critical care medicine），中毒学（toxicology），症候学（symptomatology）などがあると考えられる。"

さて，救急専業の医師は救急診療をどこまで行うか。アメリカの救急医学のように，救急部の外来診療と管理のみを行い，あとは診療各科に任せるとする考え方もあれば，救急医学講座の構成スタッフの能力の可能範囲でできるだけのことをするとの考えもある。わが国で活躍している多くの救急医学講座や救急部・救命救急センターは交通事故や労働災害などによる重度外傷の治療を行う

外科医を中心に発展し，重症救急疾患を中心に手術も積極的に行っている。そこで，わが国の救急医学は，アメリカの救急医学に外傷学，重症治療学などを加えている。

さて救急専業の医師が救急部の外来だけを行うことになると，救急専属の医師にとっては，夜間，休祭日に忙しいだけで，専門の領域や研究テーマを持つことができず，大学における立場が低くなり，人が集まらないということになる。そこで救急部で各種の診断・治療を行うようにすると今度は，救急専業の医師にとってはよいが，診療各科からみると，"専門医として診療してきた疾患が救急部においても診療されるのはおかしいではないか"，ということになる。最近，救急医学講座スタッフに麻酔科を専業としていた医師が多く，このことから救急部や救命救急センターの将来的な運営が，手術から救急外来とICUの管理運営になる可能性もある。また，厚生省では現在，各地に救命救急センターを設置し，救急部や救命救急センターの拡充，救急医学講座開講の大きな原動力となり，救急医は三次救急疾患中心の診療を行うことになっている。しかし国立大学においては三次救急中心の診療体制は採りにくく，同じ救急医学講座でありながら，その診療体制が私立大学と国立大学の間で異なることもありうる。このように，どのレベルまで救急部や救命救急センター，また救急専業医として診療を行うかは，それぞれの大学や病院の状況によって異なるというのが現状である。

救急医学で三次救急疾患，それも重度外傷治療を中心に扱う疾患・治療には専門領域が含まれているが，プライマリケアも救急医学では重要な位置を占めている。救急医学は，①外傷学（侵襲学），②集中治療医学（重症治療学），③中毒学，④症候学の4本柱からなり，プライマリケア（primary care）からインテンシブケア（intensive care）に渡る広い領域を扱い，それも，プライマリ・ケアでは症候学を中心に，インテンシブ・ケアでは治療を中心とする学問である。プライマリ・ケアは内科的，家庭医学的な色彩が強いと考えられているが，救急医学でのプライマリ・ケアは重度外傷のプライマリ・ケア，重症左室不全のプライマリ・ケアというように，初期治療という意味で使われている。

完成した疾病の症状・病理解剖からの診断・治療は，医学教育の基本として重要なものであるが，救急時のプライマリケアは，きわめて初期の症状から疾病を予測する特別な困難さを伴うものまである。近年めざましい医学の進歩や医療技術の向上によって医師の専門分化が進み，初発症状から予見すべき疾病についての教育がなおざりになり，専門外の応急処置にためらいを感ずる医師が増えている。そこで，いつでもどこでも，初期診療を的確に遂行できるような知識や技術を修得することへの見直しが起こっている。一次から三次までのプライマリ・ケア教育を充実させ，わが国の救急医療の水準を高めるために次の課題がある。

① すべての医師が心肺脳蘇生法を適切に行い，多くの救急疾患の初期治療ができるように救急医学教育体制を整える。
② 救急医学の学問的向上を図るために，急性疾患，中毒，外傷などの病態，診断，治療を研究する部門（救急医学講座）を各医科大学に設置する。
③ 救急医療を発展させていくために，重症外傷の原因・病態の研究から治療法を開発する。
④ ドクターカーやヘリコプターに搭乗して，現場で治療ができ，かつ重症治療室で高度の医療を行うことができる救急専門医を育成する。

1）救急医療・救急医学の沿革（表I-1）

昭和30年頃の神武景気より交通事故が急増し，1963（昭和38）年に消防隊による救急搬送が制度化され，翌39年には救急告示病院制度が開始された。同じく，休日の診療に対して医師会は休日在宅輪番制で応じていたが，1972（昭和47）年に札幌市に最初の夜間急病センターが開設され，その後各地に急速に広がって遅れていた夜間の初療体制が充実していった。交通事故死の激増や，たらい回し事件などの頻発を契機に，1977（昭和52）年に厚生省は救急医療対策として「救急医療対策実施要綱」を制定し，初期，第二次，第三次の救急医療体制の整備と共に救命救急センターを設置した。1982（昭和57）年には毎年9月9日を『救急の日』とし，この日を含む1週間を「救急医療週間」と定められた。救急体制の整備，救急医療に関する知識の普及，啓蒙が叫ばれ，国民の救急医療に対する関心も高まってきた。その後，厚生省，自治省消防庁，日本救急医学会などが中心となって，救急医療レベルの維持向上と欧米なみの救急医療の実現をめざす努力として，救急医

表 I-1 わが国の救急医療・救急医学の沿革

年代	世相の変遷	救急医療・救急医学の変遷
昭和20年代	終戦（昭20） 神武景気（昭30）	
30年代	交通事故死急増・年間1万人突破（昭34） 東京オリンピック（昭39）	消防隊による救急搬送業務の法制化（昭38） 救急告示病院発足（昭39） 救急医療情報センター発足（大阪，昭44）
40年代	交通事故死ピーク（昭45） オイルショック（昭47）	夜間急病センター開設（札幌，昭47） 日本救急医学会誕生（昭48）
50年代		救急医療懇談会（昭51） 厚生省救急医療対策事業実施要綱の制定（昭52） 救命救急センター発足（昭52） 消防庁，救急隊員の行う応急処置等の基準告示（昭53） 日本救急医学会救急隊員部会設置（昭54） 日本救急医学会看護部会設置（昭55） 救急の日，救急医療週間実施（昭57） 日本国際医療チーム活動開始（昭57） 国立大学救急部開設（昭58）
60年代	勇気ある追跡・明大生死亡事件（昭60） 交通事故死再び急増（昭64） 地下鉄サリン事件（平7） 原子力臨界事故（平11）	中毒情報センター開設（昭61） 救急告示病院等を定める省令一部改正（昭62） 救急救命士制度の誕生（平3）

（　）内の昭は昭和，平は平成の年号を示す。

学会では救急認定医と救急指導医を認定し，厚生省は救急救命士制度を制定した。

2) 救急医学教育

救急医学教育はなぜ必要かは，救急医学は医学の原点であり，救急診療は医療の原点であるからである。実際の救急患者については，"どこが悪いのかわからない"，"病状が軽症なのか重症なのかわからない"，"どの科に受診すればいいのかわからない"のであり，救急医学教育では即応的な救急患者の診断，治療が行えることが教育の中心で，診療の基本である視診，触診，聴診，打診，問診などの教育は大切なものとなる。さらに，救急医療の対象となる疾患は，単なる風邪から心肺停止をきたす重篤な疾患まで多岐にわたる。インテンシブケアの初期診療（診察，検査），ふるい分け，初期治療，さらにクリティカルケア（critical care）と言われる心肺蘇生，ショック治療，生命危機状態の回避，集中治療について，科学的根拠に基づいた治療の知識や考え方を学ぶ。

●医師としてあるべき姿が教育できる

救急医療は医（医学，医師，医療）の原点とよくいわれるが，これは一般市民が急にお腹が痛くなったとき，けがをしたとき，それを治してあげるのが医師であり，また24時間いつでも，一般市民の求めに応じて診療を行うのが救急医療だからである。医師は専門医になる前にまず，一般市民の要望に応えられる医師でなければならない。このことを考えると，大学附属病院で24時間体制の救急診療を通じて，救急医学や救急医療の教育を行わなければならない。

●総合的な医学教育ができる

医師であるからには，患者の求めに応じて医療レベルの範囲内で各種の疾患に対する診断・治療ができなければならない。しかし，各科の診療体制が専門分科することによって，原因不明の状態で外来に来院した患者に対して，どのように診察，検査し，鑑別診断していくのか，また，どのような治療をするのか，総合的な医学教育が受けられなくなっている。たとえば，救急患者が各種の症状を訴えて来院するが，これらの症状のなかには各科にまたがる各種の疾患が含まれており，これらの症状から各種の疾患を鑑別診断・治療していくことは医学の基本として必要なことである（表I-2）。

3) 救急医療とは

医療の分け方には年齢で分ける方法（小児科など），性別で分ける方法（産婦人科など），臓器別に分ける方法（眼科など）があるが，これを急性

表I-2 修得項目

1. 救急医学概論	2. 救急疾患の診察, 検査, 処置
3. 心肺蘇生法	4. ショック
5. 意識障害	6. 不整脈, 心不全
7. 呼吸困難	8. 吐血, 下血
9. 外傷の初期診療	10. 外傷に伴う生体の変化と対応
11. 中毒と薬物ショック	12. 溺水, 日射病, 低体温
13. 小児救急疾患	14. 熱傷, 電撃症
15. 眼科救急疾患	16. 泌尿器科救急疾患
17. 耳鼻科救急疾患	18. 産婦人科救急疾患
19. 多発外傷	20. 精神科救急疾患
21. 救急医療と医療過誤	

か慢性かという観点から前者だけをとりあげたものが救急医療であるが, この救急医療とは以下に要約される.
①医(医学, 医師, 医療)の原点
②総合的な医学の実践
③医師として卒後研修で修得すべき診療技術(日本医学教育学会・卒後臨床教育委員会)

　救急医療の主旨は, あらゆる救急患者を取り扱うことであり, 救急医療は, 外傷をはじめとして, 突然胸が痛くなったり, 意識がなくなったり, 脳血管障害, 心筋梗塞, 消化管出血, 熱傷, 中毒など, 広範囲な疾患や損傷に侵された人たちを診察することから始まる. 1人の患者に対して, 多方面からの検索や治療を行うことが多く, 交通事故などで頭部・胸部・四肢に損傷を受けた多発外傷では, 脳神経外科・胸部外科・整形外科などの専門医を必要とする. また重度外傷の場合は, 呼吸不全や腎不全などを併発して集中治療を要することもある. このように, 救急医療は特定の分野に限らず, 24時間いつでも多彩な重症度や年齢層に対応する総合的な機能が発揮できる施設・人員が必要となる. ところが, 多様な診療科を備えた施設があればすべてが円滑に動くというわけにはいかない. たとえば幼児が水に溺れた場合, 救急施設に運びさえすればその幼児が助かるわけではなく, 水から助け出してすぐに人工呼吸を行うべきで, それには蘇生法を身につけるよう市民を啓蒙・訓練しなければならない. また, 早く治療を開始するには, 救急車による速い搬送とか, 医師が現場にかけつけるというシステムを整備しなくてはならない. このように救急医療は多くの社会的・教育的要素を含んでおり, けっして病院内だけが充実されればよいというものではない. 心筋梗塞や重症の外傷(たとえば出血ショック)などでは, 発症後, 少なくとも30分以内に治療が開始できれば, 救命率を著しく向上することができる. 離島や洋上ではヘリコプターなどの手段も必要となる. このような救命の輪が円滑に連携していかなければ患者を救命できない. そこで, 「より早く治療を開始し, 救命率を高める」ためには何を考えていくかが, 救急医療のめざすところといえ, 次の3点に分かれる.

①プレホスピタルケア(prehospital care), 救急処置または応急処置 first aid—心肺蘇生法, 止血法, 気道内異物除去法

　"救急隊員の行う応急処置", "赤十字救急法教本", "救急蘇生法の指針"に記載されている.

②専門的な部分クリティカルケア—蘇生や集中治療など

　生理学的測定装置で呼吸・循環を監視し, 手術, 呼吸循環管理, 血液浄化, 心肺蘇生, 各種のショック治療, 生命危機状態の回避, 継続する治療を行う.

③プライマリケア的な部分—治療計画の大まかな決定段階までの初期診療

　すべての救急患者で, バイタルサインを測り, 診断をつけ, 静脈路の確保, バイタルサインの安定化処置, 輸液等の初期診療, 初期治療, ふるい分け(トリアージ triage)を行う.

●プライマリ・ケアとは

　患者と接した時点より観察を始め, 顔貌・体位・姿勢と患者の訴えから呼吸・循環・意識の状態をおおまかに把握し, ついで脈拍・血圧・呼吸数・体温などのバイタルサインを計測する. そして異常のみられる局所から予測される状況へと観察内容を広げ, どのような処置が必要であるか優先順位を決める(トリアージ). 来院時より重篤な気道閉塞・呼吸困難・呼吸停止, 脈拍異常, 心停止, 大量の外出血, ショック症状, 意識障害など, 生命に危険な症状を呈している場合には, ただちに処置室へすみやかに誘導しながら適切な救急初期治療を行う. 初期対応の仕方が, 状態の悪化や回復に大きく影響するので, 応急処置や心肺脳蘇生法についての知識と技術を, 正確にマスターしておくことが大切である. 老人や小児では, 患者の訴え以上にリスクの高いことも多いので, とくに注意を要する.

●救急患者の受け入れ

　頭痛, 腹痛から, 呼吸停止, 心停止など, 突発的・偶発的に発生し, 生命維持に迅速な治療が必

表I-3 疾患別・年齢別来院救急患者分布

疾患名	例数	(%)	年齢層	例数	(%)
疾病	25837	(70.6)	1歳未満	1773	(4.8)
交通事故	1449	(4.0)	1～10	9165	(25.1)
お産	498	(1.4)	11～20	3861	(10.6)
中毒	408	(1.1)	21～30	5409	(14.8)
その他	8385	(22.9)	31～40	3910	(10.7)
			41～50	3155	(8.6)
			51～60	2676	(7.3)
			61歳以上	6628	(18.1)

（佐賀医科大学附属病院救急部：1994～1998）

表I-4 救急部門の大学病院におけるさまざまなあり方

(1) 完全に独立した救急部門として
(2) 病院内に併設された救急部門として
　①組織上は独立して，運営は各科と連携で行うもの
　②中央部門として各科によって運営されるもの

要な疾病・外傷（病状の急変，交通事故，労働災害など）など多岐の疾患が対象で，近年では小児科，内科系が圧倒的に多くなり，外傷の占める割合は少なくなっている。表I-3は，5年間にわたる救急患者の年齢構成をあらわしたものである。1歳から10歳代の小児層にピークを持つが，20歳代の青年層や61歳以上の高齢者の頻度も低くはない。

（瀧　健治）

2. 救急診療での連携

　救急医療はあらゆる救急患者に対して，一～三次救急医療機関の連携の推進により，一次～三次救急医療のすべてを常に行える体制が望まれた。救急患者の多くは重症度および緊急性がきわめて高く，患者搬入時から専門的知識と高度な医療技術を駆使した迅速かつ的確な対応が求められる。その場合，救急医療は全診療科に関わる総合医療であることから，医師・看護婦をはじめとする各種の医療従事者と連携協力して治療しなければ好結果は生まれない。しかし，わが国では地域差，医療従事者・指導者の無理解，設備不足などの問題があり，24時間体制の対応や，リハビリテーションを含めた後送医療機関の整備などには，卒前・卒後教育を含めた救急医療システム・大学附属病院の総合的な検討が必要となる。

　国立大学救急部門の11人セット（教官1，看護婦7，その他3合計11人）の少数スタッフでは単科救急や特定傷病者対象の変則的形態になり，地域に救急体制の確立が期待されているなかで，それに応えた救急医療の推進はむずかしい。むしろ，治療や看護が円滑に効果的に行われるために

専任の救急医が初期治療を行い，さらに全科の専門医がコンサルタントドクターとして適宜協力するといった体制で円滑に運営されている形態は，すべてのプライマリケア，クリティカルケア（救急外科，救急内科など）に十分対応できる低コストの環境であり，かつ，研修医には幅広い基本的知識，技能を修得できる場となっている。密接な関連科との連携は，①医師相互の意思疎通を図り，②医療機関相互のトラブルを避け，③患者や家族に不安感を与えず，円滑な医療ができ，④"たらい回し"を避け，"医療訴訟"を解消できる。ところが，救急部スタッフと関連各科の医師との間および関連各科の医師間で，意見交換が十分に行われることが必要で，救急外来での各科との関係は円滑でなければならない。また，救急患者の入院ベッドが各科に割り当てられていたり，ICU退室後に一般病棟へ転出する場合もあるので，救急部と関連科の看護婦間のコミュニケーションも大切である。救急医療の最終的に求められるものが救命医療であることから，その円滑な連携の確保のために独立した救急部の設立が本邦の今後の救急医療施設のあり方である（表I-4）。

　救急医療では医師・看護婦・薬剤師・放射線技師・臨床検査技師・事務職員など多くの職種の者が救急部の設置規模に関係なく常に関与しており，救急医療の場では，互いに協力し合って治療が進められる。救急外来では，2人以上の複数の医師と看護婦で診療することが望ましく，むだな行為や混乱がないよう，沈着冷静かつ機敏に行動するために，患者の診療・処置に専念する者と，準備・連絡・記録を担当する者などとの役割分担を決めて診療するとよい。また，同時に看護婦が中心となって，臨床検査技師・放射線技師・薬剤師・事務職員との連携を円滑に行えるよう，医療体制の調整に努めることが大切である。ところが，救急医療では患者の生死や病状の緊急性の判断を求められることが多く，これらの判断は医師の業務であって，他の者が行ってはならない。

（瀧　健治）

表I-5 救急医療の3本柱

1. 救急医療施設
2. 救急搬送システム
3. 救急情報システム

表I-6 国および地方自治体による救急医療体制

○初期(一次)救急医療機関(急患の初療にあたる)
　第一段階の医療施設という意味で,医院(在宅輪番制休日診療),休日夜間診療所などを指し,外来で治療できる軽症の救急患者を対象としている。
○二次救急医療機関(検査,処置,手術を目的に患者を受ける)
　肺炎や骨折などで入院を要したり,また虫垂炎や腸管損傷などで手術を必要とした場合に,入院させて治療・手術をすることのできる施設をいう。救急告示病院,病院群輪番制病院などがこれにあたる。
○三次救急医療機関(救命処置などを行う高度な診療機能を有する救命救急センター)
　二次施設で手におえないような重症の心筋梗塞,肝臓破裂,広範囲熱傷などを収容し,重症治療室で精力的な救命のための治療を行う救命救急センターなどを指している。

表I-7 救急告示医療機関

休日在宅当番医制
休日夜間急患センター
二次病院群輪番・共同利用型病院
国立大学救急部 42施設,
救命救急センター 147施設
　　　　(うち私立大学28,公立大学3,国立大学1)

表I-8 〈救急告示病院〉
　　　(厚生省が救急医療対策整備事業として整備)

1. 事故による傷病者に関する医療について相当の知識および経験を有する医師が常時診療に従事していること。
2. 手術室,麻酔器,X線装置,輸血・輸液のための設備,そのほか傷病者の医療を行うために必要な施設および設備を有すること。
3. 救急隊による傷病者の搬送に容易な場所に所在し,かつ傷病者の搬入に適した構造設備を有すること。
4. 事故による傷病者のための専用病床その他の救急隊によって搬入される傷病者のために優先的に使用される病床を有すること。

3. 救急医療システム

　救急医療の目的は,場所,時間を問わず発生する救急患者に,身体的苦痛と生命の危機から救う最適の医療を行い,適切な保健指導を行うことであり,そのような疾患に対応できる医療施設が完備されてさえいれば救急医療はよいと考えがちである。しかし,救急医療を推し進めていくためには3本の柱(表I-5)がそれぞれ十分な機能を発揮するとともに,お互いに密接な連携をとらなければ,重症患者を救命して社会復帰させることはできない。

1) 救急医療施設

　救急患者の対応には地域医療機関の合理的な機能分担と整備として,一次から三次救急医療機関の全機能を分担・並列に行うのが理想であるが(表I-6),一次から三次救急患者の比率は,佐賀医科大学救急部では72.8%,24.1%,3.1%(平成10年)の比率となっており,限られた医療資源を効率的に円滑に運用するのに,その比率に合った救急医療施設の整備,および広域的・体系的救急医療体制と搬送体制を有機的な連携で整備することが必要である。その点では,患者の転送は高度な治療を円滑に遂行する上で当然望ましく,転送が円滑に行われる体制として広域的な救急医療情報システムの整備,医療スタッフの確保や財政上の問題などの解決が必要である。

　今日の課題としては,救急医療施設は整備されてきたが,公的医療機関,重症患者の治療に不可欠な総合病院での救急医療を行っている率が非常に低く,こうした施設を含めての再整備が望まれる(施設の再整備)。また,医療技術の高度化に伴い,県域を越えた広い地域の医療を考えていく必要が生じており,中核となる施設で広範囲熱傷,切断指・肢の再接着,臓器移植などの治療が行えるように,ヘリコプター搬送による新たなる医療圏の整備が望まれている(広域の医療圏)。(表I-7,8)

2) 救急搬送システム

　救急患者は適切な医療機関に迅速かつ安全に搬送されなくてはならず,1963(昭和38)年に消防隊が救急搬送業務を行うようになって,人口2万人以上の市町村に救急車が配備されるようになった。現在,全人口の99.8%は救急車の出動を要請することができ,わが国の救急搬送はほとんど救急車に頼っている。一方,広域の医療にも対応でき,現場で医師が初期治療を開始できるよう,ヘリコプター搬送やドクターカーシステムなどを

完備していくべきだが，ヘリコプター搬送は離島，洋上，豪雪地帯の救命救助に限られ，ドクターカーは数ヵ所で実施されているにすぎない。

救急搬送システムの中で，病院に患者が到達するまでの救急医療（プレホスピタルケア）は，救急医療の成果向上に非常に大切な部分を占めており，その改善策として諸外国では次のように行われている。

① アメリカ合衆国：病院の救急部には救急専門医が勤務しており，訓練された救急隊員（パラメディック）が，医師の電話指示で医師とほぼ同等の医療行為を行いつつ患者を搬送している。市民に対する心肺蘇生法の教育も学校や赤十字社を通じて行われている。

② フランス，ロシア：救急車に救急専門医が搭乗して（ドクターカー），救急の現場から専門的治療を開始して患者を搬送している。

③ ドイツ，スイス，デンマークなどの欧州各国：ドクターカーやヘリコプターによる救護搬送が盛んで，外傷外科医，パラメディックが同乗して初期治療を行いながら患者を搬送している。このような国をあげての自動車事故死数を減らす努力は，多大の成果をあげている。同時に市民に対する心肺蘇生法の啓蒙も非常に進んでいる。

④ 日本：救急救命士やドクターカーなどを導入し，一般市民への心肺蘇生法の習得のために高等学校やドライバーの必須教育としてプレホスピタルケア教育が行われている。プレホスピタルケアの最も重要な鍵をにぎる救急隊員は大都市で救急専業とし，資質の向上をめざして十分な教育・訓練の機会を企画されている。

3）救急情報システム（表 I-9）

科目別の診療が可能か，手術ができるか，空床ベッドがあるかなど，医療施設の救急応需情報の収集・提供を行い，救急医療施設と救急搬送システムとを結び，医療施設への患者搬送を円滑にして，救急医療体制をスムーズに推進するのに救急情報システムがある。市町村消防本部の司令室だけで行っていた情報システムは，今日では都道府県全域を含めた県域型救急医療情報システムに整備され，災害医療情報，在宅ケアや臓器移植など，医療に関する幅広い情報が提供できるようになっている。また現在全国ネットワークで活躍しているものに，中毒情報センターのシステムや災害防

表 I-9　救急医療情報システム（佐賀県の状況）

a. コンピュータ設備
　医療機関，血液センターなどから情報を収集し，必要な情報を提供する。
b. 端末装置
　イ．医療機関では，応需情報（診療・手術の可否，男女別空床の状況）を入（出）力する。
　ロ．佐賀県赤十字血液センターでは，血液型別血液保有状況などの血液情報を入力する。
　ハ．消防本部では，救急患者搬送可能医療機関を検索する。
　ニ．佐賀県救急医療財団では，救急医療情報の統計資料を作成する。
　　(1) 医療機関応需状況一覧表
　　(2) 血液保有状況一覧表
　　(3) 医療機関応需状況統計
　　(4) 照会件数統計

災情報システムがある。

（瀧　健治）

4．救急患者診療の基本

1）救急患者の特徴

救急患者は，疾患の発症や受傷の詳しい情報を得にくいばかりでなく，ときには犯罪など法医学的な問題を持つ場合もある。個人識別が困難な場合があり，とくに意識障害のときに問題となる。症状や所見に対する検査が限られ，十分検討する時間がない場合が多い。

救急患者は，時間とともに病態が変化し，続発症や悪化の可能性があり，初診時に予後の推定が困難である。家族とうまく連絡がとれず，必要であっても検査や手術の承諾を得にくい場合がある。十分な検査ができなくても，疼痛などの苦痛をただちに取り除いてやらねばならない場合が少なくない。

要するに，限られた情報で早急に対応しなければならず，早期に苦痛を取り除くことが必要で，変化が激しく，予後の推定が困難なのが救急患者の特徴といえよう。

2）重症度（severity）と緊急度（urgency）

重症度と緊急度は同じではない。重症度とは，通常，生命危機の程度を指すが，臓器の機能不全の程度を示すのにも用いられる。緊急度とは，救急処置を要する時間的な要素を指す。救急医療で

表I-10 消防庁・消防本部などで用いられている重症度分類

死　亡：初診時において死亡が確認されたもの
重　症：傷病の程度が3週間の入院加療を必要とするもの以上
中等症：傷病の程度が重症または軽症以外のもの
軽　症：傷病の程度が入院加療を必要としないもの

表I-11 救急患者の診療手順

1. 急性危険状態（緊急度）の瞬時把握
    ↓
2. 一時救命処置　　患者の情報聴取
    ↓
3. 全身・神経学・専門的診察
    ↓
4. 補助診断法の選択　　検体採取提出
    ↓
5. 病態の把握
    ↓
6. 治療方針の決定
    ↓
7. 治療の開始

は，重症度より緊急度が，より重視される。

　たとえば，軽度の口腔内損傷であっても，気道の閉塞があれば緊急度は非常に高い。手指を切って，動脈性出血がある患者では緊急度は高いが，受傷早期であれば重症度は低い。しかし，何らかの理由で出血を放置され，出血性ショックの状態になれば重症度は高くなる。また，癌患者の末期は重症度は非常に高いが，緊急度は問題にならない。緊急度の高い病態は呼吸循環の異常が主で，気道の閉塞，緊張性気胸，心タンポナーデ，急性大量出血などであるが，頭蓋内圧亢進も緊急度が高い。

　重症度の分類としては種々のものがあるが，わが国では，全国の消防本部などで，救急患者を「軽症」「中等症」「重症」「死亡」の4段階に分類している（表I-10）。

3）外傷重症度スコア（injury severity score, ISS），外傷指数

　外傷の重症度を表すものとして，1974年Bakerらによって開発されたinjury severity score（ISS）がある。また，1971年，米国医師会が発表したabbreviated injury scale（AIS）がある。わが国で開発されたものに，1972年，小川道雄らによる，外傷患者の重症度判定のための「外傷指数」がある。

4）トリアージ（triage）（ふるい分け）

　大災害現場で，救急患者の救出順位の決定時に使用されたものであるが，米国の病院の救急部で，来院した患者の選別という意味に用いられている。トリアージは，資格を持つ救急看護婦（triage nurse）が実行している。救急患者が来院すると，救急看護婦は，患者の重症度，緊急度，疾患の種類や受傷の部位などから，適任の医師，科を選択する。たとえば，救急患者の大腿骨骨折が疑われた場合，整形外科医が呼ばれ，頭を打った患者は，脳神経外科医が治療に当たるように配慮する。わが国には，救急看護婦の専門制度はなく，多くは医師がトリアージを行っている現状である。

5）診療の手順

　救急患者の診療の手順は表I-11に示す。

●患者搬入時の注意

　救急車で搬送されてくる患者の中には，搬送中に心肺停止状態に陥ったものもある。その搬入時には，一刻も早く患者の状態を把握し，対応ができる態勢で救急車を迎えなければならない。救急車が到着すると，ただちに患者の皮膚の色，呼吸状態をチェックしながら，患者に声をかけて，おおまかな意識状態を知る必要がある。

　重症度や緊急度が高くないと思われる患者が搬送されてきたときにも，患者を救急車からストレッチャーに移す時には，救急医師はできる限り監視するか，自ら手伝うのが望ましい。この移動は危険を伴うもので，とくに外傷患者の場合，不用意な体動は脊髄損傷を悪化させる危険があり，また，骨折の患者では転位（dislocation）が増強することがある。

●患者の診察

　搬入された患者を見て，まず瞬間的に緊急度を判断し，急性危険状態を把握する（immediate diagnosis）。それは，呼吸系，循環系の評価にほかならない。気道は確保されているか，呼吸状態はどうか，脈拍はどうか，血圧は，心拍動はどうか，意識障害はあるか，などである。そして，異常があればただちに一次救命処置を実施する（救急処置の項参照）。次いで，全身状態の視診，触診，聴診を行う。この時，全身の体表面では，皮膚の色調，温度，皮疹，出血斑，腫脹，変形，着

色，創傷などをチェックする。また，頸部の索状痕の有無や，付着物や衣服の状態など，法医学的な見地から観察することも忘れてはならない。胸部の診察では，胸隔の呼吸性運動，呼吸音，呼吸型，心拍動，心音などを診る。腹部では，腹部の圧痛，デファンス，腸雑音，肝腫脹の有無などのチェックが重要である。意識障害や運動障害があれば神経学的診察を行う。神経学的診察は，通常の診察のように時間をかけて行うのではなくて，要点のみチェックする（mini-neurological examination）。それは，意識レベル，眼の所見，運動障害の程度である。眼の所見としては，眼球の位置，意識があれば眼球運動，瞳孔の大きさ，左右差，対光反射を診る。四肢運動障害の見方としては，意識があり命令に応じるならば四肢を動かせてみる。骨折や軟部組織の損傷がなくて，四肢を動かせないなら，脳・脊髄の損傷が考えられる。意識のない患者には，爪を強く圧迫するなり，針で刺すなりして，痛覚を与える。反射的に四肢が動かなければ，脊髄損傷か，深い意識障害が疑われる。眼科領域や耳鼻咽喉科領域の損傷あるいは産婦人科疾患があれば，専門的診察を要することはいうまでもない。

● 情報の聴取

救急車で患者搬入の場合は，救急隊員に搬入と同時に訊ねると，ある程度の情報を得ることができる。いつ，どこで，何が起こったかを知ることは，情報の基本である。その際同時に，搬送中の患者の状態の変化も訊ねるとよい。関係者がくれば詳しく事情をきく。人手があれば，情報を得る人と，救急処置をする人と分けるのも一方法である。

● 検体採取と緊急検査

主として採取されるのは，血液，尿である。そのほか胃液，便（血便の確認培養など），脳脊髄液（髄膜炎が疑われるとき）も検体検査の対象になる。これらの緊急検査項目は表I-12に示す。血液一般検査では，赤血球血色素量（Hb），ヘマトクリット（Ht）は貧血や多血症の有無を示し，白血球は炎症の存在や白血病の情報を与える。血液型は輸血が必要な場合に必須の検査である。動脈血のガス分析は，酸塩基平衡（pH，$PaCO_2$，HCO_3），換気（$PaCO_2$），酸素化（PaO_2）の状態を知る目的で行う。血液生化学検査では，まず，酵素（AST，ALT，LDH，CK，アミラーゼ），

表I-12 緊急検査

1. 動脈血ガス分析
2. 血液一般，血液型
3. 血液生化学
4. 血液電解質
5. 血糖
6. 血液凝固
7. 尿一般

アンモニアなどの検査を行う。これらは，臓器特異性がかなりはっきりしているので，有力な情報を与える。また，C反応性蛋白（C-reactive protein；CRP）は，炎症性病変の活動性をよく反映する検査であるから，日常，検査が行われる。次に腎機能を知る目的で，尿素窒素（BUN）の検査を行う。電解質の検査としては，Na，K，Cl，Caを検査する。これらは，呼吸・循環障害，代謝異常，水分バランスの障害，下痢，嘔吐などで変動する。血糖値の測定は，糖尿病性昏睡と低血糖性昏睡の鑑別に絶対必要な検査である。

全身の出血傾向が出現し，播種性血管内凝固症候群（DIC）が疑われるときは，凝固・線溶系の検査を必要とする。これらは，出血時間，血小板数，プロトロンビン時間（PT），活性化部分トロンボプラスチン時間（APTT），トロンボテスト（TT），フィブリノゲン，フィブリン分解産物（FDP），Dダイマー，その他がある。

尿検査では，尿量，尿比重，血尿，血色素尿の有無を検査する。脳脊髄液では，腰椎穿刺後（頭蓋内圧亢進時には禁忌，または慎重穿刺），髄液圧，性状，蛋白質，糖，クロール，細胞数，細胞の種類などを検査する。また場合によっては，ウイルス抗体の検索を行う。

事故の場合，よく警察は血液の提出を求めるが，提出するには，患者本人か，家族の承諾を必要とする。承諾なく渡せば，あとで問題になることがあるので注意する必要がある。しかし中毒などで，あとで診断上必要なことがあるので，胃液，血液，尿などを凍結保存しておくのがよい。

● 補助診断法の選択

補助診断としては，胸部X線撮影や，骨折が疑われる部位のX線撮影が広く行われる。CTスキャンも非常に重要な検査である。その他，心電図，超音波検査（エコー），内視鏡検査もよく行われる検査である。血管造影，MRI，ラジオアイソトープ検査（RI）も症例によっては実施

される。脳波検査は，てんかんの疑いの場合は有力な情報を提供してくれる。また，脳死の判定時には必須の検査である。救急医学では，もっとも情報価値が高い検査を選んで実施すべきで，単にデータを揃えるようなことがあってはならない。

● 病態の把握

現在の病態を把握することは，今後起こりうる二次的病態を推測するのに役立ち，対策を立てる上で絶対必要である。

● 治療方針の決定

治療方針は，患者の診察や，検査データからの病態の把握により，①ただちに手術を行う，②手術の適応はなく，保存療法を行う，③現時点では手術の必要はないが，そのうちに手術の必要が出てくるかもしれない，に大別される。

● 治療の開始

疾患にもよるが，診断上あるいは経過観察のために，支障をきたさない限り，できるだけ早く，患者の苦痛を取り除いてやるのが救急医学の基本である。

6）救命処置

● 患者の観察

(a) 意識の確認

救急患者の状態は時々刻々と変化するものなので，意識状態については必ず Japan Coma Scale（JCS）または Glasgow Coma Scale（GCS）で来院時から記録しておくことが大切である。

(b) 呼吸の確認

呼吸の観察の基本は見て，聴いて，感じることである。すなわち，胸郭あるいは腹部の動きを目で見て，呼吸音を耳で聴いて，患者の呼気を肌で感じるということが重要である。起坐呼吸，陥没呼吸，奇異呼吸などの異常な呼吸は，一見してわかる。また，呼吸パターンの認識も重要で，チェーン・ストークス呼吸，失調性呼吸などは頭蓋内の異常を反映していることが多い。

(c) 動脈拍動の確認

中枢側の動脈を正しく触知することは，心マッサージの必要性を判断するためにも，救命救急処置を行うに当たって不可欠である。ショック時には，総頸動脈，大腿動脈の触知により大まかな血圧を予測することも可能である。

● 呼吸管理

(a) 気道確保の方法

気道の確保法に精通していることは，救命救急処置において非常に重要である。しかも，頸椎骨折の疑われるような症例において禁忌の方法もありうるため，複数の気道確保の方法を知り，それらを実践できなければならない。以下に代表的な方法を述べる。

① 頭部後屈/頤挙上法

頭頸部の外傷がなければ，意識障害のある患者の気道確保として最も有効な方法とされている。実際には次のように行う。片手を前額にあてて頭部を後方に押し，他方の手の指を下顎骨の頤部直下に押しつけて上方に引き上げる。

② 下顎前方押し出し法（下顎挙上法）

両手で，患者の下顎角を保持し，前方に挙上する（押し出す）方法である。頭部を後屈させないで下顎を前方に押し出して頸部を後屈させないので，頸椎損傷が疑われる場合に有効な気道確保の方法である。

③ 下顎前方牽引法

患者の口腔内に入れた母指と下顎においたその他の指で，下顎を前方に牽引するやり方である。

(b) 気道内異物除去

確実に気道の確保ができているにもかかわらず，呼吸ができていない場合，自発呼吸がないか，何らかの原因で気道が閉塞あるいは狭窄している可能性がある。特に，①目の前で突然呼吸が停止し，②患者の頭位を取り直しても人工呼吸できない場合，異物による気道閉塞を考える必要がある。以下に，その症候と対処法について述べる。

① 部分的気道閉塞

狭小化した気道により換気は可能であるが，上気道の狭窄の場合，吸気時の喘鳴を頸部で聴取し，陥没呼吸を呈することもある。下気道の場合，喘息様の呼吸音を聴取する。

気道内異物の排出には，自発的に咳をさせるのが最も効果的であるが，患者から決して目を離さず，呼吸状態悪化の徴候（弱々しい咳，喘鳴，著しい胸郭の陥没，チアノーゼ，意識の消失）を見逃さずに対処する必要がある。

② 完全気道閉塞

患者が呼吸や咳や話をできないとき，完全気道閉塞が発生している。そのときには，患者はしばしば喉元を握りしめるが，これは完全気道閉塞の際の世界共通のサインである。処置法は，意識のある場合と，意識のない場合とで若干異なってくる

ため,以下に分けて述べる。

＊意識のある場合

立位,坐位のいずれでもHeimlich法(横隔膜下-腹部圧迫法)を行える。患者の後方から胴回りに術者の両手を回し,片手の拳を臍上部に親指側を当てる。排出できなければ,意識状態も悪化してくるため,状態の観察は十分に行っておく。意識レベルの低下を伴えば,以下の処置を講じる。

＊意識障害を伴っている場合

患者を仰臥位に寝かせ,患者にまたがるか,そばにひざまずき,片手の拳を心窩部に置き,もう片方の手をその拳の上に置いて素早く強く内上方に圧迫する。剣状突起と肋骨には決して触れないように注意する。

(c) 気管内挿管

① 挿管の適応

気管内挿管は救命救急処置の重要な基本手技の一つである。気管内挿管の適応は,必ずしも明確ではないが,表I-13に適応を示す。注意すべきことは,血液ガスのデータのみに頼って適応を決めるのではなく,患者の全身所見から判断するように心がけておくことである。

② 鎮静処置

意識が清明な患者に挿管する場合,患者の不安や刺激を和らげるために,鎮静が必要となる。よく用いられるのは,ミダゾラムである。ベクロニウムなどの筋弛緩薬も使用することが多い。鎮静剤を用いたら,性急に挿管の手技に入るのではなく,十分に薬の効果が得られるまでバッグマスク換気を行うべきである。また,食事後の患者では,意識下挿管が望ましい(表I-14)が,筋弛緩薬を用いた場合は助手に輪状軟骨部を指で圧迫(cricoid pressure)してもらい誤嚥を防ぎながら挿管する。

③ 挿管手技

気管内挿管をスムーズに行うための最大のポイントは,頭頸部の姿勢を正しくとるということである。頭頸部の姿勢によって術者の視線や観察可能な範囲がどのように変わるかを図に示す。気道確保のための姿勢と挿管のための姿勢は異なるものである(図I-1,2)ことを銘記しておくべきである。挿管は以下の手順で行う。

1) 右手の母指と示指とで開口させる。
2) 喉頭鏡のハンドルを左手で握り,ブレードの左端で舌を圧排しながら口内に挿入する。
3) ブレードの先端を喉頭蓋谷に進め,左手首を回

表I-13 気管内挿管の適応(目的)

1. 換気補助
2. 気道の確保・保護
3. 麻酔および手術
4. 吸引

表I-14 意識下挿管の適応

1. 患者の自発呼吸があったほうが気道確保され,より安全である場合
2. マスク換気が困難あるいは不可能と予想される場合
3. 挿管困難が予想される場合
4. 胃内容の誤嚥の危険性が高い場合

図I-1 気道確保時の姿勢

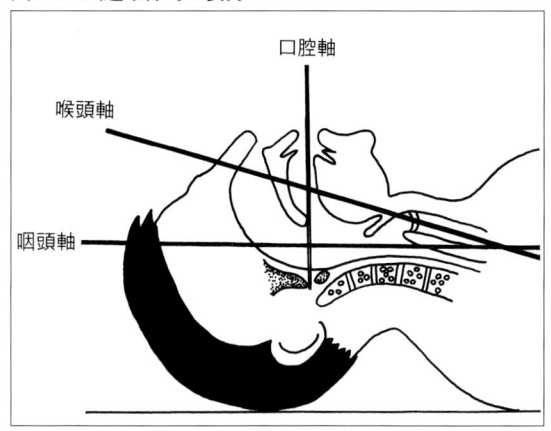

図I-2 挿管時の姿勢

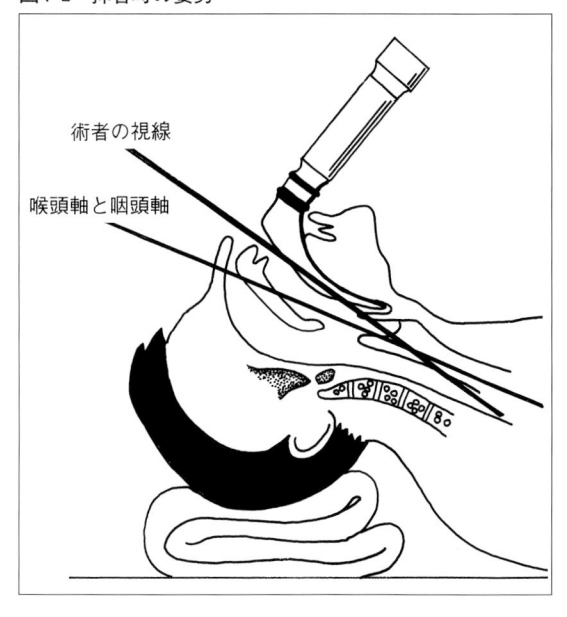

転させずに，前上方に引き上げる．ブレードは上顎歯列に当たらないように注意する．
4) 気管内チューブを右口角からブレードに沿わせて挿入する．深さはカフが声帯を越えてさらに3 cmほどがよい（その部分に黒いラインが印されているチューブも多い）．
5) チューブを挿入したら，バイトブロックを口内に入れるまでは喉頭鏡を引き抜かないように習慣づけておいたほうがよい．
6) カフを膨らませる．
7) 呼吸音を（左右の上胸部以外に，心窩部でも食道挿管していないかどうか）確認する．

注）不用意な挿管操作は，患者を危機的状況に陥らせることを知っていなければならない．特に低酸素状態にある患者は，咽頭や喉頭の刺激による突然の心停止を十分に起こしうる．低酸素にさらされている患者の挿管は，十分にバッグ換気による酸素化を図った後になされるべきである．

● 循環管理
(a) 静脈路確保
　静脈路を確保するのは，比較的容易ではあるが，時に困難な患者に遭遇する．そのような場合のために，2つ以上のアプローチの手技を身に付けていると，静脈路を確保できなくて困る失敗はない．アプローチとしては，内頸静脈，鎖骨下静脈，大腿静脈がある．どうしても静脈路が確保できない場合は，静脈切開法，骨髄穿刺法などがある．

(b) ショックの鑑別
　ショックの治療をするに当たっては，その原因（病態）を把握することが非常に重要である．循環血液量減少性のショックなのか，心原性なのか（ポンプ失調性？　心タンポナーデ？　緊張性気胸？），敗血症性なのかなどであるが，その鑑別は必ずしも容易ではない．実際の現場で，診断に苦慮し治療に難渋しがちなのが，低体温によるショックと副腎不全によるショックである．

(c) 循環管理のための薬剤
① 昇圧薬など
　　ドパミン　　　　　　　3～10 μg/kg/分
　　ドブタミン　　　　　　3～10　〃
　　エピネフリン　　　　　0.1～0.5　〃
　　ノルエピネフリン　　　0.1～0.5　〃
　　硫酸アトロピン　　　　4 mgまで反復投与可
② 抗不整脈薬
　　塩酸リドカイン
　　塩酸ベラパミル
　　ジソピラミド
　　塩酸プロカインアミド

(d) 開胸心マッサージ
　閉胸心マッサージは蘇生法で述べられているので，開胸式のみについて述べる．
　施行する場合は，躊躇して遅れることがあってはならない．体位は仰臥位で第4または第5肋間を前側方開胸する．開胸したら開胸器をかける．心嚢は横隔神経の前方で大きく縦切開する．心マッサージは両手で心臓を挟み圧迫する．この時に指先に力を加え過ぎないように注意する必要がある．胸部下行大動脈を遮断する．心臓手術の必要があれば，手術室に移動して行う．

● 器械を用いた救命処置
(a) 人工呼吸管理
　人工呼吸法にはさまざまなモードが存在し，そのそれぞれについて精通しておかなければならないが，救命処置にあたってはCMVモードとSIMVモードのそれぞれ従量式と従圧式，ならびにプレッシャーサポートモードを習得しておくべきである．

(b) 補助循環法
① IABP (Intra-aortic balloon pumping)（大動脈内バルーンパンピング）
　（目的）左室の減負荷と冠血流の改善による心機能補助と心筋虚血の改善
　（適応）薬剤抵抗性の心原性ショック，LOS
　（方法）おもに大腿動脈よりカテーテルを挿入し，下行大動脈内でパンピング
　（禁忌）大動脈解離，大動脈弁閉鎖不全症，出血性病変の合併

② PCPS (Percutaneous cardiopulmonary support)（経皮的心肺補助装置）
　（目的）高度な心原性ショックや心停止に対し，体循環維持を行う
　（適応）高度な心原性ショック，一次，二次救命処置に反応しない心停止
　（方法）右心房近傍に脱血，腹部大動脈に送血カニューラを留置し，遠心ポンプにて循環補助を，人工肺にて酸素化を行う．
　（禁忌）出血性病変の合併

(c) 血液浄化法
　血液浄化法は，今や単なる腎臓や肝臓の代替法ではなく，多臓器不全やエンドトキシンショック

に対する欠かせない治療法のひとつとなっている。

特に救急の現場では，循環動態に与える影響の少なさから，持続血液濾過透析法がよく用いられる。その他に薬物中毒に対する血液吸着法や，エンドトキシン吸着のためのポリミキシンB固定化膜を用いた吸着法も覚えておく必要がある。

（平原健司，西村謙一）

5．高度外傷救命処置（ATLS）

高度外傷救命処置 advanced trauma life support（ATLS）は，1978年に Lincoln Medical Education Foundation によって開発され，American College of Surgeons 外傷委員会は1979年に ATLS の教育プログラムを多発外傷患者の初期評価と蘇生手技を教育するのに採用した。ATLS を用いて組織的に教育すれば，さまざまな経歴を持った医師が外傷患者の蘇生と安定化を行う手技をマスターでき，重症外傷患者の合併症発生率の低下と生存率に良好な結果をもたらすと期待される。

外傷でも単一損傷であれば特異的な病像を呈し，それぞれに確立された診断と治療が存在するが，交通外傷，墜落，傷害事件などでは全身のどこをどの程度負傷しているかわからない。そこで，複数部位の損傷（多発外傷）の診断，治療には必然的に優先順位が存在する。すなわち，切迫する病態，緊急度の高い損傷から適切に対応することが外傷患者を救うこととなる。このためには病態生理の理解が不可欠であり，生理学的な徴候から損傷の部位，形態を類推する能力を養う必要がある。

外傷死では，受傷後三大時間帯に発生する。第一の時間帯（第1次ピーク）は事故直後で，この死亡のほとんどは避けがたく，複数の主要臓器の高度損傷による。第二の時間帯（第2次ピーク）は事故数分後から数時間後で，出血性ショックや頭部外傷などが原因で2～3時間に死亡する。この時間帯が，すみやかな判断と蘇生によって生存率が劇的に改善する，いわゆる"ゴールデンアワー"と呼ばれ，ATLS のおもな対象である。損傷後数分以内の迅速な処置により，敗血症や多臓器不全を原因とする損傷後数日から数週間の不幸な第三の時間帯（第3次ピーク）の多くを減少させることができる。したがって，第2次ピークの死亡を減少させるために，最初の1時間で迅速な評価と救急処置をめざすことが初期治療の最大の課題である。

ATLS のプログラムでは，①RSI（rapid sequence intubation）の教育，②ショックからの離脱に循環血液量の補正よりも確実な止血，③Primary survey から cervical-spine の評価を除外し，④超音波検査は diagnostic peritoneal lavage（DPL）との併用，または単独使用の推奨，⑤medical anti-shock trousers（MAST）の除外項目，⑥輸液や輸血で加温すべき点を強調し，⑦小児用気管内挿管チューブの選択基準にBroselow tape system を追加し，⑧肺挫傷時の気管内挿管基準として，$PaO_2<60$ と $sat<90\%$ を導入し，⑨骨盤骨折に伴う出血を増悪させないために1人の診察者が行うロックテストを1回のみとし，⑩また骨盤腔容積を減少させるために下肢の内旋を行い，⑪腟内診の重要性を強調している。

頭部外傷患者の管理上の改訂として，外傷蘇生の最優先項目は，低血圧と低酸素症の改善，脳ヘルニアまたは急激な悪化のないときに過換気は避けるべきで，ヘルニアの危機が差し迫ったときのみ過換気を行うとしている。

A．外傷患者急性期の病態生理

1）呼吸機能の障害

外呼吸は脳・脳幹の呼吸中枢の命令が神経路を経て胸郭に呼吸運動を発現させ，開放された気道と肺によりガス交換が行われているので，外傷により5つの部位に分けた原因が考えられる。

①脳幹・延髄損傷，テント切痕ヘルニアを合併する大脳損傷，高位頸髄損傷では，呼吸の命令が伝達されなくなり，著しい呼吸抑制もしくは無呼吸となる。②頸髄損傷（第4頸椎以下）では肋間呼吸が消失，横隔膜呼吸のみとなり換気障害が生じる。③フレイルチェスト，血胸，気胸，肺挫傷などは有効な換気量の低下をきたし低酸素症を招く。④気道の障害のうち，顔面，頸部の外傷で上気道が閉塞されると，低酸素症，窒息をきたす。⑤頭蓋底・顔面骨骨折に伴う鼻，口腔の出血は，意識レベル低下による舌根沈下も加わり直接気道閉塞をきたしやすく，歯牙，歯槽の挫滅，舌裂傷，頸部での気管損傷も直接気道閉塞する。

2）循環動態の異常

外傷患者にはさまざまな程度の循環異常が生じ，重症例ではショックとなる。循環の維持には，心臓のポンプ作用，循環血液量，血管の緊張の3因子が重要で，このいずれが破綻してもショックとなる。外傷時にみられるショックを外傷性ショックと呼び，以下の種類からなる。なお，受傷後時間が経過した外傷患者を診察する場合，当然，敗血症性ショックもありえる。

●出血性ショック

外傷では，いかなる部位の損傷であっても血管の破綻が生じ，量の多少を問わず血液を失う。大血管や実質臓器損傷は単独でも，一損傷が小量の出血でも多数重複すると出血性ショックとなる。出血性ショックが外傷時の循環異常，外傷性ショックの90％以上を占め，治療面からみると重症度，緊急度とも高い。

●心原性ショック

心タンポナーデと緊張性気胸は心臓拡張と静脈帰来を障害し（cardiac inflow obstruction），心臓のポンプ作用を著しく低下させる。放置すれば心停止の原因となるため，緊急度の高い損傷に位置づけられている。鈍的心損傷も心拍出量の低下をきたす。また，高齢者や冠疾患既往者では，しばしば急性心筋梗塞を併発する。

●神経性ショック

外傷での神経性ショックは脊髄損傷時にしばしばみられる。これは，血管運動神経の緊張低下により末梢血管が拡張して，相対的な低容量性ショックとなるためである。その他，脳死になっても同様の現象が認められる。

3）意識レベルの低下

外傷患者に不穏や意識レベルの低下を認めれば，ただちに頭部外傷，とりわけ頭蓋内損傷の存在を疑う。しかし，意識レベルに影響する頭蓋内以外の因子として，アルコールや薬物の存在はまれではない。とくに，交通外傷や傷害事件であれば飲酒の頻度が高く，墜落など自殺企図者には向精神薬，眠剤の服用がしばしば経験される。また，まれながら低血糖やビタミンB_1欠乏などを併発している外傷患者もある。さらに，重要なことは，前述した呼吸や循環の異常が二次的に頭蓋内損傷を増悪させることである。すなわち，低酸素症やショックの遷延による脳血流の低下はそれのみでも中枢神経を障害する危険性を有しており，脳浮腫や脳腫脹を助長する。

逆に脳以外の増悪因子が除外されれば，意識レベルの低下を頭蓋内損傷に起因していると考えてよい。頭蓋内損傷の存在するとき，初期治療で最も重視すべき病態の把握は脳圧亢進症状の有無である。その原因は，血腫や脳挫傷など脳内占拠性病変とび漫性の脳腫脹である。放置すれば，脳ヘルニアを起こし，脳幹圧迫から脳死に至る。脳圧亢進時には，初期症状として強度の頭痛や嘔吐がみられるのが普通であるが，多発外傷では評価の困難なことが多い。最も重視すべき徴候は，瞳孔散大と対光反射の消失である。脳ヘルニアが危惧されるほどの脳圧亢進時には，徐脈と血圧上昇（Cushing's reflex）や呼吸抑制が出現する。ただし，脳死に至った場合を除けば単独の頭部外傷（頭蓋内損傷）で血圧低下をもたらすことはけっしてない。

B. 生命維持と蘇生法

初期治療の最大の課題は，第2次ピークで死亡しやすい対象患者を救うことにある。言い換えると切迫する死を回避するための評価法と処置を身に付けることである。このためには，生命維持の理解と蘇生の手順を整理しておくことが，緊急度や診断・治療の優先順位決定に不可欠な知識となる。

中枢神経への酸素供給が行われることで，呼吸の命令（自発呼吸）が発せられ，呼吸，循環を介する生命の輪が形成されている。この輪のいずれの場所が障害を受けても，生命維持はただちに困難になる。この輪が障害されたとき，酸素の流れからみれば，空気を吸い込む気道が最初であり，次に呼吸器，循環器，中枢神経となる。また，医療レベルでは，呼吸管理であり，次に循環管理である。すなわち，蘇生の順番が気道の開放（A：Airway），人工呼吸（B：Breathing），循環管理（C：Circulation）となる。さらに外傷患者の場合は頭蓋内圧を亢進させる原因を取り除くこと（血腫除去など）も蘇生の重要な処置となり，引き続き全身の観察が重要である（図 I-3）。すなわち，外来の数分で，上記順位に沿って初期の評価を行い，同時に，処置として気道の確保，必要なら人工呼吸を行う。さらに，意識レベルの評価

図I-3 ATLS診療の基本

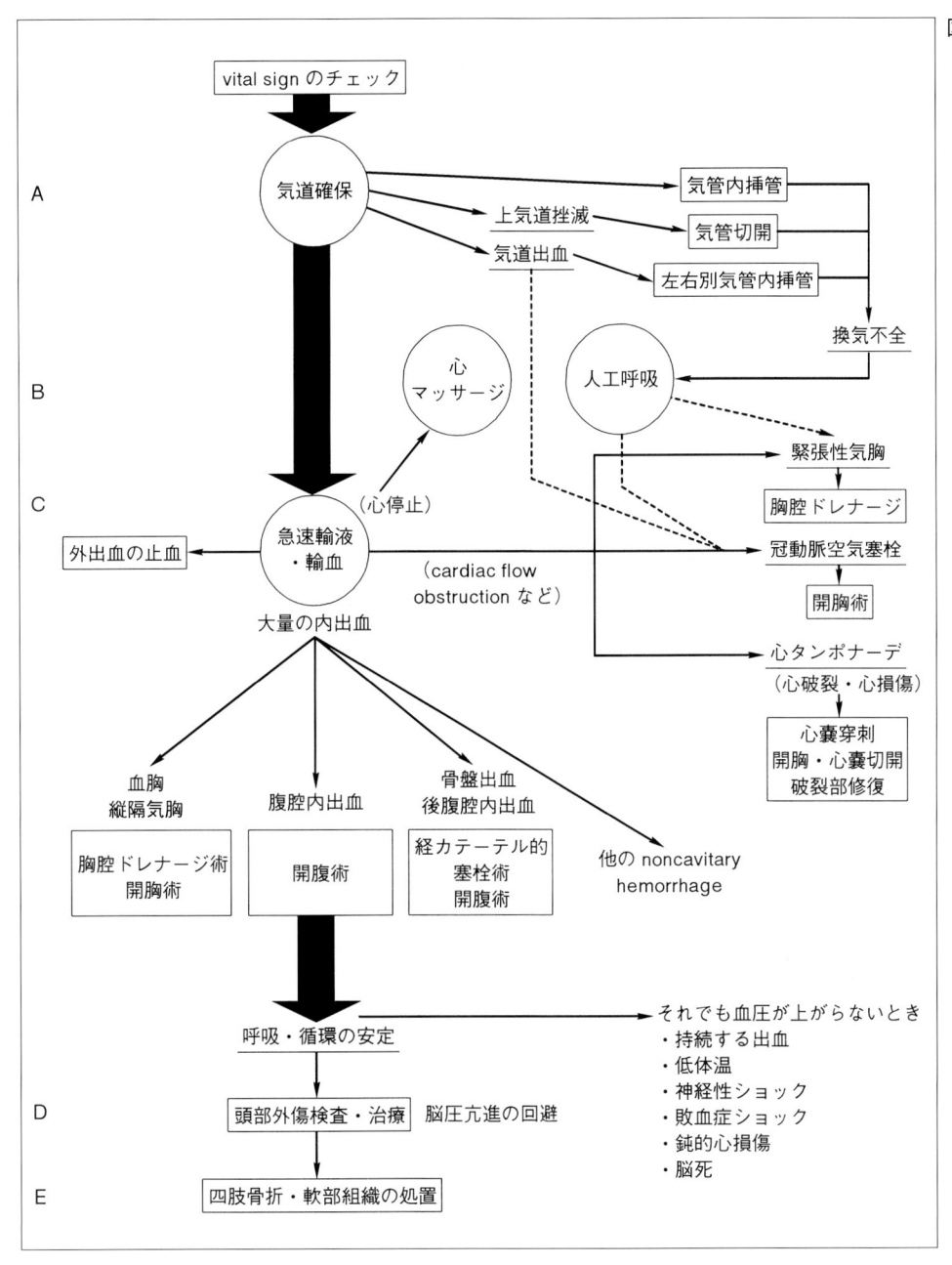

と全身を観察する。これは，ATLSで診療テクニックの基本となっている。初期評価，蘇生，二次評価各損傷臓器の治療いずれにおいても，ABCDEsを繰り返す。また，この順番が多発外傷患者における診断，治療の優先順位決定の基本となる。

C. 重症度と緊急度

1) 重症度と緊急度

生命維持の仕組みと蘇生の手順から呼吸，循環，中枢神経の異常の順に，評価，処置が行われる。局所の損傷や各臓器損傷は，組織の破壊度が強度であればあるほど重症となるが，その重症度自体の評価は，死亡率，合併症の頻度，後遺症，罹病期間など結果を含めて総合的に評価されるものである。外傷の初期治療で重症度を評価することは

困難なばかりか，重症度そのものが治療の優先順位を決定するものでない。最も重視されるべき指標は「緊急度」である。緊急度は，組織の破壊度合（ある意味での重症度）とある程度相関するが，生命への危険性の強度をいう。これは，組織や臓器そのものの特性や，損傷様式の差に依存している。

結局，生理学的な影響度合が緊急度を決定していることになる。よって，多発外傷で確定的な検索を進める際の二次評価や個々の臓器損傷の治療優先順位の決定に，この緊急度が重要となる。すなわち，外傷のABCDEsの原則のEをExposureから四肢（Extremities）と読み換えれば，そのまま多発外傷の診断・治療の優先順位となる（図I-3）。

何らかの処置を要する外傷では，緊急度と重症度の判断は処置を展開する上で非常に重要である。緊急度が高いものには，気道閉塞，緊張性気胸，心タンポナーデがあり，重症度が高いものに，骨盤骨折や広範囲腸管損傷がある。広範囲熱傷は緊急度が高いように考えられているが，緊急度より重症度が高く，現場より高次病院へ搬送すべきである。一方，循環の安定化では出血性ショックに対する止血と輸液療法が最大の山場となる。これには，的確な診断，高度な止血手技それに多大なマンパワーを必要とする。しかし，同じショックでも，cardiac inflow obstructionによる外傷性pump failure（緊張性気胸と心タンポナーデ）は，ドレナージで容易に改善する可能性がある。このためより緊急度が高いと考えるべきである。

2）重症度の評価と外傷スコア

多くの外傷スコアシステムは，過去数年間に考案された。最も最近のシステムでは，簡単な初期評価時（バイタルサイン，気道，意識レベルなど）の生理学的変数の測定を含んでいる。外傷スコアによって，外傷現場や救急室で合併症や死亡率の可能性の初期評価ができる。

外傷患者の重症度判定は，①受傷患者の適切な医療機関への搬送基準，②重症度と治療の優先順位，③治療成績と疫学的検討などに大切である。そこで使用される多くのスコアシステムは，個別の臓器損傷に注目することなく，全体的な状態の迅速な評価を基礎にしており，外傷スコアは病院職員の間での情報伝達の明確な言語となり，多発損傷患者に医学的配慮を系統立てるのに有益である。

①広く用いられている"外傷指数"（表I-15）は，外傷部位，外傷機転，心血管系，呼吸器系，意識レベルの5項目につき，重症度に応じて4段階に分け，1・3・5・6点のいずれかの点数を与えて加算し，合計点数によって外傷患者を軽症，重症，最重症に分類する。

②搬入時の重症度を評価するものに，AIS（abbreviated injury score）を基礎にしたISS（injury severity score）がある。AISは表I-16のように，身体を頭

表I-15 外傷指数

	1点	3点	5点	6点
1）外傷部位[*1]	四肢	腰背部	胸部	頭頸部・腹部
2）外傷機転	擦過傷	打撲傷[*2]	刺創	鈍的外傷[*3]または射創
3）心血管系	外出血	BP 60～100 またはP 100～140	BP 60以下またはP 140以上	脈拍不触またはP 55以下
4）呼吸系	胸痛	呼吸困難	チアノーゼ	無呼吸
5）意識レベル[*4]	2, 3	4	5	6

（2～9点：軽症，10～16点：重症，17点以上：最重症）

[*1]多発損傷については外傷部位の点数をすべて加算する。そのほか2）以下の欄については最高点のみをとる。
[*2]打撲症には叩打，転倒，もしくは「鈍的外傷」の範疇から除外される各種の小外傷を含む。
[*3]鈍的外傷は原則的には自動車による歩行者の外傷を指し，これに準ずるもの（走行中の自動車どうしの衝突による運転手，乗客の外傷，また高所からの転落，重量物体の落下による外傷）を含む。
[*4]意識レベルの判定は次の基準による。
　　レベル1（正常）
　　　2（どこかぼんやりしている）
　　　3（簡単な命令にしか応じない）
　　　4（呼んでも答えないが，開眼や手動で応じる）
　　　5（まったく応答はないが，疼痛刺激によく反応する）
　　　6（疼痛反応もほとんど欠如する）

表 I-16 AIS 早見表（AIS-85，鈍性損傷）

	1	2	3	4	5
頭頸部	頭痛/めまい（頭部外傷による） 頸椎捻挫（骨折，脱臼なし）	健忘症 嗜眠/混迷/鈍感（声をかければ眼を覚ます） 意識消失＜1時間 単純円蓋骨折 甲状腺挫傷 腕神経叢損傷 頸椎脱臼/骨折（棘突起、横突起） 頸椎小圧迫骨折（≦20％）	意識消失1〜6時間 意識消失＜1時間（神経学的欠損あり） 頭蓋底骨折 複合/粉砕/圧迫円蓋骨折 脳挫傷/クモ膜下出血 頸動脈内膜損傷/血栓 喉頭/咽頭挫傷 頸髄打撲 頸椎椎臼，椎臼根部，関節突起の脱臼または骨折 頸椎圧迫骨折（複数/椎高20％以上）	意識消失1〜6時間（神経学的欠損あり） 意識消失6〜24時間 適当動作（痛覚刺激時のみ） 頭蓋底骨折 2 cm以上の陥没/硬膜破裂/組織損傷 頭蓋内血腫＜100 p 頸髄不全損傷 咽頭挫滅 頸動脈内膜損傷/血栓（神経症状あり）	意識消失 無意味な体動あり 意識消失＞24時間 脳幹損傷 頭蓋内血腫＞100 p 頸髄完全損傷（C₄以下）
顔面	角膜擦過傷 表在性舌挫折裂傷 鼻骨，下顎枝骨折	頬骨，眼窩骨折* 下顎体骨折*，突起下方の骨折* Le Fort I 型骨折 強膜/角膜挫裂創	視神経挫裂傷 Le Fort II 型骨折	Le Fort III 型骨折	
胸部	肋骨骨折* 骨性胸郭挫傷 胸骨挫傷 胸椎挫傷	2〜3肋骨骨折* 胸骨骨折 胸椎棘突起/横突起骨折 胸椎小圧迫骨折（＜20％）	肺挫傷，裂傷≦1葉 1側血気胸 横隔膜破裂 肋骨骨折（4本以上）* 鎖骨下/無名動脈内膜損傷/小裂傷/血栓 気道熱傷（小） 胸椎脱臼/骨折 椎弓椎臼根部，関節突起 胸椎圧迫骨折（複数/椎高20％以上） 胸髄打撲（一過性神経症状）	肺挫傷/裂傷（複数葉） 縦隔血腫/気腫 flail chest 心筋挫傷 緊急性気胸 血胸＞1000 p 気管損傷 大動脈内膜損傷 鎖骨下/無名動脈大裂創 胸髄不完全損傷	大動脈大裂傷 心筋裂傷 気管/気管支破裂 気道熱傷/flail chest（人工呼吸器必要） 気管喉頭断裂 複数葉肺裂傷 緊張性気胸/縦隔血腫，気腫/血胸＞1000 pを伴う 胸髄挫裂または完全離断
腹部	陰嚢，腟，会陰部擦過傷/表在性裂傷/挫傷 腰椎捻挫 血尿	胃，腸間膜，小腸，膀胱，尿管，尿道，挫傷/表在性裂傷， 腎，肝，脾小挫傷/裂傷 十二指腸，大腸挫傷 腰椎棘突起，横突起脱臼/骨折 腰椎小圧迫骨折（≦20％） 腰髄神経根損傷	十二指腸/大腸/直腸表在性裂傷 小腸/腸間膜/膀胱/尿管/尿道穿孔 腎，肝，脾，膵大挫傷/腹腔内出血＞1000 p・小裂傷（主要血管損傷あり） 腸骨動静脈小裂傷 後腹膜血腫 腰椎椎弓/椎弓根部/関節突起骨折/脱臼 腰椎圧迫骨折（複数/椎高20％以上） 腰髄損傷（神経横断症状を伴う）	胃/十二指腸/大腸/直腸穿孔 胃/膀胱/小腸/尿管/尿道穿孔（組織欠損を伴う） 肝裂傷（表在性） 腸骨動脈大裂傷 腰髄不完全損傷 胎盤剝離	十二指腸/大腸穿孔（組織欠損または大量汚染を伴う） 肝/脾/腎/膵複雑破裂 腰髄完全損傷

四肢	肘，肩，手首，足首打撲 手指，足趾，脱臼/骨折 肩，肘，手指，手足，股関節，足首，足趾捻挫	上腕骨※，橈骨※，尺骨※，腓骨，脛骨※，鎖骨，肩甲骨，手根骨，中手骨，踵骨，距骨，足根骨，中足骨，恥骨枝骨折 単純骨盤骨折，肘，手，肩，A-C joint 脱臼 主要筋，腱挫裂創 腋窩，上腕，膝窩動脈/腋窩，大腿，膝窩静脈内膜損傷または小裂傷	骨盤粉砕骨折，大腿骨骨折， 手首/足首/膝/股関節脱臼 膝より下または上肢切断 膝靱帯断裂 挫骨神経挫裂傷 大腿動脈内膜損傷/小裂傷 腋窩，膝窩動脈/膝窩，大腿静脈大裂傷	骨盤挫滅骨折 膝上捻滅/切断 大腿，上腕動脈大裂傷	開放性骨盤挫滅骨
外皮	擦過傷/打撲 顔，手（≦25 cm） 体表（≦50 cm） 表在性挫裂創 顔，手（≦5 cm） 体表（≦10 cm） I 度熱傷＜100 % II・III 度熱傷/degloving injury ≦10 %	擦過傷/打撲 顔，手（＞25 cm） 体表（＞50 cm） 挫裂創 顔，手（＞5 cm） 体表（＞10 cm） II・III 度熱傷/degloving injury 10〜19 %	II・III 度熱傷/degloving injury 20〜29 %	II・III 度熱傷/degloving injury 30〜39 %	II・III 度熱傷/degloving injury 40〜89 %

＊血胸，気胸，気縦隔，縦隔血腫を認める場合，AIS 値に 1 を加える。
※粉砕，転移，開放骨折の場合，AIS 値に 1 を加える。

次の場合 AIS＝6 とし，ISS は自動的に 75 とする。頭頸部：挫滅骨折，脳幹挫滅/挫裂，断頭，C_3 以上の頸髄挫滅/断裂，胸部：大動脈完全離断，胸部大部分挫滅，腹部：体幹離断，体表 II・III 度/degloving injury ≧90 %。

表 I-17 多発外傷の重症度と ISS の計算法

部位	損傷	各損傷のスコア	部位別スコア	上位 3 部位のスコア
体表	小さな裂創	1	1	
頭部	脳圧亢進症状を伴う頭蓋内血腫	5	5	5
顔面	偏位のない顔面骨骨折	2	2	
胸部	多発肋骨骨折 肺挫傷	3 3	3	3
腹部	脾破裂 後腹膜血腫	4 3	4	4
四肢・骨盤	偏位のない上腕骨骨折	2	2	

上記例の ISS 計算法：ISS＝$5^2＋4^2＋3^2$＝50

頸部，顔面，胸部，腹部，骨盤・四肢，体表の 6 部位に分け，重症度コードを付すのに対し，ISS はこれらの重症なものの 3 部位について，それぞれを二乗した点数を加算したものである（表 I-17）。個々の損傷は著しく重症でなくても，個々の損傷の合算は重症である多発外傷では単独損傷とは異なった治療展開と特殊な診療システムを組まなくてはならず，その意味で ISS は受傷早期の病態を全身的に評価するところに意義がある。

③ Glasgow Coma Scale（GCS）は，意識状態や中枢神経系の一般状態評価の指標として有用である（表 I-18）。3〜15 点までの数値尺度は，GCS が低く神経学的評価が必要な患者を対象とする救命センターへのトリアージ基準として広く用いられている。合計点数は，患者が三領域で発揮する最高点の合計で算出する。

④ 外傷スコア（Trauma Score）は，患者の血圧，GCS，呼吸数を含めた患者の全体的な状態（心血管系指標と呼吸系評価）に GCS を採り入れてつくられたもので，各数値についての推定生存率がわかって

いる。今日では救急部や現場でのトリアージの信頼度を上げるように，初期外傷スコアが修正され，現在では修正外傷スコア Revised Trauma Score (RTS) と呼ばれている。RTS は 3 つの異なった指標数値を合計して，合計 RTS が 10 点以下の場合に救命センターへの搬送を必要とする重症な損傷を示す。

D. 初療の優先順位と手技

ATLS では，すみやかで正確な初期評価と，迅速で適切な手技に焦点を合わせ，重要と考えられる手技の手順は次のごとくである。

1) 気道確保と人工呼吸

気管内挿管の手技のみならず，気管支ファイバーや，適応はまれであるが気管切開セットもただちに使用できる準備が必要である。無麻酔，無筋弛緩で挿管を試み，開口に苦慮している光景をしばしばみかけるが，自発呼吸がしっかりしていれば，deep sedation か RSI (rapid sequence intubation) で挿管する。RSI とは，筋弛緩薬を使用して行う経口気管内挿管のことで，鎮静剤と麻酔薬は適宜使用する。なお，挿管後に陽圧呼吸を開始して，血圧低下や不整脈が認められれば，cardiac inflow obstruction や systemic air embolism の存在を疑う。

表 I-18 Glasgow Coma Scale (GCS)

観察項目	反応	スコア
開眼 (E) (Eye Opening)	自発的に開眼する	4
	呼び掛けにより開眼する	3
	痛み刺激により開眼する	2
	まったく開眼しない	1
最良言語反応 (V) (Best Verbal Response)	見当識あり	5
	混乱した会話	4
	混乱した言葉	3
	理解不能な音声	2
	まったくなし	1
最良運動反応 (M) (Best Motor Response)	命令に従う	6
	疼痛部へ手を移動する	5
	痛みに避難する	4
	痛みに上肢の異常屈曲	3
	痛みに上肢の伸展	2
	まったくない	1

2) cardiac inflow obstruction の検索と解除 (表 I-19)

緊張性気胸は胸部 X 線を撮るまでもなく解除すべきである。血圧低下，呼吸困難，呼吸音の左右差，患側の胸郭拡大と鼓音，ときに頸静脈の怒張，皮下気腫などが診断根拠となる。胸腔ドレナージを行うが，準備に時間がかかるのであれば 16 G の静脈留置針で穿刺・脱気する。

心タンポナーデは血圧低下，頻脈，心音の低下 (muffled；何かに包まれたような)，頸静脈怒張で疑い，心エコーで診断する。心囊穿刺または心囊開窓術を行うが，開窓術だけは開胸術ができる

表 I-19 多発治療でチェックする胸部外傷の病態

1) Primary survey 最初の 2～3 分でチェックする (もっとも緊急に処置を要する病態)	→ 2) Secondary survey 次の 5 分でチェックする (早急に診断・処置を要する病態)
①心タンポナーデ 　cardiac Tamponade	①肺挫傷 　Pulmonary contusion
②気道閉塞 　Airway obstruction	②大動脈断 　Aortic disruption
③フレイルチェスト (動揺胸郭) 　Flail chest	③気管・気管支断裂 　Tracheo-branchial disruption
④緊張性気胸 　tension PTX (pneumothorax)	④心挫傷 　Myocardial contusion
⑤大量血胸 　massive HTX (hemothorax)	⑤食道損傷 　Esophageal rupture
⑥開放性気胸 　open PTX	⑥横隔膜ヘルニア 　Diaphragmatic hernia
「タフな 3X (TAF 3X)」と覚える	「PAT MED」と覚える

＊呼吸数 >25，<12 は要注意。
＊すべての外傷患者に 100 % の酸素を与える。
＊チアノーゼは遅くなってからしか出ないので注意。
＊頸静脈怒張をみたら，緊張性 (血) 気胸・心タンポナーデ (稀) を考える。
ただし，外傷性出血性ショックがある場合は，頸静脈怒張をみないことが多く，繰り返し診察する。
＊心電図上波形があるのに，脈が触れない場合，出血性ショック！ 緊張性気胸，心タンポナーデを鑑別する。
＊鈍的外傷では開胸心マッサージは適応外である。

表 I-20　輸液療法
- 乳酸加リンゲル液または，生理食塩水が原則
- 出血量の3倍を輸液（1：3 rule）
- 初回は，1〜2 l，または20 ml/kg（小児）が原則
- 39度に加温

表 I-21　輸液療法の反応と治療指針
- 初期輸液療法で安定
　　循環血液量の20％以下の出血
　　second survey へ
- 一過性の安定が得られる
　　循環血液量の20〜40％の出血
　　輸液療法の続行と輸液
　　積極的な止血手技
- 安定しない
　　ただちに手術
　　まれ，鈍的心損傷

表 I-22　輸血療法
- 血液型判定，クロスマッチ検査
- 原則は全血であるが，入手困難なのでPRBCsを投与
- 全血の場合；マクロフィルターを使用
　　（ミクロフィルターの有用性は証明されていない）
- 加温
- 大量投与時に $CaCl_2$ を投与

表 I-23　開胸の適応基準
- X線で肺野が消失するほどの出血
- ドレナージ時，1000 ml 以上の出血
- 200 ml/時間以上が3時間
- 100 ml/時間以上が8時間
- 制御しがたい気道出血
- 切迫する大動脈損傷
- 2本のドレーンで改善しない気胸

状況で行う。

いずれも，初期評価の段階や，陽圧呼吸でかえって血圧が下がったり，輸液療法で血圧が反応しなかったりする場合などで，頻回に疑って検査すべきである。

3）出血に対する診断と治療

外傷患者の初期治療では，時間，医療資源の投入，マンパワーのいずれもが大切であるが，出血の制御が初期治療の主目的となる。①静脈路の確保に始まり，②出血源の検索（輸液・輸血療法，単純X線・超音波検査・CT検査・血管造影），③止血操作（手術など）と続いて行われる。

●静脈路の確保と輸液・輸血療法

中心静脈路の確保（複数）と乳酸加リンゲル液の急速投与を開始し，同時に採血，観血的動脈圧測定用の動脈穿刺，体温モニター，導尿バルーン挿入などを一気に行う。

なお，輸液・輸血療法（表 I-20〜22）循環の安定化の指標は，血圧，脈拍数に加え，皮膚色調，Blanch test，意識レベル，酸塩基平衡，CVPなどで総合的に判断するが，最も簡便で確実なのは尿量である。

●出血源の検索と治療の選択

ショックに至る出血源は，外出血を除けば，内出血としておもに胸腔・腹腔・後腹膜腔の3部位に多く，その検索と処置を積極的に行う。頭部CT以外は，可能なかぎり造影CTにすべきである。外傷患者の初期の診断目的は，出血の部位，止血を要する出血源を早急に評価することにあり，造影CTは情報量が多くなるばかりか，単純CTでは判断できない活動性出血が診断できる有用性がある。

(a)血胸

単純X線のみで診断し，治療としては胸腔ドレナージを行う。持続する出血が一定基準を超えると開胸止血の適応となる（表 I-23）。

(b)腹腔内出血

腹部超音波検査が診断根拠となり，循環動態が許すかぎりCT検査の後，経カテーテル塞栓術ないし開腹止血術の適応となる（表 I-24）。なお，管腔臓器損傷については，循環の安定化後理学所見，画像診断などで改めて評価する。

(c)後腹膜出血

腎損傷，大動静脈損傷などは主としてCT検査の後，やはり開腹術にて止血治療が行われる。しかし，骨盤骨折に伴う後腹膜出血はCT検査の後，経カテーテル塞栓術（血管造影による）と創外固定によって止血を行う。

(d)四肢骨折，non-cavitary hemorrhage

四肢・骨盤に骨折があればその周辺への出血を予測できるが，骨折を伴わない皮下，筋など軟部組織内出血にも注意すること。特に，高齢者の臀部，側腹部での出血は予想外に多いものである。

表I-24 腹腔内出血に対する開腹術の基準

- 下記2部位以上に及ぶ腹腔内出血
- 急速輸液（1500 ml）でもショック指数（HR/SBP）が1以上の腹腔内出血
- 造影CTで腹腔内に造影剤漏出
- 管腔臓器損傷の合併
- 血液の貯留部位：左右横隔膜窩,左右傍結腸溝,ダグラス窩

4) 頭蓋内損傷の精査と治療

低酸素血症や循環不全は脳環境を悪くし，脳挫傷に二次的な損傷を与えて予後がいっそう悪くなる。このため，頭部外傷の診断は，呼吸機能や循環動態の安定化を図りながら行うのが原則である。素人目には意識障害があれば頭部外傷を懸念し，最優先して診断・治療に取り掛かろうとするが，これは誤りである。

そこで，診療の手順としては，①意識レベル（GCSまたはJCS），神経学的理学所見の把握（瞳孔径，対光反射，知覚，運動），②CT検査，③脳圧モニター，穿頭血腫除去術，開頭血腫除去術，④バルビタール療法や低体温療法の準備をするという順で行う。

5) 四肢外傷の診断と治療

骨折，脱臼，靱帯損傷，末梢神経損傷，血行障害などの診断に努め，理学所見とX線撮影はその診断に重要である。初療時の処置と治療としては，骨折の非観血的整復，脱臼の整復，血行再建，開放性軟部組織のデブリードマン・縫合処置は必須であり，整復後は直達牽引，創外固定，シーネ固定のいずれかで固定する。

6) 特殊な部位の外傷と治療の優先順位

顔面外傷で粉砕型の顔面骨骨折と頸部損傷による気道閉塞は，上述"1) 気道確保と人工呼吸"の位置付けとなり，気道確保に気管切開が必要となる。頭蓋底骨折を含む外頸動脈領域の鼻出血がタンポンなどで止血できないときは，経カテーテル塞栓術の適応となり，"3) 出血の診断と治療"に位置した治療の優先順位となる。ただし，顔面骨骨折のみであれば，"5) 四肢外傷の診断と治療"と同様に対処する。

①頸髄損傷については，第3，4頸椎以上の損傷では無呼吸，それ以下でも腹式呼吸のみで換気障害をきたすので，"1) 気道確保と人工呼吸"の位置付けとして対応しなければならない。

②気管支や肺の破裂については，"1) 気道確保と人工呼吸"として最優先される損傷であるが，気道確保に左右別気管内挿管が必須である。

③腸管，膵臓，胆道損傷については，呼吸，循環の安定した"4) 頭蓋内損傷の精査と治療"以降に積極的に検索する。血尿から推定される泌尿器系の精査も同様である。

④四肢の主要血管損傷については，出血性ショックの一因となっていれば"3) 出血の診断と治療"に位置した治療の優先順位となる。また，四肢温存を目的とした血行再建は，緊急性が高いものの呼吸，循環の安定した"4) 頭蓋内損傷の精査と治療"以降でなければならない。

7) 全体を通して

忘れてはならないこととして，①救急隊員，付き添い人，家人より受傷機転を含む現病歴，既往歴，宗教の聴取をする。②破傷風の予防として破傷風トキソイド0.5 ml，抗破傷風ヒト免疫グロブリン250 IUの投与を行う。③ショック患者，気管内挿管患者には必ず胃管チューブを挿入すること，がある。

文献

1) Committee on Trauma : Course, overview, concept, and history. In Committee on Trauma : *Advanced trauma life support program*, American College of Surgeons, pp 3-5, Chicago, 1988
2) Disaster Medical Operation : CERT Training : Participant Hand Book : FEMA
3) 甲斐達朗：外傷集団発生時のトリアージ．救急医学 23：348-355, 1999

（西村謙一，戸塚和敏）

6．心肺脳蘇生法

心肺機能停止状態（cardiopulmonary arrest；CPA）にある患者の，心肺機能を補助する手段を心肺蘇生法（cardiopulmonary resuscitation；CPR）と呼ぶ。蘇生法の目標は社会復帰させることであり，脳機能保護を強調して，心肺脳蘇生法（cardiopulmonary-cerebral resuscitation；CPCR）とも呼ばれる。

心肺蘇生法（CPR）の一次救命処置（basic life support；BLS）と二次救命処置（advanced

表 I-25　心肺蘇生法（CPR）

A：Airway（気道の確保）
B：Breathing（呼吸＝人工呼吸）
C：Circulation（循環＝心マッサージ）
D：Drugs（薬品）
E：ECG（心電図）
F：Fibrillation treatment（除細動）
G：Gauge（測定）
H：Hypothermia（低体温）
I：Intensive care（集中治療）

一次救命処置（BLS）…A〜C
二次救命処置（ACLS）…A〜I

cardiac life support；ACLS）は別個のものではなく（表I-25），適宜移行させて蘇生を成功させるものである。BLS は一般の人も心得ておくべきことであり，気道の確保，呼気吹き込み人工呼吸，非開胸心マッサージよりなる。ここではいろいろな器具や薬剤を用いて，医師が行う ACLS につきおもに説明する。

　心肺蘇生術の個々の手技にあまり難しいものはない。大切なのは，チームリーダーが，組織だった心肺蘇生を行えるように，チームを監督し，患者を評価し，問題点を解決していくことである。このリーダーを務めるのは，医師の責任である。ACLS の決められた手順に従って行えば，混乱なく，漏れなく，迅速に蘇生術が行える。自信をもって蘇生術を施行できるように，この ACLS を身に付けて頂きたい。

　BLS を受けながら，心肺停止の患者が病院に搬送されてきた。まず行うべきことは，ユニバーサルアルゴリズム（図I-4）に従い，気道確保（airway；A），人工呼吸（breathing；B），心臓マッサージ（circulation；C）を行うことである。

1）意識レベルの評価

　まず，意識を"外界からの刺激に対する適切な反応"があるか否かで判断する。すなわち，①大声で呼びかける（肩をたたき，最初は小さな声で徐々に大きな声で3回ほど呼びかける），②両肩を揺する（頭や首に怪我があるようなときは，体を揺すったり，首を動かさない），③四肢を軽く叩くか，つねる。以上のような刺激に対して反応（開眼・応答）がなく，意識障害が強いと判断したら，次の気道確保へ進む。また，反応がある場合には，呼びかけなどの刺激により意識レベルを JCS（Japan Coma Scale）や GCS（Glasgow

図 I-4　ユニバーサルアルゴリズム

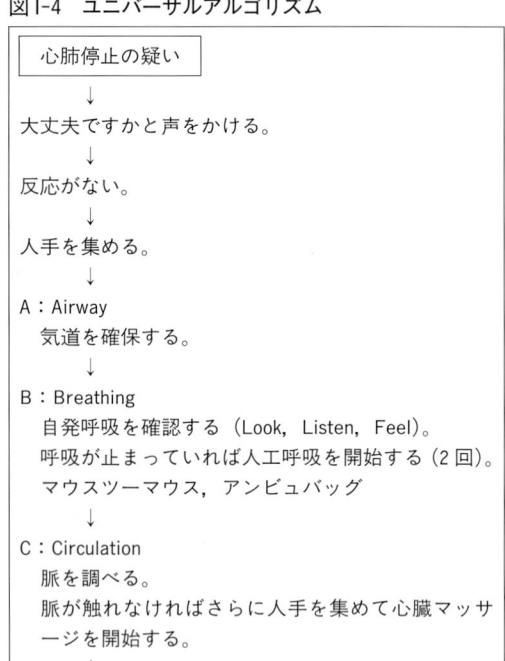

```
心肺停止の疑い
      ↓
大丈夫ですかと声をかける。
      ↓
反応がない。
      ↓
人手を集める。
      ↓
A：Airway
   気道を確保する。
B：Breathing
   自発呼吸を確認する（Look, Listen, Feel）。
   呼吸が止まっていれば人工呼吸を開始する（2回）。
   マウスツーマウス，アンビュバッグ
      ↓
C：Circulation
   脈を調べる。
   脈が触れなければさらに人手を集めて心臓マッサージを開始する。

心電図のモニターをつける。
```

Coma Scale）で評価する。

2）気道の確保

　傷病者の側を離れずに協力者を求め，首や頭を保護しながら救命処置に適した体位にする。次に気道の確保を試みる。意識がない患者では，舌根沈下による気道閉塞を起こしており，気道を確保するだけで自発呼吸が再開する場合さえある。
　用手的気道確保の手技として，頤挙上法，下顎挙上法，頭部後屈法がある。

●頤（おとがい）挙上法（図I-5左）
　本法が気道確保の第一選択である。一方の手指で頤部下顎骨の下面に置き，口がほぼ閉じるまで頤部（あご先）を持ち上げる。本法の手技では，軟部組織に指を強くあて過ぎて気道をかえって閉塞しないように注意する。

●下顎挙上法（図I-5中央）
　最も確実な用手気道確保の手技である。母指を除く両手の手指を下顎上行枝（下顎角より耳に至る下顎部）にあて，両母指はそれぞれの側の口角のやや下の下顎部にあて，前腕全体で頭部を軽く後屈するとともに，下部歯列が上部よりわずかに突出するまで下顎を挙上する。同時に両母指で下顎を押し下げ，口をわずかに開ける。本法では，

図I-5　気道確保

頤挙上法　　　　　下顎挙上法　　　　　頭部後屈法

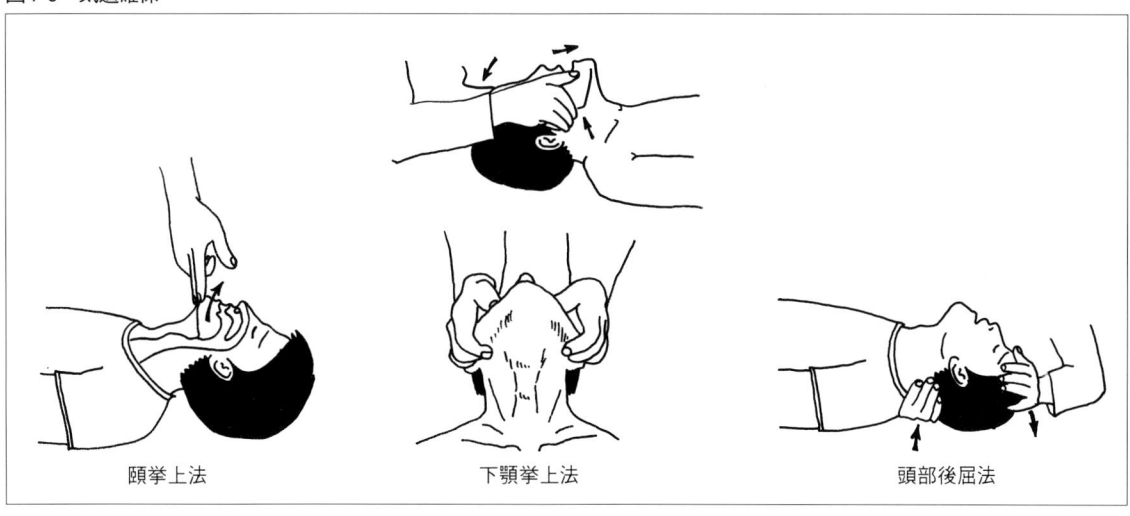

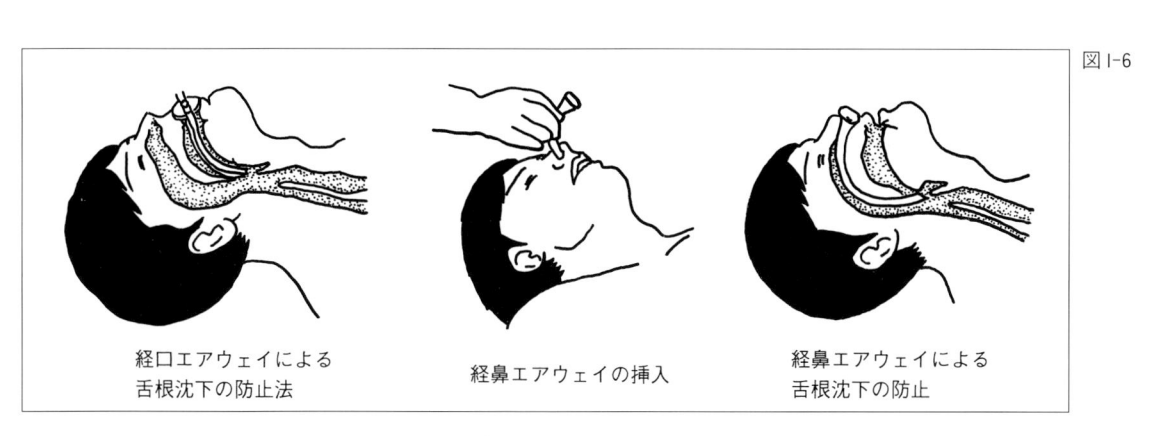

図I-6

経口エアウェイによる　　経鼻エアウェイの挿入　　経鼻エアウェイによる
舌根沈下の防止法　　　　　　　　　　　　　　　　舌根沈下の防止

①頭部後屈，②下顎挙上，③開口の3手技を同時に行うことから triple airway manuever とも呼ばれている。手技に習熟していれば本法が気道確保の第一選択であり，乳幼児の気道確保はこの方法で行う。

●頭部後屈法（図I-5 右）
　一方の手掌を前額部に当て頭部を後方に反らせながら，片方の手を項部（うなじ）に当てて後から持ち上げる。頭部後屈法で気道の開通ができない場合は，頤部挙上法または下顎挙上法を積極的に併用するとよい。頸部の外傷が疑われる場合には過度な頭部後屈を避けて頸髄損傷を悪化させないように注意する。

3）器具による気道確保の方法
●エアウェイ（図I-6）
　用手気道確保が困難な舌根沈下や，長時間に渡る気道確保の時，エアウェイが用いられる。エアウェイには，口から挿入する口咽頭エアウェイと鼻から挿入する鼻咽頭エアウェイがある。鼻咽頭エアウェイの長さは鼻尖部と外耳孔の長さに2.5 cmを加えた値で推察する。

●ラリンゲアルマスク
　おもに救急救命士が喉頭入口部に当てて気道確保を行う道具で，エアウェイと気管内チューブとの中間にあたる気道確保の道具である（図I-7）。経口挿入は比較的容易であるが，嘔吐による誤嚥は防げないことと，十分な換気が得られないことから，後に必ず気管内挿管処置を行わなければならない。

●気管内挿管
　気管切開と同様に確実な気道確保の手段で，蘇生時には気管内挿管は必須の手技の一つである。挿入経路により経口挿管，経鼻挿管があり，通常，経口挿管が第1選択となる。気管内挿管した場合には心マッサージと無関係に毎分12〜15回の人

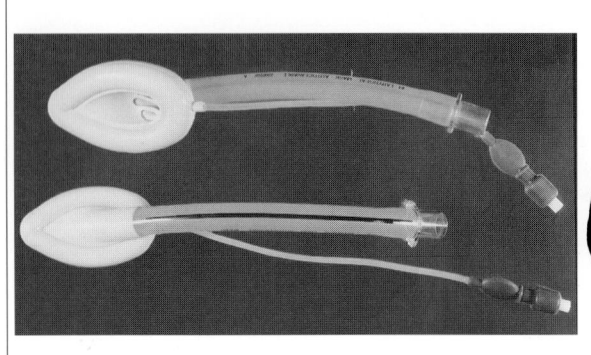

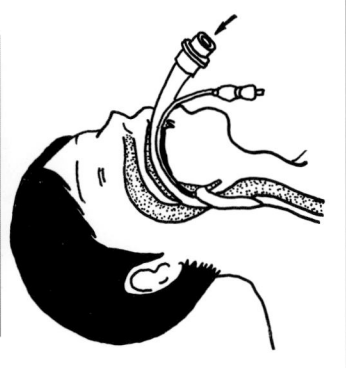

図I-7 ラリンゲアル・マスク・エアウェイと挿入位置
　マスク周囲のカフによって喉頭蓋を覆って気道を確保する。

表I-26　挿管固定位置の目安

（経口挿管）	身長	160 cm台	23 cm
		150 cm台	21 cm
		140 cm台	18～19 cm
（経鼻挿管）	小児：経口挿管固定位置＋3 cm		
	成人：経口挿管固定位置＋5 cm		

工呼吸を行う。

(a)挿管手技

　100％酸素による充分なoxygenationをバッグ・バルブ・マスク法で行い、10 cm程度の高さの枕を頭の下にあてがい、鼻を突き出したsniffing positionをとらせる。指交叉法で開口し、右口角より舌を左方へ圧排しながら喉頭鏡ブレード（曲）を舌根部と喉頭蓋との間（vallecula）に進めた後、上顎歯をテコにしないように、喉頭鏡全体を前上方へ引き上げ、声門を確認する。右口角より視野を妨げないように注意しながら喉頭鏡に沿ってチューブを挿入し、カフが声門を通過して2 cmのところで止める（気管分岐部から門歯間での距離は平均で男性26 cm、女性23 cm）。そして、次に気管内挿管後の確認を必ず行う。①胸郭の動き、②左右の呼吸音、③胃に空気の流入がないことの確認、④チューブ内の水蒸気の確認、⑤アンビューバッグにリザーバーがついており、かつ100％酸素に接続されていることの確認。その後、バイトブロックを挿入し、カフを膨らませて絆創膏固定する（表I-26）。挿管後には胸部X線写真で気管内チューブの先端が気管分岐部の2～3 cm上方にあることを確認する。

　救急時の挿管ではスタイレットを必ず用いたほうがよいが、気管内チューブの先端から出ないように、また、挿管後にチアノーゼが続く場合には、緊張性気胸や心タンポナーデも考慮する注意が大切である。

(b)合併症

　乱暴な挿管操作で外傷（喉頭鏡のブレードやスタイレットによる）、食道内挿管、不整脈、嘔吐、誤飲、低酸素血症、カフ破裂、カフによる気道粘膜の損傷などの合併症がある。

●気管切開

　経口あるいは経鼻挿管が不可能な場合などに行われる、最も確実な気道確保の方法であるが、手術を伴うために時間を要することと、出血などの合併症があるため、蘇生時には、ほとんど緊急気管切開は行われない。

●輪状甲状間膜穿刺

　気道の完全閉塞で一刻を争う場合、緊急気道確保を目的として、太めの注射針数本、あるいは専用の穿刺針で輪状軟骨甲状軟骨間を穿刺する（図I-8）。最近では、短時間で行える緊急気管穿刺セット（トラヘルパーなど）が救急処置室に置かれるようになったが、本法はあくまでも緊急処置であり、できるだけすみやかに気管内挿管あるいは気管切開を行うべきである。

　次に気道を維持しつつ、自発呼吸の有無を確認する。救助者は顔面を患者の胸部に向け、耳を口・鼻にできるだけ近づけ、胸郭の動きを目で見て（look）、呼吸音を耳で聴いて（listen）、空気の流れを肌に感じて（feel）、総合的に判断する。胸郭に呼吸運動が見られず、耳に呼吸音が聞こえず、また、空気の流れが肌に感じられない場合に呼吸停止と判断する（図I-9）。

　無呼吸状態と判断される状況としては、次の2つの可能性がある。第一は呼吸がまったく停止している場合、第二は気道が閉塞されていて、空気

図 I-8　輪状甲状間膜

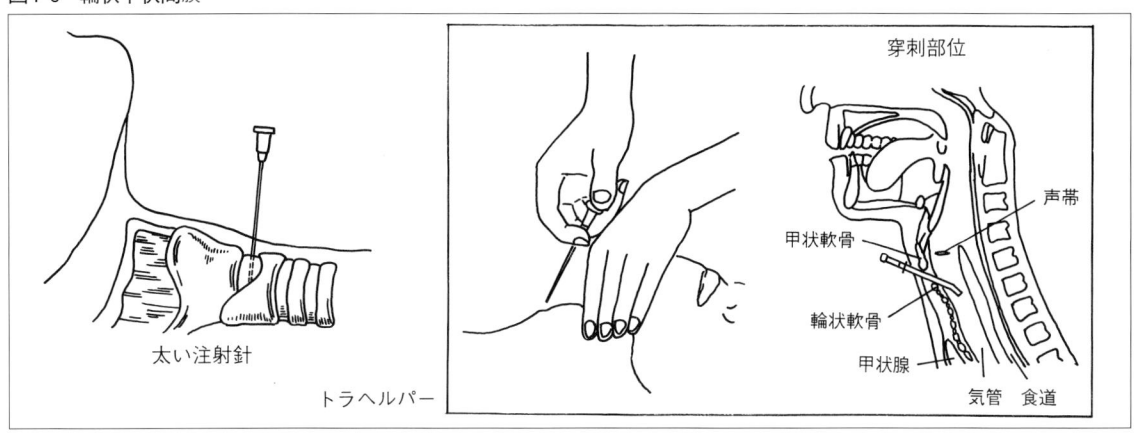

太い注射針　　　トラヘルパー　　　穿刺部位／声帯／甲状軟骨／輪状軟骨／甲状腺／気管　食道

図 I-9　呼吸停止の確認（見る，聞く，感じる）

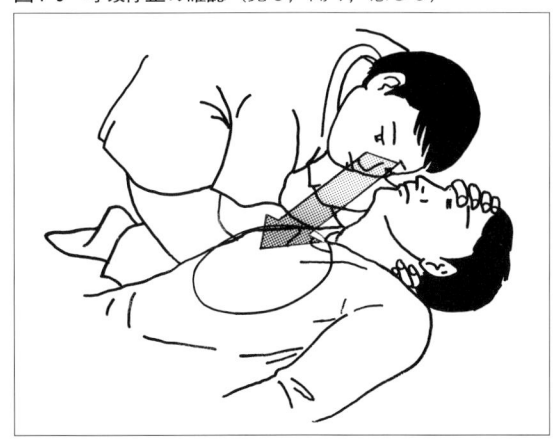

の出入りができない場合である．スムーズに空気を吹き込むことができれば，気道確保が十分で異物は存在していないが，空気を吹き込むのに大きな力がいるようであれば，これは気道確保の方法が悪いか，咽頭以後の気道が閉塞されていることを意味する．

気道閉塞の原因として多いものに，口腔内や気道異物がある．老人では食物塊が多く，乳幼児では食物塊以外にも手の届く範囲のあらゆる物が気道異物となりうる．異物があれば指や吸引チューブで取り除く．したがって，人工呼吸の前に，異物が喉の奥に詰まっていないか，指交差法などで開口させて確認する必要がある（図 I-10）．

ただし，実際には，このような気道異物の存在は少ないので，一般市民に教える場合には，口腔内の異物を確認することなく気道を確保して人工呼吸を行うように指導してよい．また，意識のな

表 I-27　気道確保の種類と適応

- 経口気管内挿管
    無呼吸など迅速な気道確保のとき，原則として無麻酔，無鎮静，無筋弛緩
    自発呼吸があれば，筋弛緩を使用（rapid sequence intubation），
    または深い，鎮静（sedative-aided intubation）
    頸髄損傷の疑いでは，頸椎の後屈などは禁忌
- 経鼻気管内挿管
    自発呼吸があり，さほど急がないときに適応
    頸髄損傷では，経口より推奨される
    口腔内処置が必要なとき
    無呼吸では適応なし
    頭蓋底骨折，高度な鼻出血，顔面骨骨折，出血傾向などでは禁忌
    頭蓋内圧上昇が予測されるときも注意
- 気管支鏡下気管内挿管
    頸髄損傷，顔面外傷などで急がないとき
    経口，経鼻挿管が困難なとき
- cricothyroidotomy
    気管内挿管ができず，急ぐとき
    12歳以下の小児は禁忌：needle cricothyroidotomy がよい
    同部の損傷や気管断裂時も禁忌
- needle cricothyroidotomy
    12歳以下の小児で挿管できず，急ぐとき
    jet ventilation が必要
    炭酸ガスが貯まるため45分間までの一時使用
- 気管切開
    挿管が禁忌となる例
    ただし，一時的に他の気道確保がなされていること
    侵襲の少ない percutaneous tracheostomy も注目されている

図I-10 用指的異物除去法

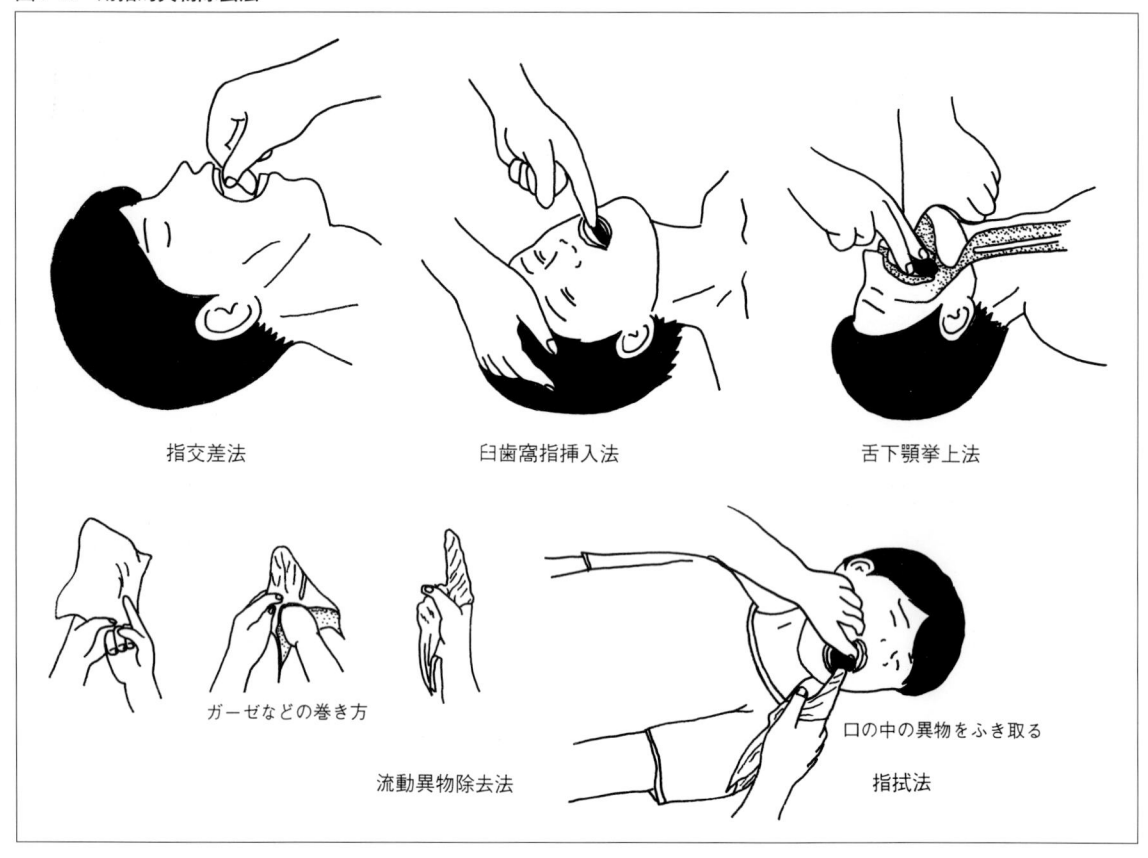

指交差法　　　　　臼歯窩指挿入法　　　　舌下顎挙上法

ガーゼなどの巻き方

流動異物除去法　　　　　　口の中の異物をふき取る
　　　　　　　　　　　　　　指拭法

い傷病者に対しては，異物除去の方法としてハイムリック法は行わない。

頸部外傷では，皮下出血などで気道の変形や腫脹を招き，時に気道閉塞を起こす。また，気道の病気，気管支けいれん，煙やガスなどを吸い込んだ場合には浮腫などから気道閉塞が起こる。

4）人工呼吸法

呼吸停止が確認できたら，人工呼吸を開始する。

さまざまな人工呼吸法を用いることができるが，このユニバーサルアルゴリズムの段階では，気管内挿管を急がずとも，用手的気道確保を行い，バッグバルブマスク法による人工呼吸が確実に行えればよい。

●口対口（呼気吹き込み）人工呼吸

気道を確保し，母指と示指で鼻をつまみ，口の周りに自分の口を密着して，体重 kg 当たり約 10 ml の呼気を 2.0 秒くらいかけて胸が軽く膨らむ程度に息をゆっくり吹き込む。吹き込みが終わったら口を離し，胸郭のもつ弾力性で胸部が自然に沈み込むのを待つ（図I-11）。口を離して胸が元の位置に戻ったら 2 回目の吹き込みを行い，人工呼吸 2 回と心マッサージ 15 回とを繰り返す。2 人で行う心肺蘇生法でも，1 人で行う場合と同じく，心臓マッサージと人工呼吸の比率は 15：2 とする。また，口対口人工呼吸ができない場合，電話で指示する場合は心臓マッサージだけでもよい。

●口対鼻人工呼吸

①口が開かないとき，②重篤な顔面外傷などで口腔内に異物や出血が多く，経口送気ができないとき，③高齢者で歯牙が欠損している場合や下顎骨の変形があって，口と口をぴったりあてられないときに有効な方法である。片手は傷病者の前額部を押さえつけると同時に，もう一方の手で下顎骨を挙上し，口をしっかりと閉じて，鼻の周りに自分の口をしっかりと密着させて，胸郭の動きを確認しながら，呼気を吹き込む（図I-12）。呼出する息の排出が鼻腔から十分にできないときには，口を開き容易に息の呼出ができるようにする。

図 I-11 口対口人工呼吸法

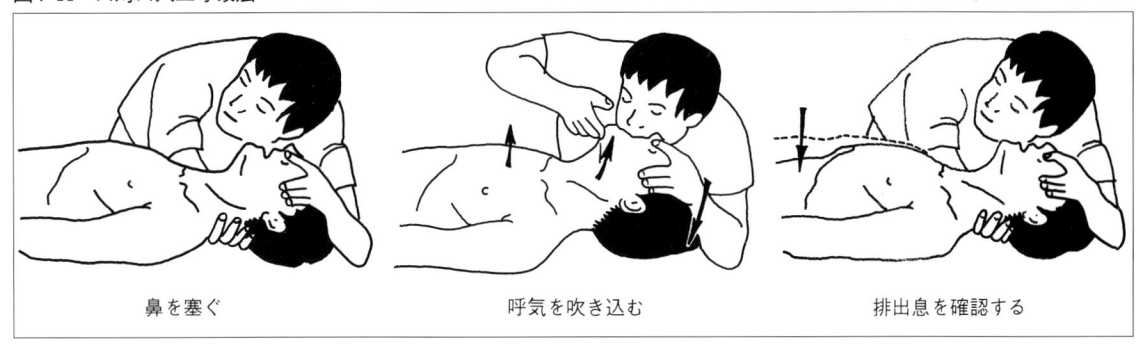

鼻を塞ぐ　　　　　　呼気を吹き込む　　　　　　排出息を確認する

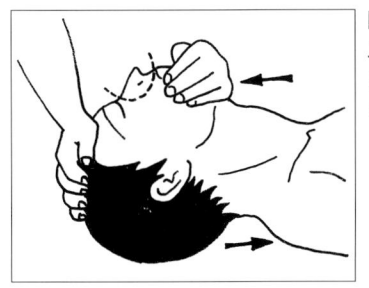

図 I-12 口対鼻人工呼吸法（口を塞ぎ，鼻から吹き込む）

図 I-13 気管切開孔からの人口呼吸法

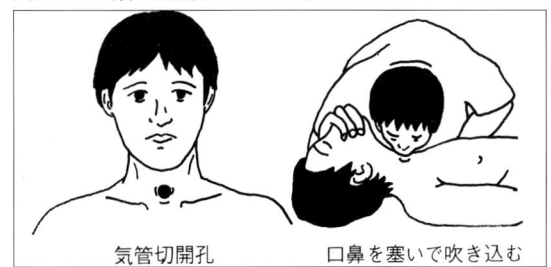

気管切開孔　　　口鼻を塞いで吹き込む

● 気管切開孔からの人工呼吸

気管切開している人には気道確保は不必要である。気管切開チューブがあれば，チューブを介して人工呼吸を行う。チューブがない場合には，片手で口と鼻をしっかりと塞いで，気管切開孔より呼気を吹き込む（図 I-13）。

● 携帯用ポケットマスクなどによる人工呼吸

救助者の口が傷病者の口や鼻に直接接触すると，肝炎ウイルスやエイズウイルスなどに感染する可能性がある。しかし，これまで人工呼吸が原因でエイズに感染したという報告はない。ともあれ，未知の感染症への罹患を予防するためにも，直接口が接触しないよう，補助器具を用いた人工呼吸が推奨されている（図 I-14）。

● バッグバルブマスクを用いた人工呼吸

マスクを顔に密着させることに気を取られて，気道確保を忘れないように注意すること。また，マスクの保持が片手で難しければ，2人でマスク保持とバッグ加圧を分担すること。忘れがちなのが，バッグにリザーバーを付けることである。リザーバーがなければ，たとえ酸素流量が15 l/分であっても吸入酸素濃度は50%程度にしかならない。一方リザーバーが付いていれば，酸素流量10 l/分で吸入酸素濃度は100%である（図 I-15）。

● 人工呼吸器（レスピレーター）を用いた方法

気管内挿管後，気管内チューブを人工呼吸器に接続する。CPAの状態で用いる人工呼吸器は従量式でよい。通常，初期設定は，一回換気量10〜15 ml/kg（ただし，最高気道内圧が50 cmH$_2$Oを超えないように調節する），呼吸回数12〜15回/分，吸気時間1秒，酸素濃度100%（FiO$_2$ 1.0）で行い，その後，血液ガス検査の結果に従い調節していく。PaO$_2$ 80〜100 mmHg，PaCO$_2$ 40 mmHg前後を目標とする。

気管内挿管せずに人工呼吸を行うときは，気道確保が不十分な場合，送気する量が過大な場合，送気が早すぎる場合などに，胃部膨満を生じやすい。その結果，胃内容物の逆流によって窒息や誤嚥性肺炎を起こしたり，横隔膜挙上による胸腔圧迫で換気不全を生じる。胃部膨満を解除するためには，胃管を挿入して内容物を吸引除去する。

次に，脈を調べる。これは，心停止の確認を行うためのものであり，通常，頸動脈の触診を5秒以内に行い，拍動の有無を確認する。脈が触れなければ，ただちに心臓マッサージを開始する。搬入時に心臓マッサージが施行されていたら，一時中断して，評価を行う。成人で頸動脈の触知は，

図 I-14　補助器具による人工呼吸法

簡易マスク

ポケットマスクによる人工呼吸

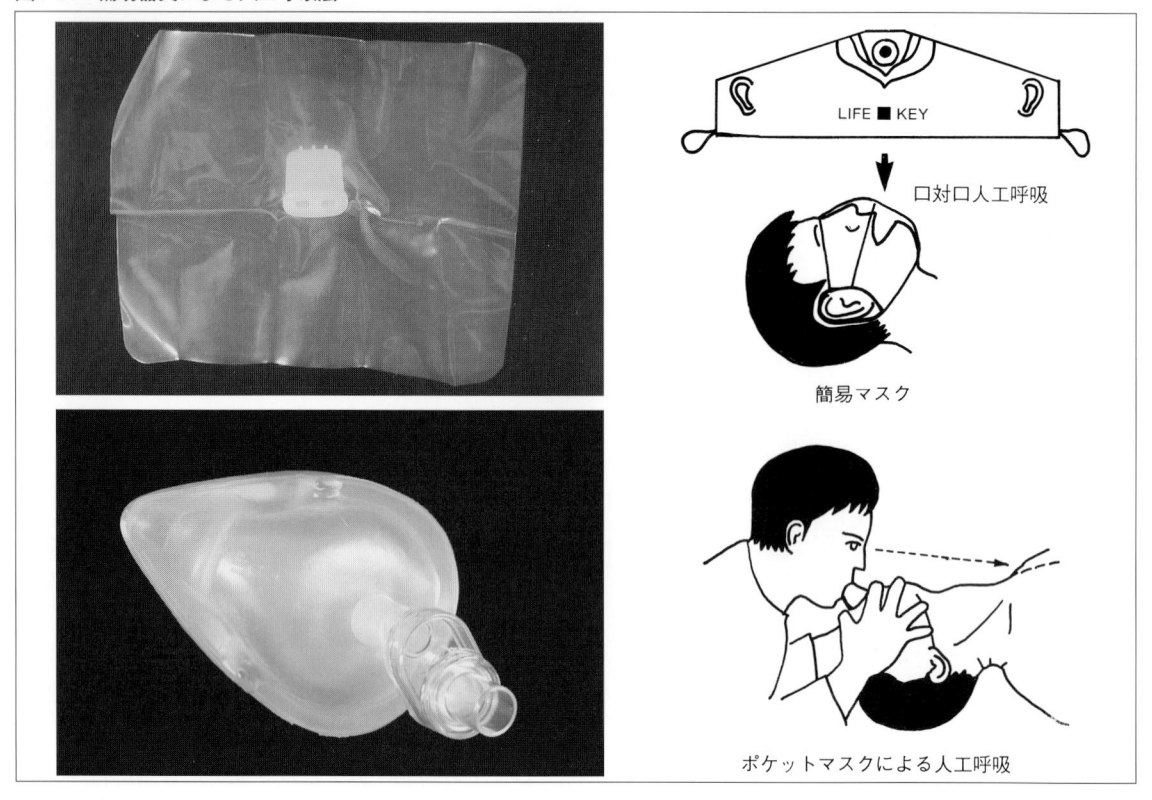

図 I-15　バッグ・マスク法

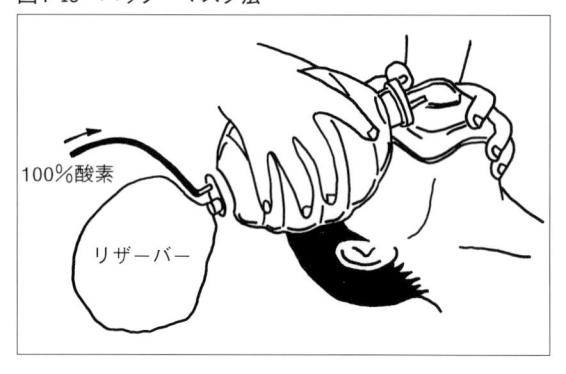

おもに示指と中指を用い，前頸部の中央で甲状軟骨を確認し，2本の指を外側に少しずらし，気管と胸鎖乳突筋の間で軽く指を押さえ込む（図I-16）。

この頸動脈の触知は，案外難しい。そのため一般市民に教える場合，心停止の観察・判断には，頸動脈の拍動を触れる代わりに，反応がなく呼吸をしていない傷病者に呼気を吹き込み，それに反応して呼吸を始めるか，咳をするか，その他の動きを示すかどうかで心停止を判断するように指導するとよい。

5）心臓マッサージ（非開胸心マッサージ，胸骨圧迫心臓マッサージ）

●傷病者の体位

硬い場所へ傷病者を移すか，胸郭より大きな硬い板を背中の下に敷き込み，傷病者を背臥位で水平にし，できれば下肢を挙上させる。

●正しい胸部圧迫部位

胸部のどちらか一側に位置し，中指を肋骨弓に沿って剣状突起に達するまで移動させ，切痕に達した中指の剣状突起の位置から約2横指上の部分（胸骨の下1/3）が圧迫部位である。この部位に両手掌基部を重ね，指を組むか，指を伸ばして胸壁に触れないように置く。

●圧迫の手技

術者の両肩は胸骨の真上に位置し，両肘をまっすぐに伸ばしたまま，腕が患者の身体に対して垂直になるようにし，上半身の体重をかけて，胸骨を脊椎に対して垂直に3.5～5 cm押し下げる程度に圧迫する。肘を加圧時に曲げてはならない。圧迫後は胸骨から手掌を離さずに，完全に力を抜く。圧迫と力を抜く時間は1：1となるように，滑らかに毎分100回の速さで繰り返す（図I-17）。

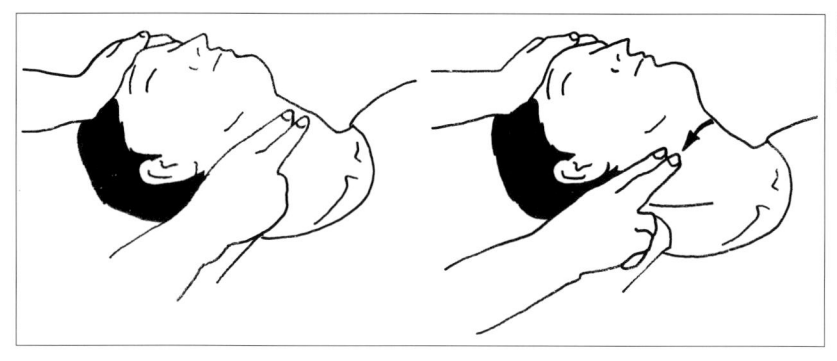

図I-16 頸動脈の触知法（甲状軟骨を触れる，外側へゆっくり移動する）

図I-17 心臓マッサージでの術者と患者の体位

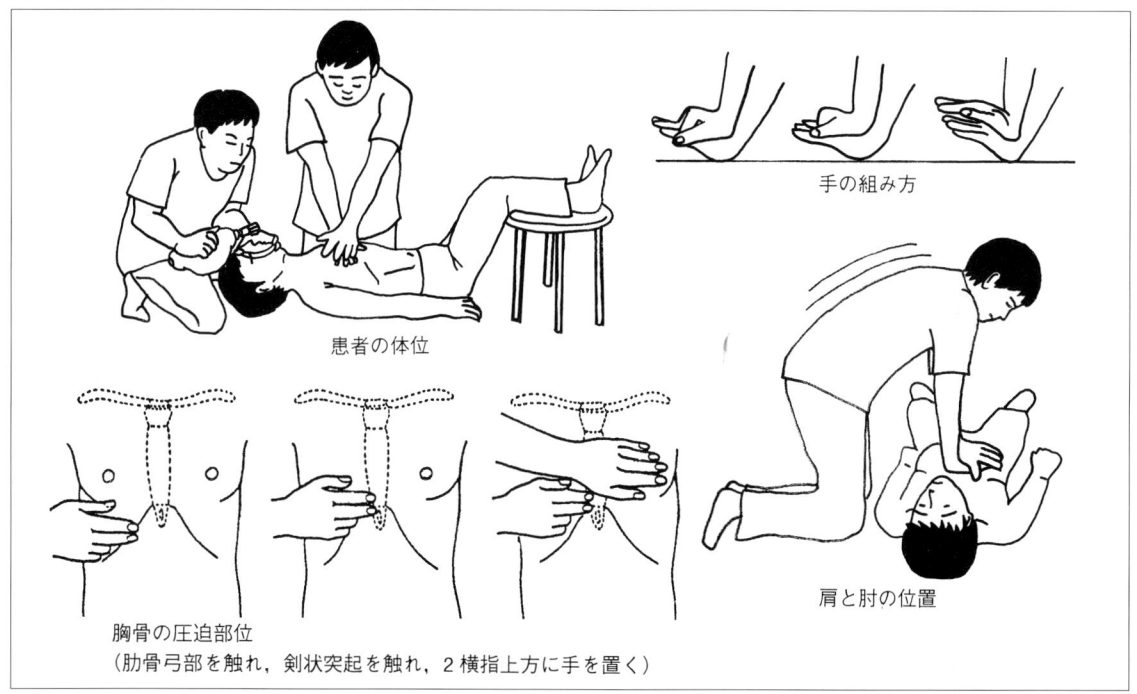

手の組み方
患者の体位
肩と肘の位置
胸骨の圧迫部位
（肋骨弓部を触れ，剣状突起を触れ，2横指上方に手を置く）

6）合併症

　胸部の圧迫に伴う損傷が中心で，剣状突起を強く圧迫すると肝破裂，胸骨上部を圧迫すると胸骨骨折，手指を広げて指先に力を加わえると肋骨骨折を起こす危険性がある。肋骨骨折に伴う肺挫傷，血気胸，胃内容物逆流による窒息，脂肪塞栓なども報告されている。

7）心肺蘇生の効果の判定

　心肺蘇生法を開始したら，瞳孔径，対光反射，脈拍の触知で経時的にその効果を確認する。人工呼吸と胸骨圧迫心臓マッサージを1分間施行した後に，頸動脈の拍動を確認して，触知不能であれば心臓マッサージを続行する。その後1～2分間ごと，または役割を交代するごとに心臓マッサージから人工呼吸に代わる者が頸動脈の触知で効果を判定する。効果があれば，①散瞳していた瞳孔が縮瞳し，②対光反射が出現し，③心臓マッサージごとに脈拍が触知できるようになる。1分間に50回以上の脈拍触知があれば，心臓マッサージは中止してもよい。胸郭の動きも十分で，チアノーゼ，冷汗も無く，苦悶状でない楽そうな呼吸をしている場合は，人工呼吸も中止してよい。心肺蘇生法の中断時間は，心臓マッサージの効果の判定に5秒間，気管内挿管時や階段での搬送時だけは例外として30秒間が許される。

図 I-18　ユニバーサルアルゴリズム

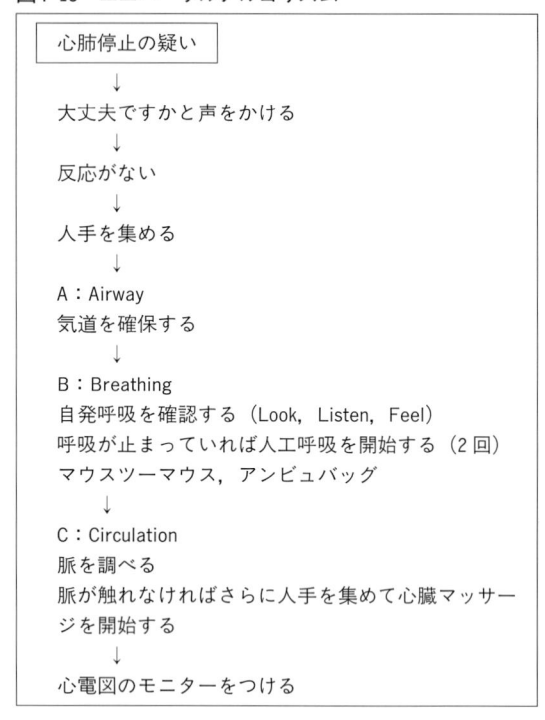

```
┌─────────────────────────┐
│ 心肺停止の疑い           │
└─────────────────────────┘
         ↓
  大丈夫ですかと声をかける
         ↓
  反応がない
         ↓
  人手を集める
         ↓
  A：Airway
  気道を確保する
         ↓
  B：Breathing
  自発呼吸を確認する（Look, Listen, Feel）
  呼吸が止まっていれば人工呼吸を開始する（2回）
  マウスツーマウス，アンビュバッグ
         ↓
  C：Circulation
  脈を調べる
  脈が触れなければさらに人手を集めて心臓マッサージを開始する
         ↓
  心電図のモニターをつける
```

8）心肺蘇生の中止時期

いったん開始された心肺蘇生は，①有効な自発呼吸と循環（1分間に50回以上）が回復したとき，②責任ある医師に引きつぐとき，③術者の疲労や生命の危険が迫ったとき，まで継続されなければならない。心肺蘇生術を続けるかの判断は医師にのみ委ねられているので，治療の停止は慎重に判断する。一般的に，①正しい二次救命処置を行っても30分以上にわたって心拍が再開しない，②脳死症例である場合は，心肺蘇生法を終了する時期と考えられる。理論的には脳死に陥った時点で心肺蘇生を断念すべきである。

9）除細動

心肺機能停止状態（cardiopulmonary arrest；CPA）で搬入された患者に，以上のユニバーサルアルゴリズムにそった，A，B，Cを施行したら，心電図モニターで波形を確認する（図I-18）。すると，次の4通りの場合がある。①心室細動（ventricular fibrillation；VF），②脈の触れない心室頻拍（pulseless VT），③電導収縮解離（electro-mechanical dissociation；EMD，最近では pulseless electrical activity；PEA），④心室静止（asystole）。これらの波形ごとに，異なるアルゴリズムで治療を進めていく。

●心室細動（VF）

ユニバーサルアルゴリズムに従い，一次救命処置を行いながら，心電図でVFを認めた場合には，頸動脈で脈拍をチェックし，脈が触れなければ，ただちに，電気ショック（この場合は除細動と呼ばれる）を施行する。最初は200 J（ジュール），除細動できなければ300 J，360 Jとエネルギーを増加させ，連続3回通電する。その後，気管内挿管，静脈路の確保を行う。除細動できなければ，エピネフリン，リドカインなどの薬剤を投与するごとに，360 Jでの除細動を繰り返す（図I-19）。

早期の除細動は心室細動症例の蘇生に最も有効であることから，除細動器が利用可能になりしだいただちに実施することが勧められる。心室細動や心室頻拍をモニターで認めた場合，除細動器を準備する間，胸骨下部を1回叩打することもある（胸骨叩打法）。

(a) 体外式直流除細動

循環虚脱を伴う頻拍性不整脈，心室頻拍，心室粗動のときにも適応となる。また，血行動態の安定している心室頻拍が他の方法で停止しないとき，心房粗動・細動，発作性上室性頻拍が他の方法で停止しないときには，除細動の適応となる。低酸素血症や高炭酸ガス血症が存在する場合，また，電解質のバランスが著しく異常な場合などでは，除細動されにくいためにその補正は重要である。

① 心電図モニターで心室細動または心室頻拍を確認する。
② 心室頻拍，心房粗動・細動の際には心拍同期にセットする。
③ 除細動器のパドルにペーストを塗り広げる。
④ 電源を入れ，エネルギーレベルを選ぶ。初回出力は 200 J とし，3回連続して除細動を行う（1回目：200 J，2回目：200〜300 J，3回目：360 J）。3回連続的に除細動を試みてからエピネフリンを投与する。
⑤ 充電を開始する。
⑥ パドルを右鎖骨直下胸骨右縁と左乳頭部外側，中腋窩線上に押し当てる（図I-20）。
⑦ 誰も患者やベッドに接触していないことを確かめる（all are clear）。
⑧ 放電させる（fire）。
⑨ 心拍が再開してもすぐに心室細動に戻る場合には，リドカイン，プロカインアミドなどを投与する。

⑩除細動に失敗した場合には心マッサージ下に，再度エピネフリン（1 mg）を投与して除細動しやすい状態にして，再度除細動を行う。

(b)開胸式除細動

体外式除細動で効果がない場合，あるいはすでに開胸している場合に適応となり，出力は20～40 Jで行う。

●脈の触れない心室頻拍（pulseless VT）

ユニバーサルアルゴリズムに従い，一次救命処置を行いながら，心電図でVTを認めた場合には，頸動脈で脈拍をチェックし，脈が触れなければ，ただちに，電気ショック（この場合はカルデイオバージョンと呼ばれる）を施行する。最初は200 J，成功しなければ300 J，360 Jとエネルギーを増加させ，連続3回通電する。その後，気管内挿管，静脈路の確保を行う。それでも洞性リズムに復帰できなければ，エピネフリン，リドカインなどの薬剤を投与するごとに，360 Jでのカルデイオバージョンを繰り返す（**図I-21**）。これはVFの処置とまったく同じである。

●電導収縮解離（EMD）

ユニバーサルアルゴリズムに従い，一次救命処置を行いながら，心電図でEMDを認めた場合には，頸動脈で脈拍をチェックし，脈が触れなければ，ただちに，気管内挿管，静脈路の確保を行う。エピネフリン1 mgを静注し，生食20 mlで後押しする。高カリウム血症がある場合に限り，重炭酸ナトリウム1 mEq/kgを投与してもよい。エピネフリンは3～5分ごとに投与する。さらに，EMDの原因を考えながら，それに対する治療を開始する。心電図上徐脈（60/分未満）でありエピネフリンで効果がなければ，アトロピン1 mg静注し，生食20 mlで後押しする。アトロピンは3～5分ごとに投与する。極量0.04 mg/kg（約3 mg）まで。次に，重炭酸ナトリウムの投与を考慮する（**図I-22**）。

徐脈に対して，ペースメーカーを使用することもできる。

ペースメーカー：薬物療法の無効な高度の徐脈や房室ブロックは，直接電気的に心筋を刺激するペースメーカーを装着する適応である。また，難治性頻拍に対して，心房あるいは心室をさらに速く刺激することにより，周期性収縮に回復させる（over drive suppression）（**表I-28**）。救急用ペースメーカーとしては，経静脈体外式ペースメーカ

図I-19　心室細動

ユニバーサルアルゴリズムに引き続いて一次救命処置を行いながら心電図でVF
↓
脈をチェック―触れない
↓
除細動　200 J，300 J，360 J
↓
気管内挿管，確認
↓
静脈路を確保
↓
エピネフリン1 mg静注，生食水20 mlで後押し，1～2分で効果がでる
高カリウム血症があるときに限り重炭酸ナトリウム1 mEq/kgを投与してもよい
エピネフリンは3～5分ごとに投与する
↓
除細動　360 J
↓
リドカイン1.5 mg/kg静注（1回目）　　生食水20 mlで後押し
↓
除細動　360 J
↓
リドカイン1.5 mg/kg静注（2回目）　　生食水20 mlで後押し
↓
除細動　360 J
↓
硫酸マグネシウム1～2 gを1～2分かけて静注
↓
除細動　360 J
↓
プロカインアミド30 mg/分，極量17 mg/kg（約1000 mg）まで
↓
除細動　360 J
↓
重炭酸ナトリウムの投与を考慮する

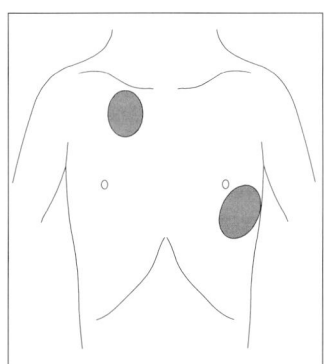

図I-20　除細動パドルの位置

図 I-21 脈の触れない心室頻拍 (pulseless VT)

ユニバーサルアルゴリズムに引き続いて一次救命処置を行いながら心電図で VT
↓
脈をチェック→触れない
↓
カルデイオバージョン　200 J，300 J，360 J
↓
気管内挿管，確認
↓
静脈路を確保
↓
エピネフリン 1 mg 静注，20 m*l* で後押し，1〜2 分で効果がでる
高カリウム血症があるときに限り重炭酸ナトリウム 1 mEq/kg を投与してもよい
エピネフリンは 3〜5 分ごとに投与する
↓
カルデイオバージョン　360 J
↓
リドカイン 1.5 mg/kg 静注（1 回目）生食水 20 m*l* で後押し
↓
カルデイオバージョン　360 J
↓
リドカイン 1.5 mg/kg 静注（2 回目）生食水 20 m*l* で後押し
↓
カルデイオバージョン　360 J
↓
硫酸マグネシウム 1〜2 g を 1〜2 分かけて静注
↓
カルデイオバージョン　360 J
↓
プロカインアミド 30 mg/分，極量 17 mg/kg（約 1000 mg）まで
↓
カルデイオバージョン　360 J
↓
重炭酸ナトリウムの投与を考慮する

図 I-22 電気収縮解離 (EMD)

ユニバーサルアルゴリズムに引き続いて一次救命処置を行いながら心電図で電気収縮解離
↓
脈をチェック→触れない
↓
気管内挿管，確認
↓
静脈路を確保
↓
エピネフリン 1 mg 静注，生食水 20 m*l* で後押し，1〜2 分で効果がでる
高カリウム血症があるときに限り重炭酸ナトリウム 1 mEq/kg を投与してもよい
エピネフリンは 3〜5 分ごとに投与する
↓
原因を考える
＃ 1　出血性ショック
＃ 2　心タンポナーデ
＃ 3　緊張性気胸
＃ 4　重症の肺塞栓
＃ 5　広範囲の心筋梗塞
＃ 6　低酸素血症
＃ 7　アシドーシス
＃ 8　低体温
＃ 9　高カリウム血症
＃10　薬剤の過剰
↓
心電図上徐脈で，エピネフリンで効果がなければアトロピン 1 mg 静注，生食水 20 m*l* で後押し，1〜2 分で効果がでる
アトロピンは 3〜5 分ごとに投与する
極量 0.04 mg/kg（約 3 mg）まで
↓
重炭酸ナトリウムの投与を考慮する

ーが適しており，最近では胸壁に電極パドルをはりつけてペーシングができる経皮的ペーシング（図 I-23）や，食道からの経食道ペーシングも用いられている。

(a) 手技（経静脈法）

鎖骨下静脈を穿刺し，経静脈的にリードを挿入した後に，心室，心房内にリードを良位置に固定して閾値を測定する。次にペースメーカー本体 (generator) とリードの接続を行い，胸部 X 線写真でリードの位置と気胸の有無を調べる。

(b) 留置後の処置

抗生物質 1 剤を 3 日間静注投与し，24 時間安静下に心電図モニター，記録，不整脈の発生，センシング，ペーシング不全のチェックを行い，第 1 病日に胸部 X 線写真でリード移動の有無などをチェックする。

●心室静止 (asystole)

ユニバーサルアルゴリズムに従い，一次救命処置を行いながら，心電図で心室静止を認めた場合には，頸動脈で脈拍をチェックし，脈が触れなければ，必ず心電図の誘導を替えてみて，小さな心室細動の見逃しがないことを確認する。その上で，心室静止と診断する。その後，ただちに，気管内挿管，静脈路の確保を行う。エピネフリン 1 mg を静注し，生食 20 m*l* で後押しする。高カリウム血症がある場合に限り，重炭酸ナトリウム 1

図 I-23　経皮的ペーシング

ペーシング電極

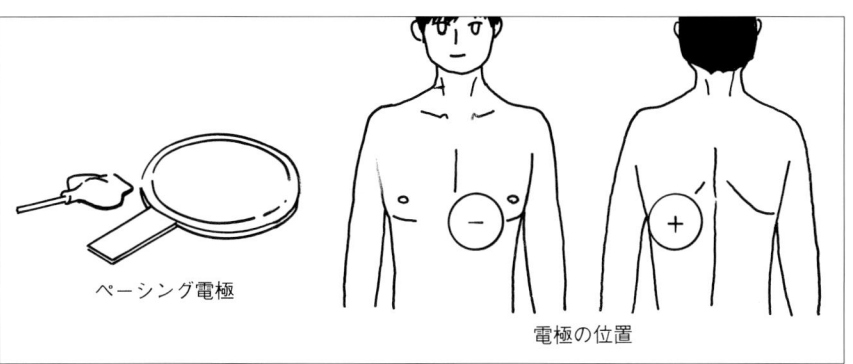

電極の位置

表 I-28　ペースメーカーの適応
A．徐脈群
1．完全房室ブロック
　　先天性，三束ブロック，外科的ブロック，
　　急性心筋梗塞
2．高度房室ブロック
3．Ⅱ度房室ブロックで症状のあるもの
　　Mobitz Ⅱ型（HVブロック）
4．Ⅰ度房室ブロックで症状のあるもの
　　His束以下のブロック
5．二枝ブロックで症状のあるもの
6．頻回の心室停止
7．洞機能不全症候群
　　Rubenstein Ⅱ，Ⅲ度
8．徐脈性心房細動
9．薬物抵抗性の心不全
B．頻脈群
1．薬物抵抗性の頻脈で再入院（reentrant型）のもの

図 I-24　心室静止（asystole）

ユニバーサルアルゴリズムに引き続いて一次救命処置を行いながら心電図で心室静止
↓
脈をチェック—触れない
↓
誘導を替える
↓
心電図で心室静止は変わらず心室細動はない
↓
気管内挿管，確認
↓
静脈路を確保
↓
エピネフリン1mg静注，生食水20mlで後押し，1〜2分で効果がでる
高カリウム血症があるときに限り重炭酸ナトリウム1 mEq/kgを投与してもよい
エピネフリンは3〜5分ごとに投与する
↓
アトロピン1mg静注，生食水20mlで後押し，1〜2分で効果がでる
アトロピンは3〜5分毎ごとに投与する
極量0.04mg/kg（約3mg）まで
↓
重炭酸ナトリウムの投与を考慮する

mEq/kgを投与してもよい．エピネフリンは3〜5分ごとに投与する．さらに，アトロピン1mg静注し，生食20mlで後押しする．アトロピンは3〜5分ごとに投与する．極量0.04mg/kg（約3mg）まで．次に，重炭酸ナトリウムの投与を考慮する（図I-24）．この場合も，心室静止の原因を考え，それらに対する治療を行う．経皮的ペーシングは早期に施行されれば有用であるが，来院前心肺機能停止症例には，効果はほとんど期待できない．

10）輸液路（静脈路）確保

心肺蘇生時の輸液路確保としては，穿刺が容易で心房近くまでカテーテルを挿入できることから内頸静脈や鎖骨下静脈など中心静脈穿刺が第1選択となる．そのほかに，心肺蘇生の邪魔にならない大腿静脈穿刺も用いられる．鎖骨下静脈穿刺などの中心静脈穿刺は致命的な合併症を起こすことがある．そのため，誰でも容易に穿刺できる末梢静脈の血管確保が有用である．

●鎖骨下静脈穿刺法（図I-25）

心肺蘇生術を施行しながら心房近くにカテーテルを容易に留置できることから，頻用されている方法である．

① 右側穿刺を原則とし，軽いトレンデレンブルグ体位で上腕をやや内転させて，体幹につけた体位とする．

② 鎖骨中間点から鎖骨下2〜3cmの点で，皮膚に対し30°の角度で胸骨上の1横指頭側に向けて，軽い

図I-25 鎖骨下静脈穿刺法

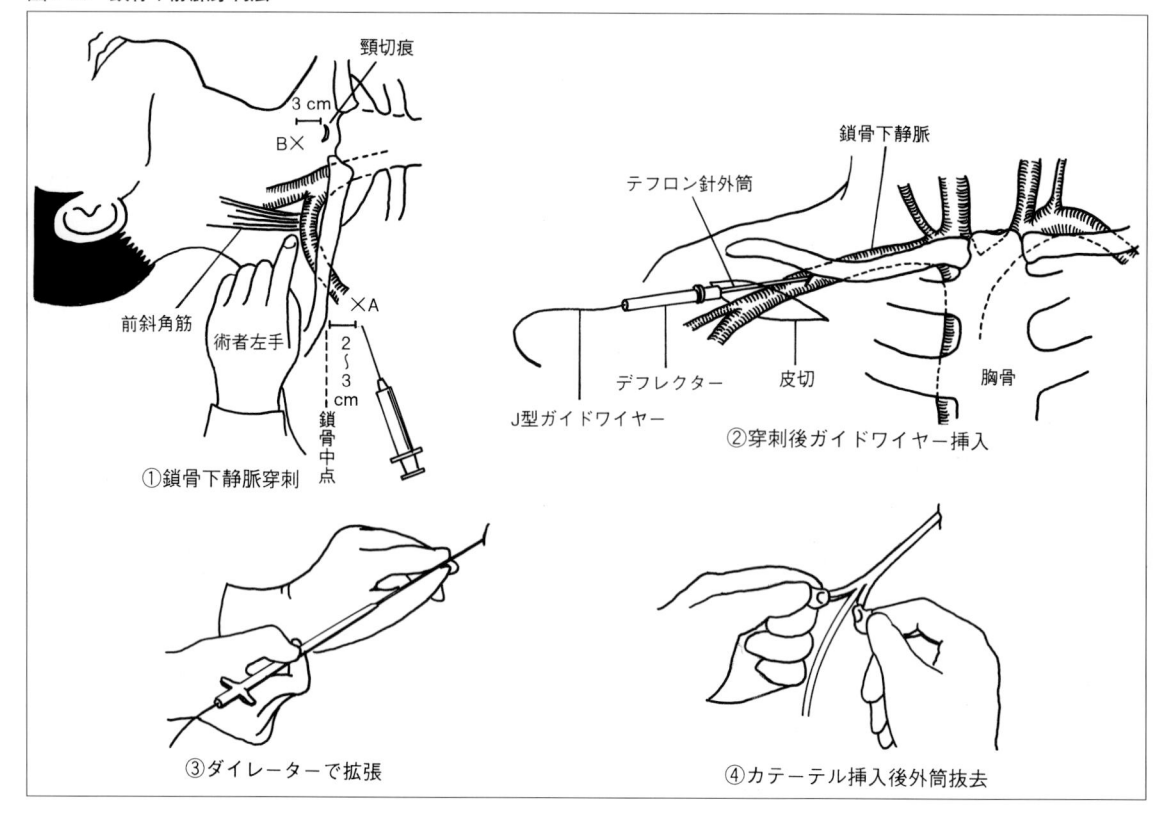

①鎖骨下静脈穿刺
②穿刺後ガイドワイヤー挿入
③ダイレーターで拡張
④カテーテル挿入後外筒抜去

陰圧をかけながら，ゆっくりカテーテル針を穿刺する。一度鎖骨にあて，その下をくぐらせて刺入させてもよい。楽に静脈血が逆流できたら，外筒を左手で固定し，注射針を抜き，右手で留置カテーテルを上大静脈に届くまで10～15 cm挿入する。3回の穿刺で成功しないときは，術者が代わるか，穿刺側をかえるとよい。留置カテーテルの挿入時には，抵抗があるときに無理に押し込まず，また，息を止めさせる（胸腔内が陰圧のために，血管内に空気を吸い込まさないため）。

③留置カテーテルに注射器を接続し，静脈血逆流の確認後，15 cmの長さに針糸で固定し，イソジンゲルを塗布し，絆創膏で固定する。金属穿刺針を用いたときには，その先端部でカテーテルを切断しないよう，金属針より先に留置カテーテルを抜いてはならない。

④合併症
- 穿刺部位の出血，血腫，皮下血腫：刺入時の血管穿通によって起こる（カテーテルを抜去し，圧迫止血，温湿布を行う）。
- 末梢側迷入によるカテーテル閉塞。
- 血胸，気胸，乳び胸（左側鎖骨下静脈穿刺時）
- 長期カテーテル留置時の感染：カテーテル刺入部はイソジンゲルを塗布密閉し，定期的に消毒を行い，感染を起こしたら抜去する。
- 血栓形成，それによる上大静脈症候群（とくに小児の場合）：カテーテルの長期留置，高張液，薬剤に対する反応で生じる（局所の疼痛，発赤，発熱などが出現したら抜去する）。
- カテーテルによる不整脈。
- 静脈内カテーテル遺残（バスケットカテーテル手法により抜去する）。

●内頸静脈穿刺法（図I-26）
術中でも施行可能で，末梢迷入が少ない利点がある。
①右側穿刺を原則として，25～30°のトレンデレンブルグ体位で，顔を左側に向け，静脈を怒張させる。
②胸鎖乳突筋の鎖骨頭，胸骨頭，鎖骨の三角形を想定し，その頂点から同側の乳頭をねらって，左手で皮膚を軽く手前に引っ張って，皮膚に30～45°の角度で刺入する。
③X線撮影で，カテーテルの走行と，先端が上大静

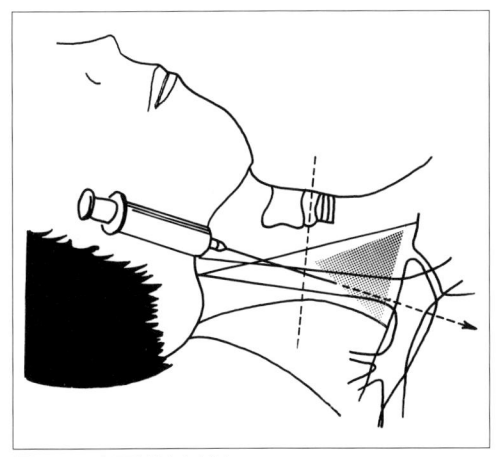

図I-26 内頸静脈穿刺法

脈の右房流入直前にあることを確認する。また、血胸，気胸のないことを確認する。

●末梢静脈穿刺法

肘の正中皮静脈穿刺は第2選択とする。しかし、中心静脈穿刺に時間がかかったり，不可能なときには，この末梢静脈からの穿刺が第1選択となる。緊急時の輸液路確保の条件は，誰もができること，合併症が少ないこと，薬剤の心臓への到達が早いこと，である。これらの点より，正中皮静脈より薬剤を投与し，20 mlの生食で後押して，上肢を挙上させることは，心臓への薬剤の到着に1〜2分を要するが，優れた方法である。

●静脈切開法

①切開部位を中心に広く消毒し，大伏在静脈（足関節内果部，鼠径部），正中皮静脈（肘部）を用いて，血管の走行に直角に2〜3 cmの皮切を行う（図I-27）。

②曲の止血鉗子を用いて，血管の走行に沿って皮下組織を鈍的に広げる。周囲組織から，剥離した静脈に糸を2本かけ，動脈でないことを確認後に末梢側を結紮する。末梢側にかけた糸を牽引し，静脈を緊張させてメスで切開する。先端を曲げた18 Gの注射針を用いて切開部を広げて，カテーテルを挿入する（図I-28）。

図I-27 静脈切開の皮切部位

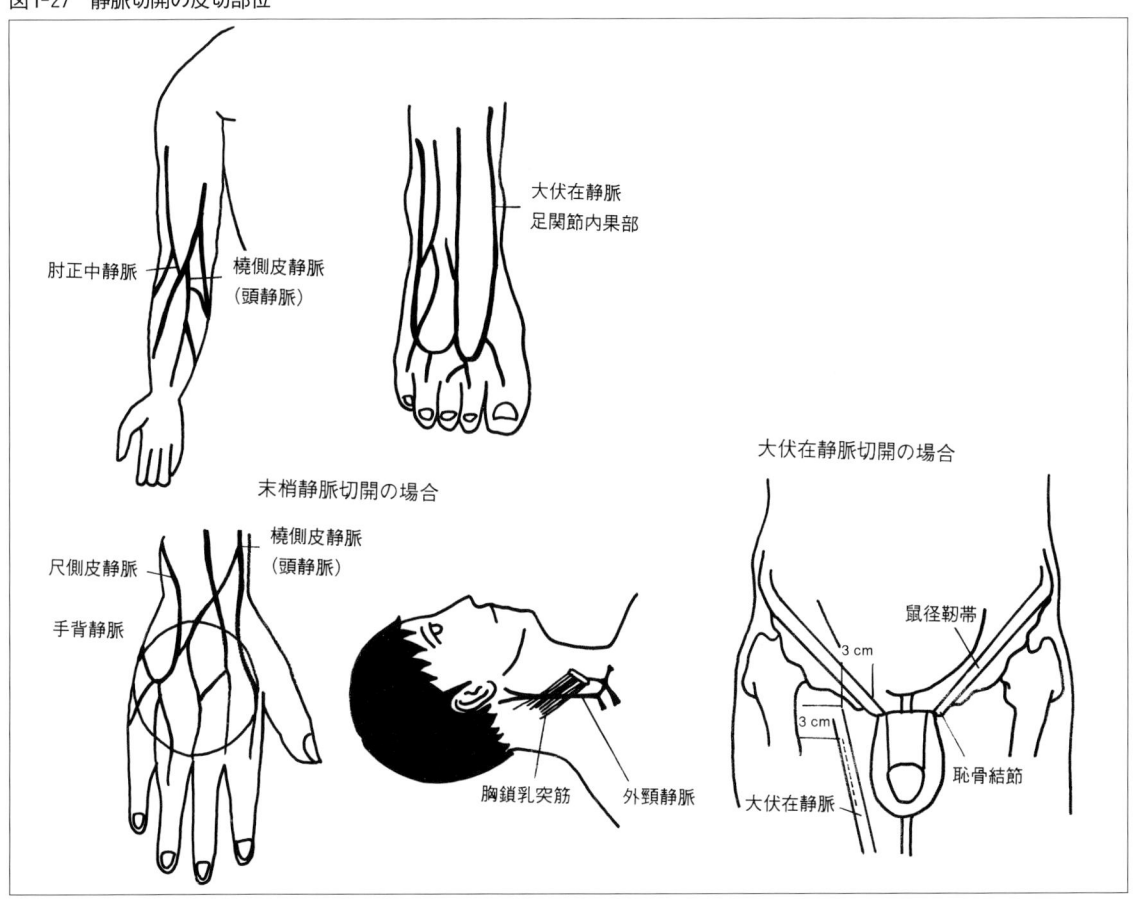

図Ⅰ-28　静脈切開法

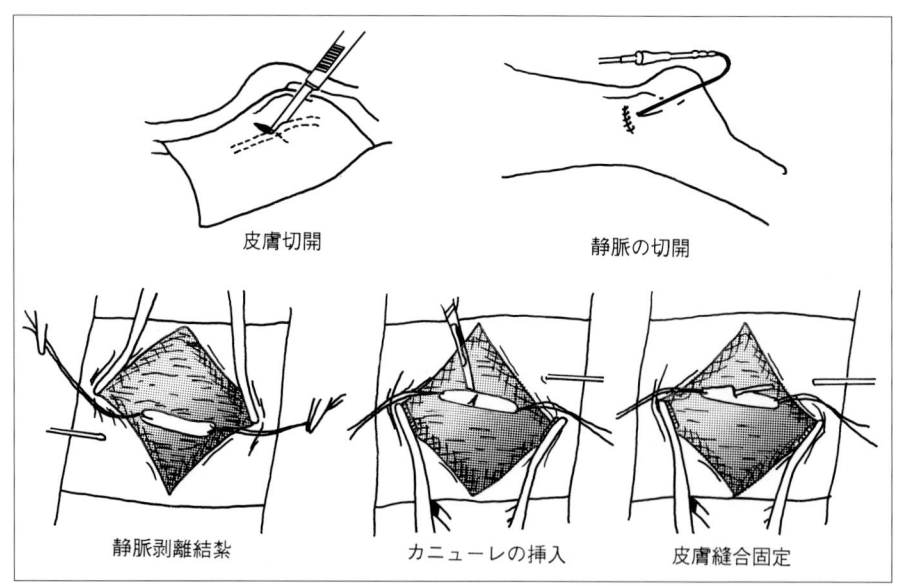

皮膚切開　　　　　静脈の切開

静脈剥離結紮　　カニューレの挿入　　皮膚縫合固定

③中枢側の糸を結紮し，切開創から離れた部位からカテーテルを出して固定し，皮膚切開創を縫合閉鎖しカテーテルと皮膚を固定する．

11）薬物投与のルート

●静脈内投与

心停止時は，できるだけ早く心臓に薬剤を到達させる方法を選ぶ．中心静脈（内頸静脈あるいは鎖骨下静脈）からの心腔内への薬物投与が理想である．しかし，手技の容易さから，肘の正中皮静脈から薬剤を静注し，生食 20 ml で後押しする投与法も同様に有効である．

●気管内投与

リドカイン，硫酸アトロピン，ナロキソン，エピネフリン（LANE；lidocaine, atropine, naloxone, epinephrine）は，気管内チューブを介して気管内へ投与することで，気道粘膜から急速に吸収され作用する．投与量は静脈内投与量の2～2.5倍を生食 10 ml に希釈して用いる．一方，炭酸水素ナトリウムや塩化カルシウムは気道粘膜に損傷を与えるために気管内へ投与しないこと．

12）心膜腔穿刺

心膜炎，急性心筋梗塞，医療事故（心臓カテーテル検査やペースメーカー挿入に際して），大動脈解離，感染性心膜炎，外傷などで発生した心タンポナーデは心拍再開の障害ないし心停止を起こす恐れがあるため，その解除に心膜腔穿刺が行われる．

●手技

①超音波検査で心囊液貯留を確認し，本法の適応，禁忌を確認する．

②静脈ルートを確保し，迷走神経反射防止に硫酸アトロピン 0.6～1.0 mg を静注する．

③患者体位を水平または上半身 30～45 度挙上し，剣状突起の 0.5 cm 下部左側の Larry 点を中心に 2～3 mm の皮切をつくり，直線止血鉗子で皮下組織を 1 cm の深さまで剥離する．

④18 G，8 cm 長針を装着した 10 ml 注射器に 5 ml の 1％キシロカインを吸入し，皮切部から前頭面に 30～40°の角度を付けて左肩方向に向け針先が左悸肋縁に触れるまで進める．左悸肋縁に達したら穿刺針をわずかに下方に傾けて左悸肋縁を越えたら，左肩方向へ進める（図Ⅰ-29）．（前頭面との角度を 45°以上にすると肝臓や胃に向かうので注意のこと）

⑤穿刺針は 0.3～0.5 ml のキシロカインを注入しながら一度に 3～5 mm ずつ進める．皮切部位から 6～7 cm の深さでつき上げてくる感じと，心囊液を吸引して心膜腔に達したことを知る．（心膜腔が狭くならないようにガイドワイヤーを挿入する前に大量の採液をしないこと）

⑥穿刺針をすみやかに抜去，ガイドワイヤーを留置後にダイレーターで進入路を拡大し，その次にドレナージ用多穴カテーテルを挿入し，ガイドワイヤーは抜去する．カテーテルを皮膚に縫着固定し，

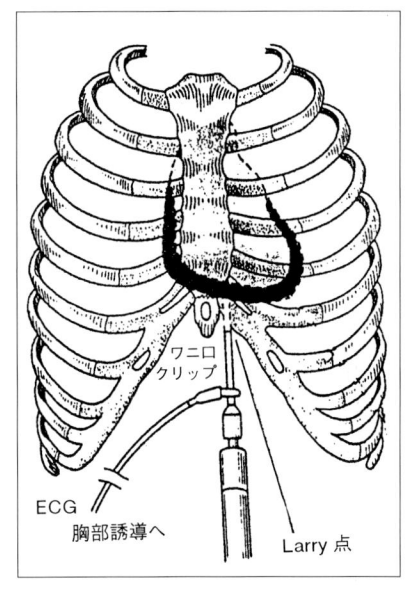

図Ⅰ-29 心膜腔穿刺

ECG 胸部誘導へ
ワニ口クリップ
Larry 点

ドレナージバッグに接続する。

＊先端口のみが開口しているカテーテルは避け，ピッグテイル型のドレナージ用多穴カテーテルはカテーテル先端による損傷やカテーテル内凝固が少なくてよい。

＊心電計アースがとれていない場合，術者が穿刺針に触れると心室細動を起こしたり，心筋穿刺によっても障害電流が出現しないことがある。さらに，ワニ口クリップ装着のために術者の指の感覚が鈍る恐れがあり，最近では穿刺針から心電図を必ずしも誘導されなくなっている。

● ドレナージ後の処置

① 胸部Ｘ線で気胸の有無と，ドレナージ用カテーテルの位置を確認する。
② 心膜腔内圧，右心系圧，左心系圧などの循環に関する測定を行う。
③ ドレナージ用カテーテルのヘパリンや治療薬の注入は，感染，汚染を避けるために最小限に止める。
④ カテーテル抜去後は穿刺部位を当てガーゼで覆う。
⑤ 合併症の不整脈（心室性期外収縮，心室細動），冠動・静脈損傷などによる心膜腔内出血，心タンポナーデの増悪，感染性心嚢炎，肝損傷に対して，それぞれの対処を行う。

13）胸腔穿刺（持続吸引・排液の場合）

緊張性気胸や血胸などで換気不全や心臓の圧迫があると心停止に陥る。また，心肺蘇生時の心拍再開の障害となるので，緊急胸腔穿刺が行われることがある。

① 超音波検査ないし胸部Ｘ線写真により穿刺部位を決定する。
② 患者を臥位またはFowler位とし，穿刺部位は胸水排液では前腋窩線第5, 6肋間，中腋窩線第6, 7肋間，後腋窩線第7, 8肋間で，気胸では第2または第3肋間鎖骨中線上でカテーテルを挿入する。
③ 20～28Fトロッカーカテーテルが十分に通る皮切をつくり，曲りペアン鉗子で下方から上方へ肋骨上縁を通るように鈍的に組織を広げる（図Ⅰ-30）。
④ 手でカテーテルの先端から3～5cmのところをストッパーとして握って挿入する。刺入部をきんちゃく縫合し，その糸でカテーテルを固定する。
⑤ 胸水の場合には背側下方（横隔膜方向）にドレーンを向け，気胸では前方へドレーンを向け，挿入後はかならず吸引の状態，出血やエアーリークの有無を確認する。
⑥ ドレナージ後の処置として，血圧測定，胸部Ｘ線写真撮影，刺入部の疼痛のコントロールを行う。また，合併症としての肺損傷，胸壁からの出血，縫合部からのエアーリーク，急激な排液・脱気によるショック，再膨張性肺水腫の対処を行う。

14）心拍再開後のモニター

● 心電図観察

心拍再開直後には不整脈が多く，また，心不全のために次第に徐脈や低電圧心電図となるので，心停止の再発防止に観察が必要である。

● 尿量測定

心停止による急性腎不全を早期に発見するために，尿量測定は欠かせない。循環血液量が維持されているのに，0.5～1 ml/kg/時以上の尿量が得られない場合には利尿薬の使用を考慮する。

● 観血的動脈圧測定

心拍再開直後には末梢循環不全のために，非観血的血圧測定が不可能な場合がある。そこで，血圧の変動を正確に把握でき，さらに血液ガス分析も容易に行える観血的動脈圧の測定は有用である。

● 中心静脈圧（CVP）測定

CVP測定は，頸静脈，鎖骨下静脈，腋窩静脈，大腿静脈などから挿入した留置カテーテルを用いて行われる。低血圧の際には，CVPの低下で循環血液量の減少を，CVP上昇で心不全を判断できる。

● 肺動脈楔入圧と心拍出量

肺動脈に挿入したSwan-Ganzカテーテルで，

図 I-30　胸腔穿刺

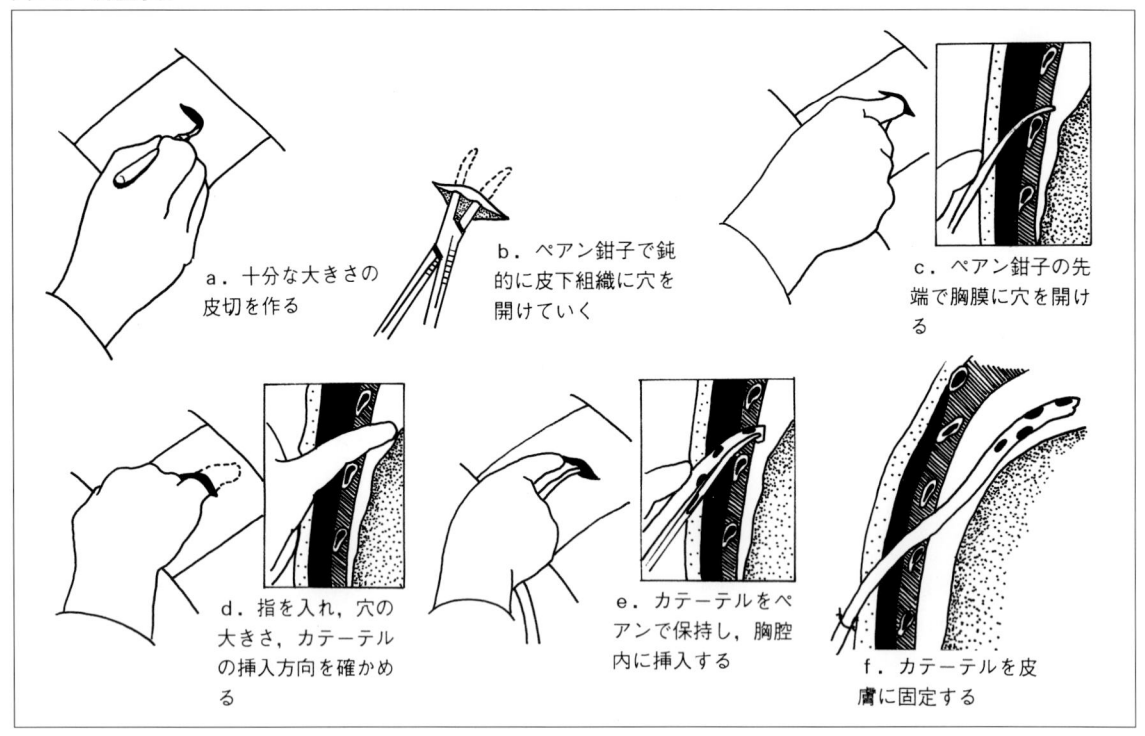

a．十分な大きさの皮切を作る
b．ペアン鉗子で鈍的に皮下組織に穴を開けていく
c．ペアン鉗子の先端で胸膜に穴を開ける
d．指を入れ、穴の大きさ、カテーテルの挿入方向を確かめる
e．カテーテルをペアンで保持し、胸腔内に挿入する
f．カテーテルを皮膚に固定する

表 I-29
心肺蘇生後のLOS離脱の条件
1．動脈圧…収縮期圧100 mmHg以上（乳児は80 mmHg以上）
2．脈圧…20 mmHg以上
3．心拍数…60/m以上，120/m以下
4．中心静脈圧…15 cmH₂O以下
5．肺動脈楔入圧…18 mmHg以下
頻脈と徐脈
　頻脈　　新生児　　　170/分以上
　　　　　幼児　　　　130/分以上
　　　　　12歳以上　　100/分以上
　徐脈　　乳幼児　　　100/分以下
　　　　　12歳以上　　 60/分以下

肺動脈楔入圧（pulmonary artery wedge pressure；PWP）と心拍出量（cardiac output）を測定し、右心と左心機能を評価しながら循環管理を行う。

　心肺蘇生後に発生する一過性の低酸素症では、心筋そのものの収縮力の低下や体全体の代謝障害や循環異常による仕事量の増加に心拍出量が追い付かず、再度心筋の灌流量が減少し、心収縮力の低下が惹起され、再度心停止にいたる悪循環（心肺蘇生後低拍出症候群 low output syndrome；LOS）に陥る。この予防のためにCI（cardiac index）を2.0 l/min/m² 以上に保ち、心肺蘇生後は表I-29の状態となるまで蘇生治療を続ける。

●血液生化学検査
　心停止による血流低下で、各臓器の機能が著しく障害される。特に、脳、肝臓、腎臓は低酸素症に抵抗性が弱く、心拍再開後早期に血液生化学検査で肝・腎機能を評価し、各臓器保護の治療方針を決める必要がある。

15）小児の心肺蘇生法
●小児の特徴
　小児、特に乳幼児では、心停止が最初に起こることは稀で、多くは呼吸停止による無酸素状態が続いた結果、心停止となる。そのため、予後は非常に悪い。したがって、小児の場合は呼吸停止をいち早く発見し、発見者（bystander）によってただちに心肺蘇生法を行うことが、予後を改善する。そのため、発見者となる可能性の高い母親、保母、教師に対して、心肺蘇生法の教育を行うことが大切である。また、予防可能な事故による心肺停止例も多く、事故予防教育を行うことも大切である。

●心肺蘇生法を必要とするおもな疾患

次のおもな疾患は心肺蘇生法の適応となる比較的頻度の高いものである。

①新生児仮死：分娩で，出生時に自発呼吸がスムーズに開始されないものをいう。
②無呼吸発作：主として呼吸中枢の未熟性と呼吸筋の易疲労性により徐脈を伴う20秒以上の呼吸停止をいう。低体重出生児に多いが，成熟新生児でも鼻閉などで起こる。
③鼻閉：新生児早期では鼻呼吸が中心なため，単なる鼻閉でも呼吸停止から心停止にいたる。そこで，鼻孔が圧迫されないように気を付け，乳児で鼻詰まりが明らかな場合には，親が口で児の鼻を吸って開通を図る必要がある。
④嘔吐：嘔吐した乳汁の気道内誤嚥で気道閉塞を生じ，心停止を起こす原因となる。
⑤気道異物：乳児後期から幼児期ではピーナツなどの異物誤嚥による窒息が多く，心停止の原因となる。
⑥細気管支炎：冬季の幼若乳児に流行するもので，ウイルス性の炎症浮腫や脱落細胞が細気管支を閉塞し，呼気性呼吸困難が生じて心停止を起こすことがある。
⑦クループ症候群：上気道狭窄をきたす咽頭，喉頭，気管上部の炎症を総称し，ウイルス性のものは乳児，細菌性のものは幼児に多い。とくに夜間に吸気性の呼吸困難が強く，心肺停止の原因となる。
⑧気管支喘息：発作時強い呼気性呼吸困難を呈し，時に急速な悪化のために心停止を招くことがある。
⑨けいれん重積：脳炎や脳症によるものが多い。けいれん中には呼吸停止を起こしていることが多く，低酸素症から心停止を招くことがある。
⑩心不全：先天性心奇形でのうっ血性心不全，チアノーゼ型心奇形での無酸素発作などのほか，後天性のものとして冠動脈瘤合併の川崎病患児での心筋梗塞，乳児のウイルス性心筋炎などがある。
⑪乳児突然死症候群（sudden infant death syndrome；SIDS）：明らかな原因なく突然に心肺停止を起こすもので，夜間就寝時に多く，1歳未満の心停止症例の中で最も頻度が大きい。
⑫溺水：乳幼児の事故死の原因として最も多く，ほとんどは家庭の浴槽で発生している。小児の溺水症例ではダイビング反射と低体温から救命された例が多く，積極的な救命処置が望まれる。

●一次救命処置

(a) 気道確保

乳幼児（おおよそ1歳未満）では，仰臥位にて下顎骨に指をあて，持ち上げるように下顎挙上法で気道を確保する。小児の特徴として，乳児では嘔吐をきたすことが多く，嘔気があれば顔を横に向けて気管への誤嚥を防いだり，次の点に注意する必要がある。

①肩枕：乳児では不適切な肩枕の使用でかえって気道を圧迫することもあるので，顔拭きタオルを折ったり巻いたりして高さを調節する。
②鼻孔の開通：月齢が小さいほど鼻呼吸が中心で，酸素は口元ではなく鼻元に投与する。
③口腔内へ指などを入れての気道確保：けいれん重積時に，箸やスプーンにガーゼなどを巻いて口角に入れる処置がよく行われているが，かえって舌根沈下を助長する危険があり，また，口腔内に損傷を作る危険があり，これらの処置は避けるべきである。

(b) 呼気吹き込み人工呼吸

乳幼児の人工呼吸には，口対口鼻人工呼吸法が適しており（図I-31），乳幼児が呼吸困難や窒息・チアノーゼ状態を呈しているとき，自発呼吸がないときには気道確保の体位のままでただちに人工呼吸を開始する。ただし，幼児以上では年長児や成人と同様に鼻をつまんで口対口人工呼吸を行う。

1回目は気道内異物の有無を調べる意味も含めて，患児の胸をみながら胸が上がるようにゆっくりと1.0～1.5秒かけて優しく吹き込む。初回の換気で異物の存在が疑われたときは，迅速に異物除去を行う。乳幼児の1回換気量は成人よりもかなり少なく，吹き込む時の空気抵抗は大きいので，

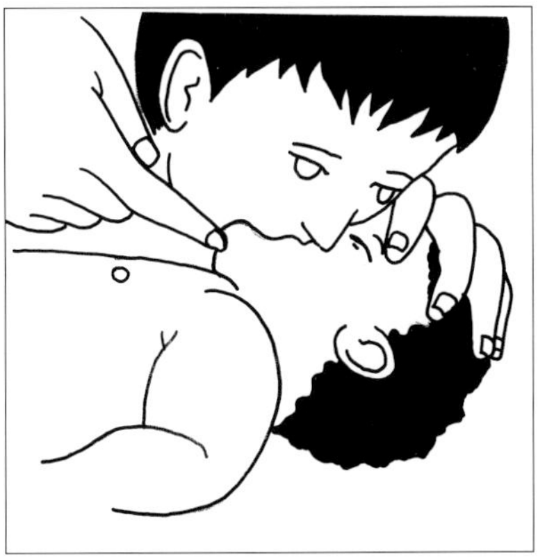

図I-31 乳幼児の人工呼吸法

表 I-30 呼気吹き込み人工呼吸のポイント

患者	回数/分	吹き込む時間（秒）	吹き込む量
成人	12	2.0	10 ml/kg
8歳以上	12 (5秒に1回)	2.0	胸部が膨らみかつ上腹部が膨満しない量
1～8歳未満（小児）	20	1.0～1.5	
1歳未満（乳児）	20 (3秒に1回)	1.0～1.5	
28日未満（新生児）	30～60	1.0	

図 I-32 乳幼児の上腕動脈の触知法

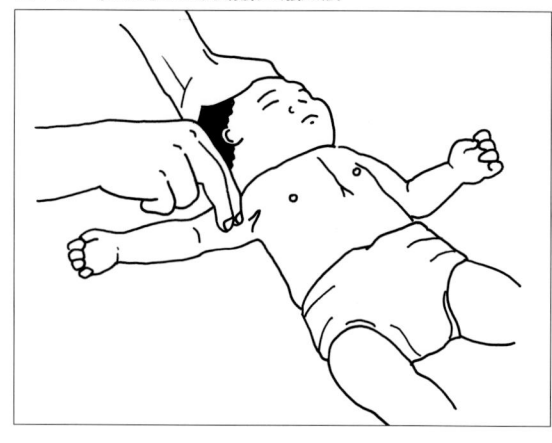

吹き込む時の胸の動きや空気抵抗の感触から，適切な換気量を把握し，続けて2回目の吹き込みを行う．小児では吹き込み量に個人差が大きく，抵抗なく呼気を吹き込み，胸が軽く膨らみ，上腹部（胃）に膨満がみられない量を，新生児で30～60回/分，小児で20回/分の割で吹き込むとよい（表 I-30）．

(c)気道の異物除去

確実な気道確保下の人工呼吸で気道内異物が疑われた場合には，ただちに異物除去手技を開始する．

一方の前腕と掌の上に小児をうつ伏に乗せ，手指で小児の頸と肩を固定し，他方の手で肩甲骨の間を4，5回叩く．

次いでその手を背中においてサンドイッチ状に小児を包み，頭部を下にして仰臥位で胸をゆっくりと4，5回押す．誤嚥したものが喀出されたら，再度人工呼吸の手技に移行する．

ハイムリック（Heimlich）法は幼児や学童によいが，1歳以下では腹腔内臓器に損傷を与えやすいことから用いられない．従来どおり，4回ずつの背部叩打と胸部圧迫の組み合わせが推奨される．

(d)心臓マッサージ

心拍の確認は心音を聞くか，あるいは，上腕動脈（大腿動脈も可）の拍動触知が勧められる．上腕動脈は肩関節と肘関節の中間部で，腕の外側に母指，内側に示指と中指をあてて，軽く挟み込むようにして動脈拍動を指先で感じるように3～5秒間検索する（図 I-32）．大腿動脈は成人と同じように鼠径部で触知する．心停止，もしくは心拍が1分間60～100回以下の徐脈であれば，胸骨圧迫による心臓マッサージを考慮し，呼気吹き込み人工呼吸と心臓マッサージを1：5の割合で以下の手技を行う（図 I-33，表 I-31）．

①新生児・幼若乳児用の手技

両乳頭を結ぶ線から1横指下の胸骨上に術者の両手の4指で背中を固定して挟み，体型にあわせて両母指2本で胸骨を1.5～2.5 cm押し下げるように圧迫する．ただし呼気吹き込み式人工呼吸を1人で同時に行う場合は，一方の手で児の頭を固定し，他方の手の中指と薬指の2本の指で心臓マッサージを行う．

②乳児後期・幼児初期用の手技

片手を患児の背中に敷いて固定し，新生児の場合と同じ部位の胸骨を2～3本の指で真下に2 cm程度沈む強さで少なくとも100回/分圧迫する．1人で人工呼吸も同時に行う場合は背中に手を置かず，一方の手で児の下顎を固定し，他方の手で心臓マッサージを行う．

③幼児後半期用の手技

胸骨下縁から2横指上の胸骨正中部を術者の片方の掌の付け根部分で100回/分の割で2.5～3.5 cm胸骨が沈む程度に押す．

④学童用の手技

大きな子どもは成人とほぼ同じ操作でよい．圧迫の程度は，成人や8歳以上の小児では胸骨を3.5～5 cm，8歳未満の小児では3～4 cm垂直に押し下げる．

(e)保温

年齢（月齢）が小さければ小さいほど皮下脂肪が少なく，エネルギーの貯蔵も少なく，体が濡れているときはさらに低体温になりやすい．術者は蘇生に一生懸命なために寒冷を感じないことが多

図 I-33　小児の心臓マッサージ法

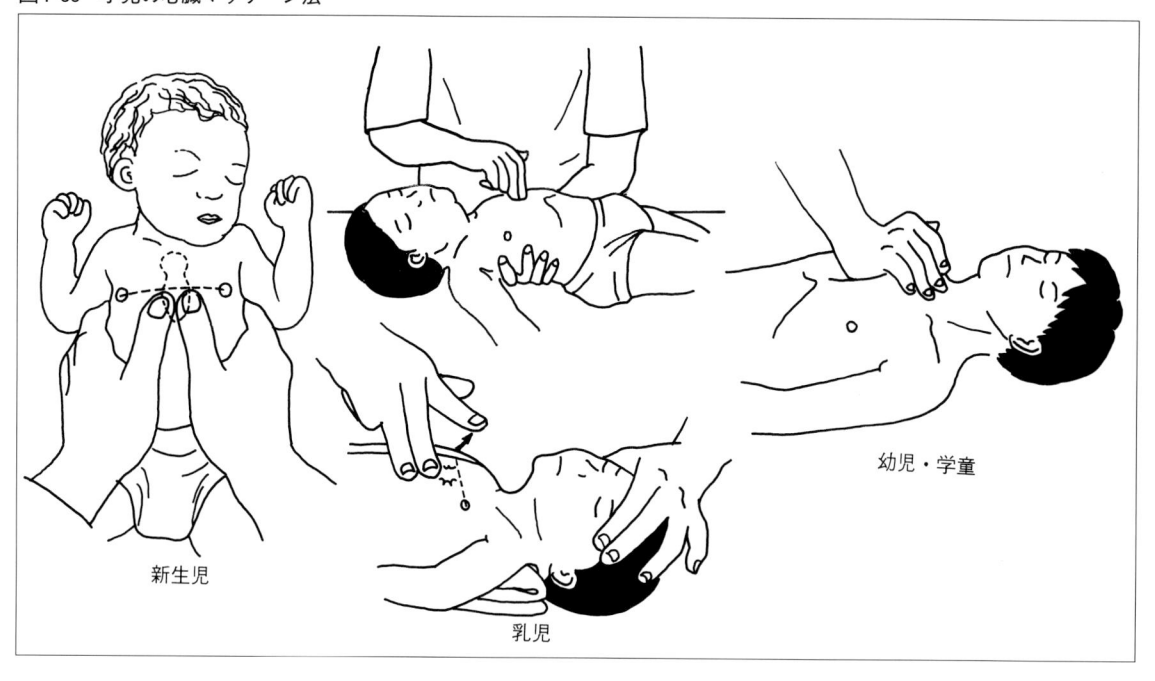

新生児　乳児　幼児・学童

表 I-31　胸骨圧迫心臓マッサージ

	胸を押す深さ	心マッサージの速さ	2人で行う場合 心マ：人工呼吸	1人で行う場合 心マ：人工呼吸
8歳以上〜成人	3.5〜5 cm	100回/分	15：2	15：2
1〜8歳未満（小児）	胸部のおおよそ 1/3の深さ	100回/分	5：1	5：1
1歳未満（乳児）		少なくとも100回/分	5：1	5：1
28日未満（新生児）		120回/分	3：1	3：1

く，すばやく体を拭いたりして，保温に注意することが小児には大切である。

●乳幼児における静脈確保

　静脈確保の基本的な手技や，用いる血管は成人と同じである。小児の皮下脂肪は厚くて血管がみえにくく，末梢静脈は確保しにくい。そのため，中心静脈穿刺に慣れておく必要がある。また簡単で安全な輸液路確保の方法として，骨髄内注入（intraosseous infusion；IOI）がある。

(a)骨髄内注入法

　5歳未満の小児の緊急輸血路。針は専用の骨髄穿刺針，あるいは18Gの注射針を用いる。穿刺部位は，脛骨粗面の1横指下で，脛骨の前内側面に，鼻側に向かって穿刺する。または，大腿骨外顆より2〜3cm頭側正中で，頭側に向かって穿刺する。どちらも，骨端線を傷付けないように注意する。針を左右に回転させながら進めていくと，骨皮質を貫いて針先が骨髄内に達すると，急に抵抗がなくなり，手を離しても針が倒れない。生食5〜10mlを圧入し，抵抗がなくなれば，輸液ボトルを接続する。輸血を始め，静脈路から投与可能なすべての薬剤，輸液が投与可能である。穿刺部位に感染や熱傷があるときには禁忌である。

16）心肺蘇生に用いる薬剤

●エピネフリン（ボスミン®）

　心筋の収縮力を増強させ，asystoleの際の心拍再開目的に用いられる。また，心室細動では心筋の被刺激性を増す目的で投与し，除細動を容易とする。また，高度徐脈にも適応あり。炭酸水素ナトリウムなどのアルカリ性溶液で不活性化されるので，同一ルートでの投与は避ける。エピネフリン2mgを生食水10mlに希釈して気管内投与が可能である。

使用量：初回1 mg。続いて，1 mgを3～5分間隔で静注。5 mgずつ投与する方法もある。小児の投与量0.01 mg/kg

●リドカイン（キシロカイン®）
心室細動，心室頻拍，頻拍性不整脈に投与する。心筋の被刺激性を低下させ，反復して起こる心室細動の除細動を容易とする。気管内投与が可能である。
投与量：VFのとき，初期量1.5 mg/kg静注，引き続き，3～5分ごとに1.5 mg/kg静注。極量は3 mg/kgまで（総量300 mg/時まで）。VT，PVC，QRSの幅の広い不明の頻拍のときには，初期量1.0～1.5 mg/kg静注，引き続き5～10分ごとに0.5～0.75 mg/kg静注。維持量は1～4 mg/分点滴静注。

●硫酸アトロピン
副交感神経遮断薬で洞結節，房室結節の自動性活動を増強する。
適応：症状のある徐脈（投与量0.5～1.0 mg静注，3～5分ごと），房室ブロック0.5～1.0 mg静注，3～5分ごと），心室静止（1 mg静注，3～5分ごと），PEAで徐脈（1 mg静注，3～5分ごと）。極量0.04 mg/kg（3 mg）。小児量0.02 mg/kg。気管内投与が可能。

●硫酸マグネシウム
マグネシウムは神経筋接合部における刺激伝導を抑制する。低マグネシウム血では不整脈，心不全，突然の心臓死を起こす。
適応：多形性心室頻拍（Torsades de pointes），難治性VF。
投与量：1～2 gを1～2分かけて静注。

●プロカインアミド（アミサリン®）
心室の自動性を抑制する。
適応：PVC，VTに対しての二次的選択薬。リエントリーによる不整脈（WPW症候群などの頻拍発作），難治性VF。
投与量：PVC，VTに対してリドカインが無効なとき20 mg/分の速度で静注して，次のことが起これば投与を中止する。不整脈が止まる，血圧が下がる，QRS幅が50％以上延長する，極量17 mg/kg，約1000 mgに達する。
難治性VTに対して30 mg/分で極量17 mg/kgまで投与。維持量は1～4 mg/分。

●炭酸水素ナトリウム（メイロン®）
細胞外液アルカローシスに伴う心室細動閾値低下，中心静脈血のアシドーシス，カテコラミンを不活性化するなどの悪影響から，酸塩基平衡の調整は適切な人工呼吸下で行うのが妥当である。過剰投与は酸素解離曲線の左方移動に伴う組織への酸素供給の減少，CO_2産生によるアシドーシス（paradoxical acidosis），高ナトリウム血症，高浸透圧血症などを起こす。心拍再開後に，動脈血pH，$PaCO_2$を指標として安易な投与は避けるべきである。
適応：高カリウム血症が疑われるとき（慢性腎不全，横紋筋融解，外科手術後，消化管出血），三環系抗うつ薬やフェノバルビタール中毒のとき，心肺停止から時間が経ってから蘇生が開始され，十分な換気が行われているにもかかわらずアシドーシスが持続するとき。
投与量：血液ガスを測定せずに投与するときは，初回に1 mEq/kgを静注する。10分後に半量を投与する。
以後の必要量（ml）はBase Deficit（mEq/L）×1/4×体重（kg）。

●ドパミン（イノバン®）
ノルエピネフリンの化学的前駆物質。低濃度（2～5 μg/kg/分）でドパミン受容体を介して腎動脈血流量と上腸間膜動脈血流量が増加し，高濃度（10 μg/kg/分以上）でα-作用が得られる。
適応：ショック。
投与量：20 μg/kg/分以上で持続点滴を開始し，血圧が安定したら腎血流量維持に5 μg/kg/分以下の投与量に調節する。20 μg/kg/分以上を必要とするときは，ノルエピネフリンを加える。

文献
1) American Heart Association : Guidelines 2000 for Cardiopulmonary Resuscitation and Emergency Cardiovascular Care, Circulation, 102 (Suppl I), 2000
2) 沼田克雄，青木重憲：［ACLSマニュアル］心肺蘇生法への新しいアプローチ，医学書院，2000

（大串和久）

7．ショックの診断と治療

1）ショックの定義

ショックは細胞の機能障害が症状として顕在化した状態である。細胞は細胞成分を作るため，あるいは細胞機構を円滑に回転させるために必要な高エネルギー化合物を生合成することによって維

持されている。基質の供給減少または細胞内老廃物除去の障害はすみやかに化学的，物理的平衡の障害を起こす。したがって，ショックは組織を栄養するための，あるいは毒性代謝物を排泄するための循環が不全状態になることによって生ずる状態といえる。

　ショック初期は原因を除去することにより比較的すみやかに病態が改善する。しかしショック状態が遷延すると細胞レベルでの酸素代謝障害に引き続くカルシウムオーバーロード，嫌気性代謝の結果細胞内で生成されるさまざまなメディエーターが蓄積し，細胞障害が非可逆的となり，ついには，原因を除去しても回復せず死亡する。

　救急現場では少ない情報に基づいて経験的な方針決定をせざるをえないことが多いが，常に細胞単位で起こっている現象を念頭に起きながらショックの診断と治療にあたる必要がある。

2）ショックの分類

　原因による分類：一般的には，①循環血液量減少性ショック（hypovolemic shock），②敗血症性ショック（septic shock），③心原性ショック（cardiogenic shock），④アナフィラキシーショック（anaphylactic shock），⑤神経原性ショック（neurogenic shock）に分類されている。

　ショックはさらに①可逆的時期（頻脈，正常な心機能，末梢血管抵抗増加を示し，原因除去によってすみやかに回復する）と②非可逆的時期（原因を除去してももはや回復せず死亡する）に分けられる。

　ショックの原因を分類することは臨床上重要であることは言うまでもないが，しばしばオーバーラップしている。たとえば，アナフィラキシーショックでは冠灌流圧が減少し，心筋虚血の結果心原性ショックが加わることもあるし，敗血症性ショックではDICを合併する。すべてのショックは細胞障害から次の細胞障害を引き起こし，多臓器不全へと進行する可能性を秘めている。したがって，ショックの本体を理解するためには細胞障害に目を向けることが重要である。

3）ショックの病態
●心機能

　心原性ショック以外では，ショック初期には心拍数増加，収縮能増加あるいは駆出率を増加させて心臓のポンプ機能が代償されている（hyperdynamic stage）。しかし，適切な治療がなされないと容赦なく収縮能の低下を伴うhypodynamic stageへと移行していく。心機能の異常は心室拡張能の障害から始まる。心室の拡張は，①心筋のコンプライアンスと，②能動的心室拡張能によって決まる。能動的拡張には心筋の筋小胞体へのATP依存性Ca^{++}再取り込みが必要である。ショック初期には心筋の興奮・収縮の障害より先にCa^{++}再取り込みが低下するため，拡張能の障害が収縮能の障害に先行する[1]。臨床的には，右室の充満量はCVPで，左室の充満は肺動脈楔入圧（PAWP）で評価される。ショック期には拡張能の障害が存在するため，正常なCVPあるいはPCWPであっても心室充満量は十分でないということが起こる。

　ショック期には心拍数が増加するものであると信じられているが，一部の患者では，たとえショックが続いていても一度心室充満圧とヘモグロビン濃度が正常に復した段階では心拍数が減少する場合もある。低血圧である限りは左室後負荷の増大はあまり問題にはならない。むしろ，特に高齢者では右室の後負荷の増加がショック期の生存を決定する重大な因子であると考えられるようになっている。ショックのメディエータ（トロンボキサン，血小板活性化因子，アデノシン），カテコラミン，ホルモン，自律神経反射などは強い肺血管収縮を起こし，右室の負荷を増加させる。右室は急性の負荷の増大に対する反応性が悪い。そのため右室は急速に拡張し，駆出率が低下し，心筋内圧が上昇し，右室冠灌流圧が低下する。結果として左室の充満が得られず心拍出量が低下する。ショック末期では内臓の低灌流によって膵リソゾームから放出されるmyocardial depressant factor（MDF）が心筋を抑制する。またその他のメディエータ（H^+，活性酸素，NO，エンドルフィン，アデノシン）にも心筋抑制があることが知られている。

　ショック時には心筋虚血も起こる。出血性ショックの場合は冠灌流圧低下と心筋への酸素供給低下の結果として心筋虚血が起こる。敗血症性ショックでは末期になるまでは，心仕事量の増加を差し引いてもむしろ冠血流量は増加している。心筋虚血は心原性ショックの原因として最も多い原因であるが，逆にポンプ機能の低下の結果としても

心筋虚血が起こる。

アシドーシスは心筋収縮力を抑制するが，動物実験モデルでは酸素化が十分であれば，酸の静注で起こしたアシデミアは心機能にほとんど影響しない。しかし，同レベルの呼吸性アシドーシスは心筋細胞内アシドーシスを助長し，ATP 合成を抑制する結果，心筋収縮力を著明に低下させる[2]。つまり心機能にとっては細胞内 pH の改善が重要なのである。蘇生時の重炭酸ナトリウムの投与は血液 pH を上昇させるが，高炭酸ガス血症を起こし細胞内 pH を低下させる。そのため蘇生時には重炭酸ナトリウムが使用されなくなった。

● カルシウムオーバーロード

カルシウムオーバーロードはショック中あるいは再灌流時の細胞障害の原因として知られている。病的なカルシウムの細胞内流入はショック中の興奮性組織でみられる。細胞膜に存在する2つの ATP 依存性イオンポンプの働きにより，カルシウムイオン（Ca^{++}）は細胞の外と内で 1000 倍の濃度差が保たれている。興奮性組織はこのイオン勾配を保つために ATP の大部分を消費している。第一の ATPase ポンプは直接 Ca^{++} を汲み出すポンプで，1個の Ca^{++} を細胞外に汲み出すために2個の水素イオンを細胞内に流入させる。第二のポンプは Na-K-ATPase である。このポンプは細胞内ナトリウム（Na^+）を細胞外に汲み出し，Na^+ の細胞外/細胞内勾配を作っている。ATP 非依存性のカルシウムポンプではこの電気的勾配をエネルギーとして3個の Na^+ 細胞内流入に対して1個の Ca^{++} を排出する。つまり，このポンプは間接的に Ca^{++} を細胞外に汲み出している。細胞の危機の際には，ATP 産生が減少し，Na-K ポンプが働かないため細胞内 Na^+ が増加し，細胞内 Ca^{++} の排出が減少する。また細胞内アシドーシスによる H^+ の増加は $Ca^{++}-H^+$ ポンプを阻害する。ショックの場合細胞は脱分極し，voltage-sensitive Ca^{++} channel が開き Ca^{++} のさらなる流入が増え，細胞内ストアされた Ca^{++} の放出も増える。同時に筋小胞体の ATP 依存性カルシウムポンプが弱くなり Ca^{++} の再取り込みが減少する。このように細胞質内のカルシウムオーバーロードは多極的に作り出される。

細胞内カルシウムはさまざまな面から毒性を発揮する。すべての細胞で，異常な Ca^{++} 上昇はミトコンドリアでの ATP 合成を傷害する，これはショック時のエネルギー不足をさらに悪化させる。心筋では拡張期に収縮蛋白からカルシウムが除去されないため，正常な弛緩（拡張能）が阻害される。カルシウムイオンは毒性の内因性物質（プロテアーゼ，NO，ロイコトリエン，トロンボキサン，乳酸，H^+，フリーラジカル，ヒスタミン，ブラジキニン）を蓄積させる様々な反応を惹起する（表 I-32）。これらの物質は神経伝導の障害，セカンドメッセンジャー機能の障害，細胞膜構造の破壊，修復機能阻害などをもたらす[3]。

● 細胞内水素イオン

嫌気性解糖の結果起こるアシドーシスは筋肉の興奮・収縮を抑制し，カルシウムオーバーロードを持続させる。細胞内水素イオンの過剰はカテコールアミンや他のストレスホルモンの効果を低下させ，エネルギー産生を抑制する。低灌流による CO_2 除去の障害がある場合，重炭酸イオンによる水素イオンの緩衝やピルビン酸とケトグルタール酸の代謝は細胞内 CO_2 の蓄積を起こし，心筋収縮力を減じ，脳浮腫を悪化させる[4]。これが蘇生後の予後に影響する。

● 浮腫

ショックのときは細胞あるいは間質の浮腫が全身の組織に起こる。これはイオン平衡の障害，嫌気性解糖によって蓄積した物質による細胞質浸透圧上昇と膜透過性亢進の結果である。細胞あるいは間質の浮腫は細胞の栄養と毒性代謝物の除去を阻害する。

● 代謝

ショック時はカテコラミン，アンギオテンシン，グルココルチコイド，グルカゴン，成長ホルモンなどのストレスホルモンの分泌が増加する結果，異化が促進する。これらのホルモンは肝臓からのブドウ糖放出，脂肪組織での脂肪分解，筋肉での K^+ 取り込みを促進する。骨格筋はインスリン抵抗性となる。さらにミトコンドリア障害のため脂肪酸の酸化が阻害され，肝でのケトン産生が減少し，ケトン利用が減少する。ほとんどの組織がインシュリン抵抗性となっているが，解糖への依存が広がり，細胞間に解糖の代謝物が蓄積する。筋細胞はエネルギー基質不足のため筋蛋白をアラニンに分解し，これが循環に入り，糖新生の原料として肝に取り込まれる。その結果，ショックでは高血糖，乳酸アシドーシス，脂肪酸増加，トリグリセリド増加が起こる。脳や心臓のようなインシ

表 I-32 細胞内カルシウムオーバーロードによって起こる細胞内反応

1) プロテアーゼの活性化	プロテアーゼがキサンチンデヒドロゲナーゼ(XD)からキサンチンオキシゲナーゼ(XO)への変換を促進する．XO は活性酸素を生成する．
2) 一酸化窒素合成酵素(NOS)の活性化	L-arginine から NO の生成．
3) フォスフォリラーゼの活性化	乳酸，水素イオンの増加．
4) フォスフォリパーゼ A2 活性化	アラキドンサンと血小板活性化因子の生成，アラキドンサンの代謝産物としてフリーラジカル，ロイコトリエン，トロンボキサンの生成．
5) mast cell 脱顆粒と好中球のmyeloperoxidase活性化	ヒスタミンとブラジキニンの放出，フリーラジカル産生．
6) 収縮蛋白の構造的障害	収縮蛋白からのCa^{++}遊離の阻害．
7) ミトコンドリアでのATP合成阻害	Ca^{++}ポンプの失調．

（文献 3：Jeffrey AK：Shock, Emergency medicine：a compregensive study guide, 4th ed P 86；editor-in-chief, Judith ET, American College of Emergency Physicians. New York：McGraw-Hill, Health Professions Division, 1996 より引用）

図 I-34 酸素供給能と酸素消費量の関係を示す概念図
文献 5 の内容を著者の主観で概念図として表した．
（文献 5：平澤博之：ショック，図解救急・応急処置ガイド，内科総合臨床臨時増刊号 15：485，1998）

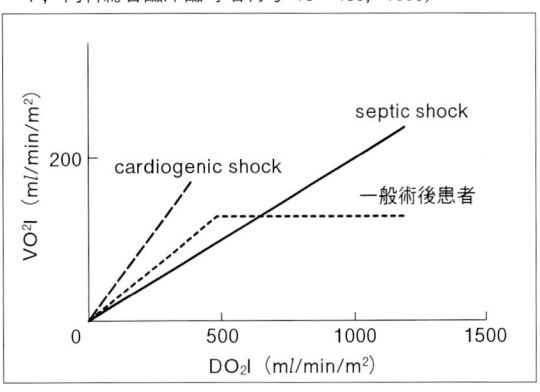

ュリン非依存性の臓器では乳酸の濃度が上昇すると燃料としての乳酸の利用が増える．ショックの末期では嫌気的代謝に傾き，呼吸商（CO_2 産生量：O_2 消費量）は増加する．

可逆性ショックから非可逆性ショックへの移行は代謝異常と不適切な燃料基質への依存が続いた結果起こると言われている．そこで代謝改善に作用する薬ははたしてこの"細胞の飢餓"を防げるかという考えが浮かんでくる．インスリンとブドウ糖の注入は循環動態を改善し，敗血症性，心原性，薬物性ショックの生存率を改善したことが報告されている．分枝鎖アミノ酸と $MgCl_2$-ATP は有用であったとの報告もあるが，はたして臨床的にショックの予後を改善するか，結論は出ていない．

最近は，ショックの病態を考えるとき，臓器血流を考えると同時に，組織酸素代謝を重視するようになってきた．ショック時の酸素消費減少は，①動静脈シャントあるいは灌流不均衡（一部の組織は虚血状態だが，一部は多すぎる血流を受けている），②細胞と間質の浮腫や上皮細胞機能障害による酸素拡散の障壁，③ミトコンドリアの脂肪酸酸化，トリカルボン酸サイクル欠損，ミトコンドリアの酸素取り込みの障害，酸化的リン酸化の欠損などが原因である．臨床的には細胞レベルでの酸素取り込みの障害により臓器全体にどのような影響があるかが重要である．ショックのとき酸素消費量は心拍出量依存性になる．正常人では，実験的に心拍出量を増やすと，強心薬によって心臓の代謝需要が増えた分だけほんの少し酸素消費量が増えるだけである．正常ではこれ以上の酸素供給能ではもはやそれ以上の酸素は取り込まないという全身酸素消費の閾値が存在する．ショックでは，この閾値が上昇し，水平なプラトーがない[5]（図 I-34）．すなわち一定のヘモグロビン酸素飽和度で心拍出量を増やすと酸素消費量がいつまでも増える．このことから酸素供給能を過剰にすること（supranormalization）が非可逆性ショックを予防できると Shoemaker らが提唱している[6]．この仮説は現在敗血症性ショックに広く応用されているが，"酸素供給能を上げるとなぜ酸素消費量がいつまでも増え続けるのか？　そのメカニズムは？"，"酸素供給能を上げることが死亡率にどの程度影響するのか？"などについての疑問はまだ解決されていない．

4) ショックの診断
●問診と理学的診察

ショックで救急室に搬入される患者は，最初は原因が不明であることが多い．したがって，基本的な理学的診察と搬入前の状況聴取が重要である．

チーム内の1人は患者の知人または家族から病歴を聴取する。

最初に皮膚の温度，色，発汗を観察し，意識レベル，血圧，脈拍，体温，呼吸（パターン，気道，数，聴診所見）を診察する。これによって以下のような初期の予測ができる。①発熱：敗血症性ショック，熱中症，②発汗，皮膚の蒼白，冷たい四肢を伴う頻脈：心原性ショック，出血性ショック，③徐脈：大量服薬，心筋梗塞，ショック末期，④チアノーゼ：心原性ショック，肺炎，肺塞栓，メトヘモグロビン血症，⑤頻呼吸：代謝性アシドーシスの初期，呼吸音の左右差：緊張性気胸。⑥Wheezing：アナフィラキシーショック，気管支喘息。

患者の衣服を脱がせ，体表面の外傷，感染創の有無，呼気の臭い，骨盤の診察，直腸診を行う。腹部の診察時は，①実質臓器の圧痛（臓器破裂），②腹壁の堅さあるいは反跳痛（腹膜炎），③腫瘤（腹部大動脈瘤）に注意する。神経学的診察では，Glasgow Coma Scale，瞳孔径と左右差，対光反射，眼球運動，四肢筋力の左右差，クローヌス，バビンスキー反射を調べる。

●検査

必須検査として，胸部および腹部X線写真，血糖，心電図12誘導，CBC，パルスオキメトリー，動脈血ガス分析，尿比重，BUN，電解質を検査する。

●モニタリング

基本的モニターとして心電図モニター，5分ごとの非観血的血圧測定，パルスオキシメーター，フォーリーカテーテルによる尿量測定を行う。また静脈血と動脈血のブドウ糖測定を行う。血圧は正常でもショックが疑われる場合は，心拍数，尿量，平均血圧，脈圧の経時的変化に注意を払う。ショックが遷延する場合はCVPカテーテルを挿入し，経時的にCVP測定を行う。CVPの適応を以下に示した。①うっ血性心不全，②腎不全，③末梢静脈路確保困難，④大量急速輸血が必要なとき，⑤極度の低血圧，⑥心タンポナーデの疑い。Swan-Ganzカテーテルは集中治療部収容後に挿入する。救急室では心エコーによる心機能評価を行う。

ショックの診断基準としては統一されたものはないが，表I-33のような基準がある。しかしショック初期のhyperdynamic stageでは収縮期圧

表I-33 ショックの診断基準

1. 血圧低下
収縮期血圧 90 mmHg 以下
平時の収縮期血圧が 150 mmHg 以上の場合： 　　平時より 60 mmHg 以上の血圧低下
平時の収縮期血圧が 110 mmHg 以下の場合： 　　平時より 20 mmHg 以上の血圧低下
2. 小項目（3項目以上を満足）
① HR≧100 bpm
② 微弱な脈拍
③ 爪床の毛細血管の refilling 遅延（圧迫解除後2秒以上）
④ 意識障害（JCS 2桁以上またはGCS 10点以下），または不穏・興奮状態
⑤ 乏尿・無尿（0.5 ml/kg/hr 以下）
⑥ 皮膚蒼白と冷汗，または39℃以上の発熱（感染性ショックの場合）

低下による脈圧減少のみのことがあるので注意する。

Swan-Ganzカテーテルからのデータと動脈と混合静脈血の同時測定から，動脈血酸素含量（CaO_2），混合静脈血酸素含量（CvO_2），酸素供給能（DO_2I），酸素消費量係数（VO_2I），酸素摂取率［$(CaO_2-CvO_2)/CaO_2$］を計算し，組織酸素代謝をモニターする。酸素摂取率が60%以上の場合は死亡率が高い。心拍出量あるいはCaO_2または両者を増やして酸素供給能を増やす必要がある。持続混合静脈血酸素飽和度モニター（Svo_2）は全身酸素消費量を経時的にモニターすることができる。Svo_2の低下は酸素供給能の低下，組織酸素需要の上昇あるいはショックの悪化とみなすことができる。乳酸濃度の測定はショックの半定量的評価法として有用である。原因の如何に関わらず，嫌気性代謝は乳酸の産生を増加させ，血中乳酸値を増加させる。乳酸値の正常は2.0 mM以下である。4.0 mM以上は全身の低灌流があると考えられ，死亡率は50%を超える。救急室では，1時間ごとの乳酸測定が治療の成否判定に有用で，上昇した乳酸値が不変か，または正常な乳酸値が上昇してくる場合は，もっと積極的に酸素運搬の増加を図る必要性がある。呼気終末炭酸ガス濃度測定（$ETco_2$）はショック中の心拍出量を評価するのに役立つ。$ETco_2$は肺胞死腔が増加した場合低下する。死腔は十分な換気（換気血流比＞1.0）によって増加する。ショック時に心拍出量の低下が起こると著明な$ETco_2$の低下が起こる。ショックの治療の初期では通常，

低心拍出量と過換気のため，$ETco_2$ は低下し，治療が成功すると，しだいに上昇する。

5）ショックの治療

すべてのショック治療の目的は好気的代謝の回復と，組織からの代謝産物の除去である。最近の研究の進歩によって，再灌流による細胞障害の概念が確立され，臓器循環の改善のみでは限界があることが認識されてきたが，実際のショック治療では循環の改善による組織への酸素運搬の適正化が基本である。

●換気

ショック患者に気管内挿管を行う際には，循環虚脱を助長しないよう慎重に行う必要がある。急速導入による気管内挿管が行われるが，ほとんどすべての麻酔薬は循環虚脱を起こしかねない。したがって，循環抑制の少ないケタミンあるいはフェンタニールを少なめに使うとよい。気管内挿管の適応を以下にあげる。①意識障害，②急性呼吸不全，③呼吸性アシドーシスの治療，④CTスキャンなどで手の届かない状況が予想されるとき。⑤努力呼吸，⑥気道閉塞の可能性のあるとき，⑦心不全，⑧酸素代謝障害が遷延するとき。

気管内挿管による人工呼吸は呼吸のための仕事量を減らし，酸素必要量を減らす。努力呼吸によって呼吸補助筋を激しく使うと酸素消費量が20〜1000％増加する。もっと重要なことは，たとえば気道抵抗の増加（アナフィラキシーのときの気管支攣縮）あるいは肺コンプライアンスの低下（肺水腫，ARDS）のある患者では吸気時により強い胸腔内陰圧が必要になる。この強い吸引効果は左室の駆出を制限し機能的後負荷を増加させる。陽圧換気はこのインピーダンスをなくし，心拍出量を30％増加させる。しかし陽圧換気は両刃の剣であり，静脈環流を阻害し，心拍出量を低下させることがあるので注意を要する。

●循環血液量の補充

ショック時の循環血液量補充の目標は，拡張終期左室充満圧をやや高めにすることであるが，これを救急室で測定するのは困難である。CVPは右室充満圧を評価するのに最も一般的に使われる。ショック時は左室も右室も拡張能が低下しているため適当な充満量を得るためにはやや高めのCVP（10〜15 cmH₂O）が必要である。CVPは左室充満圧の間接的指標であるということを忘れてはならない。またCVPが十分であるかは，尿量の増加，血圧の上昇，乳酸値の低下を考え合わせたうえで判定するべきである。

●カテコラミン

心臓では，カテコラミンは β_1 受容器に結合し，G蛋白を活性化し，cAMPとイノシトール3リン酸を蓄積させる。これらの物質は細胞表面と筋小胞体の voltage-gated カルシウムチャンネルに変化を起こし，収縮蛋白にカルシウムイオンを作用させる。同時に，拡張時には筋小胞体へのカルシウムイオンの再吸収が促進される。その結果，カテコラミンによって収縮力と拡張期充満が改善する。

ドブタミンは心筋収縮能と拡張能を高め，拡張終期圧を下げ，心係数を増加させるため，臨床的に有用なカテコラミンである。ドパミンは α と β 作用に加え内臓血管の拡張作用を持ちショックの病態を改善するのに役立つ。しかし，当然のことながら，カテコラミンだけに頼るのではなく循環血液量の補正を第一義に考えるべきである。

ショックのときはカテコラミンに対するタキフィラキシス（同じ濃度では効果が減弱していく）を示す。カテコラミンタキフィラキシスの一つのメカニズムはラセミ体作動薬結合遷延中の膜内嵌入による受容体のダウンレギュレーションであろうと考えられている。フォスフォジエステラーゼ阻害薬（アムリノン，ミルリノン）は膜受容体に非依存性にcAMPを増加させるためタキフィラキシスが起こりにくい。

6）ショック各論

●循環血液量減少性ショック（hypovolemic shock）

何らかの原因で循環血液量が著しく減少し，その結果心拍出量が減少して組織への酸素供給が不十分となり組織酸素代謝の障害が起こり，細胞機能障害が起こるのが hypovolemic shock である。その原因には大きく分けて，(a)出血性，(b)体液移動または喪失がある。

(a)出血性ショック

循環血液量の20％までの急速な出血は頸動脈，大動脈，肺動脈の圧受容器を作動させる。情報はこの圧受容器から舌咽神経と迷走神経を介して上行し，擬核（nucleus ambiguus）を抑制し，その結果血管運動中枢が活性化され，心臓，血管，

副腎髄質，腎の傍糸球体細胞に対する交感神経の刺激が増加する。交感神経の活性化は副腎髄質のA細胞の脱顆粒を起こし，循環中のエピネフリンとノルエピネフリン（4：1）を約20〜200倍増加させる。アンギオテンシンは4〜6倍増加する。交感神経反射は心拍数，心収縮，駆出率を増加させ，一方血管平滑筋を収縮させ骨格筋，皮膚，内臓の血管抵抗を増加させる。結果，体血管抵抗が増加する。35％以上の出血になると1回拍出量は低下し，脈圧も低下する。結局は脈拍の増加だけでは1回拍出量を代償できず，心拍出量と平均血圧は低下する。この状態が続いた場合，非可逆性ショックに陥り，最終的には循環中の血管抑制因子による血管虚脱を起こす。この後にたとえ十分な血液量を補っても死亡率はきわめて高い。

〈治療〉

まず輸血であるが，出血のコントロールが最も重要であり，手術以外で止血ができない場合は緊急手術による止血を躊躇なく行う。出血量にみあう輸血に加えて，同量の乳酸リンゲル液の輸血が必要である。救急室での出血量の予測は困難な場合が多い，Hb，Hctに加え，CVP，血圧，眼瞼結膜の色，尿量，心エコーでの左室前負荷の評価を行い総合的に判断して輸血，輸液量を決定する。循環虚脱を伴う出血性ショックのときはドパミンを使用しながら輸血，輸液を行う。輸血の準備が間に合わないときは代用血漿剤（HES，低分子デキストラン）を使用する。体内の出血の場合，出血量の把握は困難であるが，外傷の種類による大まかな経験的出血量を覚えておくと役に立つ。上腕骨非解放骨折の場合は200〜300 ml，脛骨非解放骨折では300〜500 ml，大腿骨非解放骨折では500〜1000 ml，大腿骨解放骨折では1000〜2000 ml，骨盤骨折では1000〜1500 ml，尿路損傷を伴う骨盤骨折では2000〜4000 mlである[7]。循環血液量の補正の目安はHb＞10 g/dl以上，CVP＞10 cmH$_2$O以上，尿量＞1 ml/hr，収縮期血圧＞100 mmHg，脈拍数＜100 bpmを目標とする。

(b) 体液移動または喪失

砒素中毒や食中毒あるいは消化管感染症では腸管内に大量の水分喪失が起きる。また広範囲熱傷，急性膵炎，では血管透過性亢進により血管内水分が間質に移動し，非機能的細胞外液となる。結果として循環血液量が著しく減少すると出血性ショックと同様の結果となるが，違いは血液のHb，Hctは上昇することである。

〈治療〉

原因の治療を行うと同時に，電解質の補充を行う。原則として乳酸リンゲル液による補充であるが，失われる水・電解質量によって輸液中の電解質組成を考慮する必要がある。広範囲熱傷の場合は乳酸リンゲル液に加え，HLS（hypertonic lactate solution）を使用することにより，大量輸液の弊害である肺水腫を予防できる。また腸管内水分喪失の場合はKの喪失を伴うので血清カリウム値を見ながら乳酸リンゲル液輸液を行いながらKを補正する。

●敗血症性ショック

感染が局所に起こると，その刺激によってマクロファージを介してサイトカイン，PAF，プロスタグランディンなどのメディエーターが産生され，局所炎症を惹起する。局所感染が抑制されない状況では，血液を介してエンドトキシンやこれらのメディエーターが全身に循環し全身の炎症反応を起こす。これが敗血症性ショックの本態である。つまり敗血症性ショックは感染を背景としたSIRS（systemic inflammatory response syndrome）と定義される。

敗血症性ショックの初期のhyperdynamic stageは自律神経反射を無視するほどの血管抵抗の減少が特徴である。この血管平滑筋弛緩にはオータコイド（ヒスタミン，プロスタグランディン，ロイコトリエン），NO，Naチャンネル活性化などが関与している。同時にフリーラジカルが生成され，血管内皮細胞を破壊する。血管内皮が破れると，病的血液凝固のカスケードが始まる。この内皮細胞障害がDICの引き金となる。敗血症性ショック初期は，消化管と肝の血流減少と皮膚と筋の血管抵抗の減少がみられる。この血流分布の異常は臨床的には尿量減少と，紅潮し，温かい皮膚（warm shock）として現れる。全身血管抵抗は75〜90％低下し，血圧は低下し，代償的な心拍数の増加（HR＞90）を伴う。心拍出量は50〜75％増加する。同時に，内皮細胞障害のため酸素摂取（動静脈格差）は減少する。

〈治療〉

①感染の制御

感染を疑った場合は感染巣を探す。肺炎が疑われる場合は喀痰，髄膜炎の場合は髄液，膿瘍では

膿のグラム染色と培養を行う。感染巣がわかれば外科的処置またはドレナージが可能か判断する。膿瘍では何よりもその除去が有効である。血液培養は皮膚消毒を厳密に行った後，2ヵ所から静脈血を採取し，嫌気性，好気性菌培養をそれぞれ2セット行う。血液培養は菌血症の証明と後の抗生物質の選択に重要である。感染巣が見つからないときは，ラクタマーゼインヒビターペニシリンとアミノグリコシドの併用またはイミペネムの単剤を使用する。

②循環と呼吸の管理

酸素化の改善，血液 pH の補正，酸素消費の減少と左室仕事量の減少の目的で，必要に応じて気管内挿管を含めた適切な呼吸管理を行う。次に左室充満を適切に保つため，輸液（20〜25 ml/kg の膠質液＋5〜10 ml/kg の HES）を行う。左室充満圧の指標のために Swan-Ganz カテーテルを挿入し，PCWP 15〜25 mmHg を目標にする。ショック状態が volume を補っても改善しないとき（尿量が少ない，血圧が低い，乳酸値が高い）は hypodynamic stage への移行を意味する。この場合は心血管作動薬の適応である。平均血圧が 70 mmHg 以上，尿量が 1 ml/時以上となるようドブタミンを 5〜15 μg/kg/分の範囲で調節する。平均血圧 60 mmHg 以下が続く場合はドパミンを同じ速度で投与する。ドパミンは体血管収縮作用と内臓・腎血管拡張作用を持っており，また両者の併用は相乗的に働く。

③栄養管理

敗血症性ショックでは代謝面からみると異化が亢進している。適切な栄養管理は重要である。可能な限り，経腸栄養を行う。イレウスや腸管穿孔などで経腸栄養ができない場合は中心静脈栄養を行う。カロリーは 40 Cal/kg/day とする。高血糖となるときは適宜レギュラーインスリンを使用する。

④その他の治療

副腎皮質ステロイドは敗血症性ショックの治療薬としては control clinical study で否定されている。蛋白分解酵素阻害剤（アプロチニン，メシル酸ガバキセート，ウリナスタチン）は抗トロンビン作用，抗プラスミン作用，抗補体作用，抗エラスターゼ作用などを持っており，わが国では臨床でよく用いられているが，広範囲なコントロールスタディーでの有効性は示されていない。TNF，C 5，ライソソーム，インターロイキンなどの抗体あるいは受容体拮抗薬は動物モデルでは何らかの効果が報告されているが，臨床応用までには至っていない。

●心原性ショック

心原性ショックは心臓のポンプ機能低下による急性循環不全である。

心筋梗塞（MI）は心原性ショックの最も多い原因である。心筋梗塞により 40％の心筋が壊死に陥ると非代償性のうっ血性心不全が起こる。このときの死亡率は 80〜90％である[8]。心筋梗塞全体の 5〜10％で心原性ショックが起こる。前壁梗塞は他部位の梗塞と比べて 2〜5 倍ショックを起こしやすいといわれている。Q wave MI は non-Q wave MI に比べてショックの頻度が 2 倍多い。6ヵ月以内の再発作，糖尿病性血管障害のある患者，高齢者，不整脈のある患者は小さい範囲の MI でもショックになりやすい。同様に，カルシウム拮抗薬や α ブロッカーを服用中の患者はショックになりやすい。心原性ショックの原因は結局，収縮能の低下，駆出量の低下の結果ポンプ機能を維持できなくなることによる。

一般的に急性心筋梗塞からの心原性ショックは出血性ショックと同様な自律神経反射を起こす。特に左室梗塞では，血管抵抗と心拍数は増加する。前壁梗塞による心原性ショックの初期症状として重要なのが心拍数である。代償されている心筋梗塞では心拍数は 70〜80 であるが，前壁梗塞の患者で徐々に心拍数が増加する場合はショックの初期症状とみなすべきである。冷汗，冷たい四肢，尿量減少，乳酸値 4.0 mM 以上などのサインのいずれかが伴っていれば心原性ショックとして治療する必要がある。

〈治療〉

心原性ショックの死亡率は 80〜90％ときわめて高く，予後はいかに素早く治療するかにかかっている。心原性ショックは低灌流による全身症状と収縮期血圧 90 mmHg 以下の低血圧（または通常の血圧からの 30％の低下）と定義されている。呼吸仕事により患者が疲弊しているときあるいは呼吸不全が切迫しているときは，人工呼吸を開始する。引き続き除脈性不整脈あるいは頻脈性不整脈の治療とカテコラミン（ドーパミン，ドブタミン，ノルエピネフリン，エピネフリン）による治療を行う。鎮静あるいは不安除去のためにはモル

ヒネとジアゼパムを注意深く少なめに使用する。過量投与はこれらの持つ負の変力作用のためショックを悪化させる。その点フェンタニールは心筋収縮力の抑制作用が少なく，重症ショック時の挿管あるいは除細動時の鎮静には適している。心筋収縮力の改善にはドブタミンとドーパミンが最初に選択される。これらで手に負えない低血圧とショックのときはアムリノンが心拍出量を改善することがある。アムリノンはフォスフォジエステラーゼを阻害し，cAMP を増加させるビピリジンであり，心筋の酸素消費量を増加させず，またタキフィラキシスもほとんどない。0.75 mg 静注のあと 5〜10 μg/kg/分のスピードで持続注入する。

　薬理学的治療が奏効しないときは大動脈バルーンパンピング（IABP）を開始する。IABP は環血流を 30％ 増加させ，低血圧による環血流減少の悪循環を断ち切る。コントロールスタディーで，IABP は短期生存率を高め，血栓溶解後の再開通率を改善し，再発作の罹病率を減少させることが報告されている。また心拍出量を平均 30％ 増加させ，侵襲的な治療までの時間をかせぐことができる。IABP は大動脈弁閉鎖不全あるいは高度の末梢血管障害のある患者では禁忌である。

　急性心筋梗塞による心原性ショックの悲惨な予後は最近改善されつつある。冠動脈血流を素早く改善する治療（再疎通療法）こそが予後を改善する方法であると信じられてきた。最近の疑問は，ベストの方法は血栓溶解療法かまたは緊急の per-cutaneous transluminal coronary angioplasty（PTCA）のいずれかという問題である。ショックを伴う MI の場合 PTCA の死亡率は平均 30％ である。これに対し，血栓溶解療法の死亡率は 50％ である。さらに，PTCA ではヘパリンのみを使用するので，出血の合併症が少ない。PTCA は病院の能力によって制限されるので，血栓溶解療法か PTCA かの適応は患者が搬入されたそれぞれの施設によって決まってくる。心原性ショックを伴う MI に対する再疎通療法開始までの時間とその効果についての臨床研究はまだないが，動物実験あるいはヒトでの研究で，冠動脈閉塞後 90 分で心筋壊死と死亡率の急な増加が見られると報告されている。

　したがって，MI による心原性ショックの治療は以下の順で行う。①適切な酸素化と呼吸の管理，②急を要する不整脈の治療，③心機能改善のための薬物療法，④アスピリンの投与，⑤再疎通療法開始。

　血栓溶解療法が禁忌の患者（75 歳以上，胃潰瘍の既往，そのほか出血のリスクのある患者：全体の 50％）ではヘパリンの投与を開始し，PTCA を準備する。血栓溶解療法が禁忌でないときは，血栓溶解療法を行うか，ヘパリンだけを投与して PTCA を準備するかを決断する。MI 発症 90 分以内に開始できるときは PTCA を選択する。PTCA のできない施設ではもし十分に早く搬送ができるなら PTCA の可能な施設に搬送してもよい。緊急 PTCA のできない施設では血栓溶解療法を選択する。

●アナフィラキシーショック

　アナフィラキシーショックはアレルゲン（薬物，異種蛋白など）が体内に侵入したときに，IgE 抗体が関与する即時型過敏反応が起こりショックを呈する状態である。アレルゲンは mast cell の脱顆粒を誘発し，多くのオータコイドを放出する。おもなメディエーターはヒスタミンであり，ターゲット細胞の H_1，H_2 および H_3 受容体に結合する。それぞれの受容体は協同的，相互的，または拮抗的に作用し，臓器に分布するそれぞれの受容体の比率によってその臓器に対するヒスタミンの総合効果が決まる。たとえば心臓では，ヒスタミンは心房の収縮能と自動能を亢進させるが，心室ではその逆の作用を示す。またヒスタミンは血管平滑筋を弛緩させ，気管支平滑筋を収縮させ，毛細血管の透過性を亢進させる。

　Platelet-activating factor（PAF）はもう一つの重要なアナフィラキシーショックのメディエーターである。PAF はフォスフォリパーゼ A_2 がフォスフォリピッドからアラキドン酸に変換する過程で生成され，心筋抑制，冠血管収縮，末梢血管拡張作用を持っている。

　アナフィラキシーショックの特徴は血管緊張の虚脱による脈圧の増加とそれに引き続く著明な低血圧である。心拍数は重要で，メディエーターの作用によって反射性頻脈は抑制される。このような迷走神経様効果は約 1/3 の例にみられ，徐脈，悪心嘔吐をきたす。

　アナフィラキシーショックは発症が急で，時に致死的となるが，治療が迅速適切になされれば急速に改善するという特徴を持っている。したがって初期治療にあたる医師の処置如何で予後が左右

されるので，これに関する知識は非常に重要である。すべての物質が原因となりうるが，薬物によるものが最も頻度が高く，診療上重要である。抗生物質，解熱鎮痛薬，麻酔薬，ヨード造影剤，抗血清に頻度が高い。静注によるものが最も多いが，経口，経気道の投与でも起こる。

〈治療〉

アナフィラキシーショックが疑われたら，疑いのある薬物はすぐに中止し，患者を仰臥位にし，バイタルサインをチェックする。低血圧に対してはまず下肢を挙上する。気道を確認し，吸気性呼吸困難があれば喉頭浮腫を起こしていることが多い。喉頭鏡を使ってエピネフリン0.01％液をスプレーする。これで気道閉塞が改善しない場合は気管内挿管を行う。この際の鎮静にはケタミン1～2 mg/kgの静注を用いる。次に血管確保を行い，乳酸リンゲル液を急速輸液する（計1000～2000 ml）。血管外への血漿成分漏出のため血液濃縮が起きているので，輸液量はHctを指標にする。低血圧に対してはエフェドリン10～20 mgを静注する。これで効果がなければ，血圧と心電図モニターを観察しながらエピネフリン0.1 mgをゆっくり静注する。その後すぐに血圧が低下する場合はエピネフリンを0.02 mg/kg/minで持続静注する

エピネフリンはアナフィラキシーの血管虚脱，気管支攣縮，水分漏出，心機能抑制を改善する最も優れた薬物である。副腎皮質ステロイドはメディエーターの放出と生成を止める効果がある。ステロイドはフォスフォリパーゼA_2を抑制し，PAF，プロスタグランディン，ロイコトリエンの生成を減少させる。ステロイドはまたT-cellとmast cellの活性化を抑え，気管支の炎症を抑制する。ヒスタミン受容体（H_1，H_2）拮抗薬は蕁麻疹，気管支攣縮，体液漏出を抑制し，おそらく心筋収縮力を改善する。ジフェンヒドラミン（0.5～1 mg/kg），シメチジン（2～5 mg/kg）が有効であると言われるが，即効性は期待できない。$β_2$アゴニストのネブライザーは気管支攣縮に対し効果がある。

●神経原性ショック

神経原性ショックとは神経の異常が原因となって末梢血管の拡張と心機能の低下が起こり循環不全に陥る状態をいう。原因別に，(a)脊髄損傷によるショック（spinal shock），(b)脳損傷によるショック，(c)迷走神経反射によるショックの3つに分けられる。

(a)脊髄損傷によるショック（spinal shock）

spinal shockは脊髄損傷の結果，遠心性交感神経が遮断されて起こる。交感神経は視床下部と孤束核に発し，脊髄の中間質外側柱を通り，脊柱の両側にある交感神経節に至る。心臓はT1～T4からの線維を受けている。一方副交感神経は頭蓋骨を出たあと脊髄は通らず，頸動脈鞘の中を通る。したがって頸髄損傷の多くの場合迷走神経は損傷されず選択的に交感神経だけが遮断される。T1以上の損傷では心臓促進神経が遮断されるため低血圧に加え徐脈が起こる。それ以下の損傷の場合徐脈はあまり起こらないが，低血圧は起こす。

(b)脳損傷によるショック

脳幹部に対する衝撃のため脳幹機能が一時的に混乱し，一過性高血圧や低血圧，徐脈をきたすことがある。脳幹部出血の場合，初期は高血圧を呈し，後に急激な血圧低下をきたすことがある。また脳浮腫の進展により脳幹部が圧迫されると急激な低血圧または徐脈をきたすことがある。いずれも脳幹部血管運動中枢の失調（副交感神経の異常興奮，交感神経の抑制）により起こると考えられる。

(c)迷走神経反射によるショック

眼球の圧迫，頸動脈洞の刺激，腹部内臓への衝撃あるいは牽引，外陰部への衝撃などで突然の徐脈，低血圧，心停止をきたす。これはおもにこれらの部位に分布する求心性迷走神経が刺激され，これが中枢に伝わり副交感神経中枢を興奮させ，遠心性の迷走神経の反射が起こるためであると考えられている（vago-vagal reflex）。

〈治療〉

低血圧の治療は，①迷走神経の緊張を調節すること，②心室充満を適正化すること，②血管抵抗を上げることである。T1より頭側の損傷の場合心臓は迷走神経が優位になり，徐脈が起こる。まずアトロピン0.5 mgを静注する。挿管時の迷走神経刺激は房室結節抑制から心停止をきたすことがある。したがってspinal shockのときの挿管時はルーチンにアトロピンを使用することを忘れてはならない。緊急時はまず，下肢を挙上し，通常乳酸リンゲル液を1000～2000 ml投与し，CVPと血圧を指標に血管内容量を保つ。晶質液が大量（3000 ml以上）となるような場合は，

HESを使用する。Spinal shockのときはたとえ尿量が保たれているとしても血圧を低いままにしてはならない。脊髄損傷部では血流のauto-regulationの変調が起きているため，灌流圧が低いとその部位の虚血障害を起こす可能性がある。したがって脊髄血流を増加させるため血管収縮薬をできるだけ早く開始する必要がある。α_1アドレナージックアゴニストのエフェドリン10 mg静注がファーストチョイスである。これで血圧が維持できないときはドーパミン5〜15 μg/kg/minの持続静注を考慮する。適宜ノルアドレナリン，ドブタミンの持続静注を併用することも考慮する。

文献

1) Marban E, et al: Disruption of intracellular Ca^{2+} homeostasis in hearts reperfused after prolonged episodes of ischemia. Ann NY Acad Sci 723: 38, 1994
2) Kette F, et al: Intramyocardial hypercarbic acidosis during cardiac arrest and resuscitation. Crit Care Med 21: 901, 1993
3) Jeffrey AK: Shock, Emergency medicine: a compregensive study guide, 4th ed P 86; editor-in-chief, Judith ET, American College of Emergency Physicians. New York: McGraw-Hill, Health Professions Division, 1996
4) Morimoto Y, et al: Influence of hypoxic and hypercapnic acidosis on brain water content after forebrain ischemia in the rat. Crit Care Med 21: 907, 1993
5) 平澤博之：ショック，図解救急・応急処置ガイド，内科総合臨床臨時増刊号 15：485, 1998
6) Fleming A, et al: prospective trial of supranormal values as goals of resuscitation in severe trauma. Arch surg 127: 1175, 1992
7) 杉本 壽：循環血液量減少性ショック．救急認定医のための診療指針（日本救急医学会認定医認定委員会 編），p 179，へるす出版, 1994
8) 平盛勝彦：心原性ショック．救急認定医のための診療指針（日本救急医学会認定医認定委員会 編），p 187，へるす出版, 1994
9) 相川直樹：ショック．標準救急医学（日本救急医学会「標準救急医学」編集委員会編），医学書院，東京，p. 132, 1991

（平良　豊）

8. 救急医療の社会医学的側面（臨床法医学）

救急医療機関は相当の知識および経験を有する医師が常時診療に従事していることが認可基準の一つとなっており，救急医療機関に対する社会の期待は大きく，一般の医療機関以上に社会的責任や診療義務が重い。一方，救急患者数は，核家族化，共稼ぎ，人口急増地帯の医療施設不足，医療の専門化，医療訴訟などの数多くの要因から年々増加の傾向，特に小児が多くなっている。そのような状況で救急医療には以下のように法律が関与している。

①医師は患者を救うように努めなければならない
②医師の医療上の注意義務が厳しく要求されている
　最高裁は"いやしくも人の生命及び健康を管理すべき業務（医業）に従事するものは，その業務の性質に照らし，危険防止のため実施上必要とされる最善の注意義務を要求されるのは已むを得ないところと言わざるを得ない"，"医師はその業務が常に人間の生命，身体にかかわり合うものであるから，病理学的にも，臨床学的にも，わずかな誤診，誤療をも防止すべき高度の注意義務が要請される"，"医療に従事するものは，万が一にも医療行為によって，患者の生命身体に危険を及ぼしたり，その機能を害することのないよう配慮すべき職務上の注意義務がある"と述べている。
③医師には専門家としての裁量権が広く認められているが，当代の医療水準の診療を行うべきである
　"医師の診療上の注意義務は医師としてなすべき注意が基準となる。医学が日に日に進歩するが，貴い人命を預かる医師としては，常に一般水準に追い付いていく義務がある。もし現在の医学の一般水準に照らして，備えるべき必要な知識と技能を欠くため起こした誤診や失敗があれば，法律上過失がある"という判例がある。
④医療上の記録保存義務を厳守すること
⑤医療上の守秘義務について

1）医事紛争と医療

年間受診率が欧米の4〜5倍に達している現在，千差万別な医事紛争のうち，医療事故の解剖で，病死と外因死が判明した症例は全例の4.6％あり，診療中に予見しえない疾病のあることが示唆される。公的病院で70％，500床以上の病院で40％が1人当直制を採っているために，①患者を診察し，重篤な疾病に進展するかの判断や，すみやかな処置に専門的な医学知識や経験が要求されるが，年々専門分科したために，広範囲にわたる疾病の結果を予測することは困難である。②予見しがたい結果に至った場合に，安易に医療過誤という風潮になってきているため，医療過誤の発生を恐れるため医師が救急医療に消極的となってきている。そこで，医事紛争となりやすい要因として以下のことに留意して，医学の対象が生きて

いる人間であるという自覚に，人間はすべて平等であり，人格のあることを認識し，謙虚に患者に接することが人間関係，信頼関係につながり，紛争化が避けられる。
①救急医療に行政機関の積極的な対策と，住民の救急医療施設の適正な利用と深い理解がなければ，救急医療が時間外診療となり，救急患者の治療過誤をきたす。
②医療事故のうち，過失が原因となった事故が医療過誤といわれ，近年になって紛争や法律的事件に発展する傾向が多い。
③救急医療では，臨床的に強い症状を呈する部分に注意が奪われ，治療期間の長期化・機能障害の残存で見落としが表面化することが多く，問題となる傾向が強い。
④医学の対象は生きている人間であることを自覚し，人が人を治療することへ常に細心の注意を払い，謙虚に患者に接しなければならない。

2）診療の義務

医師法第1条："医師は，医療及び保険指導を掌ることによって公衆衛生の向上及び増進に寄与し，もって国民の健康な生活を確保するものとする"。憲法第25条："すべての国民は健康で文化的で最低限度の生活を営む権利を有する"，"国は，すべての生活部面について，社会福祉，社会保障及び公衆衛生の向上及び増進に努めなければならない"，と記載されており，医師は患者を救うように努めなければならない。

診療に従事する医師には，診療の求めに応じる義務が課せられており，正当な理由なしにその求めを拒むことはできない（医師法第19条）。正当な理由としては，医師が不在または病気などの理由により，事実上診療が不可能な場合だけである。ただし，診察と治療は切り離して考えられており，以下のように医師が診察したうえ応急措置が必要でないと判断した場合には治療を行わなくてもよい。
①専門外の傷病である場合，患者の病状に適した医療機関へ紹介する。
②休日や夜間などの診療時間外では，休日診療所などの受診可能な医療機関を紹介する。
③勤務医が自宅で診療を求められた場合，応じる必要はない。

3）医師の指示と看護婦の責任

医師や歯科医師は他の医療関連職種の業務を行うことは可能であるが，医師・歯科医師以外の医療関連職種の業務は医師・歯科医師の指示や指導監督が必要であり，医師は原則として看護婦や准看護婦の行為や判断を信頼してもよいが，チーム医療において看護婦も独立して診療上の責任の一端を担っており，治療上のトラブルで医師の過失を問わず，看護婦の過失だけを問われることもある。看護婦や准看護婦は医師・歯科医師の指示がなければ，臨時応急の手当をする場合を除いて，以下の行為は禁じられている（保健婦助産婦看護婦法第37条）。
①診療機械を使用すること。
②医薬品を授与すること。
③医薬品について指示すること。
④衛生上危害を生ずるおそれのある行為をすること。

4）診療記録

医師法第24条に"医師は，診療をしたときは，遅滞なく診療に関する事項を診療録に記載しなければならない"，"病院または診療所に勤務する医師のした診療に関するものは，5年間これを保存しなければならない"と，医師には診療録を記載する義務が課せられており，医療機関の管理者には診療録を5年間保存する義務が課せられている（医師法第4条）。救急医療機関には，傷害事件の被害者や災害の犠牲者が入院する機会が多く，裁判上で医師や看護婦の記録が証拠としてしばしば利用されている。看護婦が記載する熱型表や看護記録には法的な記載義務も保存義務も課せられていないが，実際には医師の記録とともに保存されて，医師の記載不備を補っているといっても過言ではなく，より正確に，より詳細に診療録を記載するよう努めるべきである。

5）死亡診断書と死体検案書の記載

わが国の年間死者数はおよそ70～75万人であり，発行されている死亡診断書（死体検案書）の数は相当数に上るが，書類の重要性を理解されず，正確に記載されている例は少ない。救急の現場との関わりおよび臨床社会医学ともいうべき関連における事例にみる死亡診断書（死体検案書）の書き方などに注意点がある（図I-35）。

●死亡診断書（死体検案書）の使途

死亡届に添付された死亡診断書または死体検案書で，戸籍の抹消や死因統計の作成が行われる。そのほかの保険金請求の資料，民事事件や刑事事件の証拠書類，公害や労災補償の根拠書類として利用される場合には，新たな書類の交付が必要となる。

●死亡診断書（死体検案書）交付に関する法律（表 I-34）

(a) 交付の義務

診療や検案した医師に診断書や検案書の交付を義務づけており，正当な理由がなければこれを拒めない [表 I-34-3]。正当な理由とは，その書類が不正な目的に使用される疑いや後述の守秘義務に抵触するときなど，ごく限られた場合だけである。

(b) 交付の禁止

診察しないで診断書を交付することや，自ら検案をしないで検案書を交付することは禁じられている [表 I-34-4]。

(c) 医療上の守秘義務

医師をはじめ職業上他人の秘密を知りうる可能性のある職種の者には守秘義務を課せられ [表 I-34-7]，法的に証言拒否権が与えられており，守秘義務の履行が保護されている [表 I-34-10)，11)]。このように，医療には守秘義務が法律的に架せられており，状況によっては情報公開との兼ね合いが難しい場面もあり，その点の配慮が大切である。

死亡診断書(死体検案書)の記載事項には，その個人の秘密に属するものが含まれているので，死者の遺族以外の者に遺族の承諾なしに死亡診断書や死体検案書を交付することは避けるべきである。

(d) 虚偽文書の作成

医師が公務所に提出する診断書や検案書の虚偽記載に罰則が定められている [表 I-34-9)]。また，公務員には，その職務において虚偽の文書作成が禁じられており [表 I-34-8)]，公務員である医師はいかなる死亡診断書や死体検案書についても，虚偽の内容を記載すれば虚偽文書作成の罪となる。公務員以外の医師には保険会社などへ提出する文書の虚偽記載に直接的な罰則規定はないが，「医師としての品位を損するような行為」とみなされ，医師免許証の取消しや医業の停止処分を命ぜられるおそれがある [表 I-34-2)]。

【事例 I】特別養護老人ホームの真ん前で事故死した時の責任について

87歳の男性が行方不明となり，登録入居中の特別養護老人ホームの真ん前の川岸で死亡発見された事例である。この男性は心臓疾患ということで常に大量に投薬を受けており，両眼は白内障でかなり自力歩行は困難であった。問題となったのは当被害者は日頃より自宅がすぐ近くのため長女の食事を取りに，ホームから出たり入ったりしており，ホームも黙認していた。事故当時ちょうど，まだ大学院でアルバイトであるのに，病院の事務手続き上はその病院の常勤医になっていた医師が当直であった。そこで，責任の所在が問題となるので，この医師が自分で検案書を書き，かつ心不全と記載し，発見場所，死亡時刻を少し書きかえた。しかし，これが後に問題になったのである。

●死亡診断書（死体検案書）の様式

死亡診断書や死体検案書に記載する事項ならびにその書式（図 I-34）が定められており [表 I-34-5)]，特別の書式を指定していないかぎり，すべてこの書式に従わなければならない。

●死亡診断書と死体検案書の違い

「死亡診断書」は，その人の臨終に立ち会い，死を見届けた場合に交付する書類であり，「死体検案書」は死体を検案した場合に交付する書類である。ただし，診療中の患者が最終診療後24時間以内に，診療中の傷病で死亡した場合には，改めて診察しなくても，すなわち死に立ち会っていなくても「死亡診断書」を交付することができる [表 I-34-4)]。

死体を検案して書類を交付する以上，診療中の患者であるか否かを問わず，死体検案書として交付すべきである。なお，診療中の患者であっても，死因となる傷病に関して診療していたのでなければ，最終診察後24時間以内に死亡しても死体検案書として交付しなければならない。

●記載上の注意

(a) 氏名

戸籍に記載されている氏名（外国人の場合は，パスポートや外国人登録証明書に記載の氏名）を記入する。俗名，ペンネーム，芸名などは不可。身元が明らかでない場合は「不詳」とする。

(b) 性別，生年月日，発病年月日

白骨死体，身元不明の場合や原死因（後述）である傷病の発症年月日が明確でないときには，

図 I-35　死亡診断書（死体検案書）

死亡診断書（死体検案書）

この死亡診断書（死体検案書）は、我が国の死因統計作成の資料としても用いられます。かい書で、できるだけ詳しく書いてください。

記入の注意

氏　名			1男 2女	生年月日	明治　昭和　　　年　月　日 大正　平成 （生まれてから30日以内に死亡したときは生まれた時刻も書いてください） 午前・午後　　時　　分

←生年月日が不詳の場合は、推定年齢をカッコを付して書いてください。

夜の12時は「午前0時」、昼の12時は「午後0時」と書いてください。

死亡したとき	平成　　年　　月　　日　　　　午前・午後　　時　　分

死亡したところ及びその種別	死亡したところの種別	①病院　2診療所　3老人保健施設　4助産所　5老人ホーム　6自宅　7その他
	死亡したところ	佐賀市鍋島五丁目1番1号
	（死亡したところの種別1-5）施設の名称	佐賀医科大学附属病院

←「老人ホーム」は、養護老人ホーム、特別養護老人ホーム、軽費老人ホーム及び有料老人ホームをいいます。

死亡の原因	I	(ア)直接死因		発病（発症）又は受傷から死亡までの期間
◆I欄、II欄ともに疾患の終末期の状態としての心不全、呼吸不全等は書かないでください		(イ)(ア)の原因		
		(ウ)(イ)の原因		◆年、月、日等の単位で書いてください ただし、1日未満の場合は、時、分等の単位で書いてください（例：1年3か月、5時間20分）
◆I欄では、最も死亡に影響を与えた傷病名を医学的因果関係の順で書いてください		(エ)(ウ)の原因		
◆I欄の傷病名の記載は各欄一つにしてください	II	直接には死因に関係しないがI欄の傷病経過に影響を及ぼした傷病名等		
ただし、欄が不足する場合は(エ)欄に残りを医学的因果関係の順番で書いてください	手術	1無　2有　部位及び主要所見		手術年月日　平成　年　月　日 昭和
	解剖	1無　2有　主要所見		

傷病名等は、日本語で書いてください。
I欄では、各傷病について発病の型（例：急性）、病因（例：病原体名）、部位（例：胃噴門部がん）、性状（例：病理組織型）等もできるだけ書いてください。

妊娠中の死亡の場合は「妊娠満何週」、また、分娩中の死亡の場合は「妊娠満何週の分娩中」と書いてください。
産後42日未満の死亡の場合は「妊娠満何週産後満何日」と書いてください。

←I欄及びII欄に関係した手術について、術式又はその診断名と関連のある所見等を書いてください。紹介状や伝聞等による情報についてもカッコを付して書いてください。

死因の種類	1 病死及び自然死 外因死　不慮の外因死　｛ 2交通事故　3転倒・転落　4溺水　5煙、火災及び火焔による傷害 　　　　　　　　　　　　　 6窒息　7中毒　8その他　　　　　　　　　　　　　　　　　　　｝ 　　　　　その他及び不詳の外因死｛9自殺　10他殺　11その他及び不詳の外因｝ 12不詳の死

←「2交通事故」は、事故発生からの期間にかかわらず、その事故による死亡が該当します。
「5煙、火災及び火焔による傷害」は、火災による一酸化炭素中毒、窒息等も含まれます。

外因死の追加事項	傷害が発生したとき	平成・昭和　年　月　日　午前・午後　時　分	傷害が発生したところ	都道府県　市郡　区町村
	傷害が発生したところの種別	1住居　2工場及び建築現場　3道路　4その他（　　）		
◆伝聞又は推定情報の場合でも書いてください	手段及び状況			

←「1住居」とは、住宅、庭等をいい、老人ホーム等の居住施設は含まれません。

←傷害がどういう状況で起こったかを具体的に書いてください。

生後1年未満で病死した場合の追加事項	出生時体重　グラム	単胎・多胎の別　1単胎　2多胎（　子中第　子）	妊娠週数　満　週
	妊娠・分娩時における母体の病態又は異常　1無　2有　3不詳	母の生年月日　昭和　年　月　日　平成	前回までの妊娠の結果　出生児　　　人　死産児　　　胎　（妊娠満22週以後に限る）

妊娠週数は、最終月経、基礎体温、超音波計測等により推定し、できるだけ正確に書いてください。
母子健康手帳等を参考に書いてください。

その他特に付言すべきことがら

上記のとおり診断（検案）する　　　　診断（検案）年月日　平成　年　月　日
　　　　　　　　　　　　　　　　　　本診断書（検案書）発行年月日　平成　年　月　日

病院、診療所若しくは老人保健施設等の名称及び所在地又は医師の住所

佐賀医科大学附属病院
佐賀市鍋島五丁目1番1号

（氏名）　　　医師　　　　　　　　　　　　　　　　　印

8．救急医療の社会医学的側面（臨床法医学）

表 I-34 診断書と検案書に関連する法規

1) 戸籍法第86条
　死亡の届出は，届出業務者が，死亡の事実を知った日から7日以内（国外で死亡があったときは，その事実を知った日から3箇月以内）に，これをしなければならない。
　②届書には，次の事項を記載し，診断書又は検案書を添付しなければならない。
　　1 死亡の年月日時分及び場所
　　2 その他命令で定める事項
　③（省略）

2) 医師法第7条
　（前略）
　②医師が第4条各号の1に該当し，又は医師としての品位を損するような行為のあったときは，厚生大臣は，その免許を取り消し，又は期間を定めて医業の停止を命ずることができる。
　③以下省略

3) 医師法第19条
　（前略）
　②診断若しくは検案をし，又は出産に立ち会った医師は，診断書もしくは検案書又は出生証明書若しくは死産証書の交付の求があった場合には，正当の理由がなければ，これを拒んではならない。

4) 医師法第20条
　医師は，自ら診察しないで治療をし，若しくは診断書若しくは処方せんを交付し，自ら出産に立ち会わないで出生証明書若しくは死産証書を交付し，又は自ら検案をしないで検案書を交付してはならない。但し，診療中の患者が受診後24時間以内に死亡した場合に交付する死亡診断書については，この限りではない。

5) 医師法施行規則第20条
　医師は，その交付する死亡診断書又は死体検案書に，左の事項を記載し，記名押印又は署名しなければならない。
　1—13（省略）
　②前項の規定による記載は，第4号書式によらなければならない。

6) 医療法第5条
　公衆又は特定多数のため往診のみによって診療に従事する医師若しくは歯科医師又は出張のみによってその業務に従事する助産婦については，第8条，第9条及び第69条又は第71条の規定の適用に関し，それぞれの住所をもって診療所又は助産所とみなす

7) 刑法第134条
　医師，薬剤師，薬種商，産婆，看護士，弁護人，公証人又ハ此等ノ職ニ在リシ者故ナク其業務上取扱ヒタルコトニ付キ知得タル人ノ秘密ヲ漏泄シタルトキハ6月以下ノ懲役又ハ100円以下ノ罰金ニ処ス
　②（省略）
　（罰金等臨時措置法により，実際の罰金は2万円）

8) 刑法第156条
　公務員其職務ニ関シ行使ノ目的ヲ以テ虚偽ノ文書若クハ図画ヲ作リ又ハ文書若クハ図画ヲ変造シタルトキハ印章，署名ノ有無ヲ区別シ前2条ノ例ニ依ル

9) 刑法第160条
　医師公務所ニ提出ス可キ診断書，検案書，又ハ死亡証書ニ虚偽ノ記載ヲ為シタルトキハ3年以下ノ禁錮又ハ500円以下ノ罰金ニ処ス
　（罰金等臨時措置法により，実際の罰金は10万円）

10) 刑事訴訟法第149条
　医師，歯科医師，助産婦，看護婦，弁護士（外国法事務弁護士を含む），弁理士，公証人，宗教の職に在る者又はこれらの職に在った者は，業務上委託を受けたため知り得た事実で他人の秘密に関するものについては，証言を拒むことができる。
　（以下省略）

11) 民事訴訟法第281条
　左ノ場合ニ於テハ証人ハ証言ヲ拒ムコトヲ得
　1（省略）
　2 医師，歯科医師，薬剤師，薬種商，産婆，弁護士（外国法事務弁護士ヲ含ム），弁理士，弁護人，公証人，宗教又ハ禱祀ノ職ニ在ル者又ハ此等ノ職ニ在リタル者カ業務上知リタル事実ニシテ黙秘スヘキモノニ付訊問ヲ受クルトキ
　3（省略）

12) 刑事訴訟規則第59条
　官史その他の公務員が書類を作るには，文字を改変してはならない。文字を加え，削り，または欄外に記入したときは，これに認印し，その字数を記載しなければならない。ただし，削った部分は，これを読むことができるように字体を残さなければならない

13) 国家公務員法第100条
　職員は，職務上知ることのできた秘密を漏らしてはならない。その職を退いた後といえども同様とする。
　②（省略）

14) 地方公務員法第34条
　職員は，職務上知り得た秘密を漏らしてはならない。その職を退いた後も，また，同様とする。
　②（省略）

「不詳」ないし推定年齢を付記してもさしつかえない。

(c) 死亡年月日時分

死亡した年月日時分を記入する。明らかでないときには，発病年月日の場合と同様推定できる範囲まで推定して記入し，「不詳」と記載してはならない。

「午前」，「午後」はいずれかを○で囲む。「午前12時」，「午後12時」ではなく，それぞれ「午後0時」，「午前0時」と記載する。

なお，救急車に乗せたときには心拍動や呼吸があって，病院着時にはそれらが停止していて（いわゆるCPAOAの状態），蘇生術を施しても生体反応が現れなかった場合には，死亡時刻は病院到着時点以前にしなければならない。

【事例2】交通事故などで家族の死亡時刻が異なる場合の対処の仕方

高速道路などの事故では車が大型車につぶされ爆発，炎上という場合もある。また，現在高齢者が介護し合いながら死亡したが，死後変化が強く死亡時間が特定できない場合も多くなっている。上記の交通事故の場合は保険金をめぐって母方，父方，祖父母間で紛争する場合が多いが，実務では『ほぼ同時』とする和解案が多くなっている。しかし，90歳の介護を43歳の男性がしていて，母はミイラ化し，男性は大量の正露丸錠剤と比較的新しい糞便と，吐物があり，しかも実の妹が，保険の証書を預かっている夫と行方不明などという事例では各死因は不詳としておきたい。というのは，やせた老人の場合は風通しにもよるがミイラ化は比較的急速に進むからである。特に田舎あるいは離島などで当直をしている若いドクターは，2人とも病死で母はかなり以前に死亡したという診断書を書かれる場合もあると思うが，注意されたほうがよい。『ほぼ推定で同時』にするほうが賢明な場合もある。

(d) 死亡の場所およびその種別

死亡した場所を記入し，それに応じてその種別を選択する。死亡地が「1病院」，「2診療所」，「3老人保健施設」，「4助産所」，「5老人ホーム」の場合はその名称を下欄に記入する。

漂流死体や遺棄死体で，死亡地が明らかでないときには発見場所を，走行中の交通機関のなかなどで死亡し，死亡場所が特定できない場合は死亡確認場所を記入する。「発見」または「死亡確認」と付記すればそのことが明確になる。

道路上，河川のなか，海中など地番のない場所は「○番地先」，「○番地前」などと記載する。

入院患者や外来者が病院内で自殺を図り，発見時すでに死亡していた場合の死亡場所の種別は「7その他」であり，「1病院」ではない。発見時まだ生きていて，治療ののち死亡した場合はもちろん「1病院」である。「6自宅」は，住民登録の有無にかかわらず，もっぱら居住していたところである。ただし，ホテルの長期滞在者，長期の入院患者，橋の下，駅構内，公園などに長期間住みついている者がそれらの場所で死亡しても「6自宅」にはならない。

診療所，すなわち往診のみによって診療に従事する医師の住所地で死亡した場合，死亡場所の種別は「7その他」とする。

(e) 死因の種類

死因の種類は下記の項目から選択する。

「1 病死及び自然死」

「外因死」（下記の2～11に細分化）

　（不慮の外因死）

　　「2 交通事故」「3 転倒・転落」「4 溺水」

　　「5 煙，火災及び火焔による傷害」「6 窒息」

　　「7 中毒」「8 その他」

　（その他及び不詳の外因死）

　　「9 自殺」，「10 他殺」

　　「11 その他及び不詳の外因」

「12 不詳の死」

なお，項目を2種類以上，選択してはならない。「12不詳の死」は「1病死及び自然死」か「外因死」かの区別ができないもので，腐乱死体のように死因を明らかにできないものと，死因は明確であるが，その原因が疾病か外因か判断しえないものとが含まれる。なお，病的なてんかん発作による頭部外傷や浴槽内での心疾患発作による溺死など，疾病に起因する外因死は「1病死及び自然死」として扱う。

(f) 死亡の原因

WHOでは，死因には原死因を表示することになっている。原死因は，

①直接に死亡を引き起こした一連の病的事象の起因となった疾病もしくは損傷

②致命傷を生ぜしめた事故または暴力の状況

と定義されており，死亡の原因欄は原死因を把握しやすいように配慮されている。

Ⅰ欄：死に直接関与した原因を，医学的に因果関係が認められる範囲で記入する．ア欄には直接死を招いた傷病名を記し，イ欄にはア欄の原因となる傷病名，ウ欄にはイ欄の原因となる傷病名があれば記載する．傷病名は医学界で用いられているものを（略語，外国語は不可）できるだけ詳細に記す（急性・慢性の別，病原体名，腫瘍の発生部位など）．症状名を確定しえない場合は推定または疑いと付記し，やむをえない場合を除き症状名（老衰，狭心症，先天性弱質，虚弱体質などは不可），心停止，呼吸停止などの記載は避ける．死因には，死亡時の状況を表す，転落死，轢死，圧死などは用いるべきでなく，頭部打撲といった記載も不要である．

Ⅱ欄：左欄外の注意に従ってⅠ欄記載の傷病に直接関係あるものを記入する．Ⅰ欄記載の傷病の経過に悪影響を及ぼしたと思われないものは記載する必要はない．

発病から死亡までの期間：Ⅰ，Ⅱ欄の右側には，それぞれの欄から死までの時間経過を記入する．「即死」，「短時間」，「数分間」などのあいまいな表現も許され，明らかでないときには「不詳」と記載するが，発病年月日や後述の傷害発生年月日時分との間に矛盾を生じないように注意する．

手術の主要所見：死亡の原因欄に記載の傷病のために行われた手術の主要所見（病変の部位，性状，広がりなど）を略記する．

手術の年月日：2日にまたがっているときは手術開始日を記入する．2度以上行われている場合はそれぞれの日付を記入する．

(g) 外因死の追加事項

傷害の状態は死亡の原因Ⅰ欄に記載の原死因によって，外因死を起こした原因はこの欄の「手段及び状況」の記載内容によって分類される．したがって，死因の種類欄で2～6を選択した場合はこの欄の記載が必要である．

死因の種類が「1 病死及び自然死」であっても外因が重大な影響を及ぼした場合には，死因の原因欄に加えてこの欄の記入が必要である．

死因の種類が「11 その他及び不詳の外因」また「12 不詳の死」の場合には，「手段及び状況」欄にその状況や理由を詳しく記載しなければならない．

傷害発生年月日時分：その年月日は発病年月日と一致する．明確でないときは推定，または「不詳」と記入する．

手段及び状況：外因死の状況による分類が可能な程度に詳しく記載する．なお，第三者から聴取して記載した場合には，その旨付記するか，「……という」といった表現を用いる．

【事例3】猟銃誤射の現場における検案書について

救急の現場においては外因死の追加事項のうち特に手段・状況については警察の説明を参考にされることと思うが，射創と発射距離との関係が明確でないままの記入は事後紛糾しやすい．特に散弾銃創については距離の特定について補償額の算定もからみ紛糾するので，各銃創の記載が詳細に必要となる．

傷害発生が発生したところ：右欄外の注意に従って，市区町村名を記載する．番地の記載は必要ない．

【事例4】猪からの跳弾による事故と言い張る例

同業者（飲食店経営）仲間で特殊な弾を使用した猪狩りの途中，加害者が被害者にとどめを撃たせる際に発生した事件．司法解剖では遺体の銃創のみならず猪の銃創を解剖し，その角度を計算し加害者の申し立てに矛盾があることが証明し得た．現在は補償額にて調停中．死因の種類は医療サイドでは不詳の原因による外因死にして，かつ検案書の「その他特に付言すべき事柄」に詳細に損傷を書き込むとよい．

(h) 書類発行者

死亡診断書，死体検案書を発行できるのは診断または検案した医師本人に限られており，当直の非常勤医師が，常勤医師名で書類を発行することはできない．医師法第20条の但書に該当する場合には死に立ち会っていなくても死亡診断書を発行できるので，死に立ち会った当直医に代わって，死に立ち会っていなかった主治医自身が書類を発行することは可能であるが，当直医が主治医の名前で書類を交付することは違法である．

また，死亡診断書や死体検案書を作成した医師が退職したのちに，再び書類を請求された場合，他の医師が自分の名前やその医師名で書類を交付することはできないので，表Ⅰ-36のような証明書を発行するのが最善の方法である．

6）診療上の見落とし

一次，二次医療機関での患者とはいっても，救急外来では多岐にわたる疾病や外傷の主訴，症状，

表I-35 書類の訂正

＊書類の訂正に関する規定は，刑事訴訟規則第59条による公務員に対するものしかないが，一般にはすべてこれに準じて行われている。
＊文字の削除は通常2本線で行い，押印する。書類の欄外に加筆，訂正のために捨印をしてはならない。

表I-36 証明書

昭和○年○月○日　当院で診療中の患者Bが死亡した際，当院勤務の医師Aが，別紙のような死亡診断書を作成し，その遺族に交付したことを証明する。
　　　　　平成X年X月X日
　　　　　　　病院の名称，所在地
　　　　　　　　院長　氏名　　（印）

所見を把握して全身の診察と各種検査で診断する。平成10年度の佐賀医科大学救急外来で1782名（24.5％）の患者はただちに入院・処置を必要とし，5491名（75.5％）の患者は外来処置後に帰宅していた。ところが，軽症と思って独歩で来院した救急患者のうち3％の患者が三次救急患者であったことは，一見軽症に思える患者のすべてが比較的軽症患者とは限らず，安易な診療は見落としや医療過誤につながることに注意しておかなければならない。

外傷の場合には，関節周辺の骨折や脱臼の見落としが多く，骨折の際の血行障害（壊死）が医事紛争として増加しつつある。近年医療紛争の首位は外科である。救急患者では短時間に救命処置，諸検査などを行って治療方法の選択をせねばならないが，緊急といっても以下のような診断上の注意はないがしろにしてはならない。適切な時期に適切な処置をしないと，診察の注意義務を怠ったと医事紛争となったり，さらに見落としを後医によって発見される場合，治療内容に大きな差はないが，後医の無責任な批判的発言を招き，医事紛争を難しくしている。

●外傷性脱臼

股関節後方脱臼，とくに坐骨脱臼がみのがされることが多い。

●骨折

X線像で見えない骨折もあり，X線像上でただちに骨折なしと診断できない。
（小児の肘関節部外傷や不全骨折で，亀裂骨折，若木骨折，竹節骨折がある）

●四肢の血管損傷

開放性骨折，射創骨折に血管損傷が合併していることがある。

【事例5】最近の暴力がらみの例

近年，顧問弁護士などの一般人が法医学あるいは救急医学などを研究し，刑の軽減あるいは推定無罪をねらって最初から創の部位あるいは手段を考える場合が急増している。最も多いのは保険金をかけた被害者を縊死に偽装して遺書を書かせて殺害する場合である。次は溺死である。どちらの場合もあらかじめ睡眠薬か向精神薬を飲ませている場合が多いので搬送時の血液あるいは採取した尿の一時保管が望まれるところである。また刺創の場合は大腿部か右胸部より刺入する例が多い。『殺すつもりはなかった』と供述するのである。この場合，大腿部刺創による失血死のみが死亡診断書あるいは検案書に記載されていると，それを検事が唯一の証拠保全のために使いたがり医療関係者が何回も証言に呼び出されるなどということも現在増えている。死因の種類で注意を要するわけである。

●末梢神経損傷

全身状態が重篤で，局所損傷が著しい場合に，骨折と合併したり，診療行為中に発生した末梢神経損傷をしばしば見落としやすい。初診時に適切な診察とすみやかにカルテ記載を行うこと。

●胸部外傷

胸部の救急治療が局所的治療の順位で最優先である。

●腹部外傷

交通災害で受ける外力は大きく，多発・多臓器損傷など重症例となり，損傷部位の顕著な所見にとらわれ，腹部外傷の存在を見逃す危険性が大きい。外見上出血源がないのに出血性ショックを呈しているときは腹腔内出血が疑われる。

受傷後48時間以上無症状で（潜伏期），突然出現する遅発性脾破裂は転倒，転落事故などの簡単な打撲でも留意する。急性腹症では的確な判断が重要で，乳幼児のイレウスの見逃しが死の転帰をとるのはめずらしくない。

●骨盤骨折

尿路損傷の診断は，尿路以外の臓器損傷に目が奪われて遅れやすい。出血性ショックを起こしやすい骨盤骨折の死亡の多くは合併損傷による。

●頭部外傷

頭部外傷単独よりも，多発外傷での頭部外傷が

増加している。受傷機転は脳損傷の重症度を知る上で大切である。頭部外傷受傷直後での腰椎穿刺は禁忌である。

【事例6】県立高校の正規の授業時に発生した事故について―病名診断書の不備について

16歳の男子高校生であるが，正規の柔道授業の際，左胸部に同級生が受け身で捩じるようにのしかかり，帰宅後，痛みを訴えた。念のため翌日某大学病院の整形外科外来を受診したところ『痛みの増強と40度の発熱を訴えたが』担当医は『軽い骨折，熱はショックによるもの』とのこと，触診せず検査もせず看護婦がコルセットを投げてよこしたらしい。3日我慢したが痛みと発熱が増悪。再受診を依頼したが『連休明けまで我慢しろ』と言われ，同大学の救命センターの知人に無理を言い検査してもらった。すると左膿胸，呼吸困難に陥っており至急手術，また術前検査で横隔膜が破れている恐れから開胸とともに開腹手術を受けることになった。幸い排膿後，急速に快復し，腹部に異常はなかったが救命センターで2週間，胸部外科でのリハビリ呼吸訓練を含めて約40日の入院生活を余儀なくされた。しかも学校保険の対象となる書類には整形外科がすべて『10日の通院，投薬で治療可能な軽傷』と記載したため，個室の料金を含めて莫大な額が家族に退院時請求され，同時に救命における病名と整形外科外来時の病名の因果関係が証明されるまで校内の事故による『余儀ない』病欠とならず患者は一時留年扱いになっていた。同級生と家族，担任教諭の協力でかろうじて進級したが，一貫して整形外科サイドからの釈明，謝罪，見舞いはなく，家族の一部が強く抗議をして担当医が病室にきたが『命助かって良いと思わんね』と言ったため現在でも係争中である。

7）検死・解剖の必要性

内因性疾患の場合に，時として死体検案や解剖が行われずに，後に問題化されることがある。

【事例7】救急車で交通事故といわれたが診断では喘息重積状態のみの場合

このような場合は基本的には司法解剖が望ましいが，おそらく今後は高度な救急治療が施され2，3日然る後，病理解剖に至る事例が増えるものと思われる。その場合高度な肺水腫のみが認められるのが常である。同時に輸血治療が高度に施されていると脾臓の著しい腫大がみられることも留意したい。さらに輸液により栄養が高度に保たれると，肝臓があたかも脂肪肝であるかのごとくの所見が得られ，死亡診断書あるいは生前の疾患の項に医師によっては『脂肪肝』あるいは『急性成人Tリンパ性白血病』と記載する実際例があり，係争になる場合も増加している。

【事例8】学校内の学童突然死について

生来健康であるものの時々貧血症状を起こすといわれていた11歳の少女がある日の体育の授業中，ドッジボールの試合で胸に強くボールを受けたあと急に気分が悪くなり，救命センターで死亡した。遺族は事故かもしれないということ，また，保健室での管理が不十分という学校側の責任を問い，承諾解剖の形で所見を取らせて頂いた。その結果左房に巨大な粘液腫が認められ，同時に左右内頸動脈の血管内皮に腫瘍が粘着し，塞栓を形成していた。同様な例は監察医務院のデータではかなり頻度は高く，既往歴が多彩な若い人の交通事故が軽微な交通事故にみえても，病気が事件後に発見されることもある。解剖されなければ学童の突然死ということになるのであろうか。

【事例9】保険金がらみの溺死あるいは縊死の事例。

不況が長引き，特に50代の男性の自殺が非常に増えており以前の約3倍の割合で自殺が増え続けているので，胃内容，血液，尿はできるだけ保管してほしい。特に事業の失敗の場合，保険金の額が大きく，しかも夫婦で保険に入っており，溺死をはかり，（溺死は現在は車に乗ったままとびこむ例が多いので）片方が生き残っている場合は，明らかなる他殺を除外するのが難しい。佐賀県はクリーク，川が多く，手首を紐で縛っていたが，自分だけ助かったと片方が申し出ると，司法解剖にて詳細なプランクトン，薬剤の検査をしておくほうが望ましい。また，たとえば多大な借財をかかえた一族を救うために2億の保険をかけ，おそらく介助者がいたと思うのだが53歳の男性はまず自分の車のフロントガラスを材木で粉々にして山の中の道路にばらまき，ついで車を道から落したのだが左右上下肢の骨折ぐらいで死にきれず，転落現場でシートベルトを巻き付け自分が車外に飛び降りる形で窒息死となり，家族が災害3倍保障金を請求してきた事例もある。この事例はいまだ係争中であるがいちばん裁判に熱心なのはこの車の製造会社とシートベルト会社であり，社運をかけているそうである。シートベルトについては，現

表I-37　平成8年度の虐待症例の内訳（佐賀県中央児童相談所における取り扱い）

*性別		*通告者	
男	17	病院	1
女	9	精神福祉保健センター	1
		保健所	1
*年齢		児童委員	3
就学前	12	福祉事務所	2
小1～3	4	学校	7
小4～6	2	警察	1
中学生以上	8	家族	9
		その他	1
*虐待の種類		*虐待者	
身体的虐待	15	実母	13
心理的虐待	5	実父	7
ネグレクト	10	継父	7
性的虐待	1		

表I-38　虐待の診断とアプローチ

*虐待を否定する根拠にならない点
　親の学歴，職業や地位が高い
　兄弟のすべてが虐待を受けていない
　生活水準が高い
　子供が虐待を否定する
*主たる虐待者は……
　年少児ほど実母のことが多く，
　年長児ほど実父・継父母が増加する
*家庭状況は，
　別居が半数で，
　父親の職業は半数が安定せず，14％は無職である
*児童虐待はまず疑うことが第一である
　1歳以下の骨折と頭蓋内出血をみた場合
　　50％の確率で身体的虐待である
　　母親の述べる受傷理由に不明点が多く，自責の念がないのが特徴的
　小人症，体重増加不良，精神発達遅滞などがみられた場合
　　心理的虐待が疑われる

実には幼児でシートベルトが首に絡まり窒息に陥り重体という事件も起きている。

8）届け出を行わなければならない場合
●幼児の虐待

　幼児虐待は核家族化が進む社会状況において平成5年に1611件と40％増加しており，年々増加傾向になる。これらの虐待症例は男児に多く，それも就学前に多く発生している。虐待の種類としては身体的なものが最も多く，それも実母によるものが多い（表I-37）。その虐待を診断するアプローチとして銘記しておかなければならない点として，虐待を否定する根拠とならない事柄，おもな虐待者となるもの，家庭状況に注意し，まず疑うことが第一となる（表I-38）。そこで，表I-39のような診断ポイントに注目し，認められたときには幼児虐待を考慮しなければならない。

　もしも，児童虐待を疑ったり，虐待を発見したら児童相談所または福祉事務所へ連絡する義務がある（児童福祉法25条）。特に，虐待の疑いがあると思われたら，児童相談所へ連絡して，調査・判断してもらうことが大切である。このとき，守秘義務との絡みは，患者本人の利益や公益的観点から通告義務が有意にあり，通告が後に守秘義務違反として問われることはない。通告は機関の代表でも個人でも，電話など口頭でもよく，保護者に通告を断る必要もない。ただ，加害の程度が重く，保護者が指導にのりにくいときや，警察への通報を迷うときは，児童相談所と協議することが

望ましい。また，公的機関以外にも幅広いネットワークを持つ以下の相談機関をも利用可能である。

子供の虐待防止センター（03-5374-2990）
児童虐待防止センター（06-762-0088）

【事例10】被虐待児が問題になる場合

　たとえ親が洗濯機に落ちたといっても注意が必要である。コインロッカーに赤ちゃんを入れてラーメンを食べに行くとか，パチンコのあいだ車に乗せて熱射病にて死亡とか，新聞などで報道されている。しかしマスコミには取り上げられなかったものでも，もっとありふれた形で一見まともそうな両親であっても意外な展開を示す。たとえば日頃はファミレスや遊園地に3人仲良く出かけめずらしく子育てに熱心といわれていた家庭であるが，父親がリストラで失職した頃よりおかしくなり，自宅で賭けマージャンに耽り，1歳8ヵ月の被害者が勝負の途中で泣き出すと両親共に物を本児に投げつけ，あるいはある日投げた灰皿が後頭部に当たり硬膜下血腫で死亡という事例が着実に増加している。

【事例11】乳幼児突然死症候群（SIDS）を疑われる事例

　このSIDSについては非常に論議の盛んな論点であり，その社会的意味は大きい。我々としては他の要因，たとえば保育園の遊具による窒息死（この事故は現在かなり増えている），ノイローゼの実母による鼻・口閉塞死（この育児ノイローゼ

表 I-39 診断のポイント
1. 疑わしい病歴
    1. 不自然な状況説明
    2. 理由のはっきりしない受診の遅れ
    3. 子どもの状態を気にしていない親の態度
    4. 説明があいまいで内容もよく変わる
    5. 救急受診が多く医療機関を転々とする
2. 疑わしい家族の行動
    1. 子どもの状態を無視して入院を拒否する
    2. 入院させるとすぐ帰ってしまう
    3. 病状や治療についての質問がない
    4. 面会は少なく,短時間で,子どもに関ろうとしない
    5. 面会時に子どもが委縮した態度に変わる
    6. 入院すると子どもは無差別の愛着行動を示す
    7. 親の都合で退院を決め外来には来ない
3. 疑わしい子どもの状態
    1. 不潔な外見
    2. 無表情,無関心,視線をそらす
    3. 多少の痛いことでも泣かない
    4. 親がいなくなっても平気
    5. 打撲傷やあざや火傷の跡が多数ある
    6. 栄養不良,低身長,肥満
    7. 骨折
    8. 頭蓋内出血,眼球損傷,網膜出血
    9. 精神・運動発達の遅れ
    10. 情緒行動異常
    11. 性器・会陰部・肛門周囲の外傷
    12. 乳幼児であること(4歳以下で50%以上)
    13. 母子分離(精神的,身体的)の期間が数ヵ月以上あること
    14. 未熟児,双生児や基礎疾患がある
    15. 内臓損傷

による実母の子殺しは特に都会部で増えており,核家族における母親の悩みがのぞかれる),実母による,病院から退院するまでに我が子を発作的に窓から投げ殺す,あるいは実家で刺し殺すという事例は増えている。我々としては他殺,あるいは過失死に目がいくのであるが,解剖をしても,そして電子顕微鏡レベルで検査を行っても,SIDSと結論づけざるをえない事例は,現に法医の現場では多数経験している。電話相談も多く,SIDSで子を亡くした親は『とにかく誰かに悩みを聞いてほしい』と訴える。この鑑別診断は法医の分野でも非常に難度が高い。

●その他の症例の取り扱い
①食中毒・伝染病では,保健所へ届け出るとよい。
②覚醒剤中毒・傷害時件例では,警察署へ届け出るとよい。
③身元不明者・住所不定者については,氏名や身元を調べるためには警察署へ協力を要請し,身元引き受け人としては市町村役場の社会福祉事務所へ連絡すればよい。
④酔っぱらいについては,医学的に問題がない場合には警察へ保護してもらうとよい。

(伊藤洋子,瀧 健治)

9. 救急医療とリハビリテーション

リハビリテーションは,疾患の急性期を過ぎてから,後療法として実施するものと思っている人が,今でも意外に多い。実際に,急性期の患者は扱わずに,慢性期のリハビリテーションのみを実施している施設も少なくない。しかし,リハビリテーションは,急性期,それも疾患の発生や受傷の急性期早期から実施してこそ,最大の効果が得られる。

救急医療の場においてリハビリテーションを実行するためには,リハビリテーションの専門医と共に,少なくとも理学療法士(physical therapist ; PT)の医療チームへの参加が望ましい。

救急医学,とくにICUでは,リハビリテーションのおもな目的は,二次的合併症の予防と,いかに離床を早期にもってゆくかである。予防すべき二次的合併症としては,肺合併症,呼吸機能低下,褥創,関節可動域制限,異所性骨化などがある。そのおもなものには,廃用症候群(disuse syndrome)である。第二次大戦前までは,病気になったら安静が第一だと思われていた。ところが,四肢に麻痺があったり,呼吸障害や循環障害で安静にして寝ていると,非常に短期間に筋力低下,起立性低血圧などが起こってくることが知られるようになった。これらの二次的合併症が廃用症候群といわれるものである(表 I-40)

二次的合併症の予防は,一般的には,良体位の保持,体位の変換に始まる。良体位とは,気道の確保が十分であること,嘔吐が起こっても気道閉塞の危険が少ないこと,静脈の還流が阻害されないこと。頭部や四肢が不自然に強制された体位でないこと,頭位による四肢に出現する反射や肢位による反射が増強しないこと,大きな神経を圧迫しないこと,尖足や手指の屈曲を起こさないことなどの体位である,しかし,実際には,急性期,

表I-40 原因別にみた廃用症候群の諸症例

局所性廃用によるもの	全身性廃用によるもの	臥位, 低重力によるもの

1. 関節拘縮
2. 筋廃用萎縮
  a. 筋力低下
  b. 筋耐久性低下
3. 骨粗鬆症-高カルシウム尿-尿管結石
4. 皮膚萎縮
5. 褥瘡
6. 静脈血栓症
	1. 心肺機能低下
	  a. 心一回排出量の減少
	  b. 頻脈
	  c. 肺活量減少
	  d. 最大換気量
	2. 消化器機能低下
	  a. 食欲不振
	  b. 便秘
	3. 易疲労性
		1. 起立性低血圧
		  （姿勢血圧調節反応の低下）
		2. 利尿
		3. ナトリウム利尿
		感覚, 運動刺激の欠乏によるもの
		1. 知的活動低下
		2. うつ傾向
		3. 自律神経不安定
		4. 姿勢, 運動調節機能低下

（上田 敏, 他：高齢者廃用性疾患に関する研究成果―廃用症候群の基礎と臨床. Advances in Aging and Health Research：120-130, 1992[2)] より引用）

とくに重症例では，点滴による静脈確保，中心静脈栄養（IVH）チューブ，持続尿留置カテーテルなどのチューブがつながれており，さらに手術創や骨折があったりする．また，上記の種々の反射が出現していたり，不穏であったりして，良体位の保持には制限があり，個々の症例が応用問題と言えよう．

たとえ，良体位であっても同一体位を長時間続けておくと，沈下性肺炎などの肺合併症，皮膚の褥創，大きな神経の圧迫による四肢の麻痺や拘縮を生じやすくなる．肺合併症は死因になりうるし，皮膚の褥創，四肢の麻痺や拘縮は，後で行う本格的リハビリテーションの最大阻害因子となる．

良体位の保持と体位変換は，二次的合併症予防のためのベッドサイドにおけるリハビリテーションの基本といえよう．体位変換の開始時期は，ベッドに患者が横たわってから，2時間ごとに行う必要がある．2時間も同一部位を圧迫すると，そこに褥創が生じうるからである．エア・マットレスを用いれば，人手が少なくて済む．頸髄損傷患者のように，体位変換が困難で，危険を伴う場合は，ベッドと一緒に持続的に体位変換が可能な電動カイネスティックベッドが使用される．

プレホスピタルケアにおいて，理学療法士（PT）が参加する機会はまずないが，脊髄損傷患者などを長距離搬送する場合などには，良体位の保持，体位変換や呼吸管理の必要性から，理学療法士（PT）の参加が望ましい．

良体位の保持と体位変換に加えて，救急医学の場では，インテンシブケアを行うと同時に，急性期呼吸理学療法がきわめて重要である．胸部外傷や胸部の術後では，呼吸や喀痰排出により，疼痛が誘発されることがあり，疼痛のコントロールを必要とする．喀痰排出の介助としては，通常，叩打法が用いられるが，急性期の患者では，疼痛を起こし，また，不整脈を誘発しやすいので，スクウィーズィング法がよいとされている．

関節可動域制限，異所性骨化の防止には，従来通り，関節の自動運動，他動運動をベッドサイドで実施する．その具体的方法は専門書を参考にされたい．

四肢の自動運動・他動運動は，通常，バイタルサインが安定して，24時間～48時間過ぎてから実施しはじめる．しかし，脳梗塞で意識障害もなく，バイタルサインも安定している患者には，麻痺している肢体の運動を発症後数時間以内でも行ってよい．

早期離床の前段階として，ベッドのギャッチアップや端座位を行うが，呼吸・循環の動態をチェックしながら行う．具体的には，バイタルサインのチェック・心電図モニターによるチェックなどである．

離床は，呼吸・循環動態に注意しながら進める．急変時にただちに対処すべきことは，いうまでもない．**表I-41**は，離床を進めるにあたりリスクとなる状態を示す．

文 献
1) 星 孝：ICUにおける頭部外傷の理学療法. PTジャーナル 32：651-656, 1998
2) 上田 敏, 他：高齢者廃用性疾患に関する研究成果―廃用症候群の基礎と臨床. Advances in Aging and Health Research：120-130, 1992

（西村謙一）

表 I-41 離床を進めるにあたりリスクとなる状態

1) 頭蓋内圧亢進状態の出現
   （徴侯－頭痛，悪心・嘔吐，意識の低下や意識障害の進行，眼球運動障害，瞳孔不同，対光反射の消失，バイタルサインの変化，血圧上昇，脈圧の拡大，呼吸数・呼吸パターンの変化，運動麻痺・筋緊張異常の出現や進行）
2) 意識状態の変化が後退的過程を示してきたもの
3) 内科的合併症の急性増悪期
4) 不整脈のコントロールが行われていない場合
5) 高炭酸ガス血症，低酸素血症の状態
6) 生化学検査，水分出納状況の増悪
7) バイタルサインが過度に不安定
8) 過度の低栄養状態

（星 孝：ICUにおける頭部外傷の理学療法．PTジャーナル 32：651-656．1998[1])より引用）

10．コミュニケーションとインフォームド・コンセント

　救急患者は，突然の病気の発症，あるいは思いもかけない不慮の事故に遭遇したことに加えて，自らの意志とは無関係に救急車に乗せられて近くの病院に搬送され，初対面の医師や看護婦に種々の救急処置を受けることになる。このため，意識の清明な外傷患者は，受傷から搬入後処置を受けるまでの間に，身体的ストレスに加えて，精神的ストレスは想像以上に大きいと考えられる。一方，救急患者の家族は，突然の発生と急激な変化に驚き，どのように対応してよいのかとまどい，困惑している。生活を共にしていた家族のうち，とりわけ関係の近かった人ほど，その衝撃は大きく，意識を失い，外観の変形した肉親の状態を現実のものとして受け入れるには時間がかかる。さらに，患者が死亡した場合や，脳死に陥った場合，その家族は危機的状況にある。

　このような状況で，救急患者やその家族の精神的打撃は患者の重症度と比例し，患者に対すると同じように看護援助が必要である。そこで，これらのことをよく認識し，それらの状況に至ったいきさつについて，段階をふんで慎重に説明してインフォームド・コンセントを得ることは，医師と患者の信頼関係を築くのに大切である。

1）診療契約と医師の裁量権

　患者が医療を受ける意思を示し，医療機関側がこれを了解した時点で，法的には両者の間に診療契約が成立し，医療機関側は次のような義務を負う。

①患者の病状に最も適した検査や治療を選択し，実施する義務
②検査や治療を実施するにあたって，最善を尽くす義務
③医師が最適と考えている検査や治療を，患者が判断できる十分な説明を行う義務

　患者が医療を受ける意思表示ができなくても，患者の意思を代弁するもの（代理人という）が存在する場合は，患者が意思表示できる場合と同様な診療契約が成立する。しかし，患者の意思を示す代理人もいない場合でも契約なしに医療が行われ，このような医療は事務管理として行われることとなる。その事務管理は，最も本人の利益に適する方法で行われなければならないし，本人の意思を推知できるときには，その意思に従わなければならない。したがって，医師は患者の病状に最も適した医療を施さなければならない。ただし，自殺未遂者の場合は，患者の意思に従う必要はない（自殺すること自体が社会的に善良な行為でないからである）。

　昭和30年代までは患者の同意は治療行為の違法性阻却理由として捉えられてはいたが「その同意を意義あるものとするためには，患者が同意の対象である治療行為を十分に理解していることが必要であり，治療行為について十分な説明をしなかった医師には損害賠償責任を科すべきである」とするレベルまでは考えられていなかった。当時は，「患者は医療に関しては知識も情報も持たないから，医師から専門的な症状や治療法に関する説明を受けて理解することが困難で，専門知識によって何が最高・最善の治療法かを判断することができる医師にすべてを任せたほうが患者自身にとって幸せであろう」という考え方が多かったからである。また，同時に医師ならびに患者側にとっても，当然のことと考えられていた。しかし，戦後になって，人権意識の高揚や国民皆保険制度の発足に伴って医療行為が飛躍的に増加したこと，疾病構造の変化，重装備の近代医療の普及と共に医師に対する患者の信頼度の希薄化などが相俟って，医療過誤（事故）訴訟などが目立って多くなった。1965年以降，医師の説明義務が学会などで注目を集め，1970年代後半には西欧諸国より

はるかに遅れて，従来の医療ミスではなく，説明義務違反（患者の承諾はなかったことになる）を理由として医師の損害賠償責任が判例に積極的に導入されてきた。いずれにせよ，我が国では患者の自己決定権を認め尊重しつつも，欧米に比べて医師の裁量権はなお穏やかに認められている（表I-42）。

2）患者・家族への精神的配慮

より重傷な患者が搬入されたり，救急患者が多いときには，ふり分けの順番で不満やトラブルが生じる場合もある。どんな患者でも症状の軽重に関係なく，苦痛や重症感をいだいており，診察や検査待ちの患者にも，きめ細かい配慮と納得できるような誠実な説明が望ましい。およその待ち時間を知らせたり，いたわりのひとことをかけることも，患者の安心感につながる。きびきびとした治療動作は信頼感を与えるが，一方，話しかけにくい態度に受けとられることもあり，患者の不安をいっそう増強させることのないように心がける。

応急処置が一段落したあと，あるいは入院後，患者が周囲に関心を向けるゆとりが持てるようになった時期に，オリエンテーションを行う。病状と予後，排泄・体動・摂食・面会などの自由度の制限とその根拠，ベッド周辺の器具などについて，少しずつ何回も，相手が理解できるように工夫しながら説明する。老人，自己の現状が受容できていない患者，意識の不清明な患者，気管内挿管患者にはとくに注意をはらい，説明しても理解できないだろうと勝手に推察し，一方的な処置を行うことのないように注意する。

●外来において

精神的ストレスを少しでも緩和するために，受傷から搬入までの過程，搬入後の救急処置の必要性および損傷程度について，一般外来患者に対して行う以上に懇切ていねい，かつわかりやすく説明する。着衣を裁断する場合には，その必要性を十分に説明する。

● ICU において

ICU に入室して数日後から幻覚・妄想・失見当識などの精神症状を呈してくる場合（いわゆる ICU 症候群）がある。対話をくり返すことによって患者の病気に対する不安を取り除き，ICU 症候群の発症を予防することが重要である。

救急医療の場は，患者にとって日常とはまった

表I-42　日経メディカルによる市民意識調査，1989

○「あなたがいちばん最近かかった医師は，病状や治療法について説明してくれたか？」
　1.「医師の方から説明してくれた」……74.4％,
　2.「説明を求めたら説明してくれた」…15.2％,
　　その医師の説明について：
　　　「すべて理解できた」……29.9％
　　　「だいたい理解できた」…66.3％
○「複数の治療法がある」と説明を受けた患者の場合：
　1.「自分で決める」……7％
　2.「医師に任せる」……28.6％と"お任せ主義"が多い。
○「特に説明してほしいとは思わない」理由：
　1.「医師は最善の方法でやってくれる」…70.7％,
　2.「医師に任せておいたほうが気楽」……17.1％

く異なった環境であり，初めてのことが多い。医療機器・薬品・衛生材料にとり囲まれ，あわただしく動きまわる医療従事者を目で追いながら，患者は苦痛と，これからなされる治療についての不安や孤独に耐えている。重症患者の場合に，高度な医療機器に目を奪われるあまり，患者を人間としてではなく1つの個体として見ることがないようにする。患者が重症であればこそ，患者とのコミュニケーションを大切にし，かつ愛護的な配慮に努めなければならない。会話ができなければ，意識状態や苦痛の程度を観察し，患者とのコミュニケーションは，言語のみでなく，顔の表情や目の動き，手の動きや体動などからも，苦痛や訴えを理解しようと努力する。処置や検査，医師の治療方針などを簡潔に説明し，こちらの意向もできるだけ伝える努力が必要である。このような注意深いていねいな対応に心がけ，患者の代弁者として患者の人間性を尊重した信頼関係が早期に形成できるように努める。

病状の説明については，医療従事者間で見解を統一し，時期をみはからって誤解のないように正確に行う。家族は非常に敏感になっているので，言葉使い，態度などから，相手の気持ちを推測しつつ注意深く説明する。患者が危篤状態にある場合には，医療の現場に立ち合わせ，医療従事者がけんめいに努力していること，患者の状態が刻々と変わることを見てもらうことも必要である。家族のなかで中心的な人物を定め，医療従事者との連携や患者の支えのための協力体制づくりに力をかしてもらう。

表 I-43 日本における「説明義務」関連の裁判例の一部

病名または手術（説明義務の目的）
胃切除に際する指導義務（結果回避）
破傷風（可及的早期治療）
上腕等電撃症（上腕切断事実の告知）
全身麻酔（手術の承諾）
急性盲腸炎切除手術（手術の承諾）
胃癌手術（手術の承諾）
急性虫垂炎（経過観察・再来院の機会）
乳癌（専門医での受診の機会の供与）
風疹（人工妊娠中絶の選択）
歯科（美容の観点と歯科治療）
麻疹（治療方法の選択の機会）
脳腫瘍摘出手術（手術の承諾）
舌癌（化学療法の承諾）
卵管結紮による避妊手術（術後妊娠の可能性）
悪性脳腫瘍に対する免疫療法剤変更（自己決定権）
出産時大量出血（出産方法の選択・自己決定権）
子宮筋腫患者の子宮全摘子術（手術の承諾）
初診時の癌の告知の是非（医師の告知義務）
未熟児網膜症（専門医診療の機会）
癌の手術（患者との信頼関係の回復）
小児の下腿部皮植術（手術の承諾）
義歯（治療方法の選択）
左大腿部切断手術（患者の自己決定権）
ウィルムス腫瘍（自己決定権の選択）
盲腸手術（予後の備えをさせる）
不妊手術（手術方法の選択）
胃潰瘍（手術の選択自体違法として説明）
椎間板ヘルニアの検査（造影剤投与の承諾）
尾骨骨折（手術の承諾）
硬膜外ブロック注射（注射の承諾）
前腕骨折（新たなる骨折の危険性の回避）

表 I-44 アンケート調査

〈健康セミナー受講者を対象とした明治生命厚生事業団の調査〉
○理想の医師像：「症状や治療法を説明してくれる」……49 %
　　　　　　　　「患者本位の治療をする」……………25 %
　　　　　　　　「優れた医療技術を持っている」………22 %
○『これからの医療の中で重要度を増す活動』について
　第一線の医師（1352 名）からの回答
　　1.「優れた医療技術の提供」が第１位
　　2.「親切な診療，親切な対応を病院スタッフ全体で」
　　3.「病気や薬に対する十分な説明」とつづく
　患者側（30〜50 歳のサラリーマン，210 人）の回答
　　1.「24 時間体制の診療活動」が第１位
　　2.「研究研鑽を続け優れた医療技術を提供する」
　　3.「病気や薬に関する十分な説明」とつづく

〈財団法人・医療関連サービス振興会の調査〉
○『医師・看護婦とのコミュニケーション』について
　1. 医師に対して
　　「分かりやすく十分な説明を望む」
　　　　　　　　……外来患者 75.9 %，入院患者 86.1 %
　　「患者の話をよく聞くことを望む」
　　　　　　　　……外来患者 71.2 %，入院患者 79.3 %
　　「親近感をもって接することを望む」
　　　　　　　　……外来患者 51.2 %，入院患者 67.3 %
　　「患者の目を見て話すことを望む」
　　　　　　　　……外来患者 43.2 %，入院患者 57.8 %
　2. 看護婦に対して
　　外来患者が望むこと：
　　　「親近感を持って接すること」……………56.0 %
　　　「患者の話をよく聞くこと」………………46.6 %
　　　「分かりやすく十分な説明をすること」…44.8 %
　　入院患者が望むこと：
　　　「患者の話をよく聞くこと」………………75.2 %
　　　「親近感を持って接すること」……………73.4 %
　　　「分かりやすく十分な説明をすること」…66.5 %
　　　「患者の目を見て話すこと」………………49.2 %

3）患者の医療者への要望

　ここ数年来，病状や治療法について医師が患者に十分に説明していないと言われている。医療側と患者側のアンケート調査をみると，外来患者・入院患者共に医師との間でまず十分な意志疎通を欲しているが，外来患者の場合はコミュニケーションに対する要望は，入院患者の切実さに比べれば相対的に高くない結果であった。むしろ，入院患者の場合は医師より日常のお世話をしてもらう看護婦に，ふれあい的要素を重視していることがうかがえる。一方，外来患者は入院患者に比べて看護婦に対する要望はやや低い結果がみられる。

　アメリカでは医師個人への尊敬は高い評価があるとされているが，アメリカでも医師と患者間には大きな溝があり両者ともに困っている状況はさまざまな回答・統計にみられる。

〈瀧　健治〉

第II章 救急患者の症候学と初期対応

1. 頭痛

　頭痛をきたす疾患は**表II-1**のごとく多彩である。救急外来には多くの頭痛の患者が訪れる。その多くは器質的疾患のない頭痛であるが，なかには緊急の治療を要する重篤な疾患が含まれ，それを見逃さないようにすることが大切である。その代表的疾患はクモ膜下出血と髄膜炎である。クモ膜下出血の症状は，典型的な場合は，「突然発症する，今までに経験したことのないような激しい頭痛」と表現される。ただし問診をする際に，患者に対して「突然起こった頭痛ですか？」と尋ねても，「突然」という言葉が患者にとって必ずしも sudden onset を意味しないことに留意すべきである。たとえば頭痛を平素ほとんど経験したことのない患者は，3ヵ月前から徐々に生じて持続してきた頭痛も「突然起こった」と表現する。クモ膜下出血を想定して，問診をする際には，あくまでも患者に「突発的に生じた頭痛であるか否か」を確認するよう心がけるべきである。また発症直後に一過性の健忘を生じることがあり，頭痛を主訴として訴えない患者もいるので要注意である。このようなケースではクモ膜下出血に伴う多彩な不整脈や肺水腫（カテコラミン心筋症）が前面に出て，心不全や急性心筋梗塞と誤診される場合があるので注意が必要である。髄膜炎については頭痛，発熱，項部硬直が揃っていれば比較的診断は容易であるが，発病初期には頭痛と発熱のみを呈して上気道炎と間違えられやすい。このほかにも髄膜炎が存在していても項部硬直が出にくい患者として新生児，高齢者，免疫抑制状態にある者があげられる。細菌性髄膜炎は進行が速いため，その存在を疑ったなら数時間以内に腰椎穿刺を含む検索を完了し，広範なスペクトラムを持ち髄液移行性の良い抗生物質を投与しなければばらない。

　脳腫瘍はあまり強くない頭痛が徐々に生じてきて，その程度が変動し，時に姿勢によって影響を受ける。慢性硬膜下血腫は高齢者，慢性アルコール中毒患者，抗凝固薬服用中の患者などに生じやすく，先行する頭部外傷もしばしば忘れられているほど軽微なことが多い。

　頭痛以外にも錯乱，傾眠など精神症状を呈することがあり，精神科疾患と誤診して精神科へ紹介される場合がある。緑内障は，頭痛・嘔吐を主訴

表II-1　頭痛を呈する疾患

1) 片頭痛
2) 筋収縮性頭痛
3) 牽引性頭痛（頭蓋内圧亢進）
　①腫瘍　②血腫　③膿瘍　④脳浮腫　⑤腰椎穿刺後
4) 髄膜刺激症状
　①髄膜炎　②クモ膜下出血
5) 頭部神経痛
　①三叉神経痛　②後頭神経痛　③帯状疱疹
6) 眼，耳，鼻，歯疾患など
　①外傷　②腫瘍　③炎症　④緑内障　⑤側頭動脈炎
7) 全身性疾患に伴う頭痛
　①感染症　②発熱　③高血圧　④低酸素　⑤低血糖
　⑥TA または TA-PMR
8) 心因性頭痛
　①抑うつ　②妄想　③ヒステリー

として来院し，患者本人からは眼に関する訴えはない場合があるので注意を要する。

(加藤博之，大串和久)

2. 意識障害

表II-2のごとく organic coma と metabolic coma の2つに大別できる。organic coma は脳外科的な疾患が多く，緊急手術が必要な場合がある。metabolic coma は原則として神経学的な巣症状がなく，血液検査や動脈血ガスの所見に異常がみられる場合が多い。また病歴にて通院中の基礎疾患の存在が判明した場合には，これに関連した意識障害であることも多い。たとえば，「慢性閉塞性肺疾患で通院中→低酸素血症や CO_2 ナルコーシス」，「慢性腎疾患で通院中→尿毒症」，「糖尿病で通院中→低血糖や糖尿病性ケトアシドーシス，高浸透圧性非ケトン性昏睡」，「肝疾患で通院中→肝性昏睡」，「精神科に通院中→薬物過量摂取」，「平素からアルコール多飲→慢性硬膜下血腫」などは救急外来で比較的よく見かける意識障害患者であるので，家族や周囲の人々から注意して病歴をとるように心がけるべきである。また明らかな基礎疾患がなく，「突然の意識障害＋頭痛＋嘔気・嘔吐→脳血管障害」，「高温環境下での作業→熱中症」などのように，典型的な発症様式や発症時の状況からただちに疾患名を類推できる場合もある。救急外来で意識障害の患者に対応する際には，病歴の聴取，神経学的な診察とともに血算，血液生化学（特に血糖値はスティックによる迅速検査が望ましい），動脈血ガスなどの採血を行い，これで何も異常が見つからなかった場合に，見落としている疾患がないか表II-2に基づいて検討してゆくのが正しい診断に至る早道である。診断についての見当もつけず，やみくもに頭部CTを撮るやり方は，望ましいアプローチ法とは言えないであろう。

(加藤博之，大串和久)

3. 腹痛

腹痛をきたす疾患は多岐にわたっていて，しかも俗に「腹痛診療に王道なし」と言われるように特定の検査をすれば必ず診断がつくとも限らず，症候学の中でも特別十分な病歴聴取，診察，考察を要する訴えである。そのため診療する医師の頭の中にきちんと鑑別診断が整理されている必要がある。表II-3のごとく消化器系疾患，産婦人科系疾患，泌尿器科系疾患，血管系疾患，内科系疾患に大別し，しかも原則として手術を要する疾患とそうでない疾患に分けて把握しておくと便利である。この中で頻度として多いものは，尿路結石，急性虫垂炎，胆石症，イレウス，消化管穿孔，子宮外妊娠，骨盤内腹膜炎（pelvic inflammatory disease；PID），急性膵炎などである。実際に急性腹症の患者にアプローチする際には，まずショックの有無を確認する。ショック状態であるときはただちに静脈ルートを20G以上の太い静脈留置針で確保する。腹部外傷以外に腹腔内に出血しショックとなりうる状態で比較的頻度の高いものは，大動脈瘤破裂，子宮外妊娠破裂，肝癌破裂などがある。ショック状態でなければ，筋性防御，反跳痛などのいわゆる腹膜刺激症状の有無をチェックする。腹膜刺激症状がみられる場合には緊急手術の可能性を考慮し，腹部外科医（または産科婦人科医）と必ず対診する。急性腹症で下痢を伴う場合には手術を要する疾患である可能性は低いが，例外的に，骨盤腔の膿瘍などによる刺激（テ

表II-2 意識障害を呈する疾患

(1) 脳に肉眼的器質的病変あり（organic coma）
  1．急性：①脳血管障害(脳出血，脳梗塞，クモ膜下出血)
       ②脳外傷　③炎症（髄膜炎，脳炎）
  2．亜急性，慢性：①脳腫瘍　②脳膿瘍　③血腫（硬膜外，硬膜下）　④静脈洞血栓症

(2) 脳に肉眼的器質的病変なし（metabolic coma）
  1．心血管系：①ショック　②高血圧性脳症
  2．血ガス異常：①低 O_2　②CO_2 ナルコーシス　③低 CO_2　④アシドーシス
  3．電解質：①高 Na，低 Na　②高 Ca
  4．血糖：①糖尿病性昏睡　②低血糖
  5．毒素の蓄積または中毒：①肝性昏睡　②尿毒症　③CO中毒　④睡眠薬　⑤アルコール　⑥ポルフィリア
  6．精神科疾患：①てんかん　②ヒステリー　③ナルコレプシー　④Wernicke脳症　⑤精神分裂病　⑥うつ疾患
  7．内分泌疾患：①Basedowクリーゼ　②粘液水腫　③副腎クリーゼ　④下垂体腺腫
  8．高体温，低体温，感染症（敗血症）

表 II-3 腹痛（急性腹症）を呈する疾患
1. 消化器系疾患
   【手術】①穿孔：胃十二指腸潰瘍，胃癌，腸憩室，虫垂炎，胆道，食道破裂
   ②出血：肝脾破裂，肝癌破裂，消化性潰瘍出血，食道静脈瘤
   ③重症感染症，炎症：急性虫垂炎，憩室炎，胆嚢炎，胆管炎，膵炎
   ④血行障害：絞扼性イレウス，S状結腸軸捻症，腸重積症，ヘルニア嵌頓，
   【非手術】①軽度炎症：急性胃腸炎，虫垂炎，肝炎，胆嚢炎，胆管炎，膵炎，原発性腹膜炎，腸間膜リンパ節炎
   ②胆石
   ③単純性イレウス
2. 産婦人科系疾患
   【手術】①子宮外妊娠破裂 ②卵巣腫瘍茎捻転 ③卵巣出血
   （注）妊娠前半期なら：子宮外妊娠破裂，流産，胞状奇胎
   妊娠後半期なら：常位胎盤早期剝離，子宮破裂，流・早産
   【非手術】①急性付属器炎 ②月経困難症 ③卵巣過剰刺激症候群 ④PID
3. 泌尿器科系疾患
   【手術】①精巣捻転症 ②膀胱憩室破裂
   【非手術】①尿路結石 ②腎盂腎炎 ③副睾丸炎 ④膀胱炎 ⑤前立腺炎，精囊炎，⑥後腹膜出血
4. 血管系疾患
   【手術】①腹部大動脈瘤破裂 ②腸間膜動静脈血栓，塞栓 ③脾動脈瘤破裂
   【非手術】①遺伝性血管性浮腫
5. 内科系疾患【非手術】
   ①胸部疾患：虚血性心疾患，気胸，肺梗塞，肺炎，心囊炎，膿胸
   ②炎症・感染：帯状疱疹，食中毒，腸炎，リウマチ熱
   ③腫瘍
   ④循環障害：鎌状赤血球症
   ⑤代謝障害：尿毒症，急性間歇性ポルフィリア，高カルシウム血症，アルコール性ケトアシドーシス
   ⑥自己免疫：PN，SLE，Schönlein-Henoch症候群
   ⑦中毒：鉛中毒，アルコール性肝障害
   ⑧神経：神経根圧迫，てんかん

表 II-4 けいれんを呈する疾患
(1) 特発性てんかん
(2) 二次性けいれん
①脳内器質性疾患：脳腫瘍，脳外傷，脳血管障害
②脳内感染症：髄膜炎，脳炎，脳寄生虫
③脳循環障害：Adams-Stokes症候群，高血圧性脳症，子癇
(3) 代謝性疾患
①尿毒症，②低カルシウム血症，低血糖，④低酸素血症，⑤薬物中毒，⑥一酸化炭素中毒，⑦熱性けいれん，⑧アルコール離脱症候群

月経中かその直後が多い，食欲不振を伴わない，多少でも帯下を伴うことが多い，白血球数が重症度と必ずしも一致しない，などの特徴がある．イレウスは保存的に治療することで軽快する例も多いが，時に手術が必要となる場合もあるため，手術適応と判断するタイミングが重要である．一般に，疼痛が激しく頻回に鎮痛薬の投与を必要とするとき，腹膜刺激症状があるとき，時間経過とともに1ヵ所に著明な圧痛や腹膜刺激症状が出現してくるとき，間歇的腹痛が持続的腹痛に変化したとき，開腹歴のないイレウス，高齢者のイレウス，悪性腫瘍に基づくイレウス，精神病患者のイレウスなどは早期に手術を考慮すべきである．

（加藤博之，大串和久）

4. けいれん

けいれんは「倒れていた」という主訴で救急外来を受診することが多く，この場合失神発作との鑑別が難しいことがある．これは，いくら患者に尋ねても患者自身にはわからないことが多く，周囲に居合わせた人からの情報がきわめて有用である．けいれんを呈する疾患を表 II-4 に示すが，成人で初発のけいれんを呈した患者は器質的な脳疾患が存在することが多く，頭部CTを撮るべきである．全身性のけいれんが繰り返し生じ，またけいれんとけいれんの間に意識の戻らない時をけいれん重積状態と呼び，呼吸循環不全をきたし，低酸素血症により脳に不可逆的変化を招く恐れがあるため，ただちに気道を確保し，酸素を投与しつつ，けいれんを止める処置を行わなければならない．けいれん重積状態の原因として多いものは，転移性脳腫瘍，外傷性脳損傷，中枢神経感染症，

ネスムス，粘液便，頻尿を伴う），腸管の不全閉塞（閉塞部より口側の腸管の蠕動亢進により水様性下痢をきたす）で下痢がみられる．急性虫垂炎とPIDは，ともに下腹部痛，腹膜刺激症状を呈するが，急性虫垂炎は手術となることが多く，PIDは原則として手術適応はないため，しばしば鑑別が問題となる．PIDは急性虫垂炎に比べ，

表 II-5 悪心・嘔吐を呈する疾患

(1) 消化管, 腹膜性
　①腸管内圧上昇（食道狭窄，幽門狭窄，腸閉塞）：腫瘍, 腸管癒着, 軸捻転
　②消化管, 胆管粘膜, 腹膜への刺激：炎症, 潰瘍, 薬物
(2) 神経性
　①脳圧亢進　②ショック　③著しい痛み　④緑内障
　⑤急性心筋梗塞　⑥急性大動脈解離　⑦クモ膜下出血
　⑧髄膜炎
(3) 迷路性
　①炎症　②腫瘍　③血管病変　④メニエール病
　⑤乗り物酔い
(4) 代謝・内分泌性
　①腎不全　②肝不全　③糖尿病性ケトアシドーシス
　④バセドウ・クリーゼ　⑤副腎クリーゼ
　⑥高カルシウム血症
(5) 妊娠性
(6) 薬物性
　①ジギタリス　②モルフィン　③抗癌剤　④抗生物質
　⑤キサンチン系製剤
(7) 心因性
　①精神的ストレス　②恐怖　③うつ状態

脳塞栓, 低血糖, 電解質異常, アルコール離脱症候群などがある．特発性てんかん患者でけいれん重積となる最も多い原因は抗けいれん薬の服用中断と急性熱性疾患の併発である．

（加藤博之, 大串和久）

5. 悪心・嘔吐

嘔吐中枢は延髄網様体外背側部に存在すると言われており，ここに消化器系，迷路系，大脳皮質より求心路が入り込んでおり，第IV脳室の底には chemoreceptor trigger zone が存在すると言われている．また遠心路としては脳神経（→咽頭筋），横隔膜神経（→横隔膜），脊髄神経（→腹筋），内臓神経（→消化管）があり，嘔吐についての一連の動きを担っている．悪心・嘔吐は嘔吐中枢への刺激が存在すれば，生じるわけであり，その原因は表II-5に示すごとく多彩である．救急外来では，いわゆる急性胃腸炎による悪心・嘔吐の頻度は確かに高いが，急性心筋梗塞, 急性大動脈解離, クモ膜下出血, 髄膜炎のような生命にかかわる疾患を見逃さないようにしなければならない．緑内障や高カルシウム血症は見落としがちな疾患であり注意を要する．また妊娠可能年齢の女性の悪心・嘔吐を診た際は，必ず妊娠の可能性を考え，レントゲンによる検索や制吐剤などの薬剤の投与は慎重であるべきである．

（加藤博之, 大串和久）

6. めまい（耳鼻科的疾患について）

救急受診するような激しいめまい発作をきたしている場合最も問題となるのは，緊急性を要するような中枢性の異常の有無である．

めまい発作をきたして受診した場合，救急医に期待されるのは，まず，一般的な問診, 理学的所見などを十分に行っておくことである．

1) 問診事項

問診として重要なのは，発作をきたしたときの状況である．誘引なく発作をきたしたのか，ある特定の頭位や体位に誘発されなかったか，頭部を打撲したりしてはいないか，後頸部に衝撃を受けなかったかなどである．

次いで重要なのが悪心・嘔吐, 頭痛以外の随伴症状の有無である．蝸牛症状, 意識消失, 四肢のしびれ感, 運動麻痺, 眼前暗黒感, 霧視, 複視などが重要で，これらのうち蝸牛症状以外の随伴症状が認められれば，中枢性の異常が強く疑われる．気をつけなければならないのは，来院時にはすでに随伴症状が消失していることもあるので，発作が生じた時点と現時点とを意識して問診しなければならない．

また，激しいめまい発作では，患者は混乱状態にあることも多く，意識がなくなるような感じがするといったり，目が見えない感じがするといったりすることがあり，これをすぐさま意識障害, 眼前暗黒感と受け取らないよう注意が必要である．

その他，メニエール病などが疑われる場合では，以前に同様の発作があったかどうかも重要な事項である．

2) 理学的所見

まずは，神経学的な異常の有無が最も問題となる．神経学的異常が認められる場合は中枢性めまいの可能性が高くなる．

頭部外傷の有無や鼓膜所見や耳漏の有無も確認しておきたい．

また，めまい発作を伴うラムゼイ・ハント症候群もあるので，耳介湿疹の有無も確認する。

血圧をはじめとする一般的なバイタルサインのチェックはもちろん必須である。

3）眼振

眼振の有無は重要で，眼振を認める場合その方向は患側の決定にも重要であり，眼振の観察は必須である。特に，眼振方向が急性期と慢性期で交代するものがあり，実際に耳鼻科医が診察する時点は慢性期であることも多く，急性期の眼振所見は救急医のカルテ記載に頼るしかないため，救急医の初診の所見の持つ重要性は大きい。

自発眼振，注視眼振を問わず，上方ないし下方への垂直方向性眼振は中枢性の異常がなければ出現しない。

水平性眼振であっても，注視眼振において左右注視時に方向交代性眼振が出現すれば中枢性，特に小脳レベルの障害が強く疑われる。

なお，決まった温度の注水にてフレンツェル眼鏡下あるいはENG装着して定量的に測定しなければ評価に値するデーターは得られず，特に，鼓膜穿孔がある症例では内耳炎などをきたすことがあるため，不用意に外耳道に注水することは慎まなければならない。

4）画像

急激なめまい発作をきたし特に救急車で来院したような症例では，患者が極度に混乱状態であるため正確で十分な神経学的所見が得られないことも多い。めまい発作をきたす疾患でただちに鑑別すべきものは頭蓋内の血管性病変などであるから，神経学的所見が十分にとれないと判断される場合，CT（あるいはMRI）がただちに施行できる施設では頭部CT（あるいはMRI）を行うほうが望ましい。

著者は，頭蓋内病変の存在の可能性が低いと考えられる場合でも，積極的に頭部CTは施行すべきと考えている。なぜなら，めまい発作をきたす背景として，末梢性，中枢性を問わず精神的，肉体的ストレスの存在が多くの症例で認められる。その上，救急車で来院するような急激なめまい発作をきたしている場合では，患者は「死ぬのでは」という不安を持っていることも多い。実際に来院してもただちにめまいを止める方法はほとんどないため，「せっかく救急車で来院したのに医者は点滴ぐらいしかしてくれない→手遅れなんだ」という思考にもなりがちであり，頭部のCTなどを行い異常がないことを説明することで患者の不安を少しでも軽減することができるし，診察する医者自身も一安心することができるからである。

5）輸液ルート，一般採血

基本的に，来院した時点で輸液ルートを外液もしくは開始液にて必ず確保する。その際，一般的なCBC，生化学の採血を同時に施行する。

稀ではあるが，めまいを主訴に来院する急性白血病症例も経験されており，そのほか素因となりうる疾患を鑑別する上でも，採血は施行しておくべきである。また，末梢性めまいでは境界領域の高脂血症との関連も指摘されており，採血に際しては項目に加えておきたい。

6）対応

以上のような所見を十分取った後，神経学的異常所見や内科的にめまいをきたしうる異常を認めれば，当該科にコンサルテーションする。

それらの異常所見を認めず，とりわけ著明な蝸牛症状の随伴やラムゼイ・ハント症候群などが考えられる場合は耳鼻咽喉科の当直医にコンサルテーションする。

神経学的異常や内科的に異常を認めない場合は，メイロン7％を50～250mlを60～100ml/時程度で点滴静注する。その後，ほぼ同程度の速さで維持液を点滴静注する。帰宅できる場合もあれば，そのまま入院となる場合もあるので，維持液の量は症状を見ながらでよい。悪心嘔吐に対してはプリンペラン1Aを静注するか，維持液に混入する。患者の状態によっては，セルシン1/2～1Aなどを静注もしくは筋注する。最も重要なのは安静であり，神経学的異常や内科的に異常を認めない症例の場合，3～4時間程度観察室などで様子をみて，帰宅が可能であれば，自宅安静と後日耳鼻咽喉科受診を指示していったん帰宅させることも可能ではある。

もちろん，神経学的異常や内科的に異常を認めないことが確定した時点で，ただちに耳鼻咽喉科の当直医にコンサルテーションしてもよい。

〔佐藤慎太郎〕

7. 外傷

外傷は物理的外力により生体が損傷を受け，構造上の変化あるいは生理的不均衡を特徴とする損傷である。外傷形態は目的によって分類と評価に違いがあり，法医学では，損傷の形状から成傷の機序や凶器が決定され，小さな損傷でも創傷の形状は重要な意味を持っている。一方，救急医療では損傷の形状から，生体侵襲の強さと生命予後を推測しながら，損傷に対する治療を展開する。そこで，救急医療では，損傷形態，損傷部位，受傷機転による分類が一般的である。また，外力によって生じた組織損傷を総括して創傷というが，皮下や粘膜面の連続性が離断した開放性損傷を創，連続性が保持された閉鎖性損傷を傷として区別する。

A. 外傷の分類

本邦における損傷形態は穿通性損傷20％，鈍性損傷80％で，そのうち交通事故によるものが大多数を占めることから，本邦での外傷学は交通事故によるものがモデルとなる。

1）損傷形態による分類
●穿通性損傷と鈍性損傷

外力の種類と衝撃がもたらす生体への侵襲度を分けたものである。

穿通性損傷は鋭的外力により最もよくみられる外傷で，ナイフによる刺創や拳銃による射創の局在性損傷である。刺創は，ナイフ，ガラス，ドライバー，その他の先端が尖った物による。穿通性外傷によってできた損傷は，鈍的外傷に比べ比較的予見しやすく，最もよく損傷を受けるのは，腸管，肝臓，血管構造である。この損傷は突出状態によって推定できるが，患者の衣服を完全に脱がせて，小さくとも危険性のある創傷を調べる必要がある。

鈍性損傷は鈍的外力により生じる外傷で，交通事故，高所からの墜落，重量物による圧挫などにより生じた損傷で，広範囲である。全鈍的外傷の50％は自動車事故である。鈍的外傷は，損傷の程度が不明確で急性期の確定診断が困難なことから，穿通性外傷よりも生命の危機に陥りやすい。

鈍的外傷で，最も一般的に損傷を受ける臓器は脾臓と肝臓である。事故の詳細について，速度，車両損壊の程度，車室変形の程度，患者が運転手か同乗者か，事故に死亡者がいたかどうか，単一車両の事故か複数車両の事故か，ダッシュボードやハンドルの変形の程度などを記録する。減速損傷（時速約48km以上の速度で進行中に，ブレーキをかけない急停車）では，胸部大動脈損傷を起こす可能性がある。後腹膜十二指腸，心臓，小腸腸間膜なども減速力によって損傷を受ける可能性がある。車両から放り出されたら，多発損傷となり，死亡率50％と，損傷による死亡のリスクは3倍にもなる。自転車事故では，自動車と異なり，衝撃の力が車両に吸収されず，運転者が保護されていないので，死亡率や合併症発生率が高い。ヘルメットを使用すれば，致命的な頭蓋損傷が30〜50％低下する。小児，高齢者，酩酊者が，自動車―歩行者事故の被害者としては最も多い。患者は一般的に，膝下，軀幹，頭部の3損傷を呈する。高齢者は，臓器機能予備能の低下，解剖学的変化，内科疾患の併存などがみられ，同じ損傷でも若年者に比べ死亡率や合併症発生率が高い。鈍的外傷の第二の原因は転落である。転落に関して重要なのは，転落の高度である。4.5m以上からの転落では，圧迫，剪断，伸展などの衝撃損傷がみられる。また，胸部大動脈などの減速損傷もよくみられる。また，下肢の骨格と脊椎骨の骨折（たとえば，患者が両足で着地すれば踵骨と腰椎骨の両方の骨折がみられる）が起こることが多い。加重暴行では，打撲，小児虐待，暴行による損傷がある。損傷の重症度を推定するには，暴行器具の特徴を把握することが重要で，隠れた損傷を評価するために体をくまなく診察する。

●開放性損傷と非開放性損傷

開放性損傷は皮膚の離開または欠損を伴う外傷で，鋭的外力のすべてと鈍的外力による損傷の一部が含まれる。非開放性損傷は皮膚の離開または欠損を伴わない外傷で，鈍的外傷の多くが相当する。

2）受傷部位による分類
●損傷部位や損傷臓器による分類

損傷を受けた解剖学的部位による分類で，頭部外傷，胸部外傷，腹部外傷，骨盤・四肢外傷，また損傷された特定の臓器名から，心臓外傷，肝臓

外傷などと呼ばれる。
●単独外傷と多発外傷
　頭部，胸部，腹部，骨盤・四肢の単一部位の外傷を単独外傷と呼び，複数部位の外傷と区別する。ここで注意すべきことは，単独外傷は多発外傷に比べて一般に軽いが，単独外傷でも心臓外傷のように一瞬のうちに死亡するものもある。また，手指外傷のように，生命予後に影響しないものは，たとえ，機能予後に影響を与えるものであっても単独外傷とは呼ばない。
　体部位が複数にわたって損傷された場合を多発外傷と呼ぶ。多発外傷は，通常，単独外傷に比べて外力が大きく，重症な場合が多い。侵襲過程が複雑で，その医療には総括統一された診療態勢が求められ，各専門医によるチーム医療を必要とされる。

3) 受傷機転による分類

　受傷機転による分類では，損傷形態，損傷部位，損傷の緊急度と重症度を予測できる。通常は損傷形態によりさらに細分類されることが多い（表II-6）。

●交通外傷
　交通外傷には，ダッシュボード外傷，ハンドル外傷，シートベルト外傷などと呼ばれるものがある。その外傷は受傷状況から，①乗車中に受ける損傷と，②歩行者が車にはねられて受ける損傷に大別される。
(a)乗車中の外傷
　乗車中の事故では，身体が前方へ移動し，膝がダッシュボードの下面に当たる（第1段階）。ついで，ダッシュボードの下面を支点として，全身が持ち上って頭部がフロントガラスに当たる（第2段階）。このとき，下腹部がハンドルの下半部に押しつけられた後，頭部は後方にはね返り（第3段階），ついで再び頭部が前方へ投げだされると同時に，胸部・上腹部がハンドルに当たる（第4段階）。最後に頭部がダッシュボード上に，顔面と頸部がハンドル上縁に当たる（第5段階）。
　このように，シートベルト非着用の場合は身体が浮き上り前方へ移動するので，受傷部位は頭部や顔面が最も多く，ついで，下肢，胸部，上腹部に多い。とくに，腹部損傷では，ハンドル外傷として膵損傷や十二指腸損傷が多い。一方，シート

表II-6　受傷機序による創傷の分類
(1) 穿通性損傷：刺創，銃創，散弾銃創
(2) 鈍性損傷：
　・交通事故―車と車，人と車，二輪車
　・労働災害―墜落と転落，倒壊による圧挫
　・傷害殴打　・スポーツ外傷　・その他

ベルト外傷には十二指腸損傷や腸間膜損傷が多い。
　正面衝突のほかに，側面衝突（出合い頭衝突）や後面衝突（追突）があり，前者は緊張性気胸，肝損傷，腎損傷，後者はムチウチ損傷が多い。
(b)歩行者の外傷
　通常は一次衝撃（車による衝撃）のほうが二次衝撃よりも衝撃（路面に叩きつけられた衝撃）は大きい。成人では骨盤・大腿部に一次衝撃を受け，ボンネット上にすくい上げられ，頭部や胸部を打つ。小児では一次衝撃を全身に受け"轢かれる"という形態をとって受傷する。
●労働災害
　労働災害の受傷原因は，墜落，転落が圧倒的に多く，圧挫，巻き込まれ，飛来・落下物，倒壊・崩壊などがある。この中で特徴的な受傷機転を示すものは墜落損傷で，当然のことながら墜落高度に関係する。墜落による衝撃度は，2.5mの高さから10gの落下物は，5mでは20g，10mでは40gに相当し，墜落高度5m未満では単独外傷，5m以上では多発外傷の型を呈し，死亡率も2倍に増加する。
　事故死亡の多い原因の一つに熱外傷があり，温度熱傷，熱湯熱傷，化学熱傷，電気熱傷，凍傷などがある。熱傷に合併損傷を伴うことが多い。
　そのほか特殊なものとして，印刷機，耕運機，コンバイン，草刈機などによる外傷がある。創傷は土や油で汚染され，ガス壊疽や破傷風を起こしやすい外傷である。
●スポーツ外傷
　スポーツ外傷はスポーツの種類によって，一定の外傷形態を呈している。サッカーやラグビーでは頸椎挫傷，スキーやスケートでは下腿骨のラセン状骨折が多い。

4) 特殊な外傷
●銃創
　銃による損傷は増加の一途をたどっている。弾丸の運動，空中での弾道，目標物に命中後の複雑

な運動，被った損傷などから銃の口径と発射距離を決定できる。損傷は基本的に以下の3つの概念に基づいて生じる。銃弾の進路の周辺ばかりでなく離れた場所にも生じるため，銃弾進路から離れた場所について詳細にくまなく調査する必要がある。

① 組織損傷は，銃弾の貫通時に失われた運動エネルギー量に比例して，揺れは銃弾の縦軸が直線軌道から偏位することで，回転は銃弾の中点を中心として銃弾自体が前方への回転で，銃弾の分裂や破裂は組織に多大な障害を与える。これは銃弾速度が速いときに起こりやすい。
② 銃弾速度の速いときに骨や歯，ときには衣服などの間接物が第二の銃弾（間接物による損傷）となる。第二の銃弾の運動は予想困難であり，第一の銃弾より予期せぬ大きな組織損傷を引き起こすこともある。
③ 空洞は原理的に銃弾の前方と，側方方向へエネルギーを拡散させることで形成される。この空洞の大きさは消散するエネルギー量に依存し，高速の銃弾は，その直径の10〜14倍の空洞を形成する。

● 散弾銃

散弾銃は複数の組織障害をもたらし，数ダースから数百の穴を個発生する。散弾銃を50ヤード（45 m）以内から発射すると損傷を起こす。散弾銃を0.9〜1.8 m以内の距離から発射すると，単一の比較的大きな傷を生じ，組織損傷も大きくなる。0.9〜13.5 mの距離では広範な組織破壊を伴う著しい損傷が発生し，18 m以上離れた場合は数個が命中するだけで損傷は小さい。

● 爆発

爆発衝撃では，ケースの破片による高速穿通性損傷，ショック波による爆発損傷からの組織破壊，爆発中心部での内臓脱出や熱傷，外傷性四肢切断などの機序による損傷を受ける。

B. 打撲創の応急処置

打撲創は日常診療で最も多く遭遇する外傷で，皮膚に創がない場合でも，多くは血腫を伴う損傷である。軟部組織の外力に対する抵抗力は，皮下結合織や小血管では弱く，大血管・筋肉・腱・神経などは若干強いが，最も強いのは皮膚である。したがって身体に強い外力が加わると皮下の組織に損傷が起こっても，皮膚には断裂が生じないこ

表 II-7 重症度（荒木の分類）

第 I 型（単純型または無症状型）
　脳からの症状がまったく欠如しているもの
第 II 型（脳震盪型）
　意識障害が受傷後6時間以内に消失し，その他の脳の局所症状を示さないもの
第 III 型（脳挫傷型）
　1) 受傷直後より意識障害が6時間以上続くか
　2) 意識障害の有無にかかわらず，脳よりの局所症状があるもの
第 IV 型（頭蓋内出血型）
　受傷直後の意識障害および局所症状が軽微であるかまたは欠如していたものが，時間がたつにつれて意識障害および局所症状が出てくるとか，それらの程度が増悪してくるもの

とがしばしばある。応急処置の原則は局所の冷却と安静であるが，受傷部位・範囲と程度および合併傷の有無により治療方針は異なる。

1) 頭部打撲

意識障害を伴う場合，注意が頭部にのみ向けられがちであるが，必ず全身チェックを行い合併症にも注意を払わなければならない。患者が来院した瞬間，顔色，意識レベル，出血などを観察し，臨床的重症度を正確に診断することが第一歩である（表 II-7）。

● 呼吸

呼吸に異常があれば気道の確保をまず行い，挿管時には頸椎損傷の合併に注意する。

● 意識状態

受傷後6時間以内に頭蓋内血腫の増大で意識が悪化することがあり，来院時の状態を正確に把握しておくことは治療上重要である。

(a) 意識が鮮明な場合

運動麻痺や鼻出血がなくても頭部X線撮影は必ず行う。側頭部または静脈洞を横切る骨折では，数時間後に頭蓋内血腫を生じる恐れがある。

(d) 意識障害を伴う場合

頭部CTで硬膜外，硬膜下または脳内血腫，正中偏位を認めると手術適応の可能性が高く，専門医に連絡する。初診時CTが正常であっても意識の回復がみられないものには，6時間後に再検査を行い病変部の変化を検討する。

● 瞳孔，麻痺，鼻出血，耳出血

瞳孔不同や運動麻痺があれば，頭蓋内血腫を疑い専門医に連絡する。鼻または耳出血があれば頭

蓋底骨折を念頭におき，また透明液が流出すれば髄液漏を考慮し，含有糖量などを検査する。

2）顔面打撲

顔面は皮膚，口腔粘膜，骨・軟骨と歯牙などの支持組織で複雑に構築され，微妙な機能を有している。したがって顔面打撲では，①鼻・口腔からの出血の処置，②咀嚼・顎運動の保持，③眼機能の保存，④美容形成に対する注意で要約される。顔面外傷に対する処置は，外出血を除いて他部位の処置に遅れて差支えないが，それらが終わればすみやかに行う必要がある。

顔面骨折の診断には，視診，触診，X線（ウオーターズ法）およびCT検査が重要である。また，眼窩骨折で複視が生じることがあり，視力検査や咬合の検査も必要である。顔面骨折が陳旧性になれば周囲瘢痕組織のために変形したり，そのために手術が必要となるので，初期から眼科・耳鼻科・口腔外科・形成外科医とのチームアプローチが重要で，整復固定は受傷後2週未満に行う。

3）胸部打撲

胸部に鈍的外傷を受けた場合，肋骨損傷のみならず肺挫傷，周辺の重要臓器（心・大血管・気管・肝）などの合併損傷をも留意する。肋骨骨折のためにフレイルチェストをきたした場合には，動脈血ガス分析を行う必要がある。

●バイタルサイン，著明な呼吸困難，チアノーゼ

呼吸困難や胸痛を呈している場合には，症状に合わせて安静，酸素吸入，点滴などを行う。聴診で呼吸音の減弱，打診で濁音は血気胸を疑い，緊急を要するときは太めの注射針（18G）で第5/6肋骨より脱気する。

●フレイルチェスト，皮下気腫

呼吸に著明な左右差や皮下気腫で緊張性気胸が疑われたら，胸部X線所見を待つことなくただちに第5/6肋骨，前-中腋窩線上から28～32 Frトラカールチューブでドレナージを施行する。

●呼吸

肋骨骨折で呼吸時痛があれば，鎮痛薬または肋間神経ブロック後絆創膏固定，弾力包帯固定あるいは市販の肋骨バンド固定を行うことは，呼吸の補助となって大切である。

●外頸静脈怒張

心タンポナーデ，緊張性気胸を疑い，心エコーを行い，早急に確定診断と処置を行うことが大切である。

4）腹部打撲

腹部打撲は，①肝・脾・腎臓などの実質臓器および血管損傷による失血，②小腸・結腸・胆道などの管腔臓器の破壊による腹腔内感染症を早期診断することが重要である。特に，来院時にショックが回復せず腹腔内出血を生じている場合，早期に専門医に連絡する必要がある。

●腹部膨隆

腹腔内出血を疑い，腹部エコーで腹腔内出血や肝損傷の有無を検査する。最初の検査で異常がみられなくとも，時間とともに腹腔内出血が出現することもあるので，繰り返し検査を施行する。

●腸雑音減弱

腸管損傷を疑い，腹膜刺激症状の有無や圧痛の部位，程度を検査する。後腹膜，膵臓，腎臓の損傷にはCTスキャンが有用である。

●腹腔試験穿刺

腹腔内貯留液の有無は腹部エコー，CTスキャンでわかるが，その性状には腹腔穿刺または腹腔洗浄による穿刺液が必要である。腹腔内臓に損傷があると，その病態に応じた特有の体液成分が出現する。

5）四肢・骨盤・脊椎の打撲

高所よりの転落や自動車事故では，四肢だけではなく骨盤や脊椎損傷の有無を念頭に診断する。特にショックを呈している骨盤骨折では，骨盤臓器損傷や内腸骨動脈流域の骨折部周辺から大出血を伴っている。そこで，来院時には，バイタルサインをチェックし，ショック状態の把握と輸液路などの確保を行う。骨折や脊髄損傷が疑われる場合には，運搬時には粗暴な扱いは禁忌で，局所の安静を図らなければならない。

●局所の腫脹，異常可動性

局所の冷却および圧迫包帯固定を行った後，合併症などの診断を行う。受傷部に局所の圧痛，腫脹程度および不安定性など骨折や脱臼が疑われる場合には，受傷部が動かないように副子で固定しX線検査を行う。装着は損傷部位を中心に広範囲に行い，固定の包帯は強すぎて循環障害をきたさないように注意を要する。上位胸椎や下位頸椎は単純X線で抽出が困難なことが多いのでその

場合には断層撮影，CTスキャンを行う．骨盤骨折では仙腸関節解離，臼蓋骨折などではCTスキャンが有効な場合が多い．

● 運動，知覚神経麻痺

血行状態や神経損傷の有無を検索することを忘れてはならない．知覚障害範囲および運動麻痺程度を検査し，局所での神経損傷程度を診断する．

C. 挫傷

鈍的物体で生じた皮膚・皮下組織の損傷を広く挫傷というが，開放創を挫創という．創縁や創面は不整で，通常皮膚の剥脱や皮下出血を伴っている．

問診で受傷時の状態，損傷の範囲・程度および合併症などを予測し，傷害の全体像を把握する．創は消毒後，創からの拍動性の出血が血行再建の必要な主幹動脈であれば，鉗子などで止血し，その他は絹糸やボビーで止血する．その後滅菌ガーゼで被覆して圧迫包帯固定を行い，合併症などの診断を行う．受傷部に骨折や脱臼が疑われる場合には，受傷部が動かないように副子で固定し，骨折，異物の迷入などをX線撮影で必ず検査する．

治療の原則は創部の清掃を早期に行い，局所の安静を図ることである．土砂，油などでの汚染創では，創傷面に付着した細菌が増殖して組織内に深く侵入する前に外科的清掃を行えば，細菌の除去は可能である．この受傷後6〜8時間のゴールデンタイム以内に，適切な処置を行えば，感染を最小限に防止できる．よって，応急処置は，外科的処置のブラッシング，洗浄およびデブリドマンからなり，疼痛が強い場合には局所麻酔・伝達麻酔，または安静や協力が得られない場合は全身麻酔を行う．顔面や手の挫創では，十分に修練を積んだ専門医にできるだけ早期に治療を相談し，顔面であれば形成外科，手や運動器であれば整形外科医にその後の治療を任せる．

● 処置の準備

汚染を認めたときには，創の大小にかかわらず，破傷風トキソイド0.5 ml，テタノブリン250単位を別々に注射する．失血が多い場合や合併症があるときには輸液および鎮痛薬の投与を行う．

● 局所の麻酔

麻酔を施行する前には，必ず過去にアレルギー症状を起こしたことがないか確認し，また薬剤シ ョック時の準備を行う．表面浸潤麻酔に2〜8％リドカインスプレー（キシロカイン），局所麻酔に0.5％または1％リドカインを準備し極量が500 mgであること，血管内に入らないよう十分吸引することに注意して使用する．アドレナリン入りの局麻剤は止血のみならず効果時間を延ばすことができるが，手指などの末梢部や血行障害部には用いない．伝達麻酔には0.5〜2％リドカインを用い，神経管や神経叢をブロックする場合にはアドレナリン（エピネフリン）添加が効果持続に適している．

● ブラッシング（brushing, scrubbing）

十分除痛を得た後，創周囲の剃毛・爪切りを行い，また周囲の汚れを中性石鹸などで落とす．油類の汚染は，ベンジンまたはシンナーなどで落とした後，石鹸でよく洗う．その後，滅菌ブラシまたはスポンジを用いて，0.05％ヒビテン水またはイソジン液で創周囲の皮膚を広範囲にブラッシングを行い，汚れを除去する．汚れが高度な場合には，洗浄液を2〜3度交換し，繰り返しブラッシングする．

● ウオッシング（washing）

滅菌手袋を交換後，創面を大量の生理的食塩水で洗浄する．単に創部に生食水を注ぐのではなく，注射器などを用いて物理的に圧をかけて洗浄する．この際，過酸化水素液を加えると，より効果的である．洗浄液に消毒液を使用することは，組織への毒性から原則的に行わない．洗浄時清潔ガーゼで創面，皮弁の裏側や死腔内に入った異物や汚れを十分に除去洗浄することが重要である．

● デブリドマン（debridement, excision）

清潔操作で創面広く消毒を行い，滅菌シーツで被覆する．受傷部が深部にまで及んでいる場合，創内が広く観察できるように必要に応じて皮切を延長し，広い視野下で行う．腱，神経・血管損傷の有無，挫滅と汚染の程度と範囲を把握しながら挫滅組織を切除する．創治癒後の瘢痕などが機能障害や審美障害を招来する．挫滅の少ない手や顔面の創の郭清は最小限にとどめる（図II-1, II-2）．

● 創閉鎖

デブリドマンの終了後に，その形状，皮膚欠損，感染の可能性を考慮して一次閉鎖するか，遷延的閉鎖または二次的閉鎖するか決定する．細菌増殖の温床となる血腫を作らないよう，創閉鎖前に丹念にボビーで出血点を凝固することが大切である．

図 II-1 創拡大と初期処置
創拡大予定線　挫滅した創縁を鋭的に切離
滅菌シーツ　異物除去

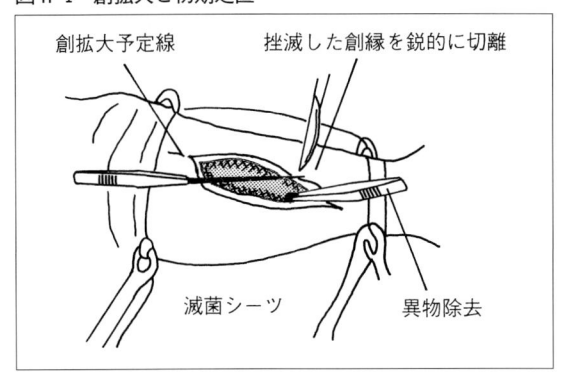

図 II-2 デブリドマンを行う範囲
デブリドマンを行う切除線　挫滅部位
皮膚
皮下脂肪
筋膜
筋肉
骨

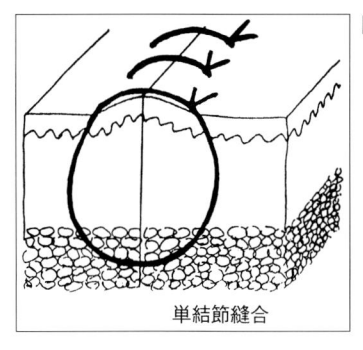

図 II-3 単結節縫合
単結節縫合

表 II-8 破傷風の予防

	きれいな傷	汚い傷
予防接種前, 5年以上前に予防接種済み	トキソイド 0.5 ml	トキソイド 0.5 ml テタノブリン HI 250 倍
5年以内に予防接種済み	必要なし	トキソイド 0.5 ml

（年齢に関係なく同量投与）

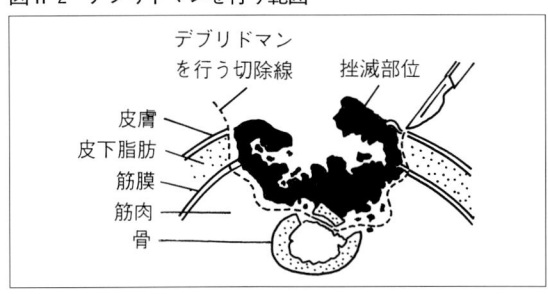

さらに，必ず数本のペンローズまたはドレーンを留置して血腫の予防に努める（図II-3）。

(a) 一次（即時）閉鎖

周囲組織の腫脹が軽微で皮膚の緊張が少なければ，一次縫合の適応である。挫滅した軟部組織を切除後に閉鎖が困難な場合には，有茎または遊離植皮を用いて一時閉鎖を行う。

(b) 遷延的閉鎖

腫脹が強く創の閉鎖が困難な場合や，術後の腫脹が予想される創に対して遷延的閉鎖が適応となる。ただし，開放創部に骨や腱が露出していたり，コンパートメント症候群の発生が予想される場合，減張切開をするか局所皮弁を作成して局所を被覆する。

(c) 二次閉鎖

泥や油類の混入の著しい汚染・挫滅の強い創で，十分なデブリドマンができなかった場合には，むしろ積極的に開放創としたほうがよい。初回のデブリドマン後24～48時間めに創の状態を観察し，感染が危惧される場合には，さらにデブリドマンを追加する。

D. 咬創（傷）と刺傷

感染防止に創を開放とし，破傷風の予防を行うことが原則である（表II-8）。

1) ヒトによる咬創

一般に，拳で殴った際に相手の歯で受傷することが多い。そこで，中手指関節と伸筋腱の損傷の合併を常に念頭におく必要がある。

新鮮例では，消毒，デブリドマン，洗浄を行い，縫合しないでパラフィンガーゼで傷を覆い，シーネ固定する。

時間の経過した汚染創では，感染創の培養検査と手術的膿瘍ドレナージを行う。処置後には創部を挙上し，破傷風トキソイドの予防的投与と抗生物質（広域スペクトル）の投与を行う。汚染創での抗生物質は静脈内投与で行う。

2) 哺乳動物による咬創

傷の状態や程度とともにその後の感染症に対する注意が必要となる。そのためには受傷した時間，動物の種類や噛まれた状況，患者のワクチン接種歴なども重要である。

現在多くの家庭でペットとしてイヌやネコが飼われており，それらの動物による咬傷は少なくない。ほとんどの傷は上肢にみられるが，小児では

顔面を噛まれる頻度が高い。特に大型のイヌに噛まれて大量出血死の報告があるのは小児である。咬傷では組織や神経，筋肉，腱，関節の浮腫，出血，運動障害などのほか，傷の深さ，痛み，浸出物，化膿，壊死物質，関節内へ傷が穿通しているかどうかをみることは重要である。また局所状態のみならず，発熱，病巣に関連したリンパ節炎，リンパ管炎なども参考にする。イヌ咬傷では細菌による感染を起こすケースは救急外来受診患者の15～20％といわれ，その他ウイルス病として狂犬病が海外では大きな問題である。狂犬病を保有している可能性が高い動物による咬傷では，それが擦過傷あるいは深い傷かで，その後の対応が異なる。相手の動物の状態のみならず，傷口の状態の観察が重要である。

● 壊死物質の除去

受傷部位の壊死または回復の見込みのない組織や混入した異物は除去する。受傷後の経過中に骨折あるいは異物による骨髄炎が疑われるときには，X線撮影によって有用な情報がもたらされる。

咬傷で受傷後早期（8時間以内）に医療施設を訪れる患者は外科的処置や狂犬病や破傷風などの手当てを目的とし，大量の生理食塩水による咬傷切開洗浄（深い刺創），デブリドマン，ドレナージ，広域スペクトラムの抗生物質投与と破傷風の予防処置をする。もし傷が深ければ少し太めの針（18 G），あるいはカテーテルの先端を 20 ml の注射器につけて傷口の中に差し込み，一気に噴出することで，中を洗浄する。しかし，8時間以上経過している場合は感染症治療が目的となる。

● 感染症

感染が疑われる場合は病巣部の培養を行う（好気培養と共に嫌気培養を併用する）。また病巣部の滲出物や膿の染色は起炎菌の早期推定に役立つ。敗血症が疑われるときには血液培養も行う。予防あるいは治療のために抗生物質を選択する際に感染傷の起炎菌として重要なのは *Pasteurella*（特に *Pasteurella multocida*），ブドウ球菌（特に *Staphylococcus aureus*），嫌気性菌がある。嫌気性菌には β-ラクタム剤（オーギュメンチン，スルタミシリン，あるいは第2，第3世代骨格のセフェム）を軽症であれば外来で経口的に投与し，重症であれば入院管理下に注射で投与するのがよい。あるいは傷のため機能障害を起こしたり，免疫不全患者で厳重な監視が必要な場合にも入院となる。

すべての咬傷に予防投薬が必要かつ有効であるかについてはいまだ答えが出ていないが，わずかの擦過傷程度では投与しなくてよいとする意見が多い。問題は受傷後8時間以内の感染が明確でなくても抗生物質の予防投与が必要と考えられるのは，浮腫や挫傷が存在する場合，関節や骨へ傷が達している場合，免疫不全患者，傷が人工関節に接している場合，生殖器付近の傷である。適切な抗生物質の選択を誤ると感染症の危険が増大する。

● 創部の固定，挙上

受傷部に浮腫があるときには挙上して浮腫を軽減することが大事である。また四肢，特に手を受傷した場合は外傷の程度により副木で固定することを考慮する。患者が浮腫のある傷の挙上を怠ったり，手の副木による固定が必要であるのに怠った場合に治療失敗へとつながる。

● 創部の縫合

創部の感染が疑われるときや，受傷後長時間（たとえば24時間以上）経過している場合は縫合せず経過をみる。関節内への傷の穿通を見逃すと後に起こる敗血症性関節炎を起こすことになる。

● 狂犬病ワクチンの投与

野性動物とペットによる咬創に関して，まず第一に狂犬病ウイルスに感染する可能性がある。東南アジアで狂犬病の散発がみられるが，その地域での狂犬病の発生がなければ心配ない。わが国の場合，国内発生の狂犬病は存在せず問題とならないが，今後海外旅行者や輸入ペットが増えるにつれ，まったく安全とはいえない事態が生じるかもしれない。イヌを保健所で管理し，神経麻痺症状（硬声），狂操状態，不穏状態，唾液分泌過多の症状の有無を7～10日間観察する。狂犬病は感染動物の唾液から人に伝播し，ウイルス性脳炎の発症を特徴とする。媒介動物は通常コウモリ，スカンク，キツネ，アライグマ，イヌ，ネコである。狂犬病に感染している動物はいじめなくても噛むことが多く，ペットをいじめたか，いじめなかったかをはっきりさせる。その動物が死亡したり殺されていた場合は，ネグリ小体の検査が済むまで，脳あるいは耳下腺を冷凍保存しておく。その動物が野生などで観察不可能であったり，明らかに狂犬病と判明した場合は以下のような治療を行う。

① ヒト組織培養ワクチン（HCDV）1 ml を1, 3, 7, 14, 28 日目に筋注する。患者の血清抗体価を治療

終了時と治療終了3週間後に調べ，抗体価が16倍あれば免疫されたとみなす．免疫保有者が狂犬病動物に噛まれたときは，HCDV 1 ml を受傷直後と3日後に筋注する．
②狂犬病ヒト免疫グロブリンは初回のHCDVに混ぜて投与する（20 IU/kg）．

●イヌ・ネコによる咬創

イヌによる咬創は，1ヵ所だけの刺創から形をとどめないほどの裂創まで多種多様である．典型的な損傷として刺創，裂創，挫滅創の3つのタイプがある．刺創は骨髄炎などの感染率が高く，裂創と挫滅創は広範な組織損傷を伴う．*Pasteurella multocida* は重症感染と特に関係が深い．ヴィリダンス型レンサ球菌と黄色ブドウ球菌によることが多く，バクテイデス属がみられることも少なくない．ブラストミセス症の報告もまれではない．

ネコによる組織破壊は通常イヌによる咬創より少ない．しかし，ネコ咬傷の場合は創が深く骨や関節へ穿通し，深部での感染症（化膿性関節炎，骨髄炎，敗血症）の起こる危険性が高い．猫咬傷の発生はイヌより少ないが，感染症の起こる頻度は50％以上とイヌより高いと報告されている．*Pasteurella* 属による感染は24時間以内に症状を発し，また，野兎病も報告されている．ネコひっかき病は受傷して数週〜数ヵ月後のリンパ節炎が特徴である．多くの感染症は抗生物質によく反応するが，指の刺創では骨髄炎に注意をはらう．治療はイヌによる咬創と同様である．

3）ヘビによる咬創

牙痕，疼痛，発赤，腫脹で診断する．毒素の排除と中和，出血傾向，腎不全，局所循環障害の防止が治療の要点で，吸引のタイミングは30分以内が有効である．

●マムシ咬傷

受傷後約30分から局所の暗紫赤色腫脹と疼痛，血管破綻性出血がみられる．脱水，細胞外液減少から頻脈，血圧低下がみられ，重症例ではDIC，ショック，腎不全，筋壊死がみられるようになる（図II-9）．

①咬傷部より近位側で駆血し，②傷部を小切開し，周囲より血を絞り出すか，スポイトで吸い出す（受傷後30分以内で有効）．③近位側で静脈血約100 ml を脱血し，④創部を H_2O_2 で洗浄消毒，包交，副木固定の後，⑤咬部周囲を冷却する（毒

表 II-9 マムシ咬傷の重症度分類

1）軽症：軽度の局所症状所見のみ，全身症状なし
2）中等症：局所症状・所見は中等度（腫脹1〜2関節以内），全身症状所見はないかあっても軽度
3）重症：腫脹高度（2関節以上），時に循環障害がみられ全身症状所見のいくつかが現れる
4）最重症：さらに高度の心肺機能障害，腎不全，DIC症候を呈するもの

素活性を減弱する）．⑥予防として，マムシ毒素抗血清（4時間以内でないと意味がない）静注，またはセファランチン10 mg の局所注射と10〜30 mg の連日静注（3日間くらい）をする．⑦感染予防には抗生物質（ケフリンやセファメジンなど）やトキソイドを投与し，⑧血清病の対策として，注射7〜10日目に麻疹様発疹，発熱，紅斑，関節痛などがみられたら，抗ヒスタミン薬やステロイドの投与を行う．

●ハブとヤマカガシ咬傷

マムシ咬傷に準じた処置を行い，対応した抗毒素血清を投与する．

4）昆虫による刺傷

クモ，ハチ，アリ，カ，ガなどの昆虫による咬傷は広範囲の組織損傷や全身症状を引き起こし，死に至ることもある．局所の疼痛，掻痒，発赤，腫脹などが主症状で，全身症状を呈したり重症化することは少ない．しかし，ときにアナフィラキシーショックに陥り，迅速処置が必要となる場合もある．重症例では数分以内に死亡する．刺された昆虫の種類にかかわらず，一般的な症状や治療法はハチ刺傷と根本的に同じ創処置と疼痛管理を行う．過敏反応を示す患者では入院下にエピネフリン，ステロイド，抗ヒスタミン薬投与が必要となる．

●ハチ刺傷

日本では約5000種のハチが知られているが，そのなかでも人を刺すのは集団生活を営むスズメバチ，ミツバチ，アシナガバチなどである．ハチ刺傷は，繁殖のピークで，かつ肌の露出する機会の多い夏場に多く発生し，冬場でも越冬女王バチによる被害が稀にみられる．これらの昆虫は強力な毒を持ち，年間死亡者数はヘビ咬創より多い．本邦では毎年40人程度のハチ刺傷による死者が報告されており，自然毒による死亡原因の第1位

表II-10 アナフィラキシーの症状

全身初期中等度反応（受傷後数分～十数分以内）：くしゃみ，鼻閉感，喉頭違和感，口渇，眼周囲発赤浮腫，悪寒，全身掻痒など
全身晩期高度反応（受傷後30～40分）：喘鳴，胸内苦悶，尿・便意，悪心，嘔吐，全身倦怠感，呼吸困難，チアノーゼ，冷汗，ショック，不整脈，意識障害，乏尿
遅延反応（受傷後数日）：発疹，痒疹，発熱，全身倦怠感，関節痛，リンパ節炎

を占め，臨床医としてけっして悔ることのできない疾患である。顔面・頸部の刺創や30歳代以上の患者では，重症化する傾向があるので十分な観察が必要である。

局所症状として，最初は灼熱痛を持った小さな発赤から始まり，数分持続する。発赤は赤みを増し浮腫状丘疹を形成し，2～3時間続く。浮腫状の丘疹がなくなっても，疼痛，搔痒感は24時間ほど残ることが多い。

全身症状としては，ハチ刺傷症例の約25％に全身症状が生じるとされている。最も多い症状は蕁麻疹であるが，そのほか，灼熱感，めまい，頭痛，さらに上気道の閉塞，呼吸困難，アナフィラキシーショックを呈することもある。症状は15～20分以内に発現することが多いが，数日たって症状が現れる遅発例もある。しかし症状の発現が早いほど重篤であり，受傷直後から全身症状が出現する症例に対しては迅速な対応が要求される（図II-10）。

治療では，局所の発赤，疼痛に対しては冷却，さらにステロイド軟膏か抗ヒスタミン軟膏の塗布，リバノール湿布を行う。残った針は皮膚ごと切開除去し，抜いてはならない。安静にして痛みを強く訴える場合は，キシロカインなどによる局所麻酔を行い，潰瘍形成など感染が疑われる場合は抗生物質の軟膏を塗布する。蕁麻疹に対しては，抗ヒスタミン薬やステロイド剤の静注をし，経口抗ヒスタミン薬を処方する。

その症状が進行したり呼吸困難が出現した症例に対しては，ただちに静脈路を確保し，乳酸加リンゲル液などの輸液を開始する。呼吸困難やショックを呈した場合の第1選択は，エピネフリン0.3～0.5 ml の皮下注である。反応なければ同量を30分ごとに反復投与し，ステロイド剤（ソルコーテフ 250～500 mg 静注もしくは点滴）や抗ヒスタミン薬（レスタミンカルシウム 20～30 mg 静注）の一般的なショック治療も考慮する。ただ，いかなる状況でも可能でかつ有効な治療法はエピネフリンの皮下注である。遅延型にはプレドニン 10 mg とレスタミン 30～40 mg を経口投与する。

過去にハチ刺傷の既往がある人が再び刺されると，ハチ毒に対するアレルギー反応から重症化することが知られている。海外では携行可能なエピネフリンの自己注射のキットが販売されており，ハチ刺傷の危険性の高い人の携行が勧められている。しかし本邦では法的な問題もあり一般人の入手は困難である。過去にショックの既往があり，今後もハチ刺傷の危険性の高い人に対してはキットの入手，携行が可能となるよう法的整備が望まれる。

●クモによる咬傷

クロゴケグモ（アカアシゴケグモ）は黒く光ったクモで，大きさは1～2 cm，腹側に赤色の砂時計模様を持っている。毒は神経毒で，初期症状は，激しい局部痛，硬直，嘔気，嘔吐，眼圧亢進を伴った頭痛がみられる。後期に全身症状（24～48時間）として，高血圧，反射亢進，尿閉，筋肉の痛みと硬直，急性腹症様症状がみられる。治療は痛みに対する麻薬投与と筋弛緩薬の投与である。抗毒素血清は通常必要としない。

イトグモ（ロクソスセレス・レクルサス）は体長 10～15 mm の中米南部に生息するこげ茶色のクモで，背中に黒いバイオリンの形をした模様がある。イトグモの毒素は局部の組織壊死や溶血をもたらす蛋白分解酵素を産生し，組織の透過性亢進作用を持つヒアルロニダーゼを含んでいる。初期には，無痛あるいは6～8時間後に中等度の疼痛がみられ，24～48時間後に紅斑で囲まれた硬結部と潰瘍部の激痛（咬傷部）が現れ，6～8日めに咬傷部中央の黒い壊死組織が抜け落ちる。治療法は咬傷後の時間経過により違い，初期に切除，抗生物質，ステロイド，抗ヒスタミン薬，抗毒素血清の投与を行う。抗ヒスタミン薬としてジフェンヒドラミン（25～50 mg，1日3回経口）が初期の治療に最適である。壊死がはじまっていたら外科的切除術とデブリドマンを行うが，治癒まで2～6週間かかる。抗毒素血清の有効性も報告されてはいるが，一般的ではない。

●サソリによる刺傷

サソリには毒をもたない種類もあるが，米国のサソリの大多数は膜翅目（アリ，ハチ）と同様の

死傷力を持つ．治療は通常容易であり，抗ヒスタミン薬を投与する．

● ムカデによる刺傷

ムカデ刺傷では，創部の消毒，リバノール湿布，アレルギー反応に対して強力ネオミノファーゲンCを静注し，消炎酵素剤投与と抗破傷風療法を行う．

● そのほかの虫刺傷

昆虫による刺傷でハチのように激しい疼痛を生じるものは少なく，多くは掻痒の強い膨疹あるいは丘疹を生じる．原因としてカ，ダニ，ブヨ，ノミなどであり，春から秋にかけての夏場に多くみられる．局所症状のみで，アナフィラキシーショックのような全身症状を呈することはまれである．ステロイド軟膏の塗布を行い，掻痒が強い場合には，抗ヒスタミン薬の経口投与も併用する．

5）海洋生物咬刺傷

いまだ確立した治療法はない

● クラゲ，イソギンチャクなど（腔腸動物）

症状として疼痛，発赤，腫脹，掻痒，蕁麻疹，所属リンパ節腫脹・圧痛，流涙，唾液過剰分泌，悪心，嘔吐，呼吸困難が認められる．傷の治療として局所に消毒液やステロイド軟膏を塗り，刺胞が残っていれば，生食水や重曹水で洗い，メスでそぎ取る．また，疼痛の軽減にコールドパック，鎮痛薬，抗ヒスタミン薬を投与，局所神経ブロックを行い，感染対策に破傷風トキソイド，抗生物質（感染の可能性のあるとき）を投与する．また，重症例では蘇生術が必要なこともある．

● 棘皮動物（ウニ，ヒトデなど）と脊椎動物（エイ，オコゼなど）

生食水で傷を洗い，棘や異物を確認し，疼痛の軽減に45～50℃の温湯に30～60分浸したり，鎮痛薬，局所神経ブロック，麻薬の投与を行う．局所の処置で棘と挫滅組織を除去し，感染防止に破傷風トキソイド，抗生物質（感染の可能性があるとき）の投与を行う．

● ナマズ

激痛を伴い，感染を起こしやすい傷である．治療として，深い刺創は切開して十分に洗浄・消毒し，抗生物質投与下に破傷風の予防を行う．

● アカエイ

激痛，ときに出血を伴う刺創・裂創で，毒棘が残っている．発赤，腫脹，悪心，嘔吐，全身倦怠感がみられ，重症例では呼吸困難，けいれん，失神，ショック，不整脈がみられる．治療として毒棘の除去と鎮痛薬投与，温湯（40～50℃）に30～60分浸して，水で洗浄し過マンガン酸カリウムで消毒する．創のデブリドマンと，抗ヒスタミン薬，ステロイド剤，抗生物質の投与と破傷風の予防を行い，重症例では呼吸循環の安定化に努める．

E. 外傷時の麻酔

1）術前準備

初期評価や身体所見評価を行い，手術室の準備とともに，早急に輸血可能な交差試験未施行血液〔O型，Rh（－）〕を準備する．

標準的な麻酔準備として，どんな小さな手術といえども，全身麻酔に相当する，①麻酔器，②吸引器，③モニター（血圧計，心電図，パルスオキシメータ，動脈カテーテル），④気道確保器具（喉頭鏡，スタイレット，気管内チューブ），⑤高速輸液のできる点滴セット，⑥血液加温器，自己輸血装置（たとえば，セルセーバ），⑦強心薬と麻酔薬（注射器に入れ，薬品名を明確に記入しておく），⑧加温ブランケット，室温を上げる．⑨十分な人員の確保を用意することが理想である．

麻酔薬など（ただし下記に限らない）として，①導入薬（ケタミン1～2 mg/kg），②神経筋遮断薬（サクシニルコリン1～2 mg/kg，ベクロニウム0.1 mg/kg，パンクロニウム0.1 mg/kg），③吸入麻酔薬（笑気は避ける），④ベンゾジアゼピン（ミダゾラム1～4 mg/kg，ロラゼパム1～4 mg/kg），⑤麻薬，⑥標準的蘇生薬（エピネフリン：5～10 mg，炭酸水素ナトリウム1 ml/kg，アトロピン0.5～1.0 mg，塩化カルシウム1500～1000 mg，リドカイン0.5～1.0 mg/kg，エフェドリン5～10 mg，フェニレフリン50～100 mg）を緊急時に備えて用意する必要がある．

2）手術室

麻酔法として，局所麻酔は四肢損傷のときに有用で，全身麻酔は大部分の外傷患者（特に多発外傷）に適応となる．

血圧の低下した患者の多くは，すでに救急外来などで挿管されて手術室に入室することが多いが，

この場合，気管内挿管を再確認する．すべての外傷患者はフルストマックと考え，意識下あるいは急速導入で，常に輪状軟骨圧迫法にて胃内容の逆流を防ぐ．頸髄損傷，頭蓋底骨折，喉頭外傷などと気道確保が困難なことも多く，状況に応じて慎重な計画をたてることが大切である．緊急時の手順として，数分間 100％酸素で酸素投与を行い，頸椎カラーの前部をはずし，助手とともに慎重に長軸方向への牽引を行う．導入開始時に，もう一人の介助者に両手法による輪状軟骨圧迫を行い，熟練した麻酔科医が挿管する．頸部伸展を極力抑え，声帯直視下に行うことが大切で，気管内挿管の確認後には，頸椎カラーを再装着する．

挿管前に動脈ラインを確保し，持続的血圧モニターと，連続的動脈血ガス，ヘマトクリット値の測定を行う．適応があれば，中心静脈や肺動脈にカテーテルを挿入する．血圧低下，循環血液量の不足が是正されるまで，酸素，筋弛緩薬，ロラゼパム，ケタミンを単独で用いることもある．麻酔中には，麻酔科医と術者とが十分にコミュニケーションを持つことが大切で，また，低体温では心筋梗塞，不整脈，凝固障害，アシドーシスを起こしやすいことから，①核心体温のモニター（食道温が最適），②輸液，輸血の加温，③吸入ガスの加湿，④加温ブランケット，⑤患者の入室前に室温を上げ，⑥温めた洗浄液で腹部，胸部，傷を洗浄するなどによって，その予防に努めることが重要である．

3）輸液，輸血の補充

必要に応じて乳酸リンゲル液や血液を投与する．希釈性凝固障害は 2～3 単位の輸血では通常起きないが，大量出血が持続するときには，①ヘマトクリット値を約 30％に保つよう，②5～10 単位（1 単位：500 ml 全血由来）の赤血球輸血をするごとに，1 g の塩化カルシウムを投与する．また，③約 15～20 単位の赤血球輸血をするたびに，必要に応じて血小板輸血を考慮する（希釈性血小板減少による凝固障害が最も多い）．さらに，④約 20 単位の赤血球を輸血するごとに，新鮮凍結血漿を投与する必要がある．

文 献

1) Coveler LA : Anesthesia. Trauma (Moore EE, et al ed), ed 2, pp 219-229, East Norwalk Conn, Appleton & Lange, 1991
2) Feliciano DV, et al : Patterns of injury. Trauma (Moore EE, Mattox KL, Feliciano DV, ed), ed 2, pp 81-93, East Norwalk, Conn, Appleton & Lange, 1991
3) Mancini ME, et al : Decision making in trauma management : a multidisciplinary approach, Philadelphia, B. C. Decker, 1991
4) 小川原辰雄：特殊なケースの集中治療，ハチ刺傷．集中治療 7：906-915, 1995
5) Sanford JP : Guide to antimicrobial therapy Bethesda, Md 1989, Antimicrobial Therapy Inc, 1989
6) Swan KG, et al : Gun shot wound : Pathophysiology and Management, ed 2, pp 7-20, Chicago, Year Bock, 1989
7) Schwartz SI, et al : Principles of surgery companion handbook, ed 5, St Louis, McGraw-Hill, 1991
8) Trunkey DD, et al : Current therapy of trauma-2, Philadelphia, BC Decker 1986
9) Weigelt JA, et al : Mechanism of injury. Decision making in trauma management, a multidisciplinary approach (Mancini ME, et al ed), pp 1-4 Chicago, Mosby Year Book, 1991

（瀧　健治）

8．急性中毒

症例： 21 歳の看護学生

1 年前より人間関係の悩みから過食症とうつ病となり，精神科で睡眠薬の投薬治療を受けていた．帰宅した父親が普段と違う患者の様子に問い詰めたところ，18 時半頃に留め置きしていた睡眠薬ハルシオンを多量に服用し自殺しようとしたことを白状した．20 時頃に近医を受診した時は，意識は清明であったが，筋力低下と呼吸困難が認められ，胃洗浄後に点滴と利尿薬・下剤投与が行われた．約 7 時間後に，呼吸困難が強くなり，チアノーゼと意識喪失が認められ，9 時間後に呼吸微弱と脈拍触知不能から，気管内挿管下に人工呼吸と心マッサージをしながら当院救急部へ搬送された．病院到着時には，自発呼吸はなく，意識レベルは JCS III-300 で，血圧は 54/42 mmHg，脈拍は 40/分であった．全身にチアノーゼが，口腔内と気管内に流涎と白色痰が多量に認められ，頸部から軀幹全体にかけて皮下気腫があり，瞳孔は縮瞳し，対光反射は消失し，腱反射も消失していた．

来院時の検査所見では，高炭酸ガス血症と低酸素血症，低 K 血症が認められ，血清 ChE が 31 IU/l と極端に低下し，12 時間後のハルシオンの血中濃度は 20 μg/ml と高かった．胸の X 線像では皮下気腫と左側に気胸が認められた．ところが，縮瞳と多量の流涎・痰，および極端な徐脈の症状か

図 II-4 主要な急性中毒診断のフローチャート

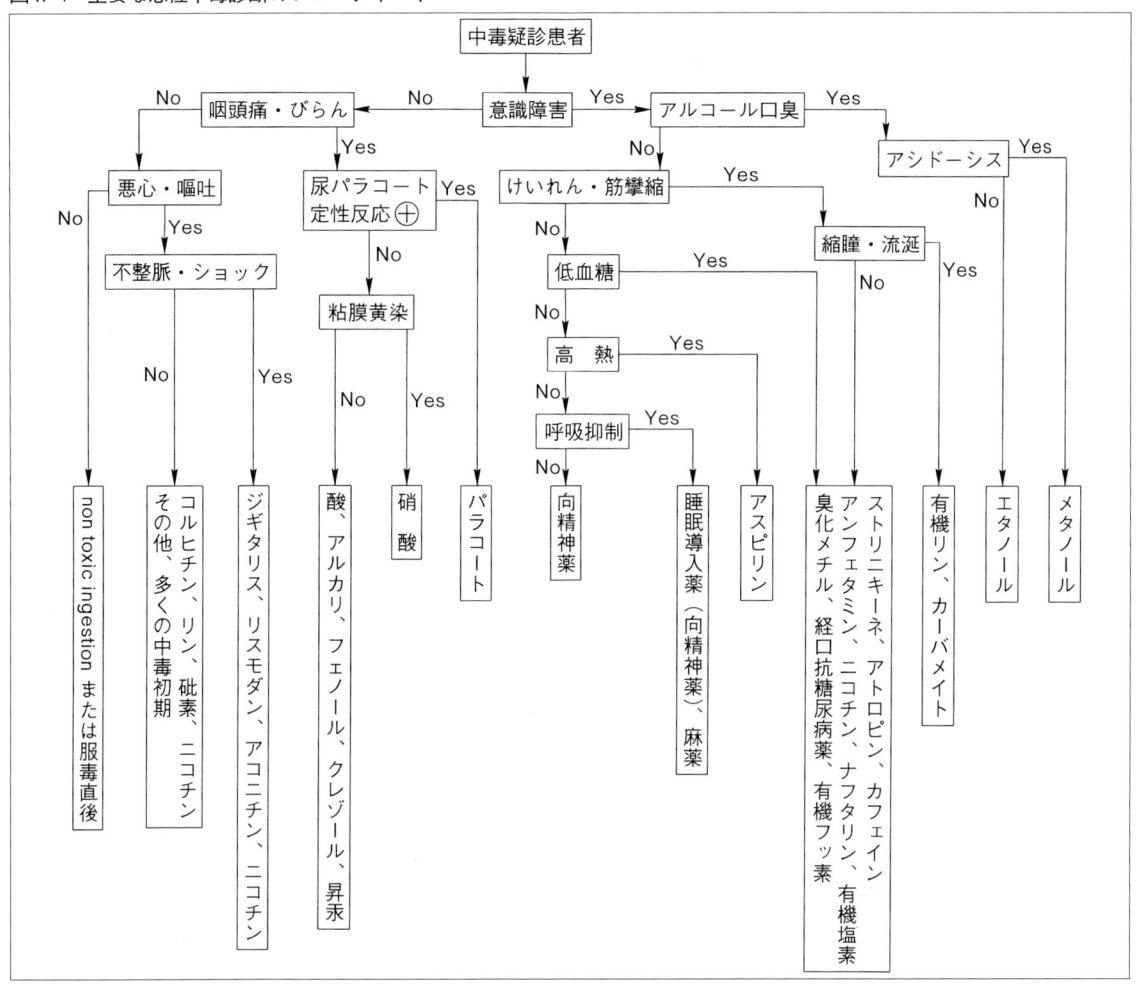

```
                                    中毒疑診患者
                                        │
            ┌───────────────────────────┼──────────────────────┐
          No│                     意識障害                  Yes│
      咽頭痛・びらん ←── No ──┤                       ├── アルコール口臭 ── Yes ──┐
            │                                              │ No                     │
     ┌──────┴──────┐         Yes                           │                 アシドーシス ── Yes
    No            Yes         │                      けいれん・筋攣縮 ── Yes ──┐   │ No
     │             │    尿パラコート                      │ No                  │   │
  悪心・嘔吐     定性反応 ⊕                            低血糖 ── Yes            │   │
     │             │                                     │ No                  │   │
  ┌──┴──┐     ┌───┴───┐                               高 熱 ── Yes           縮瞳・流涎 ── Yes
 No    Yes    No     Yes                                │ No                  │ No  │
  │     │     │       │                            呼吸抑制 ── Yes            │     │
  │   不整脈  粘膜    パラ                              │ No                   │     │
  │   ・ショック 黄染  コート                            │                      │     │
  │  ┌─┴─┐                                            向精神薬                │     │
  │ No  Yes                                                                   │     │
```

non toxic ingestion または服毒直後	コルヒチン、リン、砒素、ニコチンその他、多くの中毒初期	ジギタリス、リスモダン、アコニチン、ニコチン	酸、アルカリ、フェノール、クレゾール、昇汞	硝酸	パラコート	向精神薬	睡眠導入薬（向精神薬）、麻薬	アスピリン	ストリキニーネ、アトロピン、カフェイン、アンフェタミン、ニコチン、ナフタリン、臭化メチル、経口抗糖尿病薬、有機塩素、有機フッ素	有機リン、カーバメイト	エタノール	メタノール

ら有機リン中毒が疑われても，それらしき毒物は確認されず，確定診断がつかないままに硫酸アトロピンによる対症的な治療が行われた．2日間人工呼吸器で呼吸管理し，流涎と縮瞳が消失するまでの3日間に硫酸アトロピンの投与を行った．その後，経口摂取が可能となり，5日後にはかろうじて坐位となるようになり，16日後につたい歩きが可能となるほどに筋力が回復し，18日後には自力歩行するまでになった．

以上の経過でみられたように，有機リン中毒が睡眠薬中毒に合併していることが疑われ，回復後の本人からの話で睡眠薬と農薬を一緒に服用していたことが判明した．ところが，本中毒症例で臨床症状を悪化させた理由は，初療時まさに誤った情報から患者の病状を軽く判断して胃洗浄だけにしたことと，流涎や縮瞳の異常に気が付かなかっ

たことで，それらの先入観が重篤な呼吸循環不全の原因を気胸によるものとさらに誤認させてしまった．

一般に，中毒症例の場合では，服用薬剤の訴えがなければ原因薬剤の発見は難しく，この症例のように与えられた情報が誤っていると，さらに原因薬剤の究明は難しくなり，初期対応が的確なものとならない．急性中毒診断の第一歩は"疑いを持つ"ことである．臨床症状と原因薬剤を明確にし，初期対応後に必ず入院観察することが大事にいたらせない重要な配慮である（図II-4）．

薬物の血中濃度は，組織への拡散で最初急速に減少（α カーブ），次に代謝や排泄でゆっくりと減少する（β カーブ）ことが知られており，そこで，分布容量（volume of distribution；Vd）は

投与量（mg/kg）が組織に拡散しおわった時の血漿濃度（mg/l）で割ったもので，血漿中に存在する薬物量はVdの逆数に比例する。

血漿内薬物量（％）＝1/Vd×4（％）

血液透析や血液灌流は結合型の薬物除去に無効であり，血液浄化で除去可能な理論的な血漿内遊離型薬物量は次式から医薬品のほとんどで判明している。

血漿内遊離型薬物量（％）
　＝1/Vd×4×（100－蛋白結合率）/100

1）未吸収毒物の排除
●水洗・催吐
水洗や催吐は，原則的に服毒後3時間以内とされているが，睡眠薬・鎮静薬では，それ以上経過していても行う。接触（経皮毒）や経口摂取に対しては水洗，催吐が大切である。ただし，その禁忌として，①強酸，強アルカリの服毒，②意識がない，③けいれんしている，④咽頭反射がない，⑤ガソリン，石油，灯油などの揮発性液体の服毒時には行ってはならない。

●胃洗浄
服毒後3時間以内では原則的に中和剤を使用しない。洗浄液の1回注入量は成人で最大300 ml にとどめ，洗浄液が十二指腸以下に移動しないよう，左側臥位に24～28 Fr の太い胃管で10～20 l の微温半生食水で洗浄する。活性炭を入れつつ行うと，臭いが消え，体内の吸収を少しでも抑えることができる。摂取後4時間以内に胃洗浄は一般に行われるが，8時間以内にても有効なことがある。

①強酸，強アルカリの服毒，②意識がない，③けいれんしている，④咽頭反射がない，⑤ガソリン，石油，灯油などの揮発性液体の服毒時などでは，嘔吐による化学性肺炎や誤嚥性肺炎防止のために気管内挿管下に胃洗浄を行う。

●下剤・吸着剤
下剤と吸着剤の投与は，吸着剤が下痢便に排泄されるまで数時間ごとに微温液やグリセリン浣腸120 ml または250 ml を反復投与する。

●腸洗浄
腸洗浄は，イレウスチューブと直腸バルーンの先端を十二指腸以下に留置して，最初の短時間（5～10分）に数百 ml，その後は100 ml/時以上で生理食塩水ないしニフレックを6時間持続注入して行う。さらに，活性炭50 g，硫酸マグネシウム30 g，水300 ml を混ぜて注入し，浣腸とプロスタルモンで腸管の運動を促進して，早く腸内容物を排泄させる。

2）既吸収毒物の排除
●強制利尿
糸球体から濾過され，尿細管から分泌もしくは，再吸収の阻止が可能な物質では，時間当たり400～500 ml の乳酸加リンゲル液などを24時間投与して強制利尿で体外に排除する。毒物により分布容量，蛋白結合率，イオン化率が異なり，トランキライザーやバルビタール剤は効果がなく，腎排泄は分子量のみで決まらない。尿の酸化・アルカリ化によっても異なるので，尿中排泄促進のためにビタミンCと重曹水を投与して尿のpHを調節する方法もある。

●血液浄化法
毒性が高い物質や大量に服用していて，全身状態が侵されているか，侵される可能性のある場合に限って，分子量や溶解性（水溶性・脂溶性か）などを加味して決定する。急性中毒では血液灌流を使用するが，腎・肝不全の合併では血液透析や血漿交換を優先に選択する。

(a)血液灌流（hemoperfusion）

活性炭の吸着性を利用した血液浄化法を血液灌流または血液吸着と呼ぶ。急性中毒の初期治療が十分に施行されたにもかかわらず，臨床症状の改善がない場合，あるいは農薬中毒，特にパラコート中毒のように，初期症状が軽症であっても後に間質性肺炎などを起こしてくるような薬物による中毒の場合には，血液灌流法などを用いてすみやかに体内からの薬物の除去を試みなければならない。血中薬剤濃度が一定になるまで何クールも行い，次の日に血中薬剤濃度から再度の血液灌流の適応を決める。

(b)血漿交換と交換輸血

血液灌流法が一般的でなかった時代には，血漿交換や交換輸血が急性中毒の治療として用いられたが，近年では稀である。現在，血漿交換が薬物中毒で適応となるのは，体外循環が技術的に難しい小児の急性中毒の場合，あるいは活性炭吸着カラムでは吸着除去できない血球に結合するような原因物質による中毒の場合である。

表 II-11　各種中毒物質の解毒薬・拮抗薬

中　毒	解毒薬・拮抗薬
アセトアミノフェン（例：総合感冒薬に配合）	N-アセチルシステイン（アセテイン液，A.R.B 液，ムコフィリン液など）
ベンゾジアゼピン誘導体	フルマゼニル注射液（アネキセート）
麻薬	塩酸ナロキソン注射液
シアン（青酸）化合物中毒	亜硝酸ナトリウム吸入液，チオ硫酸ナトリウム（デトキソール） 亜硝酸ナトリウム注射液
有機リン剤中毒	硫酸アトロピン注射液 ヨウ化プラリドキシム注射液（PAM）
コリン作働性神経症状を呈する急性中毒 （例：カーバメート系殺虫剤など）	硫酸アトロピン注射液
メトヘモグロビン血症を呈する急性中毒 （アニリン誘導体，ニトロ化合物）	メチレンブルー（ニューロステイン） アスコルビン酸
メタノール，エチレングリコール， グリコールエーテル類の中毒	エタノール
硫化水素中毒	亜硝酸アミル吸入液，亜硝酸ナトリウム注射液
ジゴキシン，ジギトキシン中毒	Digibind（ジゴシン特異抗体；Wellcome 社製）
三環系，四環系抗うつ薬	フィゾスチグミン
クマリン系殺鼠薬	ビタミン K
重金属 　砒素，水銀，鉛 　鉛（無機鉛） 　銅，水銀，亜鉛 　鉄，アルミニウム	 ジメルカプロール（BAL） エデト酸ナトリウム，ナトリウム（ブライアン S） ペニシラミンカプセル（メタルカプターゼ） メシル酸デフェロキサミン注射液（デスフェラール）
シュウ酸・フッ化水素	グルコン酸カルシウム
一酸化炭素	酸素
その他 　無機水銀（例：昇汞など）の中毒	塩化カルシウム，グルコン酸カルシウム注射液 ダントロレンナトリウム注射液（ダントリウム） 硫酸プロタミン注射液（リボ，硫酸プロタミン注） ピリドキシン注射液（ピーシックス注，アクタミン B 注射液） プルシアンブルー内用剤

● 解毒剤・拮抗剤（表 II-11）

　解毒・拮抗の機序から，この解毒剤・拮抗剤は，①化学的に毒物と複合体をつくるもの（重金属中毒に対するキレート剤），②毒物もしくは毒物の受容体と拮抗するもの（有機リン中毒に対する PAM），③現れた毒症状に対症的に拮抗するもの（カーバメイト，有機リン中毒に対するアトロピン）に分かれる。

　化学的に毒物と複合体をつくるもの（重金属毒に対するキレート剤，低分子特異抗体），毒物もしくは毒物の受容体と拮抗するもの（有機リン中毒に対する PAM），毒症状に対症的に拮抗するもの（カーバメイト，有機リン中毒に対するアトロピン）

　特異的解毒剤 specific antidotes とは作用機序にある毒物に特異性がある薬剤をいう。活性炭や強制利尿時に使用するアルカリ化剤，グルタチオンも広義の解毒剤である。

3）中毒物の検索

　毒物血中濃度を必ず検査し，摂取経路，半減期，致死量，合併症，処置法を確認し，予後を予測する。また，中毒については日々進歩しているので，中毒センターから中和剤の確認するなど，来院時に胃内容，血液，尿などを採取，保存し，原因物質の特定のための検査を行うことが大切である。

A. 化学物質による急性中毒

多くの急性中毒のなかで,特に発生頻度の高いものについて述べる.

1) 一酸化炭素中毒（CO 中毒）

暖房器具による事故が多かったが,近年では火災や自動車の排気ガスによる CO 中毒が増えている.ヘモグロビン（Hb）の CO に対する親和性は O_2 に対して 220～250 倍であり,COHb は単に O_2 を運搬しないだけでなく,酸素解離曲線の左方移動により酸素供給が著しく減少する.また,血管の透過性亢進から肺水腫や脳浮腫を呈し,頭部 CT で淡蒼球に低吸収像を認めるものの予後は不良である.本中毒の治療は高圧酸素療法もしくは純酸素による機械呼吸などである.十分な CO の排除が行われていないと,いったん回復した後に再び昏睡に陥る間欠型一酸化炭素中毒に陥るので,初期治療が非常に大切である.

2) 医薬品中毒

催眠鎮痛薬,精神神経用薬,解熱鎮痛薬による中毒が多い.

●催眠鎮痛薬

バルビツール酸・ベンゾジアゼピン系製剤による中毒が多く,ベンゾジアゼピンの大量服用による死亡は,エタノールやバルビツレートのような他の中枢神経抑制薬と同時に服用されなければ稀である.中毒量と治療量の比は非常に高く,治療量の 15～20 倍量のベンゾジアゼピンを経口服用しても,重篤な意識状態の抑制はなかったという報告がある.一方,トリアゾラムを 5 mg 経口服用後,またジアゼパムやミダゾラム,そのほか多くのベンゾジアゼピンの急速静注後の呼吸停止も報告され,新しい,効力の強い短時間作用型薬物では,単独でも死因となりうることが法医学的に示されている.

中枢神経抑制の発現は,投与後 30～120 分の間に認められる.ベンゾジアゼピンの毒性は,抑制性神経伝達物質である γアミノ酪酸（GABA）の効果を高め,脊髄反射と脳幹網様体の抑制から,無気力,不明瞭な発音,失調,昏睡,呼吸停止が起こり,瞳孔径は正常か小さくなり,低体温をきたす.

診断は,服用か最近の静注の病歴に基づいて行われる.鑑別診断には他の鎮静催眠薬,抗うつ薬,抗精神病薬,麻酔薬が含まれる.昏睡と小さな瞳孔はナロキソンに反応しないが,フルマゼニルの投与により回復する鑑別点がある.血清薬物濃度は緊急処置に役立つことはほとんどなく,むしろ,服薬しているか素早く確認できる尿と血液の定性分析によるスクリーニングは治療方針の迅速な決定に役立つ.他の有用な検査として,鑑別診断と呼吸状態の評価に血糖,動脈血ガスまたはパルスオキシメトリーの検査が大切である.

治療として,緊急処置（①気道を確保し,必要なら換気を補助する.②昏睡,低血圧,低体温に対する対症療法を行う）と特異的な拮抗・解毒薬投与がある.ベンゾジアゼピン受容体の特異的なアンタゴニストであるフルマゼニルは,0.1～0.2 mg の静脈内投与で開始し,総容量が 3 mg を超えないように必要に応じて繰り返し投与すると,即座に昏睡から回復する.一方,拮抗薬による治療には重要な潜在的な欠点（①環系抗うつ薬の過剰投与を伴っているとけいれんを誘発する可能性,②ベンゾジアゼピン常用者では,けいれん,自律神経障害を含む急激な離脱症状の誘発,③効果は 1～2 時間と短時間性で再投与の必要）がある.しかし,ベンゾジアゼピンの中毒はそれだけで致死的であることはほとんどなく,日常の治療におけるフルマゼニルの役割はいまだ確立されていない.

病院到着前では,活性炭を投与したり,服用後 2～3 分以内に催吐剤の投与は現場の（家庭での子どもなど）初療として有用である.しかし,トリアゾラムのような超短時間作用型の薬物では突然昏睡に陥ることがあるので,決して嘔吐を誘発してはならない.病院到着後では,活性炭と下剤を投与するが,活性炭を即座に投与できるのであれば,胃内容を空にすることは必須ではない.排泄促進のための強制利尿,透析,血液吸着はあまり効果的でないので,その必要はない.

●抗うつ薬

三環系（イミプラミンなど）・四環系抗うつ薬（塩酸マプロチリンなど）は毒性が低いが,心筋電導障害から不整脈による突然死や,けいれん,高熱,横紋筋融解から腎不全に陥ることがある.分布容量が大きく,蛋白結合率と脂溶性が高く,血液浄化法は無効である.不整脈とけいれんには対症療法が主体で,重症例では腸肝循環の遮断目

的に腸洗浄が有用である．炭酸リチウムは，分布容量が小さく，血漿蛋白と結合しないので血液透析が有効である．

●抗てんかん薬

ほとんどは治療中の患者のオーバードーズで，フェニトインは代謝酵素に限度があり，ちょっとの過剰投与でも急性中毒が発生する．

●解熱鎮痛薬

アセトアミノフェン中毒とアスピリン中毒が多く，最も問題なのは肝障害で，2～3日の無症状期を経て発症する．アスピリン中毒は，家庭内に広く普及している欧米より本邦では少ない．過呼吸，代謝性アシドーシス，高熱，脱水，消化管出血，けいれんなどが主症状で，基本処置に，アルカリ性強制利尿と高熱の対症療法を行い，重症例では血液透析を行う．

3）農薬中毒

大半を占めるのは有機リン剤中毒とパラコート・ジクワット中毒である．

●有機リン剤

有機リン剤はAChEの阻害薬で，コリン作動性神経終末に過剰にAChを蓄積させ，縮瞳，発汗，流涎，筋攣縮を起こす．重症例では徐脈，呼吸障害，肺水腫，昏睡を呈することから，臨床的に診断しうる代表的な中毒である．治療としては，①消化管洗浄，②対症療法，③PAM（パム），硫酸アトロピン投与，を行い，また，④人工呼吸（呼吸抑制時；$PCO_2 > 45\ mHg$），⑤肝庇護剤（強力ネオミノファーゲンC，1A/日）の治療が行われる．

拮抗薬のPAMはリン酸残基を取り除き，AChEの活性を復活するが，時間の経過でリン酸残基の脱アルキル基化で，PAMが反応しなくなるagingの現象から，48時間以内でなければPAMの投与は意味がない．特に，フェニトロチオン，マラチオンでは24時間以上経過後ではほぼ無効である．PAMは1g（2A）を30分間で点滴し，以後筋攣縮が止まるまで持続ないし間欠的に投与する．アトロピンは有機リンが代謝・排泄されるまでの対症療法的拮抗薬で，ムスカリン作用の対策に重症では5～10A，中症では1～4Aを初回投与し，それ以後は軽度散瞳まで点滴投与する．透析や血漿交換は有効と言われるが，組織への移行性が高く，脂肪組織に血液の100倍以上存在することから薬動力学から血液浄化法が有効と考えにくい．

●パラコート・ジクワット

飲料と区別のため誤飲防止策に，催吐剤，着色，悪臭剤，苦粥物質が添加され，パラコート濃度を24％から5％に改めるも，パラコート中毒死者数はほとんど減少してない．パラコートは体内のNADPHで還元され，強い還元力を有するパラコートラジカルは酸素を還元してスーパーオキサイド，過酸化水素，水酸ラジカルを生成して毒性を示す．

診断は問診，添加色素による口唇，口腔内の着色（青緑色），口腔・咽頭の疼痛やびらん，添加催吐剤による嘔吐・下痢などによる．確定診断は，尿5mlに$NaOH$（0.1g）と$Na_2S_2O_4$（0.1g）を加えて青色（パラコート）ないしは黄緑色（ジクワット）になる尿定性試験で行われる．パラコート中毒での生命予後が血中濃度に依存しており，Praudfootの救命曲線近傍の症例では肝・腎機能はいったん回復するものの，肺に蓄積するパラコートによって進行性の肺線維症が発症し，その後2週間～数ヵ月に呼吸不全で死亡する．

ジクワットはパラコートと違って肺へ能動的に蓄積せず，肺線維症を起こさない．治療方針は毒物排泄の基本処置と対症的生命維持療法である．パラコート，ジクワットはイオン交換樹脂によく吸着するので，小腸（胃）洗浄に10％ケイキサレートを用いる．血液灌流は分布容量からきわめて効率が悪いが，ボーダーライン近傍と思われる例に適応する．ステロイドのパルス療法，グルタチオン，radical scavengerであるビタミンE，superoxide dismutaseなどを併用投与されているが，その治療による明確な救命率の向上は認められていない．

4）家庭用品中毒（表II-12）

●タバコ

圧倒的に多いのがタバコで，タバコは致死量から考えるとたいへん危険である．しかし，実際に乳幼児がある程度食べるとニコチンの催吐作用によって嘔吐するので，死亡例や重症中毒はまずない．タバコの浸漬液や残液などを飲むと，ニコチン中毒はきわめて激烈で，シアンに匹敵するほど急速に重篤な症状（嘔気，嘔吐，心拍数増加，顔面蒼白，下痢，流涎，発汗，脱力，錯乱，虚脱，

けいれんなど）が現われる。このように摂取30分後には症状が出現することから，2時間無症状なら帰宅させてもよい。吸収が予想外に少ないことから，幼児の誤食例では少量では胃洗浄は行われず，催吐剤投与または用手法による催吐で経過を観察する。胃洗浄した場合には活性炭とマグコロールを投与し，徐脈に対しては硫酸アトロピンやその他の対症療法を行う。

●防虫剤，殺虫剤

衣料用防虫剤にはパラジクロルベンゼン，ナフタリン，樟脳が使われている。パラジクロルベンゼンは，20g以上でも健康に害を及ぼさないが，ナフタリンや樟脳は0.5〜1gで小児に中毒を引き起こす。ナフタリン中毒の症状は溶血によるもので，大量摂取で腎障害を起こし，樟脳は中枢神経毒で興奮，けいれんを起こす。発症は遅くとも2時間以内で，2時間以上経過して無症状なら問題はない。

殺虫剤のハエ，蚊，ゴキブリ用エアゾール，巻蚊取線香，電気蚊取マットは哺乳類にとって経口毒性はきわめて低いが，ゴキブリ団子は一般に5〜7g/個のホウ酸を含み，中毒発現は1〜3gのホウ酸でみられ，致死量は3〜9gである。細胞毒性と中枢神経抑制から腎尿細管毒性が強く，便が緑になり，80％が尿から排出される。

●洗剤・漂白剤

洗剤は強酸・強アルカリで，臨床的には局所の腐食が問題である。漂白剤は体内の有機物質により急速に不活化され，吸収はほとんど起こらないが，局所の腐食が最も問題となる。最近注目されているものに，酸性洗浄剤と塩素系漂白剤の併用により発生する塩素ガスの重篤な中毒があり，多くはトイレや浴室の換気が悪いところで発生する。

5）工業用品中毒
●青酸化合物

青酸化合物はメッキ，冶金，金属工芸に，青酸ガスは船舶や倉庫の駆虫に使用され，殺人・自殺企図にしばしば使用される。KCN，NaCNは，速効性なために医療の対象にならなかったが，亜硝酸塩投与の解毒療法で来院時心停止（CPAOA）でも救命できた例が多数認められるようになった。

臨床的診断は，突然の意識消失，けいれん，呼気の焦げたアーモンド臭で本中毒を疑い，可能な

表II-12 各種日常家庭用品の中毒

(1) 毒性が強く危険な，すぐ治療の必要なもの：
漂白剤，トイレの洗剤，食器洗い用の洗剤，ベンジン，ネコイラズ（黄燐），クマリン，シンナー，ガソリン，灯油，染毛剤，マニキュア除去剤（アセトン），パーマ（第2液）

(2) 毒性があり，治療の必要なもの：
防虫剤（樟脳，ナフタリン），タバコ，洗剤（液体原液），化粧水（香水，ヘアトニック），水銀電池

(3) 少量ではほとんど問題とならないもの：
防虫剤（パラクロルベンゼン），中性洗剤，乾燥剤（塩化カルシウム，生石灰），インク

(4) 中毒にならないもの：
シリカゲル（乾燥剤），マッチ，絵の具，口紅，クリーム（乳液），中性石ケン，固型石ケン，体温計水銀，蚊取線香，蚊取マット，クレヨン，品質保存剤

限り早期に亜硝酸ソーダや，チオ硫酸ソーダを投与開始しないと救命は不可能である。青酸反応として，水で濡らした10円硬貨に飲み残し毒物や胃液をのせて，硬貨表面が輝き出すと陽性である。

●シンナー，ガソリン，灯油などの揮発性品

石油製品は肺，腸管，皮膚から吸収して麻酔作用を呈するが，急性毒性は強くない。経気道摂取は経口摂取の140倍の毒性を発揮し，激烈な化学性肺炎を引き起こす。慢性中毒では造血機能の低下や，中枢神経系の変性が注目される。多くは活性炭の投与と対症療法だが，大量服毒例では気管内挿管下に胃洗浄を行う。

●界面活性剤

シャンプーや台所用洗剤などは陽・陰・非イオン界面活性剤に分かれ，毒性は低い。症状として，錯乱などの精神症状，血管透過性亢進，肺水腫，ショックがみられる。

B．急性食中毒

食品の摂取によって胃腸症状あるいは神経症状を引き起こす疾患の総称である。病原微生物に起因するものと，天然の植物毒や毒性化学物質に起因するものがある。細菌性食中毒の頻度が最も高く，これらの食中毒は食品衛生法に基づき所轄保健所長に届け出る義務がある。ただし，「食中毒」は行政的な用語であり，疫学的な情報があれば「細菌性食中毒」，それらがなければ「細菌性腸炎」といってよい。

食中毒の患者数は，平成に入ってからほぼ横ば

表 II-13　細菌性食中毒の主要原因菌と潜伏期間および臨床症状

感染様式	病原体	潜伏期間	臨床症状				
			発熱	嘔吐	腹痛	下痢	血便
感染型	サルモネラ	8〜48時間	＋	±	＋	＋	±
	腸炎ビブリオ	6〜24時間	±	＋	＋＋	＋＋	±
	カンピロバクター	2〜10日	＋	±	＋	＋	＋
	病原性大腸菌	12〜24時間	±	±	＋	＋	±
	細胞侵入性大腸菌	2〜3日	＋		＋	±	＋
毒素型	ブドウ球菌	2〜6時間		＋＋	±	±	
	ボツリヌス菌	12〜36時間		±	神経麻痺症状		
	セレウス菌嘔吐型	1〜5時間		＋＋	±	±	
中間型	ウェルシュ菌	8〜24時間		±	±	±	
	エルシニア	1〜3日	±		＋＋	±	
	セレウス菌腸炎型	12時間			＋＋	＋＋	
	毒素原性大腸菌	12〜24時間			＋＋	＋＋	
	ナグビブリオ	5〜12時間			±	±	

いの状況であったが，平成8年は腸管出血性大腸菌O 157による集団食中毒が全国各地で発生したため，事件数，患者数とも例年より大きく増加し，それぞれ1217件，4万3935人であった。発生状況は一般に夏に多発しているが，春と秋もかなり多い。平成8年には食中毒の原因のうち魚介類に起因するものが最も多く，複合調理食品，野菜類およびその加工品が続いている。例年，この3つによる食中毒が多い。原因物質のうち細菌性のものが92.6％を占め，サルモネラの頻度が最も高い。細菌性以外の食中毒では植物性あるいは動物性の自然毒，メタノールなどの化学物質によるものがみられる。発生原因施設としては，平成4年から平成7年までは家庭が最も多かったが，平成8年は飲食店が圧倒的に多いのが目だつ。

1）細菌性食中毒
●発症様式

発症メカニズムによって感染型，毒素型，中間型の3つの型に分けられる。

(a)感染型

細菌で汚染された食品を摂取後，胃を通過する間にほとんどの細菌は胃酸によって殺菌されるが，生き残った細菌が腸管内で増殖して，細菌あるいはそれが産生するサイトトキシン（細胞毒素）によって腸管粘膜の上皮細胞が傷害されて種々の腸炎症状を呈する。細菌が腸管内で増殖に時間を要するため，発症までの時間（潜伏期）は6〜8時間以上と，毒素型と比較して長い。代表的菌種は，腸炎ビブリオ，サルモネラ，病原性大腸菌，細胞侵入性大腸菌，カンピロバクターである。

(b)毒素型（毒素摂取型）

食品中で増殖した細菌が産生した毒素（エンテロトキシン）で汚染された食品を摂取して起こるもので，この毒素は胃酸に対して安定しており，失活することなく胃を通過し，腸管に到達する。この場合の潜伏期は短く，数時間以内で発症する。代表的菌種は，ブドウ球菌，ボツリヌス菌，セレウス菌嘔吐型である。

(c)中間型（生体内毒素産生型）

食物とともに腸管内に侵入し，そこで増殖した細菌が産生した毒素によって起こる。潜伏期間は感染型と毒素型の中間で，代表的菌種はウェルシュ菌，エルシニア，セレウス菌腸炎型，毒素原性大腸菌，腸管出血性大腸菌，ナグビブリオである。

●臨床症状と診断

臨床症状としては悪心・嘔吐，腹痛，下痢，発熱が主であるが，体温が40℃以上になる例は少ない。重症例では下痢，嘔吐，発熱に伴う脱水や低カリウムなどの電解質異常をきたすことがあり，血便を伴う場合は注意が肝要であり，細菌性食中毒の起因菌別の潜伏期間と臨床症状（表II-13）から，診断の手順，検査方針がある（図II-4）。

いつ，どこで何を食べたか（飲んだか），発症から来院までの経過を詳しく聴取。飲食物，潜伏期間，症状から疾患を推定する。特に，下痢の回数と性状，高熱・血便の有無が重要である。また，毒素型食中毒はボツリヌスを除けば潜伏期間が数

表 II-14　頻度の高い順の原因菌別抗菌療法

原因菌	抗菌療法
(1) サルモネラ	ニューキノロン製剤を常用量
(2) 病原大腸菌	①ニューキノロン製剤を常用量 ②ホスミシン（500 mg）4錠分4
(3) 腸炎ビブリオ	ニューキノロン製剤を常用量
(4) ウェルシュ菌（A型の毒素）	対症療法のみでほとんど改善され，不必要
(5) カンピロバクター	①エリスロマイシン（200 mg）6錠分3 ②ホスミシン（500 mg）4錠分4 ③クラリシッド（200 mg），クラリス（200 mg）2錠分3
(6) ウェルシュ菌（A型の毒素）	対症療法のみでほとんど改善され，不必要
(7) ブドウ球菌	エンテロトキシン産生性黄色ブドウ球菌による毒素型食中毒で，抗菌療法は不必要。補液などの対症療法が主体となる。
(8) セレウス菌	嘔吐型，腸炎型ともエンテロトキシンが原因であり，不必要
(9) ナグビブリオ	非O1型コレラ菌で，大部分はコレラ毒素非産生性で，ニューキノロン製剤に感受性ある。最近，インドなどで流行しているナグビブリオはコレラ毒素産生性で，O 139型コレラと命名されて問題となっている。
(10) ボツリヌス	毒素型食中毒の代表。消化器症状は著明ではなく，複視，羞明，眼瞼下垂などの眼症状や唾液・涙の分泌低下さらには発語障害，嚥下障害などの球麻痺症状が出現。治療は乾燥ボツリヌスウマ抗毒素1～2バイアル筋注，静注あるいは点滴。呼吸不全のときは人工呼吸管理。
(11) エルシニア	ニューキノロン製剤を常用量

時間以内である。早急に便，胃内容物，必要なら血液の細菌培養を行い，必要に応じてエンテロトキシンを測定する。血算，CRP，下痢の強いときは血清カリウム濃度を測定し，臨床症状とから重症度を判定する。糖尿病，肝硬変，腎不全，免疫不全，胃切除後・腸切除後・潰瘍性大腸炎などの胃腸疾患の有無に注意して，鑑別診断を行うことが大切である。

●治療方針

細菌性食中毒には悪心・嘔吐，腹痛，脱水などに対する対症療法が基本である。止痢薬は病原菌の排除を遅らせるため，原則として投与しない。急性期は，冷たい水，炭酸飲料水，牛乳などは禁じ，さ湯，お茶，ぬるいポカリスエットなどを飲用させ，食事は絶食とする。脱水に対しては，重症度や低カリウム血症状態にあわせて点滴で補う。もちろん，改善傾向が認められたときは漸次普通食にもどす。

検体の細菌培養で，細菌が同定されてからそれに感受性のある抗生物質あるいは抗菌薬を投与するのが原則である（表II-14）。しかし，感染型食中毒ではカンピロバククー以外の細菌に対してはニューキノロン製剤が感受性あるので，これを第1選択として使用する。

●腸管病原性大腸菌

腸管内正常細菌叢を構成する大腸菌とは別に，下痢を引き起こす種々の大腸菌は食品衛生法では一括して病原大腸菌と呼ばれる。

(a)毒素原性大腸菌（enterotoxigenic E. coli；ETEC）

世界中の急性下痢感染症の主要起因菌で，海外旅行者下痢症のおもな起因菌でもある。下痢の発生機序はコレラとほぼ同様である。一般の検査室でもエンテロトキシンを確認可能で，ニューキノロン製剤に感受性があり，対症療法のみで改善される。

(b)侵入性大腸菌（enteroinvasive E. coli；EIEC）

発生頻度は低く，典型例では腹痛，発熱，粘血便，膿粘血便などを呈し，赤痢に類似しているが，無治療で早期に改善される。

(c)病原性大腸菌（enteropathogenic E. coli；EPEC）

サルモネラ食中毒に類似した症状（下痢，腹痛，発熱，悪心・嘔吐）を呈し，菌血症を伴うことがある。乳幼児下痢症のときに重症となることがある。ニューキノロン製剤に感受性がある。

(d)出血性大腸菌（enterohemorrhagic E. coli；EHEC）またはベロ毒素産生性大腸菌（verocytotoxin-producing E. coli；VTEC）

この中にO 157が含まれる。志賀毒素様のベロ毒素を産生し，腹痛，下痢それに続く鮮血があり，ベロ毒素による溶血性尿毒症症候群 hemolytic uremic syndrome（HUS）（表II-15）や脳症を呈することもある。

●O 157

潜伏期間が3～10日と長く，感染を引き起こすのに必要な菌数が少なく（10～100個），感染経路の特定が困難である。ヒトからヒトへの二次感染があり，重症例ではHUSや脳症の合併があるのに治療法が確立されていない。

表II-15　HUSの診断基準（日本腎臓病学会）

HUSはおもにベロ毒素によって惹起される血栓性微小血管障害で，臨床的には以下の3主徴をもって診断する
(1) 溶血性貧血（破砕赤血球を貧血でHb 10 g/dl以下）
(2) 血小板減少（血小板10万/μl以下）
(3) 急性腎機能障害（乏尿，無尿あるいは年齢相当の血清クレアチニンの基準値の1.5倍以上の上昇）
＊3主徴が揃うもの（完全型HUS）と，揃わないもの（不完全型HUS）がある

診断には，血便のないこともあり，ほかの食中毒と症状は類似しているので，抗菌薬投与前に便の培養を行ってO 157抗原型大腸菌の検出とベロ毒素産生性を証明することが肝要である。

治療としては，抗菌薬にホスミシン，ニューキノロン製剤などを投与するが，HUSの予防には下痢発症期（3病日以内）に抗菌薬を投与してO 157の増殖を阻止し，ベロ毒素を減らすことがHUSの予防につながる。脱水に対して適度の補液を行うだけでよく，止痢剤や鎮痙剤の投与は腸管蠕動運動の低下を引き起こし，O 157菌やベロ毒素を停滞させ，病態を悪化させる危険がある。

HUSに対して有効な薬剤はないが，急性腎不全は適切な水・電解質管理と透析で改善することが多い。下痢発症早期にベロ毒素特異的吸着剤を経口投与してHUSの発症を予防する治療法の臨床試験が行われている。

2）動植物の自然毒や毒性化学物質
●毒キノコ中毒

近年アウトドア志向の増大により，毒キノコ中毒の発生件数が年々増加する傾向にある。最近の中毒者の数は統計によって異なり，総数で15～400人の幅があるが，死者は毎年2～3人である。

キノコの種類は非常に多く，慣れた人でも鑑別に苦慮することがある。キノコ中毒の患者が発生した場合，原因となったキノコの種類の同定を行ってそれに適した治療をするべきであるが，キノコの種類の同定は簡単ではなく，その毒性が同じ種類であっても採取された場所や時期によって異なり，毒性が詳しくわかっているのはわずか2，3のキノコのみで，いまだに不明種も多い（国内で明らかとなっているキノコは実数の1/3程度の1500種である）。毒キノコの分類には一定したものはなく，一般的には摂取してから発症までの時

表II-16　臨床症状による毒キノコの分類

1．消化管症状を主とするもの
　下痢・腹痛・嘔吐が主症状
　1）摂取から早期（3時間以内）に症状が出るもの
　　(1) 飲酒したものにのみ症状が出るもの→①コプリン群
　　(2) それ以外のもの→②胃腸毒素群
　2）摂取からしばらく（6時間以内）経って症状の出るもの
　　(1) 頭痛，意識障害を伴うもの→③ジロミトリン群
　　(2) 激烈な下痢が約1日続きいったん無症状になるもの
　　　　　　　　　　　　　　　　　→④アマニタトキシン群
2．ムスカリン症状を主とするもの
　症状：摂取後15～30分，数時間以内には副交感神経刺激症状を呈する　　　　　　　→⑤ムスカリン群
3．幻覚，せん妄を主とするもの（多くは2時間以内に症状が出る）
　　(1) 幻覚に加え，しびれや瞳孔反射の消失を呈する
　　　　　　　　　　　　　　　　　→⑥シロシビン群
　　(2) けいれんや精神錯乱が強く出る→⑦イボテン酸群
4．四肢の発赤，疼痛を主とするもの（摂取から発症まで4～5日かかる）　　　　　　　→⑧ドクササコ群

間や症状からキノコを推定して治療にあたることが多い（表II-16）。

(a) コプリン群（ヒトヨタケ，ホテイシメジ，ザラミノヒトヨタケモドキなど）

コプリンの代謝産物によってアルデヒドデヒドロゲナーゼの作用が阻害されるため，アルコールを摂取すると血中アルデヒド濃度が上昇する。

症状：顔面発赤，動悸，頸静脈怒張，頻脈，胸痛，不整脈，重症では血圧低下などのいわゆる"悪酔い"様の症状を呈する。

治療：輸液，強制利尿，ひどいときには血液透析など，"二日酔い"の治療に準ずる。

備考：一般に作用機序からアルコールを同時に摂収しない限り症状は出ないが，数日間はアルコールは摂取させないほうがよい。

(b) 胃腸毒素群（ツキヨタケ，イツボンシメジ，ニガクリタケ，カキシメジ，オオワライタケなど）

症状：腹痛，下痢，嘔吐など

治療：対症療法

備考：症状を示すキノコの毒成分は不明なものが多い。

(c) ジロミトリン群（シャグマアミガサタケ，アミガサタケなど）

ジロミトリンが加水分解されるとモノメチルヒドラジン（MMH）が生じ，GABAの合成阻害および代謝の抑制によって中枢神経刺激作用を示

す。

症状：摂取6〜8時間後に急に嘔吐，下痢，腹痛，筋肉のけいれんが現れ，頭痛，意識障害，溶血を伴う。低血糖，メトヘモグロビン血症を呈する場合もある。

治療：塩酸ピリドキシン25 mg/kgの静注が有効である。溶血，血尿があれば強制利尿やハプトグロビン投与を行う。メトヘモグロビンが30％以上になったらメチレンブルー1 mg/kgを点滴静注する。重症の場合には血液透析（hemodialysis；HD）も有効である。

備考：加熱により揮発してしまい毒性はなくなるが，調理をする人が蒸気を吸引して中毒を起こすことがあり，キノコ毒の中でも猛毒の部類である。

(d)アマニタトキシン群［ドクツルタケ，シロタマゴテングタケ，ドクアジロガサ（コレラタケ），フクロツルタケなど］

アマニタトキシンにはアマニチンとファロイジンがあり，アマニチンがRNAポリメラーゼを阻害することによって蛋白質の低下や肝細胞の再生障害を呈する。大量摂取の結果，肝性昏睡に陥った患者の多くは死亡しており，肝臓に回復不能な破壊が起こったものと考えられ，海外では肝移植を行い救命しえた例も報告がある。

症状および経過：4期に分かれる。

Ⅰ期：多くのキノコが摂取後数十分で消化器症状を呈するのと異なり，摂取後6〜12時間の潜伏期があり，夕食に食べると，夜中に腹痛，嘔吐，下痢などの症状を起こす。

Ⅱ期：上記の消化器症状，コレラ様の水様下痢が12〜24時間持続する。

Ⅲ期：消化器症状が一時おさまり，この時期からトランスアミナーゼの上昇が始まる。（気をつけていないと退院させて治療が遅れることもある）

Ⅳ期：AST，ALT，LDH，BUN，Creが上昇し，黄疸，腎機能障害が起こる。症状は急激に悪化し，突然肝性昏睡になることから中枢神経抑制症状との鑑別が必要である。最悪の転帰では4〜7日で死亡し，回復する場合でも肝の小葉中心性壊死，腎尿細管壊死をきたす。

治療：第一に水，電解質，アシドーシスの補正を行う。また，アマニタトキシンは少なくとも48時間は肝-腸循環をすることが知られており，活性炭による腸洗浄は十分に行う必要がある。アマニチンは膜の透過性が低く，血液透析はあまり効果がなく，むしろ血液灌流が有効であるとされる。また，ペニシリンがアマニチンとアルゾミンの抱合を阻害するなどの報告から，チオクタン®，ペニシリンG®，ソル・メドロール®，ケーワン®といった薬物療法も試みられているが，効果は一定でない。

(e)ムスカリン群（アセタケ，カヤタケ，ツキヨタケなど）

副交感神経のレセプターに結合して副交感神経刺激症状を呈する。

症状：ムスカリンは胃からの吸収が悪いため，症状は摂取後30〜120分経ってから出現する。現れる副交感神経刺激症状は，縮瞳，消化管蠕動の亢進に伴う腹痛，下痢，そして涙，唾液，気道などの分泌亢進，徐脈，血圧低下などである。死亡例の多くは摂取後8〜9時間後に気管支けいれんや収縮と分泌過多による窒息が原因であり，死亡率は5％ほどである。

治療：胃洗浄と活性炭の投与を行うが，この種のキノコ中毒の場合下痢をきたすので，腸洗浄は必要ではない。嘔吐，下痢による水分，電解質の喪失に対して補正を行い，アトロピンを用いてムスカリンを拮抗する。成人では症状をみながらアトロピン2 mgの静注を分泌亢進がおさまるまで繰り返し行うが，症状に応じて昇圧薬や抗ヒスタミン薬，ネオフィリンなどの投与も行う。

(f)シロシビン群（ワライタケ，シビレタケなど）

シロシビンはセロトニンに類似の構造を持つ物質で，セロトニンに拮抗作用を示すことによって中枢神経症状を示す。

症状：摂取後30〜60分で幻覚が現れる。ついで視力障害，運動失調，知覚麻痺，筋弛緩などが起こり，散瞳，発熱もみられる。

治療：基本的には静かな部屋で安静にさせることであるが，発熱がある場合にはアスピリンを，不穏やけいれんがみられる場合にはジアゼパムを投与する。

(g)イボテン酸群（ベニテングタケ，テングタケなど）

イボテン酸，およびその脱炭酸化合物であるムスチモールは，ともに鎮静作用を示す。またムスチモールはイボテン酸と異なり血液脳関門（BBB）を通過し，GABAのagonistとして作用

表 II-17　アルコールの普通酩酊の診断基準

a. 過去数時間以内に行われた飲酒が確認され，呼気にアルコール臭があること
b. 次の2項目のうち一つが確認されること
　1) 飲酒に起因した非病巣性神経学的徴候を有すること。たとえば運動失調，不明瞭な言語，不確実な歩行，眼振，昏睡などを有すること
　2) アルコール酩酊を示す行動上の諸徴候を有すること。たとえば不適当な泣き笑い，声高な話し方，多弁，好戦的行動，性欲亢進，ところ構わず寝るなどの当人にとってふさわしくない行動上の徴候である
c. 内科的疾患，神経学的疾患，精神科的疾患，他の薬物中毒などの存在が否定されること

（アルコール中毒診断会議：アルコール精神疾患の現状と診断基準，厚生省問題研究会，1979より引用）

表 II-18　血中アルコール濃度（BAC）と臨床症状

BAC（区分）	臨床症状
10〜50 mg/dl（微酔爽快期）	気分さわやか 活発な態度をとる
51〜100 mg/dl（ほろ酔い初期）	ほろ酔い気分 脈拍，呼吸が速くなる 話はなめらかになり抑制がとれる
101〜150 mg/dl（ほろ酔い極期）（酩酊前期）	気が大きくなり自己抑制がとれる 立てば少しふらつく
151〜300 mg/dl（酩酊極期）	運動障害が出現する まともに歩けない（千鳥足） 呼吸促迫，嘔気，嘔吐
301〜400 mg/dl（泥酔期）	歩行困難 転倒すると起き上がれない 意識混濁，言語支離滅裂
401〜500 mg/dl（昏睡期）	昏睡状態，尿，便失禁 呼吸麻痺をきたし死亡する危険大

する。

症状：通常は摂取後30〜90分で散瞳，筋攣縮，幻覚，意識障害などが出現し，小児では視野障害を起こし，後に昏迷，傾眠となる。傾眠となるようにみえるが，実際にはただの睡眠状態であることが多い。消化器症状はまれである。

治療：対症療法が主で，けいれんが起こった際にジアゼパムを使用すると，中枢性の筋弛緩をきたす可能性があるので注意が必要である。

(h) ドクササコ群（ドクササコ）

ドクササコの中毒物質は，推定されているものはあるが，いまだはっきりとした結論は得られていない。しかし，何らかの血管拡張性の物質が関与していると思われる。

症状：症状の強さは摂取量によって異なる。多くは摂取後2〜4日後に四肢末梢のしびれ感や灼熱感で発症するが，耳介，顔面中央，外陰部にも現れることがある。7〜8日後に発症する例もある。症状は次第に増悪し激痛を伴い，6日目ごろにピークに達し，1〜2週間持続する。その後に症状は軽減し，30〜50日で消失する。

治療：水溶性が高く活性炭に吸着するので，血液透析と血液灌流が有効であるという報告がある。また疼痛に対してはオピオイドやNSAIDsは無効で，硬膜外ブロックが有効である。補助療法としてニコチン酸やATP，ビタミンB_{12}の投与が有効であったという報告もあるが，対症療法が基本である。

日本の毒キノコ中毒の死亡例の90％以上は最も猛毒のキノコのアマニタトキシン群によるもので，これを見落とさないことが最重要である。また，食用キノコでも中毒例の報告がある。過去に多かったのは古くなったマツタケを食べて起きる悪心と激しい嘔吐であるが，これは腐敗により生じたヒスタミンにフェニルエチラミンが相乗的に作用したもので，嘔吐によって症状はすぐにおさまる。またシイタケ，ナメコの胞子を多量に吸い込んで喘息様のアレルギーを起こした例がある。

● 急性アルコール中毒

急性アルコール中毒とは大量のアルコール摂取により生体が精神的，身体的影響を受け，主として一過性の意識障害をきたすことを指し，一般に生理的範囲に属する普通酩酊を超えた状態といわれる（表II-17）。アルコールは胃および上部小腸から吸収され，物理的拡散により体内に分布する。単位重量当たり最も多く分布しているのは血液で，脳への拡散は他臓器の6〜7倍と迅速であることから急性中毒時の症状はまず精神神経系に現れる。酩酊の症状は血中アルコール濃度（BAC）と相関し（表II-18），50 mg/dlを超えると人体に影響を及ぼし始め，中毒症状が客観的に気づかれるのは150 mg/dlを超えてからで，300 mg/dlを超えると言語障害が出現してくる。ウイスキー500〜600 mlをいっき飲みすると400 mg/dl以上になって昏睡状態から，呼吸麻痺をきたして死に至る。ただし，昏睡状態が10時間以上続くと死亡する危険はかなり高いとされているが，500 mg/dl以上のBACを呈しながら生存した例が数

表 II-19　急性アルコール中毒と鑑別を要する疾患

1. 脳血管障害
2. 脳および脊髄外傷（硬膜外および硬膜下血腫，脳挫傷，脳内出血，頭蓋骨骨折）
3. 事故による四肢骨折，内臓破裂
4. 他の薬物中毒および過量投与
5. 低血糖
6. 糖尿病性昏睡
7. 肝性昏睡
8. アルコール離脱症候群

表 II-20　急性アルコール中毒の輸液療法

1) 意識障害が軽度のもの：
   生理食塩水あるいはラクテック 100〜300 ml/時点滴静注
2) アルコール性低血糖の出現に対して：
   ヴィーンD 100〜300 ml/時点滴静注
3) 嘔吐などによる電解質喪失がある場合：
   ソリタT3 100〜300 ml/時点滴静注
4) 慢性アルコール中毒者に対して：
   フィジオゾール3号 100〜300 ml/時点滴静注
5) 低栄養状態にある者に対して：
   アリナミンF 100 mg を点滴液に混注
6) 血圧低下に対して：
   イノバン 5〜20 μg/kg/分で投与

例報告されており，BAC と臨床症状に関してはかなりの個人差がある。

急性アルコール中毒が治療の対象となるのは，ほとんどが意識障害とそれに伴い呼吸，循環障害をきたした場合である。そこで，重要な鑑別として，脳血管障害や酩酊状態での頭部障害，外傷，アルコール以外の急性薬物中毒，低血糖，糖尿病性昏睡，肝性昏睡，アルコール離脱症候群などあらゆる意識障害があげられる（表 II-19）。この中で肝性昏睡とアルコール離脱症候群の鑑別は臨床上しばしば必要とされる。

急性アルコール中毒の治療の基本は，アルコール排泄の促進を図りながら，昏睡期の呼吸抑制および急性の循環不全を回避すべく最大の努力を行うとともに合併症の予防とその治療に対処することである。

①胃洗浄，②輸液：水電解質，アシドーシスの補正，ショック・低血糖予防，③保温，④昏睡体位：嘔吐の誤嚥を防止，⑤活性型ビタミン，特にビタミン B_1 の投与，⑥対症的全身管理（人工呼吸，輸液，昇圧薬による呼吸循環管理），⑦血中エタノール濃度 400 mg/dl 以上では血液透析を考慮する。

軽症例では放置しておいても自然回復する。意識障害の軽度なものでは 500〜1000 ml 程度の補液で回復することが多い。処置中，補液治療中は意識，呼吸・循環状態の変化，嘔吐，誤飲の有無に常に注意する。補液，呼吸循環の安定化を中心とした対症療法により状態の改善がみられない場合は，併存する疾患も考慮する。実際にはまれではあるが意識障害が遷延し，呼吸循環動態が不安定で BAC が 500 mg/dl 以上の場合は血液透析も考慮する。その際はシングルパス型の透析器を用いる。

(a) 輸液（表 II-20）

脱水になっていることが多く，アルコール排泄促進のために最初の1時間で 500 ml 以上の細胞外液を補液する。輸液の基剤としては生理食塩水，乳酸リンゲル液やアルコール性低血糖の出現に対処するため糖類を含んだ等張電解質輸液がよい。また嘔吐などによる電解質喪失では生理食塩水やほかの電解質維持液の投与が行われる。慢性アルコール中毒者では低カリウム血症，低マグネシウム血症がしばしば認められ，マグネシウムを含んだ糖液もけいれん発作の予防に必要である。低栄養状態でビタミン欠乏が考えられる患者では，急性心不全の予防として，点滴液に活性型ビタミン B_1 を混注する。

(b) 胃洗浄

嘔気，嘔吐の症状がなくても胃内に残留するアルコールを除去し誤飲を避けるために，胃洗浄を行い昏睡体位にする。意識障害が高度の場合，早期に経鼻胃管を挿入しておいたほうが安全である。

(c) 気道確保および呼吸補助

嘔吐時の誤飲を避けるために気道の確保は重要である。昏睡が深く瞳孔反射も低下してきた例では，呼吸抑制の危険から中枢性呼吸刺激剤（テラプチク）を経静脈的に投与し，早めに気管内挿管をして人工呼吸による補助呼吸を考慮する。

(d) 循環不全対策

低血圧，ショックをきたした症例では，塩酸ドパミンが心収縮力や心拍出量，腎血流を増大させるのに有効である。塩酸ドパミンは肝血流量も増加させるため，肝におけるアルコール代謝を促進させることが期待され，肝性脳症や離脱期の意識障害にも用いることがある。

(e) 膀胱への留置カテーテル

表 II-21 アルコール離脱症候群（alcohol wlthdrawal syndrome）

早期症候群：early phase of alcohol withdrawal 　（小離脱：minor withdrawal）
振戦：tremor　　　　　　　　　　　　　（7〜8 時間） 錯覚，幻覚：illusions, hallucinations 指南力の軽度障害：minimal disorientation　（24 時間以内） けいれん発作：convulsion, rum fits　　　（7〜48 時間）
後期症候群：later phase of alcohol withdrawal 　（大離脱：major withdrawal）
振戦せん妄：delirium tremens　　　　　　（72〜96 時間） 粗大な振戦：crude generalized tremor 精神運動亢進：increased psychomotor activity 幻覚：hallucinations 指南力障害：profound disorientation 自律神経機能亢進：overactivity of autonomic nervous system

（　）内数字は禁酒後発症までの時間帯を示す。
（小片 基：アルコール中毒の疾病概念。最新医学 31：2065〜2070, 1976 より引用）

　意識がなく尿失禁の恐れのある場合や，大量の輸液が必要な場合に，時間尿量を測定しながら大量輸液による肺水腫に注意することが，基礎疾患のある患者や高齢者などで重要である。

　救急処置後の対処法として，アルコール依存を形成している場合は専門治療施設での治療が望ましく，内科・精神科医，看護婦，医療ソーシャルワーカー，保健所，断酒会などの協力を得て全人的治療が必要である。

　アルコール離脱症候群 alcohol withdrawal syndrome：慢性的飲酒後の断酒にて禁断症状（表 II-21）は断酒後 48 時間以内に起こってくる早期症候群と，72〜96 時間経過した後に起こってくる後期症候群とある。早期群ではアルコール臭著明のことが多いが後期群ではほとんど認めない。急性アルコール中毒患者の多くは救急外来受診時酩酊状態であるため，患者本人からの病歴聴取は不可能なことが多い。そのため周囲に一緒にいた人から，意識障害による転倒などといった飲酒時の状態，過去の飲酒状態，同時服用の薬剤の有無などを聴取する。アルコール依存症を入院させ禁酒させる場合は，離脱症候群の発症が予測されるため入院時より minor tranquilizer を予防的に投与する。実際の診療にあたっては患者の自・他覚所見をできるだけ正確に把握し，検査できる項目は早急に行う。他覚的には意識，血圧，呼吸などのバイタルサインのチェックをし，酩酊の度合，アルコール臭の有無，外傷の有無を確認する。アルコール昏睡の際 gag reflex の反応減退，四肢弛緩，瞳孔散大，呼吸抑制などは非常に危険な兆候であるが，このようなときほかの意識障害をきたす疾患との鑑別にも留意すべきである。また誤飲による嚥下性肺炎や気道閉塞，消化管出血，火傷，低体温，不整脈，てんかん発作，重症感染症なども出現するため，これらに対する注意も必要である。

● フグ中毒

　テトロドトキシンによる神経毒であり，呼吸停止するほどでは対光反射も消失する。①胃腸洗浄，②人工呼吸，③肝庇護剤（強力ネオミノファーゲンC）を行いながら呼吸循環管理を行えば，救命される中毒である。手遅れになると，不可逆性の低酸素性脳症となる。

● 野いちご中毒

　雑草を食べた後に起こる症状で，目が見えなくなり，気が狂ってしまうという central anticholinergic syndrome の症状（温かく，紅潮，瞳孔散大，失見当識）を呈する。この症状は blood-brain barrier を通過する薬物の抗ムスカリン効果による症状で，それは physostigmine で中和できる。

　　　　　　　　　　　　　　　　（瀧　健治）

9．旅行帰国者

　今日，邦人の海外旅行・出張者数は年間 1500 万人以上，観光または就労目的での外国人の入国者数は年間 300 万人以上と言われており，このようにグローバリゼーションが顕著になりつつある今，輸入感染症に対する認識と病態・治療についての知識は重要である。一般に海外からの帰国者に認められる感染症に起因する症状では，下痢が 11％，上気道感染 8％，皮疹 3％，発熱 2％，の頻度で認められると言われている。これらの患者の診療においてはまず旅行（または居住）地域を問診により確認する必要がある。ここではわが国においても医師が知っておくべき代表的輸入感染症に焦点を絞り，旅行帰国者が下痢または発熱を主訴に救急外来を受診した場面を想定して，救急部における対応について述べる。

1）旅行者の下痢

●ただちに実施すべきこと

(a) まず発熱の有無とその程度について問診（検温）する

　発熱（高熱）のない場合には腸管毒素原性大腸菌（enterotoxigenic E. coli）による下痢を疑う。旅行者下痢症のおよそ半数がこのタイプと言われている。また，コレラ（Vibrio cholerae）の場合も通常は発熱を伴わない。38度以上の高熱を伴う場合には，Shigella, Campylobacter, Salmonella, Yersinia, invasive E. coli などによる細菌感染性腸炎（bacterial dysentery）またはアメーバ赤痢（amebic dysentery）を疑う。旅行者下痢症のおよそ20％以下がこのタイプである。

(b) 糞便検査

　排泄された便は血液の混入の有無や白血球の有無について調べ，細菌培養に提出する。

　Enterotoxigenic E. coli による下痢の場合は通常，便に血液や白血球の混在を認めない。このため非炎症性下痢症（non-inflammatory diarrhea）と呼ばれる。安静や補液で経過観察可能である。発熱も腹痛も顕著でなく，米のとぎ汁様の激しい水様性下痢と急速な脱水症状をみた場合にはまず第一にコレラを疑う。多くの場合，補液のみで経過観察可能であるが遷延する場合には抗菌薬投与を考慮する。

　赤痢（dysentery）の場合は通常，糞便中に肉眼的血液（赤血球）や白血球を認める。頻度は多くはないものの，アメーバ赤痢の場合は肉眼的に血液の混在を認める場合も多く，糞便中の白血球は一般に少ないか，もしくは認めない。糞便中のcystまたはtrophozoiteを証明すれば診断に至るが，専門家に鏡検を依頼するほうがよい。非炎症性下痢が2週間くらいに渡って遷延する場合や帰国後に新たに出てくる場合にはアメーバ赤痢，giardiasisや他の原虫感染症を疑う。

●治療方針

　non-inflammatory diarrheaの場合は安静や補液で一般に経過観察可能である。大量の水様下痢や強い脱水を示唆する所見を認め，臨床的にコレラの疑いが強い場合はWHOの提唱するoral rehydration solution（水1 lに対し，NaCl 3.5 g，NaHCO₃ 2.5 g，KCl 1.5 g，ブドウ糖20 gを含む）など，糖および電解質を含む溶液を経口補給する。バナナやオレンジはカリウム源として有効である。食事は摂取してもよいが脂質，アルコールは避ける。下痢を認める患者において何より重要なものは補液であるため，経口摂取が不可能な患者では経静脈補液を行う。

　コレラおよび細菌感染性腸炎の患者に投与する抗菌薬としてはニューキノロン剤もしくはテトラサイクリン系抗生物質が有効である。シプロフロキサシン（ciprofloxacin, 200 mg×2/日），オフロキサシン（ofloxacin, 100 mg×3/日），ミノサイクリン（minocyclin, 100 mg×2/日）などを投与する。止瀉薬や腸管蠕動抑制薬は原則として投与しない。アメーバ赤痢の場合はメトロニダゾール（metronidazole, 250 mg×3/日）を投与する。

2）旅行者の発熱

　東南アジア，アフリカ，中南米諸国からの帰国者における発熱をみた場合に最も疑うべき疾患としては，マラリア，類鼻疽（メリオイドーシス），腸チフス，デング熱，および先に述べた細菌性赤痢（bacterial dysentery）などがあげられる。

●ただちに実施すべきこと

(a) 病歴および身体所見

　渡航先もしくは居住国について問診する。発熱がある場合は熱型について詳細に尋ねる。48時間ごとの熱であれば三日熱マラリアを，72時間ごとの発熱であれば四日熱マラリアを疑い末梢血塗抹標本を作成しマラリア原虫を検索する。しかし初回熱発作の前には非特異的な微熱のみを呈することもあるので注意を要する。いわゆるバラ疹様の皮疹をみた場合は腸チフスを疑い局所皮疹部よりの菌（Salmonella typhi）の証明に努める。皮膚局所の感染巣や所属リンパ節腫大を認めた場合はメリオイドーシスを疑う必要がある。また，咳嗽・喀痰や，重症の場合には呼吸不全を呈するような場合にも急性敗血症型もしくは肺炎型のメリオイドーシスを考える。高熱，筋肉痛などのインフルエンザ様症状をみたらデング熱に比較的特異的な眼窩痛や皮膚の点状出血などの有無について問診・診察を行う。

(b) 一般検査

　感染症を疑う発熱患者における一般検査を従来通り施行する。すなわち，尿検査，一般血液検査，生化学に加え必ず血液培養（腸チフス，メリオイドーシス）を施行する。腸チフスを疑う場合には

尿および便培養まで施行するほうがよい。また，後日の免疫血清学的診断のために血清分離を行い計10 mlほどを小分けして凍結保存しておけばなおよい。

3）比較的頻度の高い旅行者発熱性疾患
●マラリア（malaria）

雌ハマダラカの刺咬により感染する。クロロキン耐性株のマラリア原虫が増加しており，迅速な診断が必要である。ギムザ染色の油浸観察による赤血球内の原虫を確認することが最も重要であるが，thick smearでは赤血球に重なる血小板が原虫と混同されやすいためthin smearを用いるほうがよい。倦怠感，筋肉痛，食欲不振，頭痛など症状は非特異的であり，30～50％においては初期には胃腸炎様の症状（嘔吐，嘔気，下痢，腹痛）で発症することもある。典型例では熱発作に加えて貧血，脾腫を認め，これが三大徴候とされている。東南アジア，アフリカ諸国からの帰国者においては常にマラリアを疑うことを忘れてはならない。

治療にはクロロキン（耐性株が多くなっている）やメフロキン，キニーネとテトラサイクリン剤の併用が用いられる。現在わが国で承認されているものとしては，経口用キニーネ，スルファドキシン／ピリメタミン合剤であるが，他の薬剤の使用については厚生科学研究費「熱帯病治療薬の開発研究班」に連絡すればよい。

●類鼻疽（メリオイドーシス melioidosis）

Burkholderia pseudomallei による感染症で，東南アジア（タイ，ベトナム）に代表される浸淫地帯の旅行者の不明熱の原因疾患として重要である。湿地帯の土壌から皮膚，呼吸器を介して感染する。皮膚・所属リンパ節炎や急性肺炎型の病型があり悪感戦慄 shaking chill を伴う発熱を認める。容易に敗血症へと進展し，致命率も高い。急性呼吸不全を呈するような肺炎像を呈する不明熱患者で皮膚の膿瘍状の感染巣を伴い流行地への渡航歴のある場合に疑う。分泌物のグラム染色で安全ピン状に両極が染まるグラム陰性の小桿菌を認める。第3世代セフェム，カルバペネム，ニューキノロンに対して感受性である。約30％が死亡すると言われている。

初回治療を十分に行わないと再発する可能性がある。

●腸チフス（typhoid fever）

全身倦怠，頭痛，食欲不振などが数日間認められ，これに続き悪寒を伴う発熱が出現する。この時期にはほとんど常に血中に菌を証明する。発熱は高度であり39～40度くらいの高熱が数日間持続する。比較的徐脈，バラ疹，白血球減少などを伴う。病期の推測がつけば第1・第2週には血液培養を，第2週から第3週にかけては便と尿を検体として培養に供する。しかし実際上には病期日が判然としないため血液培養とWidal反応を合わせて行うことが多い。治療には第3世代セファロスポリンまたはニューキノロンが第1選択となる。

●ウイルス性出血熱

(a)デング熱（Dengue fever；DF）

ネッタイシマカ（熱帯地域・都市部）を媒体とするデングウイルスによる。高熱，筋肉痛，食欲不振，頭痛などのインフルエンザ様症状に引き続き，眼窩痛，腰痛，結膜充血，比較的徐脈などを呈する。発疹を呈し，血小板減少のため皮下出血，鼻出血，腸管／女性器出血などを呈する。tourniquet 試験陽性が特徴である。

(b)デング出血熱（Dengue hemorrhagic fever；DHF）

DFの症状に加え，血管透過性亢進により血漿漏出をきたし血液濃縮（Ht値上昇），hypovolemic shockを起こす。主要病態は，①血管透過性亢進による循環不全，②血液凝固能異常による出血傾向である。WHOによる臨床的重症度分類ではⅠ度：出血傾向としてtourniquet試験陽性，Ⅱ度：これに加えて種々の自然出血傾向，Ⅲ度：低血圧・低脈圧などのショック症状，Ⅳ度：重度のショック状態と記載されている。

DF，DHF共に特異的治療薬剤はない。対症的治療を要する。

発熱に対しては，サリチル酸製剤はアシドーシスを招き出血傾向を助長するため禁忌とされておりアセトアミノフェン製剤を用いる。診断：IGM-ELISAにより診断がなされる。国立感染症研究所ウイルス1部（03-5285-1111）に問い合わせが可能である。

DF，DHFのほかにウイルス性出血熱としてはラッサ熱，マールブルグ熱やエボラ出血熱があげられるが，これらはいずれも中央アフリカがen(epi)demic areaであり，東南アジアへの渡航

歴とは関係がない．DF, DHF と異なり日本国内での患者はラッサ熱が一例のみ（1987年）で，マールブルグ熱およびエボラ出血熱の発生報告はない．

文献

1) 新興再興感染症．日本醫事新報社，1997年
2) A Pactical Approach to Infectious Diseases. LittleBrown, 1996
3) Principles and Practice of Infectious Diseases. Churchill Livingstone, 1995

（青木洋介）

10. 婦人科疾患の訴え

婦人科領域における救急疾患は，その初期症状から表 II-22 のように分類できる．

A：腹痛はもちろん婦人科疾患に特有のものでなく，当然，他の疾患との鑑別が必要となる．ほとんど初発は下腹部からの痛みで，虫垂炎のように，初めは心窩部痛から，ということはあまりない．例外は妊娠悪阻（つわり）で，吐き気と共に上腹部痛を訴える場合，風邪様症状だけの場合もある．「女性を診たら妊娠と思え」の鉄則があり，妊娠の可能性を患者自身が否定しても，尿による妊娠判定試験を行ったほうがよい場合がある．下腹部痛で来院，ご丁寧に CT まで施行され，人工中絶を余儀なくされたケースが実際にある．

B：不正性器出血があれば，大部分は産婦人科疾患である予測は容易であるが，問題はむしろ，下血，血尿との鑑別である．患者の訴えを鵜呑みにすると，失敗することがある．

C：外陰部の症状があれば，患者は産婦人科を受診すると思うが，多発外傷や，暴行事件の被害者などのケースで救急外来で取り扱うこともあるので，項目としてあげた．

D：その他は，癌患者の後遺症で婦人科特有のものを記載した．

婦人科疾患が疑われるときは，問診の際に表 II-23 の事項を確認する．特に最終月経は必ず確認する．分娩数，妊娠数の確認は，「お子さんは何人ですか．それ以外に，流産，早産，人工中絶はありませんか」と問えば答えやすい．月経歴の問診は，常に不正性器出血との関連で行われる．不正性器出血を月経と思い込んでいる女性は以外と

表 II-22 婦人科領域における救急疾患

A. 腹痛
　A-1. 細菌感染に関係あるもの
　　1. PID（Pelvic Inflammatory Disease）
　　2. 付属器炎
　　3. 子宮留膿腫
　A-2. 細菌感染に関係ないもの
　　1. 月経困難症
　　2. 排卵痛
　　3. 処女膜閉鎖
　　4. 茎捻転（腫瘍性病変）
　　5. 卵巣出血
　　6. 卵巣過剰刺激症候群
B. 不正性器出血
　B-1. 妊娠反応陽性
　　1. 切迫流産，子宮外妊娠など→産科の項目参照
　　2. 絨毛性疾患
　B-2. 妊娠反応陰性
　　1. 機能性出血
　　2. 更年期出血
　　3. 子宮筋腫
　　4. 子宮内膜症
　　5. 子宮頸癌
　　6. 子宮体癌
　　7. 卵巣腫瘍
　　8. ホルモン補充療法（HRT）中
C. 外陰部症状
　1. 暴行
　2. 外傷
　3. 外陰膣炎，外陰掻痒症
　4. バルトリン腺膿瘍
D. その他
　1. 癌患者の後遺症，合併症
　　1-1. 尿閉
　　1-2. 放射線障害
　　1-3. リンパ嚢腫
　　1-4. 癌性疼痛
　2. 子宮脱

表 II-23 婦人科疾患が疑われるときの問診事項

1. 月経歴：初経年齢，周期（月経が始まった日から次の月経が始まる日までの日数）持続日数，量の多寡，随伴症状の有無．閉経後の女性は閉経年齢．
2. 最終生理：いつから，何日間，いつもと比較して始まる時期，期間，量，随伴症状に違いはないか．
3. 既往妊娠数：流産，人工中絶などを含め，過去の妊娠回数．
4. 既往分娩数：死産を含め過去の分娩回数．
5. 性交経験の有無

多い．更年期，閉経後の出血は常に悪性腫瘍の存在を念頭に診察が行わなければならない．

以下に，各疾患の説明を行うが，緊急に診断が

必要なものを中心に説明し、性器出血のように、診断は後日精査でもよい（産科疾患は除く）場合はひとまとめにした。なるべく簡潔を心掛けたので説明不足は成書で補って頂きたい。

(内山　章)

11. 来院時の画像診断学的な初期対応

画像診断の関わる領域は増加し続けているが、緊急性が求められる救急疾患の診療において最も重要なことは、まずどのような検査を施行し、さらに追加すべき検査は何かという判断を的確に行い、より早く適切な治療につなげることである。そのためにも最近発達の著しい画像診断法の中で、侵襲性が少なく情報量の多い適切な画像診断法の選択が大切である。

1) 骨, 関節の損傷

四肢を中心にした骨関節の損傷に対する画像診断は、単純X線写真が基本であることは言うまでもなく、緊急を要する状態にも簡便に多くの情報を与える方法である。多くの場合基本となる撮影は正面像と側面像である。

●頭蓋, 顔面の骨折

骨折の部位、偏位の有無、内部組織の損傷などの確認が重要であり、特に複雑な構造を有する顔面中央部や blowout fracture に代表される眼窩、頭蓋底、側頭骨の骨折にはCTが有用である。

●脊椎の骨折

単純写真側面像が重要であり、特に頸椎においては患者を動かす前に、水平方向のX線写真にて椎体の alignment を確認する。CTは椎体後方部の骨折、MRIは脊髄の損傷を疑う症例にて追加する。

●肩, 上肢, 骨盤, 下肢の骨折

骨盤骨折の合併症として尿路系あるいは内外腸骨系動脈の損傷による後腹膜出血が重要であり、これらが疑われた場合には、単純X線写真に加えてCT検査まで行う。

●小児の骨折

小児の骨は弾性に富んでいるため、骨折が骨の全周に及ぶことが少なく骨折線を呈しないことがある。これらを見逃さないためには　軟部組織の腫脹に注意し、個々の骨の相互の位置関係を理解することが大切である。成長板損傷の評価には健常側の撮影も時に重要である。

2) 頭頸部疾患

強い頭痛、けいれん、麻痺、意識障害、あるいは外傷などで来院した救急患者は、すみやかな診断が必要である。最近では撮影時間の短縮と共に緊急MRIが可能になったとはいえ、患者の観察が容易で検査時間の短いCTが優先される。

●外傷

外傷における頭蓋内外の血腫、脳挫傷、骨折、異物などの診断においてもCTが第1選択となる。通常の window 設定に加えて、window 幅を広げて微少な出血や空気の存在を観察することが重要である。MRIは脳挫傷、びまん性軸索損傷、脳幹部損傷などの診断に有用である。

●クモ膜下出血, 脳出血, 脳梗塞

出血の有無を早期に診断することに関してはCTが第1選択となるが、脳梗塞の超急性期にはCT診断は困難である。拡散強調画像が可能であればMRIは脳梗塞の超急性期の診断に有用である。動脈閉塞や脳虚血の診断に脳血流シンチグラムが施行されることもある。

●炎症

口腔咽頭部疾患の炎症による気道の閉塞や狭窄の診断には造影CTが有用である。

3) 胸部疾患

胸部領域の画像診断においては単純X線が基本であるが、精密診断にはCTを行う。症例によって適宜検査が追加される。

●外傷

血気胸や肺実質、気管・気管支、大血管の損傷が疑われた場合にはCTによる状況の把握が有用である。

●大動脈解離, 大動脈瘤破裂

単純CTは大動脈内膜の石灰化や、いわゆる早期閉鎖型または内膜非破綻型動脈解離とよばれる偽腔内に血栓の充満したタイプの評価に有用である。解離の広がりの評価には造影CTが選択される。上行大動脈への解離の進展の有無は手術適応決定においてきわめて重要であるが剥離内膜が揺れ動くために診断が難しいことがあり、超高速CTの有用性が高い。偽腔内の血流が遅い場合には造影早期相では造影剤が十分に行き渡らないこ

とがあり，そのような場合には遅延相の撮影が必要である．総頸動脈，腎動脈，上腸間膜動脈などが巻き込まれることによって生じる臓器虚血にも注意する．

大動脈瘤の大きさや形態，瘤の範囲，壁在血栓，周囲血腫の評価にもCTが有用である．

●急性肺動脈血栓症

従来診断には肺血流シンチグラムが標準と考えられてきたが，最近は造影CTが第1選択となりつつある．特に超高速CTでは肺動脈の主幹部のみならず末梢枝や右心房，右心室内の血栓の描出が可能である．

●その他

気管支内異物は単純X線写真の吸気，呼気の二相を撮影することが大切であるが，単純写真では描出されないピーナッツ異物の状況の把握にはMRIが有用である．

4）腹部疾患

急性腹症の患者の診断に対しては，超音波検査など非侵襲的で病室で行える検査としての有用性が高まっている．腹部単純X線写真は立位，臥位の二方向が基本となるが，腹部全体，特にガスについての情報を提供してくれる．立位が困難な症例では腹腔内遊離ガスを検出する為に左側臥位正面像が有用であるが，ガスが集まるためには数分間待つ必要がある．

●消化管穿孔，イレウス

消化管穿孔による遊離ガスの出現頻度は20％程度で，少量の腹腔内遊離ガスは単純写真では診断不可能（特に後腹膜腔への穿孔は困難）であることを知り，必要であればCTを追加する．胸部X線写真（可能ならば立位）で腹腔内遊離ガスが診断できる場合がある．小腸の拡張は通常は単純写真で診断されるが，腸管内に腸液の充満した無ガスイレウスでは，拡張した腸管蹄や鏡面像がみられない．超音波検査は腸管内の液体貯留や壁肥厚，腹水の有無，リアルタイムの腸管の動きの観察に適し，腫瘍や腸重積の評価にも有用である．

●外傷

実質臓器，腸管，血管の損傷の診断にはまず，超音波検査を施行する．腹腔内，腹腹膜腔液貯留や実質臓器，血管の損傷が示唆されれば造影CTを施行するが，症例によっては手術よりも経カテーテル的動脈塞栓術の対象となる．

●急性膵炎，胆嚢，胆管炎

超音波検査が有用であるが，急性膵炎の重症度判定には造影CTが必要であり，膵実質の壊死の有無や周囲への炎症の波及を評価する．

●肝疾患

肝膿瘍，肝細胞癌破裂などの肝疾患が疑われた場合には超音波検査が第1選択となるが，腫瘤性病変の評価には造影CTも必要である．

●急性上腸間膜動脈閉塞症

高齢者や心房細動のある患者の急性腹症で，腹部所見が少なく原因を特定できない場合には，腸管虚血の可能性を考える．単純CTで血栓の描出がみられることもあるが，可能な限り造影CTを施行し，血栓や腸管壊死の有無を評価する．

●急性虫垂炎

超音波検査が有用であり，虫垂の腫大や壁肥厚，周囲の液体貯留などを描出する．カラードップラ法により虫垂の血流増加も診断可能である．腸管ガスなどにより診断が困難な場合には，積極的にCTを試み，手術適応となる虫垂炎を早期に診断する．

●尿路結石

腹部単純写真にて検出困難な結石が存在することに注意する．水腎症の診断には超音波検査が有用である．

●精巣捻転症，精巣上体炎

臨床所見が類似しており，超音波検査において精巣および精巣上体の腫大を確認の上，カラードップラ検査にて血流状態を把握する．

●産婦人科疾患

常に妊娠の可能性を考え，まず超音波検査にて腹水や腫瘤性病変の有無を確認する．

文　献

1) 江原　茂：骨・関節のX線診断．金原出版，1995
2) Susan D: Trends in pediatric emergency imaging. RADIOLOGIC CLINICS 37：995-1034, 1999
3) James M: Recent advances in imaging of cerebrovascular disease. RADIOLOGIC CLINICS 37：467-488, 1999
4) Stephen Ledbetter: helical CT in the evaluation of emergent thoracic aortic syndrome. RADIOLOGIC CLINICS 37：575-589, 1999
5) Robert A: Helical CT of abdominal trauma. RADIOLOGIC CLINICS 37：591-612, 1999

〔宇都宮　幹〕

第III章

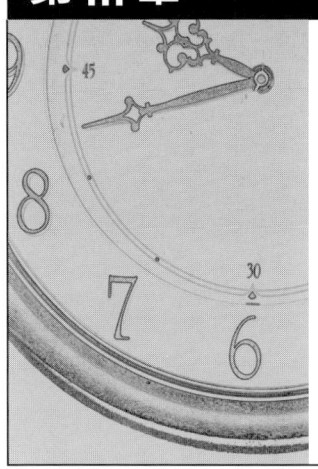

患者来院時の初期対応と以後の治療方針

1. 急性消化器疾患の保存的対応について

> 診断：出血性消化性潰瘍

●ただちに実施すべきこと
□循環動態の把握：ヘマトクリット（赤血球数），血圧，脈拍，尿量など。
□静脈路確保：輸液・輸血の準備（ショック状態であれば中心静脈確保）。
□経鼻胃管挿入：出血の確認，胃洗浄。
□合併症の把握：胸腹部X線，心電図，肝腎機能，止血能など。
●診断の根拠
□吐下血，急激な貧血症状など。
●他の疾患の可能性・鑑別診断
□鼻・口腔内出血，痔出血など。
●してはならないこと・避けるべきこと
□不必要な輸血など。
●以後の治療方針
□出血部位，出血病変の診断のため緊急内視鏡検査が必要。
●専門家に相談・依頼すべき状態
□活動性の出血が続いていたり，貧血が著明なとき。
●専門家からの提言
□緊急内視鏡検査を施行する時期はできるだけ早期が望ましく，ショック状態にないときにはただちに，またショック状態にあるときでも輸液・輸血により循環動態が安定すれば行う。
□経鼻胃管挿入後の胃洗浄は，緊急内視鏡検査時に出血部位の確定や止血操作の困難さを左右するので，可能な限り2000ml以上の洗浄を行う。

> 診断：食道・胃静脈瘤破裂

●ただちに実施すべきこと
□循環動態の把握：ヘマトクリット（赤血球数），血圧，脈拍，尿量など。
□静脈路確保：輸液・輸血の準備（ショック状態であれば中心静脈確保）。
□経鼻胃管挿入：出血の確認，胃洗浄。
□合併症の把握：胸腹部X線，心電図，肝腎機能，止血能など。
●診断の根拠
□肝炎の既往，吐下血，急激な貧血症状などや，超音波検査などで肝硬変の合併。
●他の疾患の可能性・鑑別診断
□鼻・口腔内出血など。
●してはならないこと・避けるべきこと
□不必要な輸血など。
●以後の治療方針
□出血部位，出血病変の診断のため緊急内視鏡検査が必要。
□また，肝癌の有無や，門脈塞栓の有無。
●専門家に相談・依頼すべき状態
□活動性の出血が続いていたり，貧血が著明なとき。
●専門家からの提言
□緊急内視鏡検査を施行する時期はできるだけ早期が望ましく，ショック状態にないときにはた

だちに，またショック状態にあるときでも輸液・輸血により循環動態が安定すれば行う。
- □経鼻胃管挿入後の胃洗浄は，緊急内視鏡検査時に出血部位の確定や止血操作の困難さを左右するので，可能な限り 2000 ml 以上の洗浄を行う。
- □肝臓癌の門脈塞栓があったり肝硬変の末期の場合は止血不能のこともありうる。

診断：急性膵炎・慢性膵炎急性増悪
● ただちに実施すべきこと
- □循環動態の把握：ヘマトクリット（赤血球数），血圧，脈拍，尿量など。
- □静脈路確保：輸液・輸血の準備（ショック状態であれば中心静脈確保）。
- □合併症の把握：胸腹部X線，心電図，肝腎機能，止血能など。
- □重症度分類：ショック，呼吸困難，神経症状，重症感染，出血傾向などの臨床徴候の有無や血液検査，エコー，CT などの画像所見で重症度分類を行う。

● 診断の根拠
- □急激な腹痛やアルコール多飲など。

● 他の疾患の可能性・鑑別診断
- □鼻・口腔内出血，痔出血など。

● してはならないこと・避けるべきこと
- □麻薬には Oddi 筋の収縮作用があるので避ける。

● 以後の治療方針
- □重症度分類や原因検索のためエコー，CT などが必要。

● 専門家に相談・依頼すべき状態
- □出血性壊死性膵炎や膿瘍が疑われた場合は外科治療の適応の有無を外科にコンサルトする。

● 専門家からの提言
- □重症急性膵炎では，多臓器不全に進展しやすいので，初期から十分の補液が必要である。

（坂田祐之，岩切龍一）

2．外科的処置の必要とする一般・消化器急性疾患について（図III-1, 2）

診断：急性虫垂炎
● ただちに実施すべきこと
- □虫垂炎が疑われる場合，保存的治療を選択する場合もまず絶食とし，必要に応じて抗生物質の投与。
- □手術を前提とした全身状態のチェック。

● 診断の根拠
- □発熱，白血球数増多。
- □心窩部に始まり右下腹部（図III-3）を中心とした腹痛（初期の症状は通常嘔気である）。
- □McBurney 圧痛，筋性防御，反跳痛（腹膜刺激症状）。
- □Douglas 窩に膿が貯留すると直腸診にて右側に圧痛を認める。
- □腹部超音波検査による虫垂の腫大像（虫垂が穿孔すると虫垂自体の描出が困難になることがあり注意を要する），虫垂内の糞石像・液体貯留像，虫垂周囲の膿瘍像の描出。

● 他の疾患の可能性・鑑別診断
- □小児：腸間膜リンパ節炎，メッケル憩室炎，腸重積。
- □成人：大腸憩室炎，尿路結石症，婦人科疾患。

● してはならないこと・避けるべきこと
- □鎮痛薬の投与は腹部症状の把握が困難となるため診断が確定するまでは投与しない。
- □妊婦の場合は圧痛点が大きく移動するため図III-3 の圧痛点を参考にすべきではない。

● 以後の治療方針
- □腹部超音波検査において 8 mm 以上の虫垂壁の肥厚や壁の層構造の乱れなど，蜂窩織炎性以上の所見がある場合や腹膜炎の所見がある場合は緊急開腹手術の適応となる。
- □保存的治療を選択した場合も 12 時間以内に血液検査，腹部超音波検査の再検や腹部所見の再チェックを行う。

● 専門家に相談・依頼すべき状態
- □SIRS（systemic inflammatory response syndrome）例，筋性防御，反跳圧痛，右大腿屈曲時痛の存在。
- □保存的治療中増悪例。

● 専門家からの提言
- □高齢者，幼小児，抗生物質投与者においては腹部所見が軽度で白血球の上昇も認められないことがあり，腹部超音波検査などの画像診断の比重が高くなると思われる。
- □保存的治療の適応となるカタル性に対しては，E. coli および Bacteroides spp. に抗菌力を有するセファマイシン系（CFX, CMZ, CTT）の

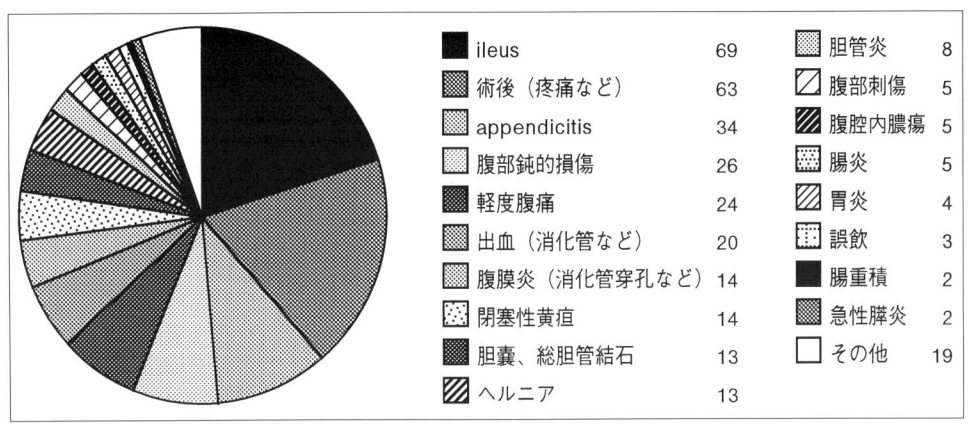

図 III-1 消化器外科 consult 症例（H 8.1.1-H 10.12.31）

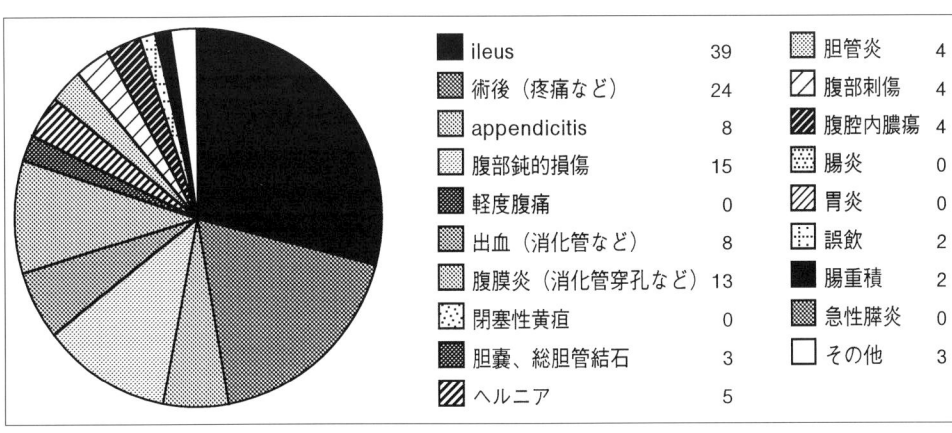

ileus	69
術後（疼痛など）	63
appendicitis	34
腹部鈍的損傷	26
軽度腹痛	24
出血（消化管など）	20
腹膜炎（消化管穿孔など）	14
閉塞性黄疸	14
胆嚢、総胆管結石	13
ヘルニア	13
胆管炎	8
腹部刺傷	5
腹腔内膿瘍	5
腸炎	5
胃炎	4
誤飲	3
腸重積	2
急性膵炎	2
その他	19

図 III-2 消化器外科 入院症例（H 8.1.1-H 10.12.31）

ileus	39
術後（疼痛など）	24
appendicitis	8
腹部鈍的損傷	15
軽度腹痛	0
出血（消化管など）	8
腹膜炎（消化管穿孔など）	13
閉塞性黄疸	0
胆嚢、総胆管結石	3
ヘルニア	5
胆管炎	4
腹部刺傷	4
腹腔内膿瘍	4
腸炎	0
胃炎	0
誤飲	2
腸重積	2
急性膵炎	0
その他	3

図 III-3 急性虫垂炎の圧痛点

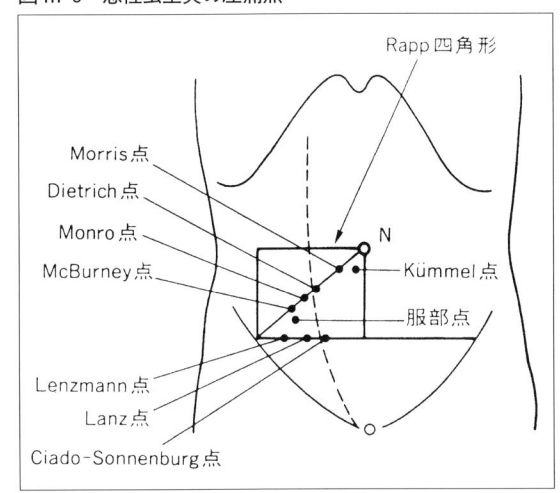

抗生物質が有用であると思われるが，手術適応となる蜂窩織炎性以上では重篤化に伴って P. aeruginosa の検出率が上昇するといわれており，PIPC，CPZ，CPM，CPR などが適当であると思われる。

診断：イレウス（機械的イレウス）

●ただちに実施すべきこと
□ショック状態であればまずショックの治療。
□絶食，輸液による脱水，電解質異常の補正。
□手術を前提とした全身状態のチェック。

●診断の根拠
□大半の症例は術後の癒着が原因となるため，開腹手術の既往，腸管蠕動音の亢進もしくは減弱・消失。
□腹部単純X線検査による腸管ガスの膨満像（小腸のKerckring，大腸のHaustra像），立位撮影による水平像（niveau）の確認（絞扼性イレウスではガス像をまったく認めない gas minus ileus を呈することもある）。
□腹部超音波検査による腸管拡張像（keyboard sign）の確認。
□絞扼性イレウスではSIRS状態であることが多く，特異的ではないが血清CPK値，アミラーゼ値が上昇することもある。

●他の疾患の可能性・鑑別診断

□炎症性もしくは癌性の腹膜炎による二次的な麻痺性イレウス，腸間膜血栓症などの疾患との鑑別を要する。

●してはならないこと・避けるべきこと。
□絞扼性イレウスの死亡率は約5～10％であり，診断の遅れは致命的となりうるため避けるべきである。
□腸管蠕動音の亢進による金属音，亢進していた腸管音の減弱，画像診断においてはCT検査による腸管の壁内ガス像，造影CTによる腸間膜の虚血の所見，超音波検査による腸管内の液体の静止像，混濁した腹水像，腹水の増加などは絞扼性イレウスと診断する所見となりうる。

●以後の治療方針
□腸管内腔に多量の水分が貯留するため尿量，バイタルサインに注意し十分な輸液管理を行う。
□絞扼性イレウスの場合，緊急手術の適応となる。
□単純性イレウスや腫瘍などが原因となる閉塞性イレウスの場合は絶飲食として胃管，イレウス管（イレウス管のほうが望ましい）を挿入し腸管内の減圧を行う。

●専門家に相談・依頼すべき状態
□絞扼性イレウスが否定できない場合。
□腹膜炎の症状が認められる場合。

●専門家からの提言
□特に絞扼性イレウスにおいてはbacterial translocationを引き起こしやすくE. coli, Bacteroidesなどに有効な広域スペクトルの抗生物質を投与すべきである。状態によってはエンドトキシンを惹起しにくいといわれているカルバペネム系抗生物質を第1選択にすべきと思われる。
□著者らのイレウス症例の検討において，SIRS状態では絞扼性イレウスの可能性が高いという結果も出ており，白血球数，体温のみならず脈拍数，呼吸数を含めたバイタルサインの厳重なチェックも重要であると考えている。

診断：ヘルニア嵌頓

●ただちに実施すべきこと
□手術を前提とし全身状態のチェック。

●診断の根拠
□鼠径・大腿ヘルニア，瘢痕ヘルニアは視診によるヘルニア嚢の突出の所見。
□閉鎖孔ヘルニアは骨盤部CT検査によるヘルニア嚢の閉鎖孔への突出の所見，Howship-Romberg徴候（股関節を屈曲すると大腿内側から膝部にかけて疼痛が出現する）を認める。
□鼠径・大腿ヘルニア，瘢痕ヘルニアではCT検査によってヘルニア内容の確認が可能である。

●他の疾患の可能性・鑑別診断
□イレウス症状にて発症する場合があるため，ヘルニア嚢の突出が明らかでない場合は種々のイレウスの原因疾患との鑑別を要する。
□小児の場合，陰嚢水腫。

●してはならないこと・避けるべきこと
□特に開腹歴のないイレウスに対しての鼠径部や大腿部の視，触診の見逃し。試験穿刺。

●以後の治療方針
□鼠径ヘルニアはまず徒手整復を試みるが，徒手整復不能の場合や腹膜炎症状を認めれば緊急手術の適応となる。徒手整復しえた場合も嵌頓腸管の虚血障害の程度が不明なため約24時間は絶食とする。
□大腿ヘルニアは徒手整復が困難であり，瘢痕ヘルニア嵌頓は自然還納しにくいため緊急手術を要することが多い。

●専門家に相談・依頼すべき状態
□手術適応の場合。
□すでに局所に炎症所見を伴う場合。
□徒手整復が困難な場合。

●専門家からの提言
□鼠径ヘルニアの徒手整復はまず少しヘルニア嚢を引出し，嵌頓した腸管のガスを腹腔内の腸管に送った後に嵌頓部を還納すると整復しやすい。

診断：急性胆嚢炎

●ただちに実施すべきこと
□絶食，輸液による脱水，電解質異常の補正，抗生物質の投与。

●診断の根拠
□心窩部，右季肋部を中心とした腹痛（疼痛，発熱，黄疸のCharcotの三徴がすべて揃うのはまれであるが疼痛はほぼ必発）。
□Murphy徴候（右季肋部を圧迫した状態で深呼吸すると，吸気時に疼痛を認める）。
□腹部超音波検査：胆嚢腫大，胆嚢壁の肥厚，胆嚢頸部への胆石嵌頓，胆嚢内のdebris像，胆嚢周囲液貯留などの描出。

●他の疾患の可能性・鑑別診断
□臨床症状，超音波検査にて比較的診断は容易で

あるが，3〜10％に併発するといわれている胆嚢穿孔，胆嚢壊死を呈した場合には，上部消化管穿孔などの上腹部を中心に腹膜炎症状を呈する疾患との鑑別を要する。
- □右季肋部痛のみで超音波所見に乏しい場合は肺炎，胸膜炎，心筋梗塞，右横隔膜下膿瘍，腎結石，急性胆管炎，肝膿瘍などの疾患との鑑別を要する。

● してはならないこと・避けるべきこと
- □急性化膿性胆管炎により二次的に胆嚢炎を併発することもあるため，総胆管結石の有無は明らかにすべきである。

● 以後の治療方針
- □緊急手術の適応は壊疽性胆嚢炎，胆嚢穿孔，気腫性胆嚢炎，胆嚢軸捻転など。
- □それ以外は通常，絶食および抗生物質投与にて炎症を鎮静化させた後に手術。炎症が重篤な場合は経皮経肝胆嚢ドレナージにて炎症の鎮静化を図る。

● 専門家に相談・依頼すべき状態
- □緊急手術の適応となる場合。
- □総胆管結石の存在が否定できない場合。

● 専門家からの提言
- □胆嚢炎症例の胆嚢内からの細菌はグラム陰性桿菌，嫌気性菌が多いため，抗生物質は胆汁移行性のセフェム剤が第1選択となる。
- □急性胆嚢炎の90〜95％は，胆石が原因疾患であるが，腹部単純X線検査における胆石の描出率は15％程度である。

診断：急性胆管炎

● ただちに実施すべきこと
- □ショック症状が認められれば，まずショックの治療を行う。

● 診断の根拠
- □血清胆道系酵素，ビリルビン値の上昇。
- □腹痛，発熱，黄疸のCharcotの三徴とこれにショック，意識障害を加えたReynoldsの五徴。
- □腹部超音波検査や腹部CT検査による肝内または肝外胆管の拡張，総胆管結石像。

● 他の疾患の可能性・鑑別診断
- □急性胆嚢炎，肝膿瘍，急性膵炎，胆道系腫瘍などの疾患との鑑別を要する。

● してはならないこと・避けるべきこと
- □急性閉塞性化膿性胆管炎を呈すると胆道内圧が上昇し，感染胆汁によって容易に敗血症，エンドトキシン血症へ移行するため，Reynoldsの五徴などを見落とさず，早急な減圧処置が必要である。

● 以後の治療方針
- □経皮経肝胆管ドレナージにて，うっ滞した胆汁の除去を図る。肝内胆管の拡張が著明ではない場合や，DICを併発した場合など肝の穿刺を避けたい場合は，内視鏡的経鼻胆管ドレナージが有用であるが胆道内圧を上昇させないよう注意を要する。

● 専門家に相談・依頼すべき状態
- □ショック状態の場合。
- □総胆管の閉塞が否定できない場合。

● 専門家からの提言
- □抗生物質は胆汁移行性のセフェム剤が第1選択となるが，胆道ドレナージが有効でなければ胆汁への移行は不良でありもっとも大事なのは胆道ドレナージである。

診断：上部消化管穿孔（十二指腸潰瘍穿孔，胃潰瘍穿孔）

● ただちに実施すべきこと
- □バイタルサインや尿量をチェックし，ショックを合併していればまずショックの治療を行う。
- □胃管挿入による胃内減圧。

● 診断の根拠
- □十二指腸潰瘍，胃潰瘍の既往の有無。
- □右季肋部，心窩部を中心とした腹痛，腹膜刺激症状。
- □胸部単純X線検査や腹部CT検査による遊離ガス像の検出。（写真 III-1）

● 他の疾患の可能性・鑑別診断
- □上腹部の疼痛のみで遊離ガス像が検出されていない場合は心筋梗塞，胸膜炎，急性胃炎，急性胆嚢炎，急性膵炎などの疾患と鑑別を要する。
- □高齢者の場合は胃癌，悪性リンパ腫の穿孔も考慮すべきである。

● してはならないこと・避けるべきこと
- □鎮痛薬の投与は診断が確定し，治療方針を決定してから開始する。
- □バリウムなどの脂溶性造影剤による消化管造影（手術を前提とした場合はガストログラフィンのような水溶性造影剤による消化管造影が確定診断に有用な場合もある）は行ってはならない。

写真 III-1

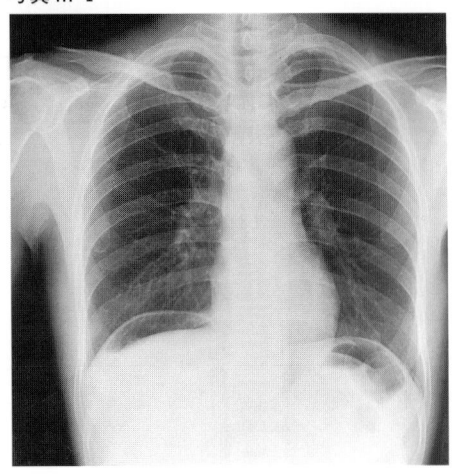

●以後の治療方針
- 重篤な合併症がない若年者で腹膜炎の所見が限局した十二指腸潰瘍穿孔症例に対しては、胃管による持続吸引、H_2 受容体拮抗薬、ムスカリン受容体拮抗薬投与による保存的治療を選択する場合もあるが、この場合、緊急内視鏡検査による確定診断が必要である。
- 胃潰瘍穿孔は通常慢性の比較的大きな潰瘍の穿孔であることが多く、穿孔部がきわめて小さい場合を除き、保存的療法はあまり積極的には行われておらず緊急開腹手術となる。

●専門家に相談・依頼すべき状態
- 遊離ガス像ないしは、腹膜炎所見の存在する場合。
- 潰瘍から出血を認める場合。

●専門家からの提言
- 遊離ガス像の検出率は 80〜90 % といわれており、遊離ガス像が描出されない場合、胃管からの空気の注入を行う場合もある。
- 発症早期は胃酸による化学性腹膜炎で経過とともに細菌性腹膜炎に移行する。この際の分離菌はグラム陽性球菌が多いといわれており、抗生物質は第 2 世代セフェム系（CTM, CPM, CMZ など）、ペニシリン系（PIPC）が適当であると思われる。

診断：下部消化管穿孔

●ただちに実施すべきこと
- ショック併発時はまずショックの治療を行い緊急手術の準備。
- 穿孔部から腹腔内に流出した腸内細菌によって、容易に敗血症、ショックを併発するため、発症から時間の経過した症例は特に注意を要する。

●診断の根拠
- 腹部単純 X 線検査や腹部 CT 検査による遊離ガス像の検出。
- 腹部 CT 検査、腹部超音波検査による腹腔内貯留液の描出（Morrison 窩、Douglas 窩、両側腸骨窩）。
- 腹膜炎の所見。
- 炎症性、腫瘍性の腫瘤を触知することがある。

●他の疾患の可能性・鑑別診断
- 上部消化管穿孔。
- 下腹部痛のみで遊離ガス像が検出されていない場合は大腸憩室炎、虚血性腸炎、急性虫垂炎、尿路結石症、婦人科疾患などとの鑑別を要する。

●してはならないこと・避けるべきこと
- バリウムなどの脂溶性造影剤による注腸検査（直腸損傷を疑う場合はガストログラフィンのような水溶性造影剤による注腸検査を行う場合もある）は禁忌。

●以後の治療方針
- 緊急開腹手術が必要となるが、エンドトキシンショックが強く疑われる症例は術中よりポリミキシン B 固定化カラムによるエンドトキシン吸着を施行する場合もある（エンドトキシン吸着開始までの時間が予後に左右するという報告も認められる）。Hartmann 手術を行うことが多い。

●専門家に相談・依頼すべき状態
- 時間経過とともに容易に敗血症、ショックを併発するため開腹手術の決断の遅れは致命的となりうるので、本疾患と診断した場合もしくは否定できない場合すぐに。

●専門家からの提言
- 遊離ガス像の検出率は腹部単純 X 線検査で約 20〜50 % と低く、腹部 CT 検査において遊離ガス像の描出が腹部単純 X 線検査より明瞭といわれている。
- 抗菌薬の選択は、腸内細菌である好気性グラム陰性桿菌またはグラム陽性球菌が多いといわれており、抗生物質は第 3.5 世代セフェム（FMOX, CZON）が適当であると思われる。すでに敗血症、ショックに陥っている場合はエンドトキシンの遊離が菌によっては少ないとい

われているカルバペネム系（IPM/CS, PAPA/BP）も選択される。

診断：腹部外傷（実質臓器損傷）

● **ただちに実施すべきこと**
□ ショック併発時はまずショックの治療。
□ 緊急手術を前提とした全身状態のチェック。

● **診断の根拠**
□ 腹部超音波検査や腹部 CT 検査による出血像，肝臓・脾臓・膵臓などの損傷所見の検出。

● **他の疾患の可能性・鑑別診断**
□ 腸間膜や血管の損傷による腹腔内もしくは後腹膜腔内の出血。管腔臓器の穿孔。

● **してはならないこと・避けるべきこと**
□ 輸液，輸血にてバイタルサインが安定しており，血圧も保たれているならば，再出血を惹起する可能性があるため，pomping などによるむやみな急速輸液は避けるべきである。

● **以後の治療方針**
□ 肝損傷の場合は輸液，輸血などにてバイタルサインが安定していれば損傷形態によらず保存的治療を選択すべきといわれているが，IIIb 型損傷の場合（表 III-1）は十分注意を要する。保存的治療を選択した場合は，腹部 CT 検査で動脈性の出血が明らかであれば transcutaneous arterial embolization（TAE）の適応となる。
□ 脾損傷の場合は損傷形態において脾門部の損傷がなくバイタルサインが安定していれば保存的治療を選択し，TAE の適応となる。
□ 膵損傷の場合は主膵管の損傷，腹膜炎症状があれば手術の適応となる。保存的治療を選択した場合も出血量の増加や再出血により緊急手術の適応となることは十分考えられる。
□ また肝損傷部からの胆汁漏出や管腔臓器損傷の合併による腹膜炎により緊急手術の適応となることがあるため慎重な経過観察をすべきである。

● **専門家に相談・依頼すべき状態**
□ 輸血にてもバイタルサインが安定しないとくに IIIb 型損傷。
□ 腹膜刺激症状が疑われる場合。

● **専門家からの提言**
□ IIIb 型肝損傷の場合（表 III-1）は保存的に軽快してもそのあと肝膿瘍や再出血を呈しドレナージや手術を要することがある。
□ 腹腔内出血の場合は腹圧によって止血されていたものが開腹と同時に再出血し，ショックに陥ることがあり，手術適応，時期は慎重に判断すべきであり開腹時には大量の輸血の準備を要する。下大静脈損傷を伴った肝損傷はきわめて予後が悪く手術時には体外循環装置の準備が必要であり，血管外科チームとの連携が必須である。

診断：腹部外傷（管腔臓器損傷）

● **ただちに実施すべきこと**
□ ショック併発時はまずショックの治療。
□ 緊急手術を前提とした全身状態のチェック。

● **診断の根拠**
□ 腹部単純 X 線検査や腹部 CT 検査による遊離ガス像の検出。

● **他の疾患の可能性・鑑別診断**
□ 実質臓器や血管の損傷による腹腔内もしくは後腹膜腔内の出血。

● **してはならないこと・避けるべきこと**
□ 刺傷の場合は，腹腔内まで創が到達していれば腹部症状が乏しくても緊急開腹手術によって腸管および腸間膜損傷の有無を確認しなければならない。

● **以後の治療方針**
□ 診断がつきしだい，緊急手術の適応となる。

● **専門家に相談・依頼すべき状態**
□ 画像検査にて遊離ガス像が検出される場合。
□ 腹膜刺激症状が疑われる場合。

● **専門家からの提言**
□ 頭部外傷などを合併し意識レベルが低下している場合などは，腹部の理学所見を正確に取れないため画像診断がより重要となってくる。

表 III-1　日本外傷学会肝損傷分類

```
I 型　（肝被膜下損傷）
    Ia 型（被膜下血腫）
    Ib 型（中心性破裂）
II 型　（表在性損傷）：深さ 3 cm 以内の被膜損傷
III 型 （深在性損傷）：深さ 3 cm 以上の被膜損傷
    IIIa 型（単純型）：裂創面が単純で，挫滅が少なく，
                      壊死組織を伴わないもの
    IIIb 型（複雑型）：裂創面が複雑で，挫滅が広範，
                      壊死組織を伴うもの
    appendix：肝損傷に合併した傍肝血管，肝門部胆管損傷
             の表現
        肝後面下大静脈損傷（IWC），肝静脈損傷（HV），
        肝動脈損傷（HA），門脈損傷（P），胆管損傷（B）
```

図III-4 腸管膜動脈塞栓症の治療方針

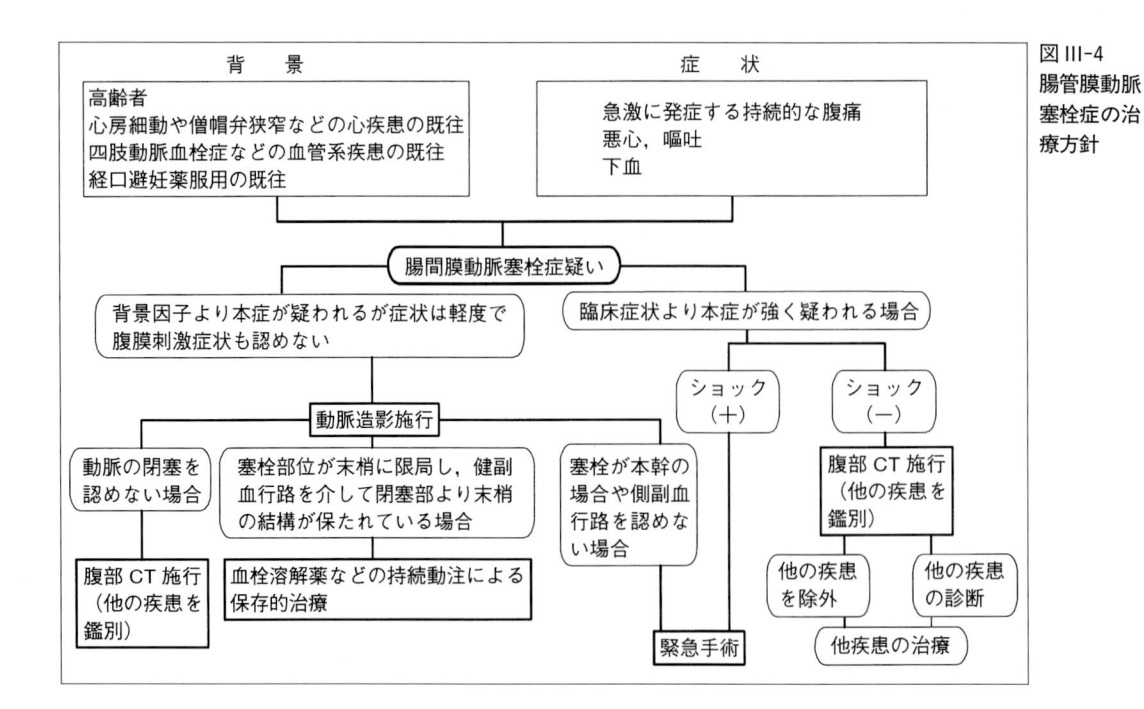

```
                背　景                          症　状
┌──────────────────────────┐  ┌──────────────────┐
│高齢者                          │  │急激に発症する持続的な腹痛│
│心房細動や僧帽弁狭窄などの心疾患の既往│  │悪心，嘔吐              │
│四肢動脈血栓症などの血管系疾患の既往  │  │下血                    │
│経口避妊薬服用の既往              │  │                        │
└──────────────────────────┘  └──────────────────┘
                    │                       │
                    └───────────┬───────────┘
                                │
                     ┌──────────────────┐
                     │  腸間膜動脈塞栓症疑い  │
                     └──────────────────┘
              ┌─────────────┴─────────────┐
    ┌─────────────────────┐   ┌─────────────────────┐
    │背景因子より本症が疑われるが  │   │臨床症状より本症が強く疑われる場合│
    │症状は軽度で腹膜刺激症状も認めない│   └─────────────────────┘
    └─────────────────────┘            ┌────┴────┐
              │                      ショック(+)  ショック(-)
         動脈造影施行                       │          │
    ┌─────┬─────┬─────┐                │    腹部CT施行
 動脈の閉塞を 塞栓部位が末梢に 塞栓が本幹の              │    (他の疾患を鑑別)
 認めない場合  限局し，健副    場合や側副血             │        │
           血行路を介して  行路を認めな              │   ┌────┴────┐
           閉塞部より末梢   い場合                 │ 他の疾患   他の疾患
           の結構が保たれ                          │ を除外    の診断
           ている場合                             │    │          │
    ↓         ↓            ↓                  緊急手術      他疾患の治療
 腹部CT施行  血栓溶解薬などの持続動注
 (他の疾患を  による保存的治療
 鑑別)
```

□腸管の穿孔が完全に否定できない場合は受傷後約4時間後が最も遊離ガス像を検出しうるといわれており，数時間後に腹部CTなどの画像検査を施行し，診断の遅れを避けるべきと思われる。受傷時には腸間膜の損傷が主であり，腸管破裂に至っていない場合でも腸管の虚血により遅発性に腸管破裂や腸管狭窄をきたす場合がある。

診断：腸間膜動脈塞栓症
●ただちに実施すべきこと
□進行が急激で短期間でショックをきたすこともあり，ショックを合併していればショックの治療を行う。
□高齢者に好発し血管系の基礎疾患を有する場合が多いため，心機能などを中心として手術を前提とした全身状態のチェックを行う。
●診断の根拠
□急激に発症する持続的な腹痛。
□心疾患，四肢動脈血栓症，経口避妊薬服用などの既往。
□血管造影による血管の閉塞像。
●他の疾患の可能性・鑑別診断
□進行例の場合，腹部全体にわたる疼痛やイレウス症状が認められることが多く，腹膜炎やイレウスを呈する種々の疾患との鑑別を要する。

□腹痛が比較的軽度な場合や緩徐に発症した場合は腸間膜動静脈血栓症。重篤な循環不全を伴っている場合は非閉塞性腸管膜血行不全の可能性もあるが治療方針は同様である。
●してはならないこと・避けるべきこと。
□死亡率が高い疾患であり早期診断が必要であるが，腹痛以外の他覚的所見に乏しく，初診時の既往歴の聴取は診断の遅れを避けるためにも必須。
●以後の治療方針（図III-4参照）
□通常腸管壊死が疑われる場合は緊急手術。
□塞栓部位が末梢に限局しており側副血行路を介して閉塞部より末梢の血行が保たれていれば，動脈に留置したカテーテルよりプロスタグランディンE_1，ヘパリン，ウロキナーゼなどの持続動注による保存的治療が可能な場合もある。
●専門家に相談・依頼すべき状態
□本疾患が否定できない場合。
□腹膜刺激症状が認められる場合。
●専門家からの提言
□特異的ではないが白血球増加，BUN上昇が認められる。また腸管の虚血が高度になるとAST，LDH，CPKが上昇し，著明なアシドーシスとなる。

（阪本雄一郎，宮﨑耕治）

3. 神経内科的急性疾患への対応

診断：急性髄膜炎

●ただちに実施すべきこと
□バイタルサインと問診，神経学的診察，髄液検査。

●診断の根拠
□急性に発熱，頭痛，悪心・嘔吐が出現し，髄膜刺激徴候を認め，髄液検査で細胞数の増加を認める。

●他の疾患の可能性・鑑別診断
□脳炎，脳膿瘍，結核性髄膜炎，真菌性髄膜炎。

●してはならないこと・避けるべきこと
□神経学的に局所所見を認めたり，眼底に乳頭浮腫があり，頭蓋内圧がかなり高いことが予想される場合は，腰椎穿刺より先にまず頭部CT検査を行う。

●以後の治療方針
□ウイルス性髄膜炎で意識障害がなければ，輸液と鎮痛解熱薬で対症的に行う。
□化膿性髄膜炎で原因菌が不明の場合は，セフォタキシム6〜8g/日 分3〜4，アンピシリン8〜12g/日 分4〜6で点滴静注で治療を開始する。

●専門家に相談・依頼すべき状態
□ウイルス性髄膜炎の経過中，精神症状，脳局所症状，けいれんが出現し，髄膜脳炎に至った場合。
□化膿性髄膜炎で脳神経麻痺や血管炎による脳梗塞を伴っている場合。

●専門家からの提言
□髄液検査，血液培養を行う前に安易に抗生物質を投与しない。
□化膿性髄膜炎の場合は，髄液の検体をグラム染色し，病原菌を予想して，それに適した抗生物質を投与することが望ましい。

診断：脳炎

●ただちに実施すべきこと
□バイタルサインと問診，神経学的診察，髄液検査，造影頭部CT検査。

●診断の根拠
□発熱，頭痛，悪心・嘔吐が出現し，髄膜刺激徴候，意識障害，精神症状，けいれん，麻痺，筋強剛を認め，髄液検査で細胞数の増加を認める。

●他の疾患の可能性・鑑別診断
□髄膜炎，脳膿瘍，ADEM，脳血管炎，脳血管障害，SSPE，PML，CJD。

●してはならないこと・避けるべきこと
□眼底に乳頭浮腫があり，頭蓋内圧がかなり高いことが予想される場合は，腰椎穿刺より先にまず造影頭部CT検査を行い，髄液採取量も検査に必要最小量にする。

●以後の治療方針
□ヘルペス脳炎ではアシクロビル10mg/kg 3回/日，抗けいれん薬，グリセオールを投与する。

●専門家に相談・依頼すべき状態
□特に脳神経障害，脳局所症状，けいれんを伴っている場合。
□頭部CTや頭部MRIで異常が認められ，脳血管障害では説明できない場合。

●専門家からの提言
□急性脳炎のうち単純ヘルペス脳炎は死亡率が高く，重篤な後遺症を残すことが多く，またアシクロビルが有効なことより，疑ったら検査結果を待たず，早急に治療を開始する。

診断：脳梗塞

●ただちに実施すべきこと
□バイタルサインと問診，神経学的診察，頭部CT検査。

●診断の根拠
□急性に発症する脳局所症状（麻痺，感覚障害，小脳症状，脳幹症状，高次脳機能障害）の出現と頭部CTによる出血性病変の否定。

●他の疾患の可能性・鑑別診断
□脳血栓，髄膜脳炎，脳膿瘍，脳腫瘍。

●してはならないこと・避けるべきこと
□血圧は220mmHg超えない限りは降圧薬は使用しない。

●以後の治療方針
□心原性脳塞栓が否定されれば，アテローム血栓性脳梗塞には抗トロンビン薬アルガトロバン，ラクナ梗塞には抗血小板薬オザグレルナトリウムを投与する。

●専門家に相談・依頼すべき状態
□脳幹，小脳症状，意識障害が進行性の脳梗塞。

●専門家からの提言
□脳塞栓は発症数日後に出血を起こすことがある

ので，意識レベルなど神経学的徴候の悪化があれば頭部CTを施行する。

診断：脳出血
●ただちに実施すべきこと
□バイタルサインと問診，神経学的診察，頭部CT検査。
●診断の根拠
□突発する脳局所症状（麻痺，感覚障害，小脳症状，脳幹症状，高次脳機能障害）の出現と頭部CTによる出血の確認。
●他の疾患の可能性・鑑別診断
□脳梗塞，髄膜脳炎，脳膿瘍，脳腫瘍。
●してはならないこと・避けるべきこと
□降圧薬として，ヘルベッサー精密持続点滴を用いる。ミリスロール，塩酸ニカルジピンは脳出血には慎重投与あるいは禁忌となっている。
●以後の治療方針
□出血が凝固するまで（発症後24時間）は再出血が起こりえる。この間は血圧を140 mmHg以下に下げることが望ましい。
●専門家に相談・依頼すべき状態
□被殻出血，小脳出血は手術対象になる場合があるので，脳外科医に相談する。
●専門家からの提言
□高血圧性脳出血の好発部位以外の脳出血は精査を行う。
□高齢で再発性の大脳皮質下出血はアミロイドアンギオパチーが疑われ，手術対象にならない。

診断：てんかん
●ただちに実施すべきこと
□バイタルサインと静脈の確保と心電図モニター，呼吸管理の準備。
●診断の根拠
□脳波検査が最も有用である。側頭葉てんかんは，側頭葉モンタージュによる脳波検査まで行う。
●他の疾患の可能性・鑑別診断
□脳炎，脳血管障害，脳腫瘍，代謝性脳症。
●してはならないこと・避けるべきこと
□けいれん発作が起こっている場合は，ただちに止めることを優先する。
●以後の治療方針
□発作が起こっている場合は，すぐにジアゼパム10 mg静注する。ジアゼパム静注で発作が止まっても予防効果はないため，フェニトイン250 mg，50 mg/分以下で静注しておく。
□重積状態でジアゼパムの静注（10 mgを30分ごと），フェニトイン15〜18 mg/kg点滴静注（生食100 mlに溶かして30分以上かける）で発作が治まらなければ，ICUでの人工呼吸下にバルビタール系静脈麻酔薬の持続点滴が必要となる。
●専門家に相談・依頼すべき状態
□重積状態で，ICUでの治療が必要な場合。
●専門家からの提言
□中年以降に初発した場合や局所性てんかんの場合は，精査を必要とする。

診断：Guillain-Barré症候群（GBS）
●ただちに実施すべきこと
□バイタルサインと静脈の確保と心電図モニター，呼吸管理の準備。
●診断の根拠
□上気道感染症状や下痢後に運動麻痺が主体の急性進行性の多発根神経炎を認める。
●他の疾患の可能性・鑑別診断
□多発性単ニューロパチー，CIDP（慢性炎症性脱髄性多発ニューロパチー），中毒性ニューロパチー
●してはならないこと・避けるべきこと
□GBSではステロイドパルス療法の有効性は否定されている。
●以後の治療方針
□入院後，進行するようなら，ただちに血漿交換療法を行う。
●専門家に相談・依頼すべき状態
□予後を知りたい場合は，筋電図検査が参考になるので相談し依頼する。軸索障害型は機能予後が不良で，節性脱髄型は良好なことが多い。
●専門家からの提言
□髄液蛋白細胞解離は，発症後1週以降に明らかになることが多いので，発症早期における髄液検査の意義は，細胞増多がないことを確認することにある。
□免疫グロブリン大量療法（0.4 g/体重 kg/日，5日間）も有効。

診断：重症筋無力症
●ただちに実施すべきこと

□クリーゼの場合は，バイタルサインと静脈の確保と心電図モニター，呼吸管理の準備。
●診断の根拠
□抗AchR抗体陽性，テンシロン検査陽性，誘発筋電図にて低頻度刺激でwaningを認める。
●他の疾患の可能性・鑑別診断
□Lambert-Eaton筋無力症候群，ボツリヌス中毒，眼筋ミオパチー，遠位眼咽頭筋ジストロフィー，甲状腺眼筋ミオパチー。
●してはならないこと・避けるべきこと
□アミノグリコシド系抗生物質，ベンゾジアゼピン系精神安定薬，非脱分極（競合型）性筋弛緩薬などの投与は控える。
●以後の治療方針
□クリーゼの場合は，人工呼吸器で管理し，抗ChE薬は休薬する。
●専門家に相談・依頼すべき状態
□特定疾患なので疑えば，専門医に相談する。
●専門家からの提言
□血清抗AchR抗体値は，その患者個人の疾患活動性をある程度反映する。甲状腺機能亢進，胸腺異常，他の自己免疫疾患の合併も多く，検査が必要である。

診断：多発性硬化症
●ただちに実施すべきこと
□バイタルサインと問診，神経学的診察，髄液検査。
●診断の根拠
□空間的，時間的な多発性病変を病歴，診察所見，MRI検査，誘発電位検査で異常を認め，髄液で髄鞘塩基性蛋白（MBP）の上昇がある。
●他の疾患の可能性・鑑別診断
□ADEM（急性散在性脳脊髄炎），ベーチェット病，膠原病（シェーグレン症候群，SLE），脳血管炎。
●してはならないこと・避けるべきこと
□急性期は入浴を避ける。
●以後の治療方針
□急性期にはステロイドパルス（メチルプレドニゾロン1000 mg，3日間）療法を行う。
□再発予防は年に2回以上の再発があった場合に必要で，アザチオプリン（2 mg/kg）とインターフェロン注射があるが，アザチオプリンは保険適応外である。

●専門家に相談・依頼すべき状態
□特定疾患であり，疑えば専門医に診察を依頼する。
□新たな神経症状が24時間持続する場合は，再発と考え専門医に相談する。
●専門家からの提言
□髄液細胞数，MBP，$β_2$-MCGは病勢を反映し，MRIでガドリニウム造影される病巣は新しい病巣である。

診断：Wernicke脳症
●ただちに実施すべきこと
□バイタルサインと問診，神経学的診察，頭部CT検査。
●診断の根拠
□アルコール多飲者，反復嘔吐による栄養障害者において意識障害，眼球運動障害，眼振，小脳失調が急性に出現し，血清ビタミンB_1が低値を示す。
●他の疾患の可能性・鑑別診断
□アルコール性低血糖，頭部外傷，髄膜炎，肝性脳症，脳血管障害。
●してはならないこと・避けるべきこと
□Wernicke脳症はビタミンB_1の投与が遅れると不可逆的なKorsacoff症候群を残す可能性がある。
●以後の治療方針
□Wernicke脳症の場合は最初にチアミン塩酸塩（ビタミンB_1）100 mgを静注，数日間は同量を点滴静注する。
●専門家に相談・依頼すべき状態
□アルコール依存が強い場合は，精神科医や医療ケースワーカーなどと協力して断酒させる。
●専門家からの提言
□頭部MRIにて第3脳室周囲，中脳水道周辺，乳頭体に病変が認められることがある。

診断：急性横断性脊髄障害（特に転移性硬膜外腫瘍）
●ただちに実施すべきこと
□バイタルサインと問診，神経学的診察，脊髄MRI。
●診断の根拠
□神経根痛から発症する急性進行性の横断性脊髄障害で，MRIでその部位に圧迫性病変を認め

□ 中年以降で胸髄病変が疑われる場合は，転移性硬膜外腫瘍の可能性が高い。
● 他の疾患の可能性・鑑別診断
□ 硬膜外膿瘍，Hemangioblastoma，急性横断性脊髄炎，多発性硬化症。
● してはならないこと・避けるべきこと
□ 急性横断性脊髄障害は原因を問わず神経学的緊急症の一つであり，早急な診断と加療が必要である。遅れれば麻痺の改善は望めない。
● 以後の治療方針
□ 手術ができなければ，局所への放射線療法と副腎皮質ホルモン，グリセオールを投与する。
● 専門家に相談・依頼すべき状態
□ まず，脳外科医に手術適応があるか相談する。
● 専門家からの提言
□ 転移性硬膜外腫瘍による麻痺が初発症状で来院し，原発巣が不明の場合も少なくない。

（高島　洋，黒田康夫）

4．手術適応判断を含む脳外科的急性疾患について

診断：頭部外傷一般

● ただちに実施すべきこと
□ 外傷発生に関する情報の聴取：頭部外傷の発生時刻，事故の状況，直後の意識状態などについて救急処置を行いながら情報を得る。
□ 救急処置：意識レベルのチェック（GCS および JCS），気道の確保，バイタルサインのチェック，必要に応じて静脈確保，気管内挿管，CVP，膀胱留置カテーテルを挿入する。
□ 合併損傷：頭部外傷以外の合併外傷や出血の有無をチェックする。神経学的重症度を判定し，herniation sign があれば緊急手術の準備をする。
● 診断の根拠
□ 頭部外傷（頭部挫傷，頭皮裂傷，耳出血，鼻出血，髄液漏など）の存在。
□ 頭蓋単純 X 線撮影での線状骨折，陥没骨折の有無。
□ 頭部 CT での頭蓋内出血の有無。
● 他の疾患の可能性・鑑別診断
□ てんかん発作やクモ膜下出血などによる二次的な頭部外傷。
□ 交通外傷などによって，頭部外傷が発生したのか，脳の器質的疾患が原因で交通外傷が発生したのかを鑑別する必要がある。
● してはならないこと・避けるべきこと
□ 搬送時の頸部の過伸展・過屈曲（頸椎骨折の合併）。
□ 低張性輸液剤（5％ブドウ糖液など）の大量投与（脳浮腫を助長する）。
□ 安易なグリセオールの投与（頭蓋内出血を増大させることがある）。
● 以後の治療方針
□ 神経学的重症度と画像診断により治療方針を決定する。
□ 軽症頭部外傷（GCS 13〜15）で，画像診断上特に異常が認められない場合でも**表 III-2** の項目が一つでも適合するときは入院により経過観察を行う。
□ また，自宅で観察を行う場合でも**表 III-3** の注意点を説明する。
□ 意識障害が存在したり，画像診断上異常所見を認めた場合は，外科的処置の必要性を検討する。
● 専門家に相談・依頼すべき状態
□ 意識レベルが障害または悪化しているとき（外傷性脳損傷が疑われる）。
□ 頭部 CT で頭蓋内出血などの異常所見を認めたとき。
□ herniation sign を呈しているときは緊急手術の準備をしながら，ただちに専門医（脳神経外

表 III-2　入院して経過観察を行ったほうがよい軽症頭部外傷

- 受傷後 1 時間以上の amnesia がある
- 意識消失がみられた
- 強度の頭痛の訴えがある
- 飲酒または薬剤を服用中である
- 髄液鼻漏・耳漏がある
- 高度の頭皮損傷，四肢の骨折がある
- 胸腹部損傷が考えられる
- 自宅で観察できる人がいない

表 III-3　自宅での観察上の注意点

- 意識レベルが悪化していないか（2 時間ごとに睡眠中でも覚醒させてみる）
- 強度の頭痛，嘔気，嘔吐の出現
- けいれん発作
- 四肢の感覚の変化や片麻痺などの出現
- 意識の混乱や行動異常

科医）に連絡する。
●専門家からの提言
□頭部外傷は軽症であっても，遅発性頭蓋内出血の発生を念頭に置かなければならない。意識レベル，バイタルサインを経時的に観察（受傷後6時間以内は少なくとも1時間に1回は行う）し，受傷6時間後の頭部CT検査を考慮する必要がある。

診断：脳振盪症
●ただちに実施すべきこと
□意識レベルの判定，救急処置。
●診断の根拠
□頭部外傷後の意識障害が一過性で，通常受傷6時間以内（多くは2時間以内）に消失し，脳の器質的損傷を思わせる症状がなく，短時日の間にほぼ痕跡なく治癒するもの。
●他の疾患の可能性・鑑別診断
□脳の器質的損傷が疑われる場合は必ず頭部CT検査を施行する。
●してはならないこと・避けるべきこと
□低張性輸液剤（5％ブドウ糖液など）の大量投与（脳浮腫を助長する）。
●以後の治療方針および専門家に相談・依頼すべき状態
□意識障害が6時間以上持続する場合。
□頭部CT検査で器質的損傷が疑われる場合。
●専門家からの提言
□頭部外傷一般の項（前項）参照。

診断：頭蓋骨骨折（線状骨折，陥没骨折，頭蓋底骨折）
●ただちに実施すべきこと
□意識レベルの判定，救急処置。
□開放性か閉鎖性骨折かをチェックする。
□頭皮からの出血が多量で圧迫止血が困難な場合は静脈ラインを確保後，創を止血縫合する。
□頭部単純X線撮影および頭部CTにより骨折の程度および頭蓋内合併症の有無をチェックする。
●診断の根拠
□頭部外傷と頭蓋の陥没（陥没骨折）。
□鼻出血や髄液鼻漏（前頭蓋底骨折）。
□耳出血や髄液漏および，顔面神経麻痺・聴力障害（中頭蓋底骨折）。

表III-4 陥没骨折の一般的手術適応

開放性陥没骨折：
1. 頭皮の複雑な裂創があり汚染または感染が認められる
2. 頭蓋内への穿通性の骨折
3. 髄液の流出，脳脱が認められる
4. 骨折部から多量の出血を認める
5. 前頭洞に交通している
6. 手術を必要とする頭蓋内合併症を認める

閉鎖性陥没骨折：
1. 美容上陥没がひどすぎる場合

□確定診断は頭部X線撮影，頭部CT検査による。
●他の疾患の可能性・鑑別診断
□単なる頭蓋骨骨折かそれに頭蓋内合併症を随伴しているかを鑑別する。
●してはならないこと・避けるべきこと
□開放性骨折の安易な創縫合のみでの経過観察。
●以後の治療方針および専門家に相談・依頼すべき状態
□円蓋部の単なる線状骨折のみは保存的に治療可能なことが多い。
□小児の線状骨折はgrowing skull fractureに注意し，数ヵ月の経過観察を行う。
□陥没骨折は手術の適応となることがあり専門家に相談する（表III-4）。
●専門家からの提言
□頭皮からの出血が激しい場合は，10万倍ボスミン含有1％キシロカインを局注後縫合する。
□閉鎖性陥没骨折は整復しなくても外傷後てんかんの発生頻度に有意差を認めないとの報告が多く，現在は美容上の手術適応が多い。

診断：急性硬膜外出血（写真III-2）
●ただちに実施すべきこと
□意識レベルの判定，救急処置。
●診断の根拠
□受傷後の意識清明期の存在（約40％に認められる）。
□頭部CTで凸レンズ状の高吸収域を脳表に認める。
●他の疾患の可能性・鑑別診断
□急性硬膜下血腫，外傷性頭蓋内血腫。
●してはならないこと・避るべきこと
□血腫量が少ない症例に対して安易にグリセオールを投与しない。

写真 III-2　急性硬膜外血腫

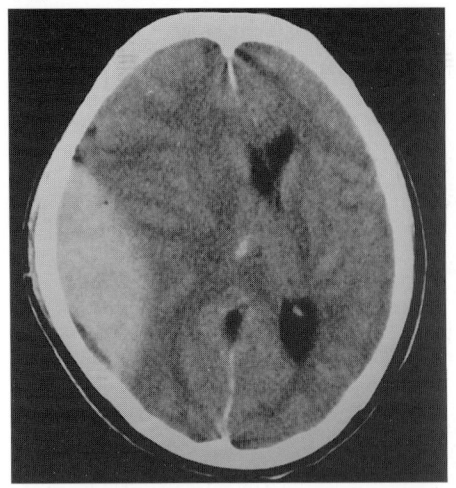

50歳の女性。自転車で走行中，乗用車に接触し転倒。救急車で搬送中，次第に意識レベルが低下してきた。来院時，JCS II-30。CTで右側頭頭頂部の頭蓋冠直下に少量のairを伴う凸レンズ型の高吸収域を認め，正中構造のシフトを伴っている。

写真 III-3　急性硬膜下血腫

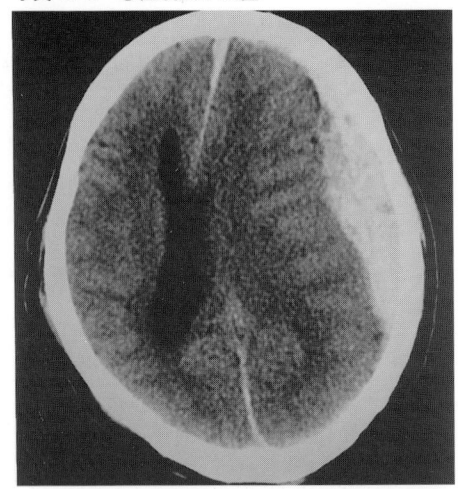

63歳の男性。横断歩道を通行中に乗用車にはねられ，受傷直後から意識障害を認める。来院時，JCS III-200。CTで左前頭頭頂部に広範囲な凹レンズ型の高吸収域を認め，左側脳室が変形している。

表 III-5　急性硬膜外血腫を保存的に治療しうる条件

- 意識レベル：GCS 14点以上
- 頭部CT上血腫量は20m*l*以下
- 頭部CTでmidline shift，cisternの変形を認めない
- 局所神経症状を認めないか，または一過性である
- 上記の条件が，受傷後6時間以内においても増悪しない
- 小児例では意識レベルを含めた神経症状が成人に比し幅が大きく，より慎重な観察が必要

●以後の治療方針および専門家に相談・依頼すべき状態
□急性硬膜外血腫と診断した場合，必ず専門家に相談し脳神経外科手術が可能である病院へ搬送する（緊急手術となることが多い）。
□多くは緊急での開頭血腫除去術の適応となるが，急性硬膜外血腫を保存的に治療しうる条件を表 III-5に揚げる。
□保存的に治療し，神経学的に変化を認めなくても6時間後に頭部CTを必ず再検する。
●専門家からの提言。
□急性硬膜外血腫の予後決定因子としては，血腫の増大速度，合併脳損傷の有無，年齢，手術時の意識レベル，診断から手術までの時間などがあげられる。したがって，急性期では迅速な診断・治療が大切なポイントである。

診断：急性硬膜下血腫（写真 III-3）

●ただちに実施すべきこと
□意識レベルの判定，救急処置。
□急性硬膜下血腫は意識障害を伴って来院することが多く，迅速な救急対応が必要である。
●診断の根拠
□受傷直後からの意識障害（約50％）。
□頭部CTで三日月形の高吸収域を脳表に認める。
●他の疾患の可能性・鑑別診断
□急性硬膜外血腫，外傷性脳内血腫，びまん性軸索損傷。
●してはならないこと・避るべきこと
□血腫量が少ない症例に対して安易にグリセオールを投与しない。
●以後の治療方針および専門家に相談・依頼すべき状態
□急性硬膜外血腫同様，必ず専門家に相談し脳神経外科手術が可能な病院に搬送する。
□血腫の厚さが1cm以上の場合，手術適応となることが多いが，重症例では手術適応にも限界がある。
□保存的に治療する場合であっても，厳重な管理が必要となる。
●専門家からの提言
□急性硬膜下血腫は，頭部外傷の中でもきわめて

写真 III-4　遅発性外傷性脳内血腫

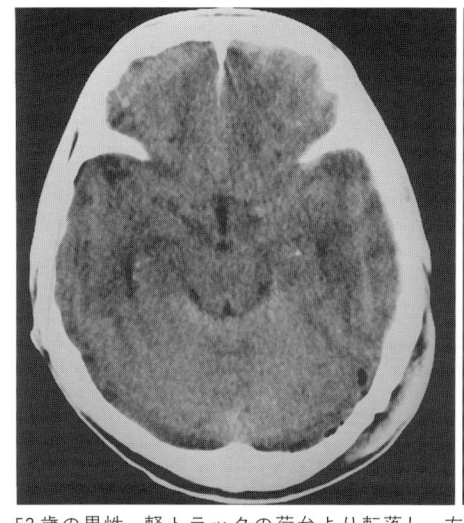

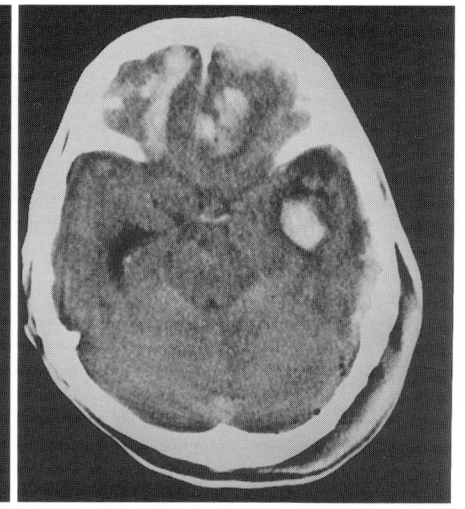

52歳の男性。軽トラックの荷台より転落し，左頭頂後頭部を強打した。来院時，JCS I-3。CT（a）では左後頭部に air を認める。また両側前頭葉および左側頭葉の脳実質が不均一に低吸収化しており，一部に小出血を認め，脳挫傷の存在が考えられる。6時間後，意識レベルが JCS II-30 に低下。CT（b）では両側前頭葉，左側頭葉に不規則な脳内血腫が出現している。また，左側頭後頭部に薄い急性硬膜下血腫を認める。

予後の悪いものである。また，予後は随伴する脳実質損傷の程度により大きく左右される。
□初期治療においてもっとも重要なことは，呼吸・循環の管理をしつつ早期に移送し，診断を迅速に行い，余計な時間を費やさないことである。

| 診断：外傷性脳内血腫（写真 III-4） |

●ただちに実施すべきこと
□意識レベルの判定，救急処置。
●診断の根拠
□頭部外傷と頭部 CT 上，脳内血腫の存在。
●他の疾患の可能性・鑑別診断
□特発性および高血圧性脳内血腫。
●してはならないこと・避けるべきこと
□低張性輸液剤（5％ブドウ糖液など）の大量投与。
●以後の治療方針および専門家に相談・依頼すべき状態
□必ず専門家に相談し，脳神経外科手術が可能な病院に搬送する。
□一般的な手術適応を表 III-6 に述べる。
●専門家からの提言
□外傷性脳内血腫は頭部 CT で高吸収域が単独または複数でみられることが多い。特発性脳内血

表 III-6　外傷性脳内血腫の一般的手術適応

- herniation sign を呈したり，直径 5 cm を超えるもの
- 意識レベルが悪化したり，神経症状の進行するもの
- 数日経過しても改善しないもの
- 頭部 CT 上，出血巣が増大したり，脳室の変形や偏位が改善しないもの
- グリセオール，マンニトールで頭蓋内圧がコントロールされず，20 mmHg 以上に著明に亢進するもの

腫との違いは，高吸収域周辺がはっきりしておらず，けばだったようにみえるのが特徴である。

| 診断：びまん性軸索損傷（写真 III-5） |

●ただちに実施すべきこと
□意識レベルの判定，救急処置
□重篤な意識障害を伴って来院することが多く，迅速な救急対応が必要である。
●診断の根拠
□頭蓋内占拠性病変がないのに，頭部外傷直後より意識消失状態が続いていること。
□頭部 CT 所見として表 III-7 の項目があげられる。
●他の疾患の可能性・鑑別診断
□頭部外傷と代謝障害による意識障害の合併（肝性昏睡，糖尿病性昏睡など）。
●してはならないこと・避けるべきこと

写真 III-5　び漫性軸索損傷

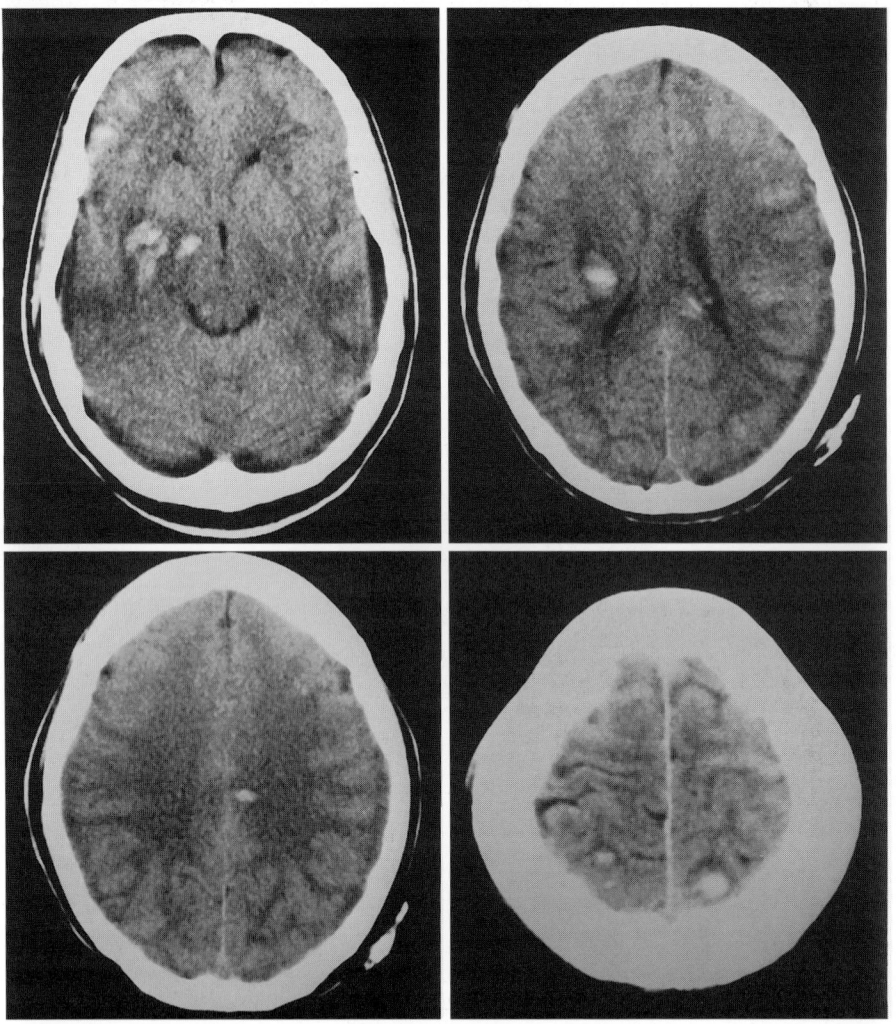

17歳の女性。深夜軽乗用車を運転中，対向車に衝突される。来院時，JCS III-100。CTで右前頭葉，被殻，脳梁近傍，両側頭頂葉白質に外傷性脳内血腫が散在している。

表 III-7　びまん性軸索損傷の頭部 CT 所見
- 脳梁部の出血
- クモ膜下出血
- 脳室内出血
- 第 III 脳室近傍の出血
- cerebral swelling
- 脳幹部出血
- 大脳深部白質の小出血

□低張性輸液剤（5％ブドウ糖液等）の大量投与。
●以後の治療方針および専門家に相談・依頼すべき状態
□保存的治療が主体となるが，ICU による厳重な管理が必要。
□脳虚血を予防し二次的な脳の損傷を抑えることが急性期管理として重要。
□低体温療法の適応を考慮する。
●専門家からの提言
□びまん性軸索損傷の治療には，脳虚血を防止する以外に，糖代謝・電解質異常や呼吸器合併症，消化管出血，DIC などの全身管理が重要となる。

診断：脳血管障害一般
●ただちに実施すべきこと
□救急処置：意識レベルのチェック（GCS および JCS），気道の確保，バイタルサインのチェック，必要に応じて静脈確保，気管内挿管，CVP，膀胱留置カテーテルを挿入する。

□神経学的検査：神経学的重症度を判定し，herniation signの有無を確認する。

●診断の根拠
□脳血管障害が疑われた場合，必ず頭部CT検査を行う。

●他の疾患の可能性・鑑別診断
□意識障害を呈する疾患全般，特に代謝性意識障害。

写真III-6 被殻出血

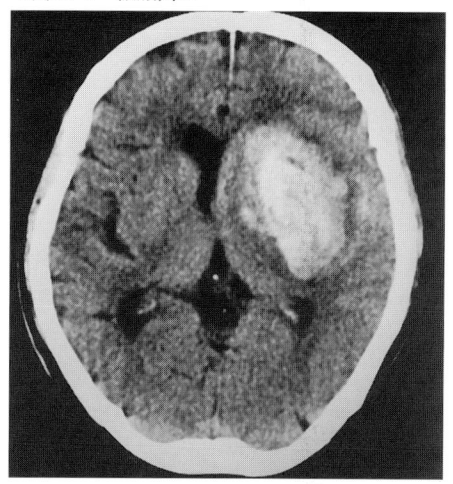

62歳の男性。意識障害と右片麻痺をきたし救急車で搬入される。CTで左被殻から，内包前脚，尾状核頭部へと進展する脳内血腫を認める。

●してはならないこと・避けるべきこと
□脳内出血か脳梗塞かの鑑別がつかないうちは，急激な降圧を避ける。

●専門家からの提言
□脳血管障害患者では多くの場合，血圧の上昇が認められるが，脳内出血か脳梗塞か判明しない場合，降圧薬の使用は躊躇される。しかし過度の高血圧を放置するのは脳内出血であった場合の血腫増大の危険性につながるため，200 mmHg以上の高血圧に対しニフェジピン（nifedipine）5 mg舌下投与を行ってCT室搬入を急ぐのが妥当と考えられる。

診断：高血圧性脳内出血（写真III-6，7，8）

●ただちに実施すべきこと
□意識レベルの判定，救急処置。
□表III-8のごとく神経学的重症度を分類する。
□血圧コントロール：ニフェジピン（nifedipine）10 mg舌下投与，6時間ごとまたはニカルジピン（nicardipine）2〜10 μg/kg/分持続点滴
□鎮痛・鎮静：不穏状態が持続する場合，その後の処置や検査を困難にするばかりではなく血圧や頭蓋内圧の上昇を助長する。意識レベルを確実に把握した後，適切な鎮静を行う。ジアゼパ

写真III-7 視床出血

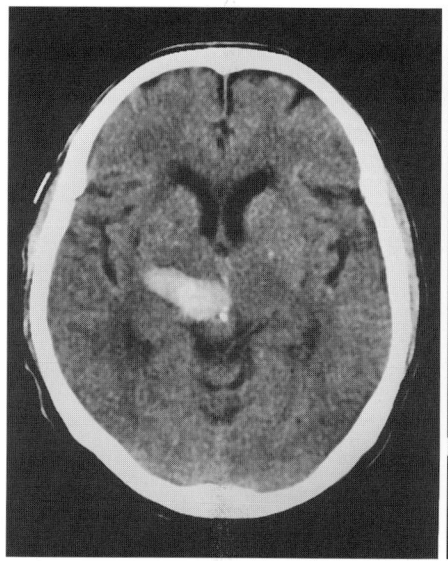

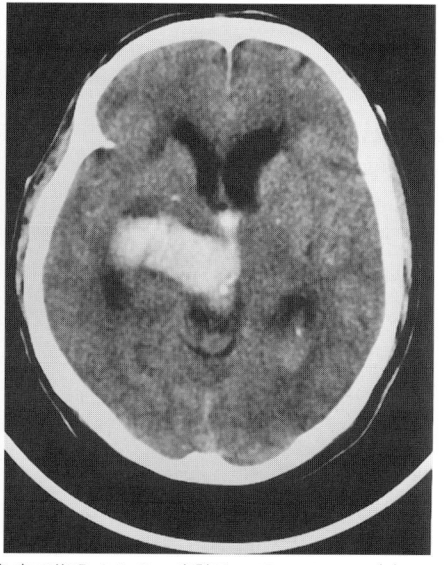

a b

64歳の男性。左上下肢のしびれと脱力があり救急車で搬入される。来院時，JCS I-3。CT（a）では右視床より内包後脚へと進展する脳内血腫を認め，血腫は第III脳室に穿破している。6時間後のCT（b）では血腫が増大し，脳室の拡大および脳溝が全体的に狭小化しており，急性水頭症が出現している。

写真 III-8　小脳出血

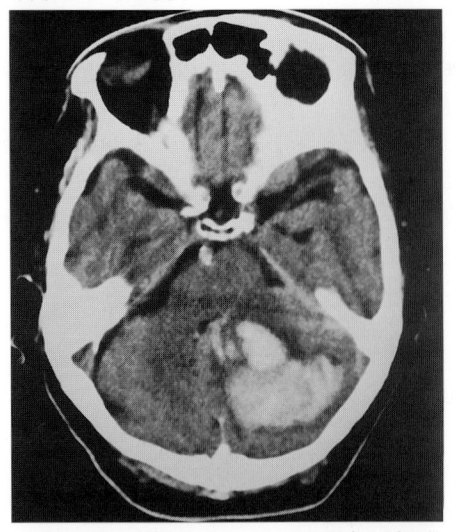

74歳の女性。突然のめまいおよび頭痛を訴え救急車で搬入される。来院時、JCS II-10。CTで左小脳半球内に脳内血腫を認める。

表 III-8　高血圧性脳内出血（被殻出血）の神経学的重症度分類

Grade		JCS
I	意識清明または混乱	0-3
II	傾眠	10
III	昏迷	20, 30
IVa	半昏睡（脳ヘルニア徴候を伴わない）	100
IVb	半昏睡（脳ヘルニア徴候を伴う）	200
V	深昏睡	300

ム（diazepam）10 mg 静注，ペンタゾシン（pentazocine）10 mg 筋注または静注。

●診断の根拠
□頭部CTで出血部位を確認する。
●他の疾患の可能性・鑑別診断
□脳血管性病変（脳動静脈奇形，脳動脈瘤，海綿状血管腫など）からの出血を鑑別する。このため，時に脳血管造影を行う必要がある。
●してはならないこと・避けるべきこと
□低張性輸液剤（5％ブドウ糖液など）の大量投与。
●以後の治療方針
□急性期保存的治療方針
　①血圧管理：ニフェジピン（nifedipine）10 mg 舌下投与，6時間ごとまたはニカルジピン（nicardipine）2〜10 μg/kg/分持続点滴。
　②脳浮腫対策：グリセオール（10％ gulycerol）200 ml 点滴静注（通常1日2回）。
　③消化管出血予防：H₂受容体拮抗薬による胃液分泌抑制。
　④けいれん予防：フェニトイン（phenytoin）250 mg 静注。
□フェニトインは血管痛が強いので生理食塩水 20 ml にて十分に希釈する。急速に静注すると低血圧をきたす場合があるので緩徐に静注する。特にIVH lineより投与するときは注意を要する。

他の薬剤と混じると混濁してラインが詰まるので投与時は生理食塩水でフラッシュする。
●専門家に相談・依頼すべき状態
□外科的手術適応があるとき。
□脳内出血の手術適応には確固たる基準がないのが現状である。佐賀医科大学脳神経外科の適応基準を以下に示す。
　①手術適応は患者の神経学的重症度（意識状態），血腫量，年齢が大きな決定因子となる。
　②血腫量は頭部CT上，長径×短径×高さ×1/2にて算出する。
　③開頭血腫除去術は65歳以下が原則で70歳以上は通常適応としない。
　④穿頭血腫吸引術は70歳未満を原則とする。
　⑤深昏睡の場合，保存的治療を行う。
　⑥被殻出血
　　昏迷以上の意識障害。
　　血腫量 30 ml 以上で血腫吸引術を考慮する。
　　血腫量 60 ml 以上で開頭血腫除去術を行う。
　⑦視床出血
　　開頭血腫除去術の適応はない。
　　血腫が中脳に及んだものには手術適応はない。
　　脳室穿破と急性水頭症により，意識の悪化を認める場合，脳室ドレナージを行う。
　⑧小脳出血
　　血腫径が 3 cm 以上で開頭血腫除去術を行う。
　　血腫径が 3 cm 未満でも脳室穿破，中脳周囲槽の圧排所見を示すものは開頭血腫除去術を行う。
　⑨皮質下出血
　　脳血管造影を行う。昏迷以上の意識障害で血腫量 30 ml 以上で開頭血腫除去術を検討する。
　⑩橋出血　原則として手術適応はない。
●専門家からの提言
□高血圧性脳内出血の急性期管理において，血圧管理の基準はcontroversialである。内科の見解では脳圧が高い時期に血圧を下げると灌流圧

写真 III-9　クモ膜下出血

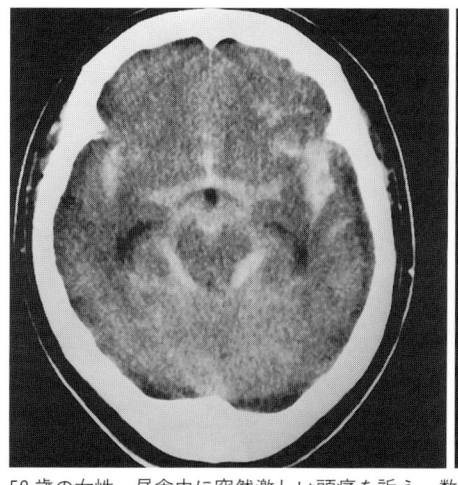

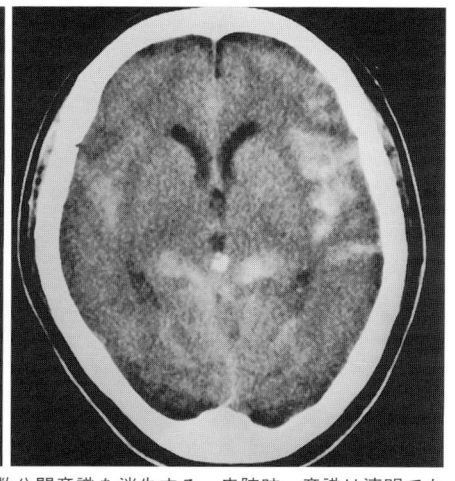

50歳の女性。昼食中に突然激しい頭痛を訴え、数分間意識を消失する。来院時、意識は清明であるが強い頭痛と項部硬直とを認める。CTで基底槽やシルビウス裂にクモ膜下出血を認める。

が下がるので危険であるとされている。たしかにある程度以上血圧を下げると、脳血流量が低下するのであるが、どちらを優先するかが問題となってくる。急性期においては脳の血流が落ちるということより、再出血防止を最優先と考え、収縮期圧160 mmHg程度を目安とするのが妥当と考えられる。

診断：クモ膜下出血（写真 III-9）
●ただちに実施すべきこと
- 意識レベルの判定、救急処置。
- 再出血を防ぐ（急性期管理で最も重要である）。
- 血圧管理：クモ膜下出血の再出血は高血圧性脳内出血よりも頻度が高く、しかもより重篤である。収縮期圧140 mmHg以下を目安に積極的に降圧する。ニカルジピン（nicardipine）2〜10 μg/kg/分持続点滴
- 鎮痛・鎮静：不穏状態が持続する場合、その後の処置や検査を困難にするばかりではなく血圧や頭蓋内圧の上昇を助長する。意識レベルを確実に把握した後、適切な鎮静を行う。ジアゼパム（diazepam）10 mg静注、ペンタゾシン（pentazocine）10 mg筋注または静注。
- 神経学的重症度を判定する（表III-9）。

●診断の根拠
- 突然の激しい頭痛、項部硬直。
- 頭部CTでクモ膜下出血を診断する。
- 時に頭部CTで異常が認められないことがあり、腰椎穿刺で血性髄液を確認する必要がある。

●他の疾患の可能性・鑑別診断
- 片頭痛、血管性頭痛、筋収縮性頭痛。これらの頭痛で意識障害を伴うことはほとんどない。

●してはならないこと・避けるべきこと
- 患者をむやみに刺激しない。血圧が上昇するような刺激は最小限にとどめる。

●以後の治療方針および専門家に相談・依頼すべき状態
- H＆K grade Vでマンニトール急速点滴静注

表 III-9　Hunt and Kosnik（H&K）の重症度分類

Grade 0	未破裂動脈瘤
Grade I	意識清明で神経症状のないもの、またはあってもごく軽度の頭痛、項部硬直のあるもの
Grade Ia	意識清明で急性期症状がなく神経症状の固定したもの
Grade II	意識清明で中等度か強い頭痛、項部硬直はあるが神経症状（脳神経麻痺以外の）を欠くもの
Grade III	意識障害は傾眠、錯乱である。軽度の局所神経障害を持つこともある
Grade IV	意識障害は昏迷、中等度から強度の片麻痺、ときに除脳硬直、自律神経障害の初期症状を示すもの
Grade V	深昏睡、除脳硬直、瀕死の状態のもの。
付	下記を認めるときはgradeを一つ下げる。重症の全身疾患（高血圧、糖尿病、高度の動脈硬化症、慢性肺疾患）脳血管造影上、高度の脳血管攣縮像

表 III-10 腎不全を疑った際の緊急検査

検尿				血液生化学				血液ガス	
白血球				TP	(6.5- 8.0)	g/dl		pH	
蛋白				Alb	(3.0- 5.0)	g/dl		PO_2	
pH				UN	(5.0- 20.0)	mg/dl		PCO_2	
潜血				UA	(3.5- 8.0)	mg/dl		HCO_3^-	
比重				Cr	(0.5- 1.0)	mg/dl		BE	
糖				T-bil	(0.2- 1.0)	mg/dl			
沈渣				Glu	(70 -100)	mg/dl		心電図	
				CRP	(0.0- 0.3)	mg/dl			
血算				AST	(10 - 30)	I.U/l		胸部単純X線	
WBC	(4.1- 6.1)	$\times 10^3/\mu l$		ALT	(0 - 35)	I.U/l			
st.	(1 - 5)	%		LDH	(200 -450)	I.U/l		心臓超音波	
seg.	(50 - 70)	%		CK	(60 -180)	I.U/l		LV wall motion	
lymph.	(25 - 45)	%		ALP	(86 -218)	I.U/l		pericardial effusion	
mono.	(1 - 8)	%		γ-GTP	(0 - 50)	I.U/l			
eo.	(0 - 4)	%		Amy	(50 -100)	I.U/l		腹部超音波	
ba.	(0 - 2)	%		T-C	(128 -220)	mg/dl		IVC 径	
RBC	(431 -565)	$\times 10^4/\mu l$		Na	(135 -147)	mEq/l		腎臓	
Hb	(13.7- 17.4)	g/dl		K	(3.6- 5)	mEq/l		size	
Ht	(40.2- 51.5)	%		Cl	(99 -109)	mEq/l		central echo	
Plate	(13 - 36)	$\times 10^4/\mu l$		Ca	(4.5- 5.1)	mEq/l			
				P	(2.5- 4.4)	mg/dl			
凝固				Osm	(270 -295)	mOs/l			
PT 時間									
PT 活性	(70 -130)	%		尿生化学					
APTT 時間				U-prot.		mg/dl			
APTT 活性	(70 -130)	%		U-Na		mEq/l			
fibrinogen	(170 -410)	mg/dl		U-Cr		mg/dl			
				U-Osm		mOs/l			

を行っても散瞳状態が改善しない症例以外は専門家に相談する。
- □手術適応:H&K grade I〜IVで脳血管造影上,脳血管攣縮が認められなければ急性期に手術を行う。ただし,70歳以上ではgrade I〜IIIまでとする。
- □上記以外,および後頭蓋窩の動脈瘤は待期手術または脳血管内手術を行う。

●専門家からの提言
- □クモ膜下出血の患者は,軽度の頭痛のみで来院するものから,DOAで搬送されるものまで多彩である。注意すべきことは頭痛のみを訴える場合,これを単なる頭痛と判断することがないように,たえずクモ膜下出血の存在を念頭に置かなければならない。
- □また,近年,脳血管内手術が急速に進歩しているが,その手術適応基準はいまだ定まっていない。

(田渕和雄,峯田寿裕)

5. 急性腎疾患について

診断:腎不全

●ただちに実施すべきこと
- □透析の緊急性の評価(表III-10,表III-11)。

●診断の根拠
- □血清クレアチニンの上昇(3.0 mg/dl前後以上を目安)。

●他の疾患の可能性・鑑別診断
- □腎不全が急性か慢性か,あるいは慢性の急性増悪かを,病歴(クレアチニンの0.5 mg/dl前後の上昇を日or週単位で認める→急性,月or年単位→慢性)および超音波(写真III-10)などの情報から判断する。
- □急性腎不全と診断されたら,腎前性,腎性,腎後性の鑑別(写真III-10,表III-12,表III-13)を行う。
- □多臓器不全の傾向(意識障害,循環不全,呼吸

不全，ビリルビンの上昇，白血球の著明な上昇あるいは減少，血小板減少，CRPの上昇）を認めるときには，裏に潜む重篤な病態の存在（敗血症など）を念頭に置き，検査を進める。

● してはならないこと・避けるべきこと

□ カリウムの含まれる輸液の投与：明らかにカリウムの低下が確認されるまでは，輸液は，生理食塩液，1号液，half saline（生理食塩液＋5% Tz）などの輸液で対応する。補給することは容易であるが，除去することは至難である。

□ ジギタリス製剤など腎不全時に蓄積され，副作

表III-11 透析の緊急性を要する状況

1. 肺水腫
2. 腎不全に伴う意識障害などの中枢神経障害
3. 出血傾向
4. 検査所見：
   高カリウム（K>6.0～6.5 mEq/l）
   高度のアシドーシス（HCO₃<10～15 mEq/l）
5. 腎不全に伴う心嚢水の貯留
   その他，急性の場合は，乏尿（無尿），高窒素血症（BUN>60 mg/dl）など出現時の早期から行うこともある

表III-12 腎前性と腎性の急性腎不全の鑑別

	腎前性	腎性
血清		
UN/Cr	>20	20>
尿		
比重	>1.020	1.010>
蛋白	(−)～(+)	>(2+)*
沈渣異常	軽微	細胞性円柱
浸透圧（mOsm/kg・H₂O）	>500	350>
Na（mEq/l）	<20	40<
FE$_{Na}$（%）**	<1.0	1.0<

*急性尿細管壊死では軽微
**FE$_{Na}$（%）＝U$_{Na}$ * P$_{Cr}$/P$_{Na}$ * U$_{Cr}$

写真III-10 超音波による腎不全の鑑別

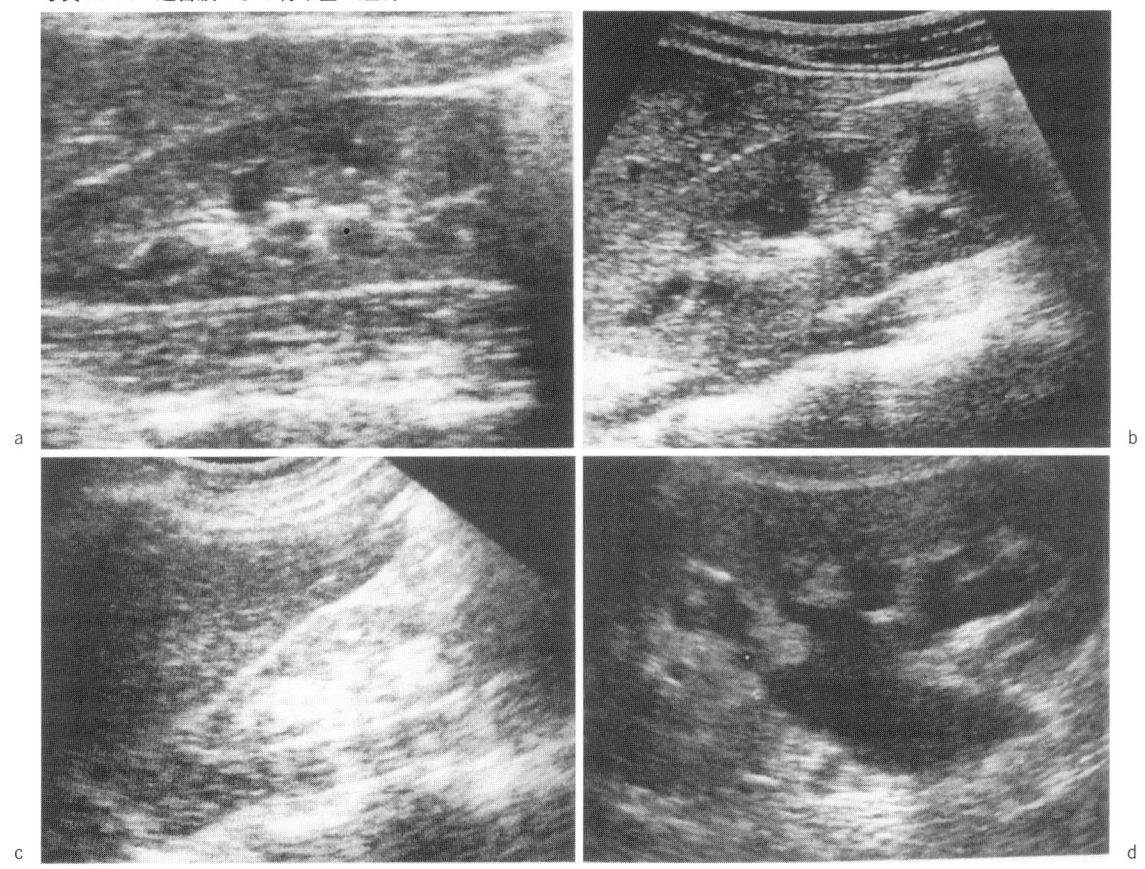

a：正常像
b：急性腎不全；腎臓は腫大し，皮髄境界は鮮明化する。
c：慢性腎不全；皮質の輝度は亢進し，皮髄境界も不鮮明化し，腎臓は全体に萎縮傾向を示す。
d：腎後性腎不全；腎盂，腎杯の拡張を認める。

表 III-13　急性腎不全の原因

腎前性	体液量減少	脱水	激しい下痢・嘔吐	過度の発汗	利尿薬の不適切使用
		大量出血	外傷	消化管出血	
		体液の分布異常	低アルブミン血症	火傷	腹膜炎などの炎症
	心拍出量低下	心原性ショック	心筋梗塞	心タンポナーデ	重症不整脈
	末梢血管拡張		アナフィラキシーショック 肝不全	エンドトキシンショック 降圧薬	敗血症
	腎血管収縮		肝不全 高カルシウム血症	エンドトキシンショック 運動誘発性（背部痛を伴う）	敗血症
	薬剤		アンギオテンキン I 変換酵素阻害薬	非ステロイド系抗炎症薬	
腎性	急性尿細管壊死	腎前性腎不全の持続			
		腎毒性物質	抗生物質（アミノグリコシドなど）	重金属（シスプラチン，カドミウム，水銀，鉛）	造影剤
		高カルシウム血症			
		高尿酸血症			
		ヘモグロビン尿症	異型輸血	マラリア	その他の血管内溶血
		その他	横紋筋融解症	多発性骨髄腫（light chain）	
	急性間質性腎炎		抗生物質	非ステロイド系抗炎症薬	その他漢方薬
	半月体形成性腎炎		特発性（ANCA 関連腎炎を含む）	全身性エリテマトーデス（SLE）	Goodpasture 症候群
	微小血管内血栓		溶血性尿毒症症候群（HUS）	悪性高血圧	
	血管炎症候群		結節性動脈炎（PN）	wegener 肉芽腫	
	腎血管の閉塞		解離性大動脈瘤	腎動・静脈血栓・塞栓	
	その他		急性乳頭壊死	急性皮質壊死	
腎後性	尿道の閉塞				
	膀胱頸部の閉塞		前立腺肥大	膀胱癌	
	両側尿管の閉塞	尿管内の閉塞	腫瘍	凝血塊	結石
		尿管外から閉塞	後腹膜線維症	腫瘍の浸潤・圧迫	

用を生じやすい薬剤（表 III-14）の安易な使用は避ける。
- 中心静脈カテーテルの挿入を急がない：脱水時には合併症を生じやすい。透析のためのブラッド・アクセスも兼ねての中心静脈確保の第 1 選択は右大腿静脈が安全である。
- 乏尿あるいは無尿をただちに腎不全と診断したり，腎不全であるからといってすぐに透析が必要であると判断しない：ショック状態でない場合には，乏尿や無尿の原因は尿路の閉塞である場合が多い。

● 以後の治療方針
- 透析の緊急性がある場合は，ただちに透析担当医へ連絡。透析の準備と並行して補液や，高カリウム対策，アシドーシスの補正を行う。補液やアシドーシスの補正には溢水の危険が伴うため，急速な補正は行わない。
- 腎後性の腎不全が疑われるときには，ただちに泌尿器科に相談する。
- 多臓器不全の傾向が認められたら，集中治療の必要性を麻酔科に相談する。
- これらいずれの場合でもない腎不全は，急性の

表 III-14 腎不全患者への投与上注意を要する救急使用薬

	薬剤名	問題点
強心薬	ジゴキシン	透析で除去されない，透析後のカリウムの低下で中毒が生じやすい
K保持性利尿薬	スピロノラクトンなど	高カリウム血症を生じやすい
抗生物質	アミノグリコシド系	腎排泄性で，第八脳神経障害などの副作用を生じやすくなる
	カルバペネム系	けいれんを誘発することがある
	キノロン系	腎排泄性で非ステロイド性消炎鎮痛薬との併用で，けいれんを起こす危険性がある
抗ウイルス薬	アシクロビル，ガンシクロビル	腎排泄性で，意識障害などの副作用を生じやすくなる
H₂受容体拮抗薬		腎排泄性で，血球減少などの副作用を生じやすくなる
鎮暈・制吐薬	メトクロプラミド（プリンペラン）	半減期が延長して，副作用（錐体外路症状，内分泌異常）を生じやすい

写真 III-11 透析患者の透析用アクセス

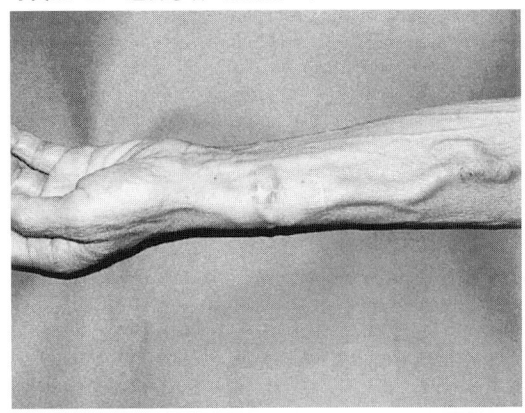

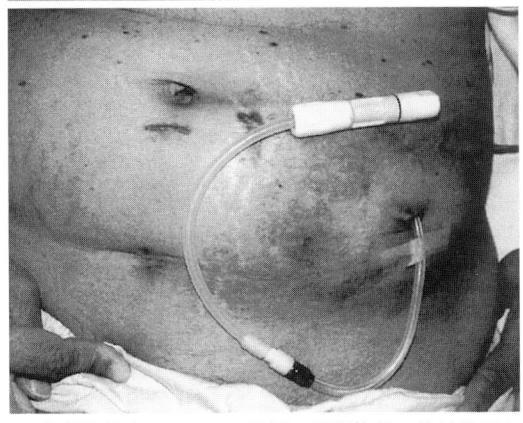

a：左前腕部内シャント；橈側の手関節部に橈骨動脈と橈側皮静脈との吻合創を認め，橈側皮静脈はシャント血管として拡張している。
b：CAPD 用カテーテル；左腹壁に，臍下部傍正中切開創を認め，同部から逆 U 字状に皮下トンネルを通って側腹部に出る留置型のカテーテルが装着されている。

場合はその原因追求の検査（血清免疫学的検査として γ-グロブリン，補体，抗核抗体，抗白血球細胞質抗体など，および腎生検）を行い，慢性の場合は維持透析に向けた準備（ブラッド・アクセスの作成など）を行う必要がある。このため腎臓専門科に紹介する。

● 専門家に相談・依頼すべき状態
□ 腎不全と診断されたら，一刻も早く腎臓専門医へ相談する。

● 専門家からの提言
□ 急性の腎機能低下時に，脱水と薬剤をまず疑い，投与中の薬剤を中止し漫然と補液がなされているのをよく見かける。しかし，小児は別として，著明な体重減少や血圧低下を伴わない脱水や頻用されている薬剤で，いわゆる腎不全といえる状態までいたることは稀である。一般的でなく，納得しがたいと感じる状況では，判断が間違っていることが多い。腎不全との診断が納得できず，検体の間違いが判明した経験もある。表 III-11 に示したような状況以外では，腎不全に対して緊急の処置を施す必要はないので，腎臓専門医とも相談し，原因についての十分な検討を行う必要がある。

診断：透析患者の急性疾患

● ただちに実施すべきこと
□ 透析の緊急性の評価，排尿があれば尿検査は定性のみ施行（表 III-10，表 III-11）。

● 診断の根拠
□ 情報がなくても透析患者かどうかは，その透析用のアクセスの存在でわかる（写真 III-12）。

● 他の疾患の可能性・鑑別診断
□ 透析患者特有の病態，治療，予後への認識が必要である。（表 III-15）。

● してはならないこと・避けるべきこと
□ カリウムの含まれる輸液の投与：明らかにカリウムの低下が確認されるまでは，輸液は，生理

表 III-15 透析患者の救急疾患の特徴

疾患	病態の特徴	治療，予後の特徴
心不全	大部分は容量負荷の増大が原因	除水により軽快することが多い
虚血性心疾患	冠動脈の石灰化が高度な症例が多い	interventionの適応は非透析例に準じるが，成績は必ずしもよくない。貧血の改善により症状のみならず，心電図変化の改善も認めることがある。
不整脈	透析による体液量や電解質の変化で誘発されることが多い	透析中から後にかけての，発作性のものでは，生理食塩などの投与で軽快することがある。
脳血管障害	脳出血の頻度が高い。多発性嚢胞腎の患者は脳動脈瘤の合併が多い	抗凝固薬などの影響もあり重症例が多く，非透析例に比べて予後不良
消化管出血	びらん性の出血の頻度が高い	治療に反応しにくい
虚血性大腸炎	透析中の腹部アンギーナのある患者に多い	腸壊死をきたしてくる重症例も少なくなく，緊急手術が必要となる
感染症	免疫力の低下に伴う，重症例の頻度が高い 結核などでは，ツベルクリン陰性例も多い	抗菌薬に禁忌はないが，腎排泄性の薬剤の蓄積による障害に注意する。
硝子体出血	網膜剥離をきたしやすい	失明の頻度が高い
その他 シャントトラブル	シャント部の痛み，thrillの消失，透析中の脱血不良などで気づかれる	発症後早期の対応（血栓除去，再建）により，すぐに再びアクセスとしての使用が可能な場合が多く，緊急の対応が必要である
CAPD関連腹膜炎	細菌性のものでは米のとぎ汁様の，混濁の強い排液を認める	症状に比して，早期の対応で経過は良好なことが多い 2〜3日の治療で軽快傾向を認めないものは，難治性で重症化しやすく，早期にカテーテルの抜去が必要となる

食塩液，1号液，half saline（生理食塩液＋5％TZ）などの輸液で対応する。
□ ジギタリス製剤など腎不全時に蓄積され，副作用を生じやすい薬剤（表III-14）の安易な使用は避ける。

● 以後の治療方針
□ 基本的には，それぞれの疾患の一般的治療に準じるが，必ず透析担当医を交えて治療方針の決定を行う。

● 専門家に相談・依頼すべき状態
□ 透析に緊急性の有無にかかわらず，透析患者のいかなる疾患に関しても，その疾患の専門医のみならず，透析担当医にも連絡することが必要である。一見腎不全と無関係に見える病態でも，十分な透析により改善することはしばしば経験される。

● 専門家からの提言
□ 透析患者にまつわる特殊な病態に十分留意することは不可欠であるが，無用な特別視は治療の妨げとなる。基本的には，実年齢に10歳前後プラスした年齢の非透析患者と同じ目で見た対応を行えば，大きな過ちは避けられる。

（池田裕次，酒見隆信）

6. 急性泌尿器疾患について

診断：尿管結石

● ただちに実施すべきこと
□ 確定診断がつき，疼痛は強いが尿路感染合併が否定的であるとき：疼痛緩和。
　① 非ステロイド抗炎症薬坐薬を挿肛：基本的には坐剤の種類は問わないが，文献的にはindomethacinは腎盂内圧を有意に下降させるとされる。
　② 非麻薬性鎮痛薬投与：通常，pentagin, lepetanなどが頻用されている。
　③ 硬膜外麻酔：腎，尿管の知覚支配はTh 10
□ 確定診断がつき，尿路感染合併のあるとき：敗血症性ショックの処置，ドレナージ術。

①敗血症性ショックに陥っている場合は，適正な輸液，投薬を行う。
　②尿の通過障害に対し早急にドレナージを行う（泌尿器科医に依頼：下記）。

● 診断の根拠
□ 比較的限局した片側性疝痛および背（腎部）痛，背部の叩打痛。
□ 尿潜血もしくは肉眼的血尿。
□ 水腎症の証明（エコーで十分）。
□ 単純撮影（立位ではなく，必ず臥位で撮影し，骨盤部を充分に含めること）を施行して結石の証明（数% X線陰性結石の場合もある　例：尿酸結石）。

● 他の疾患の可能性・鑑別診断
□ 疼痛については他の急性腹症の原因疾患（嘔気，嘔吐は尿路通過障害にも起因するので，消化管疾患に由来するとは限らない）。
□ 血尿，水腎症は尿路腫瘍によっても起こる。

● してはならないこと・避けるべきこと
□ 疼痛が強い急性期に利尿をつけること（輸液負荷，造影剤を用いた検査）は，腎盂内圧を上昇させ疼痛を増強させるだけではなく，尿の腎盂外溢流を招来させることもあるので禁忌（ただしショックに陥っている場合はこの限りではない）。

● 以後の治療方針
□ 炎症所見がなく疼痛が緩和できれば非ステロイド抗炎症薬坐薬を処方し帰宅させてかまわない（後日泌尿器科受診を指導する）。

● 専門家に相談・依頼すべき状態
□ 炎症症状が強いとき（尿路通過障害に炎症が合併するときはただちに通過障害を除去する必要がある）。
□ 画像上，腎盂外溢流が疑われるとき。

● 専門家からの提言
□ 最大径が 10 mm を超えると自然排石は期待できない。
□ 小さい結石が腎杯内にあるときは疼痛が生じることは少ない。

診断：尿閉

● ただちに実施すべきこと
□ 外傷が原因でなければ 14 Fr 程度のネラトンカテーテルで導尿を試みる。
□ 膀胱内の尿量が多い場合，急激に膀胱を空虚にすると血圧低下を生じることがあるので注意する（自律神経反射）。

● 診断の根拠
□ 排尿困難（特に前立腺肥大）の病歴，腹部膨満，エコーで膀胱緊満の確認。
□ 抗コリン作動薬の服薬歴（感冒薬，抗精神薬，抗不整脈薬，パーキンソン治療薬など）。

● 他の疾患の可能性・鑑別診断
□ 膀胱タンポナーデ（膀胱内が凝血塊，血液で満たされている状態）。
□ 膀胱炎（1 回尿量が少ないため，「尿が出ない」と訴える）。
□ 無尿（膀胱に尿貯留がない）。

● してはならないこと・避けるべきこと
□ 外傷時，外尿道口から出血している場合，尿道損傷が疑われるので導尿しない。カテーテル挿入に抵抗がある場合，力ずくで挿入しないで原因（尿道狭窄，括約筋緊張など）を考えて対処する。
□ やむをえず経皮的膀胱穿刺するときは腹膜損傷，前立腺穿刺をしないよう行う。エラスタ針などで一時的に行ったほうがよい（図 III-5）。

● 以後の治療方針
□ バルーンカテーテルを留置して帰宅させる。感染予防のため抗生物質を処方しておいたほうがよい。
□ 翌日，泌尿器科を受診させる。

● 専門家に相談・依頼すべき状態
□ 原因が何であっても最終的には泌尿器科を受診させる。
□ 血尿の場合，導尿が困難である場合。

● 専門家からの提言
□ 患者が男性の場合，ペニスを腹側に牽引しながらカテーテルを挿入する。（図 III-6）
□ 前立腺肥大症があっても通常どおりの導尿でかまわないが，肥大症のためカテーテルが挿入しにくいときは，チーマンカテーテルを利用するか直腸診にて前立腺を圧迫して行うとよい。（図 III-7）

診断：腎外傷

● ただちに実施すべきこと
□ 意識レベル，バイタルサインの把握。
　①ショック症状がある場合：輸液，輸血，昇圧薬などの投与を行いバイタルサインを安定させる

よう最大の努力をする．エコー検査で腎，脾，肝損傷を大まかに把握する．損傷があれば全身処置を行いつつ，緊急に造影CTを施行する．
②ショック症状がない場合：エコー検査で他の臓器損傷がないかの診断を進め，必要に応じ造影CTを施行する．

● 診断の根拠
□受傷機転（多くは鈍的外力），受傷部位，血尿（血尿の程度は重症度と相関しない）．腎の破裂状態や重傷度の判定にはCT検査がきわめて有用．

● 他の疾患の可能性・鑑別診断
□他の臓器損傷（肝・脾が多い）．
□水腎症などの基礎疾患があれば小さい外力で腎破裂が起こる．

● してはならないこと・避けるべきこと
□頭部外傷の見落とし．
□バイタルサインの改善に最大の努力を払い，その間にも検査を進め時間の無駄を避ける．
□IVP検査は施行せず，造影CT後の単純撮影にて代用する．

● 以後の治療方針
□軽傷の場合：画像上，腎の輪郭が保たれ，血腫も腎被膜下に限局する場合は，必要に応じ入院させる．
□中等症の場合：バイタルサインは安定しているが，腎被膜外（後腹膜腔）に腎と同サイズ以上

図 III-5　膀胱穿刺

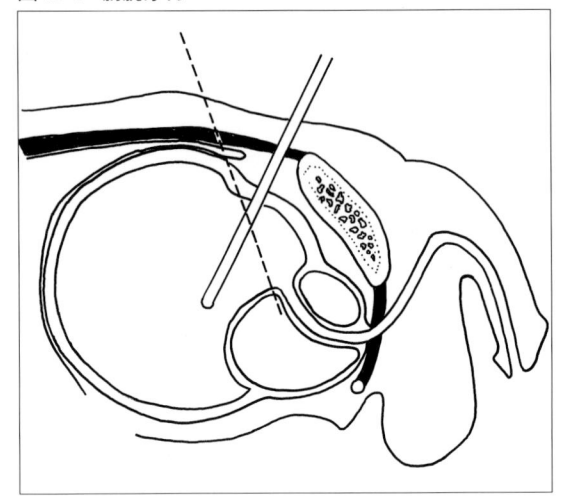

膀胱を十分に緊満させ，恥骨上よりやや頭側に向け穿刺する．穿刺位置が高いと腹膜を穿刺し，尾側に向け穿刺すると前立腺を損傷する（破線）．

図 III-6　男性の導尿

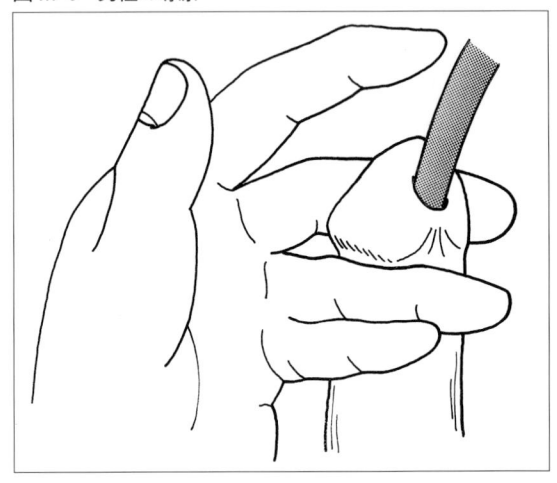

図 III-7　導尿が困難な場合

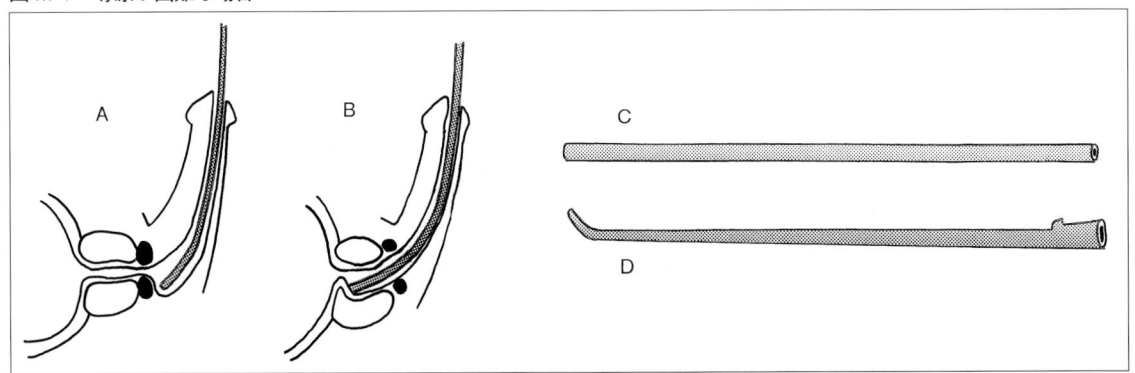

A．括約筋緊張や偽尿道のため外尿道括約筋を通過しない．
B．膀胱頸部の変形が強いため膀胱頸部を通過しない．
C．ネラトンカテーテル
D．チーマンカテーテル（先端の屈曲を陰茎背側に向け挿入する．）

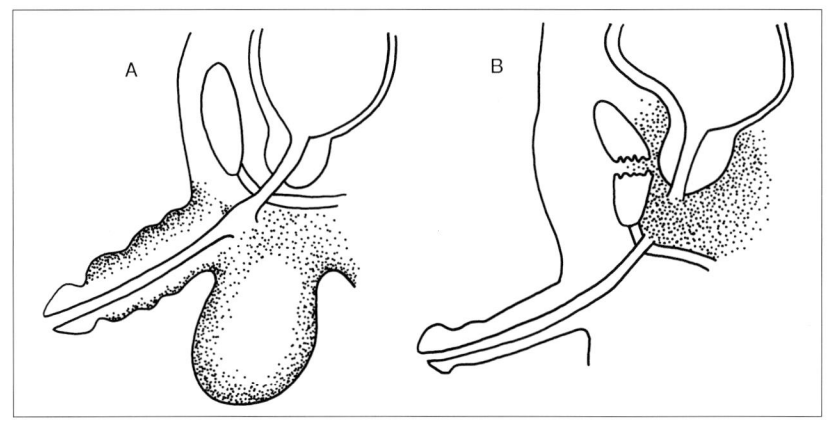

図 III-8
A：球部尿道損傷
ペニス，陰嚢，会陰部に皮下血腫が生じる。
B：後部尿道損傷
恥骨骨折を伴うことが多く，膀胱・前立腺が骨盤内に遊離する。後腹膜腔に大量出血をきたす。

の大きさの血腫を認めるものは造影 CT 後，絶対安静にする。
□重症の場合：バイタルサインが重篤で，腎損傷，腎被膜外血腫も高度のものはバイタルサインの安定化に努めることが第一であるが，同時に腎動脈塞栓術もしくは開腹手術を行う。
●専門家に相談・依頼すべき状態
□診断がつきしだい泌尿器科医に連絡する。
●専門家からの提言
□バイタルサインが安定しているほど，治療による腎保存が可能である。

診断：尿道損傷
●ただちに実施すべきこと
□前部尿道損傷の場合（騎乗位で会陰部を打撲したときに尿道球部の断裂が起きる：図 III-8），外尿道口に血液が付着していることを見逃さないで本損傷を疑うこと。導尿はその可能性を念頭に置いた上で行ってもよいが，少しでも抵抗があればただちに中止し，膀胱瘻を設置する。
□後部尿道損傷の場合（骨盤骨折で，恥骨の変位に伴って前立腺尖部および膜様部の断裂が起きる：図 III-8 参照），骨盤外傷に合併して生じることが多く，骨盤内出血に対する対処が第一で，尿路に対しては膀胱瘻のみ設置する。
●診断の根拠
□前部尿道損傷の場合：騎乗位受傷がある。排尿困難，外尿道口出血，ペニス・会陰部の皮下血腫。
□後部尿道損傷の場合：骨盤骨折がある。出血性ショック，排尿困難，外尿道口出血，直腸診（前立腺を触知しない）。
●他の疾患の可能性・鑑別診断

□前部尿道損傷の場合，陰嚢内血腫が著明となることが多く，精巣破裂などと鑑別する。
●してはならないこと・避けるべきこと
□安易に導尿を試みるべきではない（不完全断裂を医原性に完全断裂にする恐れがある）。
●以後の治療方針
□尿路造影を行い外傷の部位・程度を把握し，カテーテル挿入もしくは膀胱瘻造設を行う。
□最終的には手術的に治療する。
●専門家に相談・依頼すべき状態
□本疾患が疑われた時点で泌尿器科医に処置を依頼する。
●専門家からの提言
□本症の診断および処置について理解されていないことが多いので，常に念頭に入れておくこと。

診断：精索捻転症
●ただちに実施すべきこと
□精索捻転症はその程度によって差はあるが原則としてゴールデンタイムは 4 時間とされている。確定診断を急ぐ必要があるため本症が疑われた場合，ただちに専門医に相談する。
●診断の根拠
□突然生じる陰嚢の疼痛・腫脹（初発症状が下腹部痛であることもある）。
□カラードップラエコーにて精巣内の血流が消失していることを確認する。
●他の疾患の可能性・鑑別診断
□急性精巣上体炎。
□精巣腫瘍。
□精巣垂もしくは精巣上体垂捻転（疼痛と軽度の腫脹があるが，圧痛は限局性）。
□急性精巣炎（流行性耳下腺炎の合併症として生

6．急性泌尿器疾患について 127

図 III-9　精索捻転症（鞘膜内捻転）

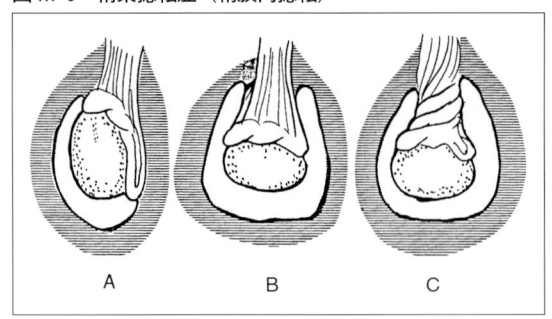

A：精巣・精索の正常付着
B：精巣・精索の付着異常（bell clapper 様）
C：鞘膜内捻転

じる）。
- 急性虫垂炎（精索捻転症では下腹部痛を初発症状とすることがあるため間違えられることが少なくない）。

●してはならないこと・避けるべきこと
- 抗生物質を投与し経過観察すると，精巣を失うことになる。
- 本症は捻転が自然に整復され，受診時，所見が少ないことがあり，「何ともない」として帰宅させるのは危険である。再発した場合，ただちに再診する必要のあることを伝えておく。

●以後の治療方針
- 確定診断がつけば緊急手術を行う（捻転の発生機序が精巣・精索の形態異常によることが多く，対側にも同様変化があるため，対側の固定手術も同時に行う）。

●専門家に相談・依頼すべき状態
- 本疾患が疑われた場合はすぐに泌尿器科に診察を依頼する。

●専門家からの提言
- ゴールデンタイムを過ぎると精巣の阻血状態は不可逆性となり，精巣摘除を余儀なくさせられる。
- 本症には鞘膜外捻転症と鞘膜内捻転症に分けられ（図III-9），前者は出生時前後，生理的に精巣下降が起こる時に生じ，臨床的に診断されることは稀で精巣の萎縮または消失でそれと認識される。後者は思春期に起こり，泌尿器科救急疾患の中でもその対応の仕方によって，予後が決定的となる代表的なものであることを認識しておくべきである。

診断：尿路感染症

●ただちに実施すべきこと
- 急性尿路感染症においては他の疾患の鑑別をすることが大切である（後述参照）。

●診断の根拠
- 単純性膀胱炎：いわゆる膀胱炎症状（血尿を呈することもある），発熱なし。
- 急性前立腺炎：発熱を伴う膀胱炎症状，WBC，CRP の上昇，膿尿，直腸診で前立腺の圧痛。
- 急性腎盂腎炎：発熱，WBC，CRP の上昇，膿尿，肋骨脊柱角（CVA：costovertebral-angle）の叩打痛。
- 急性精巣上体炎：精巣上体の腫脹・自発痛・圧痛，発熱，WBC，CRP の上昇，膿尿は証明されないこともある。

●他の疾患の可能性・鑑別診断
- 単純性膀胱炎：女性では婦人科疾患との鑑別。小児ではウイルスによる出血性膀胱炎との鑑別。
- 急性前立腺炎：前立腺膿瘍，複雑性膀胱炎との鑑別。
- 急性腎盂腎炎：尿路の通過障害や VUR による二次性腎盂腎炎，気腫性腎盂腎炎。
- 急性精巣上体炎：精索捻転症の項（前項）参照。

●してはならないこと・避けるべきこと
- 尿路通過障害を合併する腎盂腎炎，前立腺炎では通過障害の除去が不可欠で，これを無視して抗生物質のみ投与しても無効なことが多い。
- 急性前立腺炎：直腸診による強い前立腺圧迫（敗血症に陥ることがある）。

●以後の治療方針
- 単純性膀胱炎：抗生物質の投与，水分摂取指導，後日再度尿検査を行うのが望ましい。
- 急性前立腺炎：膿瘍が形成されていなければ基本的には抗生物質の投与で治癒するが，膿瘍が形成されていれば前立腺切開排膿を行う。
- 急性腎盂腎炎：単純性のものは抗生物質の投与で治癒するが，数日間発熱はみられる。尿路通過障害合併の際はドレナージのため早急に尿管カテーテル留置や腎瘻造設が必要である。気腫性腎盂腎炎は多くの場合，緊急に腎摘出手術を行わないと生命予後にかかわる。
- 急性精巣上体炎：抗生物質の投与，局所冷罨，陰嚢の挙上，数日間発熱は続く。

●専門家に相談・依頼すべき状態
- 急性前立腺炎，急性精巣上体炎の診療は泌尿器

科に依頼するのが望ましい。
□水腎症を伴う腎盂腎炎は泌尿器科にコンサルトしておく。
□膿腎症, 気腫性腎盂腎炎は緊急処置が必要なのですぐに泌尿器科に診療を依頼する。

●専門家からの提言
□検尿, 診察のみで鑑別がつきにくい尿路感染症の場合は腎尿管膀胱部単純撮影 (KUB), エコーを行う。
□「膿尿＝発熱のフォーカス」と安易に考えてはならない。

診断：外陰部の外傷
●ただちに実施すべきこと
□陰茎折症：エコー・MRI で診断をつけ, 緊急手術となることが多い。
□精巣外傷：エコー・MRI で診断をつけ, 緊急手術となることが多い。
□嵌頓包茎：絞扼した包皮を亀頭に被せるように牽引しつつ, ゆっくりと時間をかけ亀頭を母指で圧迫し, 浮腫を消退させながら絞扼輪内に押し込む要領で徒手整復を試みる。(徒手整復が困難な場合は包皮の切開が必要である。)
□陰茎絞扼症：絞扼の原因の除去・切断。

●診断の根拠
□陰茎折症：受傷機転 (陰茎勃起時に外力が加わる), 受傷時にポキッという cracking sound, 陰茎の皮下血腫・変形, 疼痛, エコー・MRI (陰茎海綿体白膜が断裂している)。
□精巣外傷：受傷後, 陰嚢の腫脹・疼痛, エコー・MRI (精巣白膜が断裂している)。
□嵌頓包茎：受傷機転 (真性包茎の患者が無理に包皮を翻転させて生じる), 絞扼輪遠位部包皮の浮腫・腫脹・疼痛。
□陰茎絞扼症：絞扼物の確認。(浮腫により埋まり込むようになって確認困難であることに注意する。)

●他の疾患の可能性・鑑別診断
□陰茎折症：尿道損傷。
□精巣外傷：精索捻転症の項 (前頁) 参照。
□嵌頓包茎：亀頭包皮炎 (包茎に感染が加わった疾患で亀頭は露出していない)。
□陰茎絞扼症：嵌頓包茎。

●してはならないこと・避けるべきこと
□患者の羞恥心を無視しないこと。

●以後の治療方針
□陰茎折症, 精巣外傷の場合は緊急に損傷部位の修復手術が必要である。
□嵌頓包茎は整復できれば帰宅させる。
□陰茎絞扼症は皮膚, 粘膜潰瘍など二次性変化に対する治療が必要である。

●専門家に相談・依頼すべき状態
□陰茎折症, 精巣外傷, 陰茎絞扼症の場合はすぐに泌尿器科に連絡する。
□嵌頓包茎は徒手整復できなければ泌尿器科に連絡する。

●専門家からの提言
□いずれの外傷も患者の羞恥心を思いやりつつ正確な問診をとるよう努力する。それができないときも常に疑いを持つことが大切である。

(高木紀人, 魚住二郎, 真崎善二郎)

7. 代謝性疾患の初期対応と治療方針

診断：糖尿性昏睡
●ただちに実施すべきこと
□昏睡もしくは, ショック状態であれば, ①気道確保, ②静脈確保, ③留置尿カテーテル, ④心電図モニター。
□採血検査 (血糖値, 末梢血液, 電解質, 腎機能, 肝機能, 炎症反応, 血中ケトン体定量), 血液ガス, 検尿検査 (尿糖, 尿蛋白, 尿中ケトン体)
□脱水の補正：まず以下の方法により水喪失量を計算し脱水補正を行う。

水喪失量 (Liter) ＝
(*被検血漿浸透圧－295)/295×**体液量 (Liter)

*血漿浸透圧 (mOsm/l) ＝
$2\times(Na+K)$ (mEq/l) ＋1/18×BS (mg/dl)
＋1/2.8×BUN (mg/dl)

**体液量 (Liter) ＝標準体重 (Kg)×0.65

初期 6 時間以内に水喪失量の 1/2 量の生理食塩水を投与する, 24 時間以内に残り 1/2 投与。初期補液の基本としては, 1-2-3 方式で行う。開始直後 1 時間 (0～1 時間目) 生理食塩水 1 l, 次の 2 時間 (1～3 時間目) 1 l, 次の 3 時間 (3～6 時間目) 1 l。非ケトン性高浸透圧性昏睡 (non-ketotic hyperosmolar coma) の場合, 脱水の程度は高度であり急速補充が必要。血清

Na＞150 mEq/l ならば 1/2 生理食塩水投与する。

□インスリンの投与：まず 0.2 U/kg 体重の速効性インスリンを静脈内に 1 回注射する。次に 4〜12 U/kg の速効性インスリンを注入ポンプにより持続静注する。血糖値が 350 mg/dl 以下ならば 4 U/時，350〜500 mg/dl であれば 8 U/時，500 mg/dl 以上であれば 12 U/時を目安とする。この際，点滴回路をインスリン溶解液にてフラッシュしインスリンの回路への吸着を飽和させる。血糖値は通常直線的に低下する。血糖値の測定を 1 時間ごとに行い経過記録用紙にプロットする。インスリン注入開始 1 時間後の血糖値が前値の 10％ 未満しか低下しない際にはインスリン投与量を 50％ 増とする。血糖値が 250 mg/dl に近づいた際には輸液を生食より 5％ ブドウ糖に変更する。またインスリン投与量を 1〜2 U/時にする。

□電解質補正：血清 K 値の補正。通常当初は高 K 血症を呈する。しかし体内の K は 300〜500 mEq の欠乏があるものと考えられ，インスリンによる血糖低下でも K は低下するため補充が必要である。血清 K 値 5.0 mEq 以上のときは投与しない。5.0 mEq/l 以下のとき，20 mEq/時で開始。KCL 1 A＝40 mEq またはアスパラ K 1 A＝10 mEq を生食に混注する。尿量が 20 ml/時の時投与量を半分にする。1 時間ごとに血清 K 値を測定し 3.5〜5.0 mEq/時に調節する。

□代謝性アシドーシスの補正：pH＞7.0 のときは経過観察，pH≦7.0 のときはメイロン 3 A（50 mEq）を投与する。

●診断の根拠：次の 2 つのタイプに分類する。

□ケトアシドーシス性昏睡（Ketoacidotic coma）：糖尿病の病態としてはインスリン依存性糖尿病，不安定型糖尿病におもに発症。誘因としてインスリンの中止，感染，ストレス。若年者に多い。激しい口渇，多飲，多尿，体重減少，胃腸症状（悪心，嘔吐，腹痛）を伴う。所見として脱水，アセトン臭，Kussmaul 大呼吸が特徴。血糖値は 300〜1000 mg/dl 尿中ケトン体陽性。pH≦7.2 HCO$_3^-$＜15 mEq/l

□非ケトン性高浸透圧性昏睡（non-ketotic hyperosmolar coma）：糖尿病の病態としてはインスリン非依存性糖尿病，安定型糖尿病におもに発症。誘因として薬剤（降圧利尿薬，グルココルチコイド，免疫抑制薬）脱水，感染，火傷，肝障害，腎障害。高齢者に多い。神経症状に富む（けいれん，振戦，髄膜刺激症状）。血糖値は 600〜1500 mg/dl，血漿浸透圧＞350 mOsm/l，pH＞7.2，HCO$_3^-$＞18 mEq/l，血清 Na＞150 mEq/l。

●他の疾患の可能性・鑑別診断

□おもに糖尿病患者で認められるものとして，低血糖性昏睡（高頻度），乳酸性アシドーシス（lactic acidosis，稀）がある。

●してはならないこと・避けるべきこと

□輸液過剰による心不全。

□インスリンの投与は皮下注しない。脱水のため吸収が悪く，脱水補正後に急速に吸収され低血糖をきたすことがある。

□インスリンの過剰投与による低血糖。特に非ケトン性高浸透圧性昏睡はインスリン感受性が比較的よく，急速に血糖が低下することがあり要注意。

□高 K 血症および低 K 血症。いずれも致死的可能性あり，心電図モニター上の波形，血清 K 値に十分注意する。

●以後の治療方針

□血糖値，脱水の改善がみられたら，インスリンの投与は皮下注に切り替える。

□感染，火傷，肝障害，腎障害などの誘因が明らかであれば適切な処置を行う。ケトアシドーシス性昏睡の場合，インスリン依存性糖尿病，不安定型糖尿病におもに発症することが多く，血糖コントロールが不良になれば，再発することが多い。十分な血糖コントロールおよび患者教育が必要。

□非ケトン性高浸透圧性昏睡の場合，誘因が改善すれば糖尿病の病態はよくコントロールされることが多い。

●専門家に相談・依頼すべき状態

□インスリン依存性糖尿病，不安定型糖尿病に発症した場合。

□高齢者や誘因となる合併症が重篤な場合，死亡率が高く ICU 管理が必要な場合も考えられる。

●専門家からの提言

□意識障害を起こす代謝性疾患では糖尿病の頻度が高く意識障害の救急において常に念頭においておく必要がある。ケトアシドーシス性昏睡，

非ケトン性高浸透圧性昏睡，低血糖性昏睡，乳酸性アシドーシスの鑑別を行うことが重要。

診断：低血糖性昏睡
●**ただちに実施すべきこと**
□血糖チェック。疑えばただちに50％グルコース40mℓ静注する。静注後多くは1～2分後には意識は清明となる
●**診断の根拠**
□低血糖（50～60 mg/dℓ以下）に伴う意識障害。血糖の改善により回復。
□糖尿病治療患者にみられることが多い。特に摂取量の低下，経口剤，インスリンの量の誤りなど。
●**他の疾患の可能性，鑑別診断**
□インスリノーマ，悪性腫瘍，肝硬変，副腎不全も原因となりうる。また糖尿病に腎不全を合併した場合，低血糖が頻発することがある。
●**してはならないこと・避けるべきこと**
□治療の遅れは脳の不可逆的損傷を起こす。
●**以降の治療方針**
□意識障害が持続する場合5％ブドウ糖で点滴ラインを確保し再度50％グルコース40mℓ静注。さらにハイドロコートン100 mg静注，グルカゴン1 mg静注または筋注を考慮する。
□原因・誘因の検索を行う。経口剤の量の誤りによる低血糖は遷延する可能性があり，入院し5～10％ブドウ糖で点滴ラインを確保し持続点滴が必要である。
●**専門家に相談・依頼すべき状態**
□上記の治療にてもさらに意識障害が持続する場合。糖尿病治療患者にしばしばみられる場合，原因検索が必要。
●**専門家からの提言**
□救急の現場で意識障害の原因としてもっとも多いものの一つで，また治療の遅れは脳の不可逆的損傷を起こすので特に糖尿病治療患者に対する指導は重要。

診断：肝性昏睡
●**ただちに実施すべきこと**
□昏睡状態であれば，気道確保，静脈確保。
□採血検査（血糖値，末梢血液，電解質，腎機能，肝機能，炎症反応，血中アンモニア値，血液ガス），検尿検査（尿糖，尿蛋白，尿中ケトン体）。
□一般身体所見，神経所見の診察。本人より聴取不能であれば，家族に病歴，アルコール摂取歴の聴取。
●**診断の根拠**
□おもに非代償性の肝硬変症などの慢性肝障害に伴う場合（慢性型）と劇症肝炎などの急性肝不全に伴う場合（急性型）に分類される。
□意識障害の分類としては，厚生省難治性肝炎調査研究班による昏睡度分類を表Ⅲ-16に示す。慢性型の場合，通常昏睡度Ⅰ，Ⅱ程度の状態に続いて意識障害が出現。急性型は急速に昏睡にいたることがある。
□身体所見として肝性口臭，肝の腫大ないしは萎縮，手掌紅斑，クモ状血管腫，腹水，黄疸などの所見に注目する。神経所見としては，羽ばたき振戦が特徴的。
□最終的に以上の所見，病歴，著しい肝機能の低下，血中アンモニア値高値，他の意識障害の否定などの結果より診断。
□劇症肝炎の診断としては表Ⅲ-17に示す基準がある。発症からの期間および肝性昏睡度，プロトロンビン時間の延長より診断される。また，画像検査（腹部CTおよびエコー検査）による肝の萎縮の証明も有力な手がかりである。
●**他の疾患の可能性・鑑別診断**
□脳血管障害に伴う意識障害，他の代謝性疾患に伴う意識障害。
●**してはならないこと・避けるべきこと**
□慢性型，急性型ともに原因はウイルス性肝炎の場合が多く，医療者の針刺し事故は避けるべきこととしてあげられる。
●**以降の治療方針**
□非代償性の肝硬変症などの慢性肝障害に伴う場合は，まず分枝鎖アミノ酸剤の点滴を行う。分枝鎖アミノ酸剤500 mℓに50％ブドウ糖（20 mℓ）3Aほど混注し（分枝鎖アミノ酸剤単独では低血糖を起こす可能性がある）2～4時間かけて点滴静注（div）する。早ければ30分ぐらいで効果が認めらる。軽症の場合はこの治療のみで帰宅できる場合もある。その後，腸管からのアンモニアの産生を抑制する目的で二糖類を微温湯に溶かし注腸する。重症の場合は回復までに数日を要する場合があり，この間絶食とし輸液による脱水，電解質管理を行い，分枝鎖アミノ酸剤の点滴を1日2回行う。また二糖類

表 III-16　昏睡度分類

昏睡度	精神症状	参考事項
0	正常	
I	睡眠―覚醒リズムの逆転 多幸気分 だらしなく気にとめない態度	retrospective にしか判定できない場合が多い
II	指南力（時，場所）障害 物を取り違える（confusion） 異常行動（お金をまく，化粧品をごみ箱に捨てる） 時に傾眠状態（普通の呼び掛けで開眼し会話ができる） 無礼な言葉があったりするが，医師の指示に従う態度を見せる	興奮状態がない 尿便失禁がない 羽ばたき振戦あり
III	しばしば興奮状態またはせん妄状態を伴い，反抗的態度を見せる 嗜眠状態（ほとんど眠っている） 外的刺激で開眼しうるが，医師の指示には従わない，また従えない（簡単な命令には応じる）	羽ばたき振戦あり（患者の協力が得られる場合） 指南力は高度に障害
IV	昏睡（完全な意識の消失） 痛み刺激にも反応しない	
V	深昏睡 痛み刺激にもまったく反応しない	

（厚生省「難治性肝炎調査研究班」）

の注腸も 1 日 2〜3 回行う．
- □症状が改善してくれば低蛋白食（40 g/日）より開始し，分枝鎖アミノ酸剤および二糖類を経口投与に切り替える．
- □誘因として最も多いものは便秘であり，他に消化管出血，感染症，脱水，低 K 血症がありその検索治療をあわせて行う．
- □劇症肝炎などの急性肝不全に伴う場合は，意識障害よりも，血漿交換などの急性肝不全に対する治療が急がれる．

● 専門家に相談・依頼すべき状態
- □劇症肝炎などの急性肝不全に伴う場合は，専門家による ICU 管理による集中治療を必要とする．また，症例によっては肝移植の適応ともなりうる．
- □肝硬変症などの慢性肝障害に伴う場合はその原因（ウイルス性，アルコール性，自己免疫疾患，代謝性疾患など）の同定および合併症の評価が必要である．合併症としては特に原発性肝癌，食道静脈瘤の頻度が高く，疑わしい所見を認めた場合は，専門家に相談すべきである．

● 専門家からの提言
- □肝硬変症などの慢性肝障害に伴う場合は肝性脳症の再発予防が重要である．昏睡度 I 程度の状態は周囲の家族にしか判断できない場合があり，そのあと昏睡状態となり救急受診することが多

表 III-17　劇症肝炎の診断基準

劇症肝炎とは肝炎のうち症状発現後 8 週以内に高度の肝機能障害に基づいて，肝性昏睡 II 度以上の脳症をきたし，プロトロンビン時間 40 % 以下を示すものとする．そのうちには発病後 10 日以内に脳症が発現する急性型と，それ以後に発現する亜急性型がある．

（第 12 回犬山シンポジウム，1981 年 8 月）

いため，本人および家族による日常での管理が重要である．低蛋白食の栄養指導や，食物繊維の摂取，下剤などによる便秘改善の指導を行う．再発予防のための分枝鎖アミノ酸剤および二糖類の経口投与も適宜行う．また，肝硬変症の患者において昏睡度 I に満たない潜在性の肝性脳症もあり，肝硬変症患者の外来診療において常に意識状態を問診などにより確かめることは重要である．

（原　俊哉，山本匡介）

8. 急性循環器疾患について

診断：急性心筋梗塞

● ただちに実施すべきこと
- □ショック症状がある場合：静脈確保，酸素吸入，ショックの治療（カテコラミンなど）．
- □胸痛が強い場合：塩酸モルヒネ皮下注か静注．

●診断の根拠
□特徴的な症状（強い胸痛），心電図のST上昇，心エコーの壁運動異常，末梢白血球数の増多，血清CPKやCPK-MB値の上昇。
●他の疾患の可能性・鑑別診断
□狭心症，解離性大動脈瘤，急性肺梗塞，心膜炎，心筋炎。
●してはならないこと・避けるべきこと
□大きな体動は避ける，興奮させない（なるべく安静を保つ）。
●以後の治療方針
□静脈確保，血栓溶解薬またはヘパリンの経静脈投与，心電図モニターで心室性不整脈出現時には，リドカイン（lidocaine）の静脈内投与，Swan-Ganzカテーテルによる血行動態のモニター，発症4～6時間以内ならば緊急冠動脈造影を考慮する（下記を参照）。
●専門家に相談・依頼すべき状態
□緊急に血栓溶解療法（PTCR）や冠動脈形成術（PTCA）を施行することが重要である。外来到着と同時に循環器内科専門医に相談する。
●専門家からの提言
□緊急に心筋血流を再開することが治療のポイントだが，その手技は専門性を要する。急性心筋梗塞と診断された，または疑いが強いときにはただちに循環器内科専門医に連絡をとる。

診断：狭心症/不安定狭心症

●ただちに実施すべきこと
□胸痛が続くときは，ニトロペンの舌下，ミリスロールやヘパリンの点滴静注。
□胸痛が強い場合は，塩酸モルヒネ皮下注か静注。
●診断の根拠
□症状（胸痛），心電図のST変化，心エコーで壁運動異常がない，末梢白血球数正常，血清CPKやCPK-MB値正常による心筋梗塞の否定。
●他の疾患の可能性・鑑別診断
□急性心筋梗塞，解離性大動脈瘤，急性肺梗塞，心膜炎，心筋炎。
●してはならないこと・避けるべきこと
□大きな体動は避ける，興奮させない（なるべく安静を保つ）。
●以後の治療方針
□症状，バイタルサイン，心電図のモニター。

●専門家に相談・依頼すべき状態
□胸痛が持続したり，不安定狭心症では，ニトログリセリンやヘパリンの点滴静注を要する。また，緊急冠動脈造影検査も考慮すべきである。
●専門家からの提言
□ニトロペンの舌下などで症状が改善しない場合は，不安定狭心症（unstable angina pectoris）や切迫梗塞（impending infarction）が考えられるので，急性心筋梗塞に準じた処置を要する。循環器内科専門医へ連絡して，緊急冠動脈造影検査も考慮しなければならない。

診断：急性心不全

●ただちに実施すべきこと
□酸素吸入，上体挙上。
□ショック症状がある場合は，静脈確保，ショックの治療（カテコラミンなど）。
●診断の根拠
□症状（呼吸困難，血痰），理学的所見（肺ラ音，浮腫，心雑音など）。
□胸部X線写真の肺うっ血像，胸水貯留，心拡大，心エコーの心収縮機能低下。
●他の疾患の可能性・鑑別診断
□気管支喘息，肺炎。
●してはならないこと・避けるべきこと
□過剰な輸液。
●以後の治療方針
□酸素吸入，利尿薬（ラシックス®）の静注，塩酸モルヒネ皮下注や静注。
□症状，バイタルサイン，心電図のモニター。
●専門家に相談・依頼すべき状態
□上記治療によっても病態が悪化する例や病態の改善が遅い例では，Swan-Ganzカテーテル法による血行動態のモニターにより治療薬を選択する必要がある。循環器内科専門医に相談の上，血行動態の管理を行ってほしい。
●専門家からの提言
□心不全の治療には，最近，いろいろな作用機序の薬剤が導入され，また，最重症例には補助循環装置なども用いられている。これらの適応については，循環器内科専門医へ相談する。

診断：急性解離性大動脈瘤

●ただちに実施すべきこと
□ショック症状がある場合は，静脈確保，ショッ

クの治療。
- □ 高血圧が著明な場合は，ニフェジピン（nifedipine）の舌下やニトログリセリンの点滴静注により降圧をする。

● 診断の根拠
- □ 症状（胸痛，背部痛），胸部 X 線写真の大動脈陰影の拡大，石灰化陰影の分離。
- □ 胸部 CT で大動脈解離腔の検出。

● 他の疾患の可能性・鑑別診断
- □ 心筋梗塞，肺梗塞など。

● してはならないこと・避けるべきこと
- □ 過度の血圧上昇。

● 以後の治療方針
- □ 酸素吸入，ミリスロールの点滴静注，β遮断薬の内服を行う。さらに，症状，バイタルサイン，心電図をモニターする。

● 専門家に相談・依頼すべき状態
- □ Standford A 型は外科的治療が第 1 選択なので，ただちに胸部外科専門医に相談する。
- □ Standford B 型は内科的治療が優先され，血行動態のモニターにより治療薬を調節する必要があるので循環器内科専門医へ相談する。

● 専門家からの提言
- □ 外科的治療および内科的治療の成績は，近年，改善してきている。早期の診断が重要である。

診断：肺血栓症，肺塞栓症

● ただちに実施すべきこと
- □ 酸素吸入。ショックの場合は，その処置を行う。ヘパリンの点滴静注。

● 診断の根拠
- □ 胸痛や呼吸困難の症状，II 音の亢進，心電図で右室負荷所見，LDH の上昇，心エコーで右心系の拡大と右室圧上昇，血液ガス所見で Pao_2 と $Paco_2$ の低下，胸部 CT で肺動脈の血栓像所見。その後，肺動脈造影検査や肺血流シンチ検査を施行する。

● 他の疾患の可能性・鑑別診断
- □ 胸痛や呼吸困難を呈する急性心不全や心筋梗塞など。

● してはならないこと・避けるべきこと
- □ ヘパリンの点滴静注は，確定診断後に施行する。

● 以後の治療方針
- □ 入院の上，ヘパリン（heparin）やウロキナーゼ（urokinase）などの抗凝固療法を継続する。さらに，下肢静脈瘤などの原因病態を検索して，静脈フィルターなどによる治療を行う。

● 専門家に相談・依頼すべき状態
- □ 血液ガス所見の改善がない場合は人工呼吸器を装着する。ショックを伴う重症の状態では補助循環装置の導入などを要するので，循環器内科専門医に相談する。また，外科的血栓除去術も考えられるので胸部外科医にも相談する。

● 専門家からの提言
- □ 本症の頻度は多くはないが，疑うことが診断につながる。症状は非特異的だが，疑って心エコーや血液ガス，胸部 CT 検査を施行すれば比較的容易に診断される。

診断：心タンポナーデ

● ただちに実施すべきこと
- □ 心膜穿刺による心囊液排除。

● 診断の根拠
- □ 奇脈，心電図で頻拍と低電位，心エコーで心囊水貯留と右房と右室の圧排所見。特に，心エコー法は有用な検査法であり，ドプラ法を併用して比較的容易に心タンポナーデ状態を診断することができる。

● 他の疾患の可能性
- □ 心エコーで心囊水貯留が大量に認められても，慢性例では必ずしも心タンポナーデにはならない例がある。

● してはならないこと・避けるべきこと
- □ 経過観察だけでは，予後不良である。

● 以後の治療方針
- □ 心膜穿刺による心囊液排除を施行した後，原因疾患の治療を行う。

● 専門家に相談・依頼すべき状態
- □ 心膜穿刺による心囊液排除は心エコーガイド下に専門医が施行すべき方法なので，循環器内科専門医に相談する。

● 専門家からの提言
- □ 心タンポナーデは心囊液排除によって劇的に改善する。最近は，心エコーによるガイドによって，心膜穿刺は比較的安全に施行できるようになった。

診断：急性心筋炎

● ただちに実施すべきこと
- □ 激症型では，ショックや心不全，重症不整脈を

呈することがある．その場合には，それぞれの処置を緊急に行う．
●診断の根拠
□発熱や胸痛などの症状，心電図のST-T変化，心エコーの壁運動低下や心囊水貯留，血液の炎症所見，心筋逸脱酵素（CPKなど）の上昇および心筋梗塞や狭心症などの胸痛を呈する疾患を除外することにより診断される．
●他の疾患の可能性
□心筋梗塞や狭心症などの胸痛を呈する疾患を鑑別する．
●してはならないこと・避けるべきこと
□安易な感冒薬や解熱薬だけの処方．
●以後の治療方針
□入院して心電図や血行動態のモニターなどを行いながら，消炎鎮痛薬の投与を行う．
□ステロイドの使用を考慮することもある．
●専門家に相談・依頼すべき状態
□本症は総合的に診断されるので，心筋炎が疑われる場合には循環器内科専門医に相談する．
●専門家からの提言
□心筋炎は，ショックや心不全を呈する激症型から，一過性の軽い胸痛と炎症所見の出現のみで終わる軽症型まで，重症度の幅が広い．また，急変して重症型へ移行して死亡する例もある．

診断：心室細動（Vf），心室頻拍（VT）

●ただちに実施すべきこと
□心マッサージを継続して，心電図モニターしながら胸部（心臓部）を叩打する．
□大至急（3分以内に）DCカウンターショックを300Jで施行する．
●診断の根拠
□心電図で心室細動波や心室頻拍波がみられる．
●他の疾患の可能性
□心室細動（Vf）は心電図ですぐに診断される．
□心室頻拍では，血行動態が比較的保持される（benign）例がある．また，変行伝導（脚ブロック）を伴ったWPW症候群（pseudo VT）との鑑別を要する．
●してはならないこと・避けるべきこと
□低いジュールのDCカウンターショックは効果が少ない．
●以後の治療方針
□リドカインの静注と点液静注により，再発を予防する．
●専門家に相談・依頼すべき状態
□正常洞調律回復後も厳重な心電図モニター管理のためCCU入室を要するので，循環器内科専門医に相談する．
●専門家からの提言
□最も緊急を要する病態であり，専門医に相談する余裕はない．救急医は，普段から自分で心室細動（Vf），心室頻拍（VT）の心電図診断ができるようにしてほしい．

診断：発作性上室性頻拍症（PSVT）

●ただちに実施すべきこと
□Aschner法やValsalva法，carotid sinus massage法を行う．
□ATPやベラパミル（verapamil），プロプラノロール（propranolol），プロカインアミド（procainamide）の静注．
●診断の根拠
□心電図で，narrow QRSのregularな160～220/分の頻拍（図III-10）．時に変行伝導を伴ってwide QRSになることがある．
●他の疾患の可能性・鑑別診断
□変行伝導を伴ったwide QRS心電図では，心室頻拍（VT）との鑑別を要する．
●してはならないこと・避けるべきこと
□WPW症候群で変行伝導を伴ったwide QRSのPSVTではジギタリスは禁忌．
●以後の治療方針
□薬物療法でも停止しない場合はDCカウンターショックを施行する．
●専門家に相談・依頼すべき状態
□DCカウンターショックを施行するときには，循環器内科専門医に相談する．
●専門家からの提言
□発作性上室性頻拍症（PSVT）は，血行動態は比較的良好に保持されている例が多いので，あわてずにゆっくりと治療してよい．

診断：失神発作や高度徐脈による症状を伴う完全房室ブロック

●ただちに実施すべきこと
□アトロピン（atropine）の静注，イソプロテレノール（isoproterenol）の静注や点滴．
□図III-11の心電図のような数秒間のQRS波を

図III-10 発作性上室性頻拍症の心電図

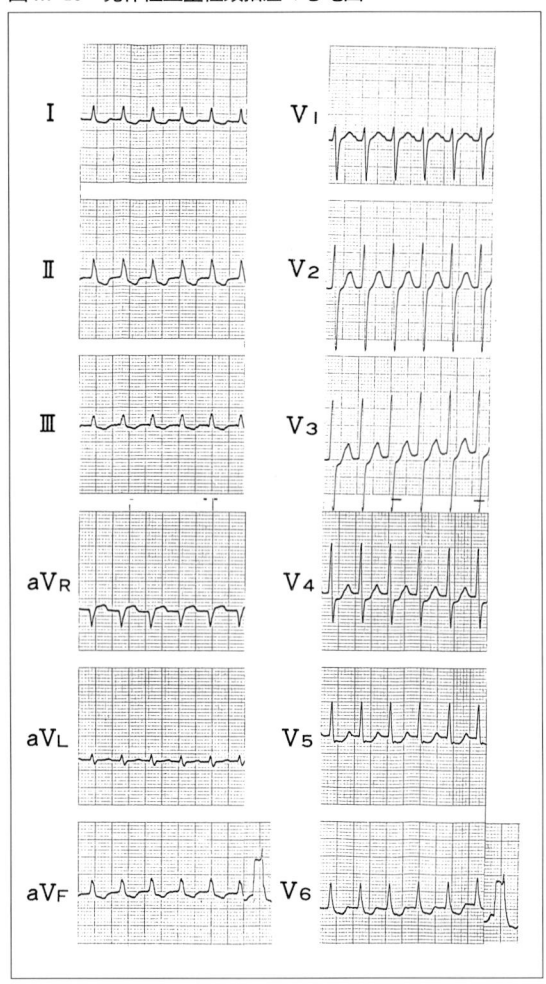

欠如する例では，心マッサージも必要になる。
●診断の根拠
□心電図でP波とQRS波が解離してQRS波が遅い。
□特に図III-11のような心電図を呈する例では予後不良のことがある。
●他の疾患の可能性・鑑別診断
□記録時の心電図が正常の場合，洞機能不全症候群などの他の失神を呈する疾患も考慮する。
●してはならないこと・避けるべきこと
□DCカウンターショック。
●以後の治療方針
□ただちに一時的経静脈的体外ペーシングを開始する。
□より緊急な場合は，貼り付け電極によるstand-by型ペーシングを行う。
●専門家に相談・依頼すべき状態
□薬剤による治療が無効な場合は，緊急に一時的体外ペーシングや貼り付け電極によるstandby型ペーシングを開始する必要がある。循環器内科専門医にペーシングカテーテル挿入などを依頼する。
●専門家からの提言
□一時的体外ペーシング法は7日程度が限度であり，それ以後は永久ペースメーカー植え込みを考慮する。

診断：失神発作や高度徐脈による症状を伴う洞機能不全症候群

●ただちに実施すべきこと
□アトロピン（atropine）の静注，イソプロテレノール（isoproterenol）の静注や点滴。
□心電図で長い心停止の頻発がみられ失神が続く場合は，心マッサージも考慮する。
●診断の根拠
□心電図で長い心停止（図III-12）や高度徐脈がみられる。
●他の疾患の可能性・鑑別診断
□記録時の心電図が正常な場合は，房室ブロックなど失神を呈する他の疾患を考慮しなければならない。
●してはならないこと・避けるべきこと
□DCカウンターショック。
●以後の治療方針
□心電図で長い心停止（long pause）や高度徐脈が続く場合は，一時的経静脈的体外ペーシングが必要である。
●専門家に相談・依頼すべき状態
□一時的体外ペーシングには専門的手技を要するので，循環器内科専門医に相談する。
●専門家からの提言
□一時的体外ペーシングは7日程度が限度であり，以後，永久ペースメーカー植え込みを考慮する。

診断：高血圧緊急症/悪性高血圧

●ただちに実施すべきこと
□酸素吸入。ニフェジピン（nifedipine）の舌下やニトログリセリン（nitroglycerin）の点滴静注による血圧下降。
●診断の根拠
□高い血圧値（200〜300 mmHg）で急性脳症（高血圧性脳症）や急性左心不全を伴っている。

図 III-11 完全房室ブロックの心電図

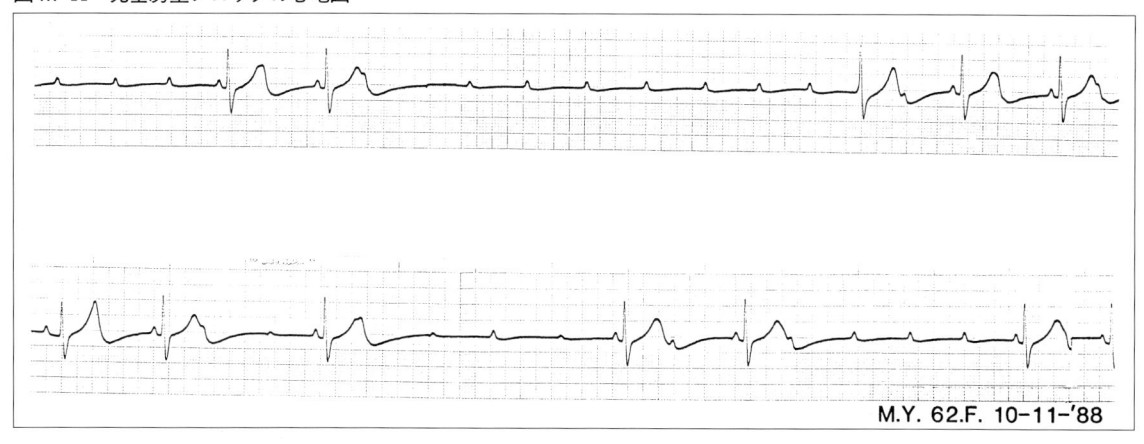

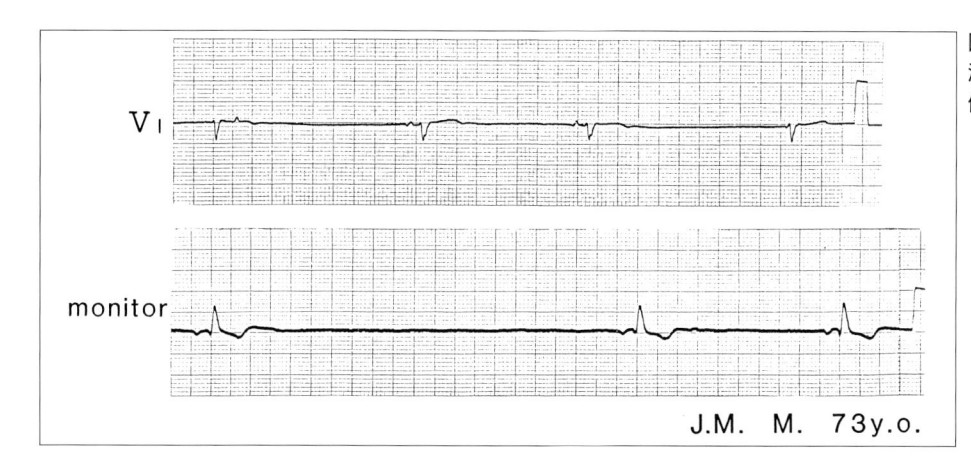

M.Y. 62.F. 10-11-'88

図 III-12
洞機能不全症候群の心電図

J.M. M. 73y.o.

眼底所見（うっ血乳頭），神経学的所見，心肺所見（心不全）が参考になる。

● **他の疾患の可能性・鑑別診断**
□ 急性左心不全や解離性大動脈瘤の場合には，その治療を行う。

● **してはならないこと・避けるべきこと**
□ 患者の状態把握に時間をかけ過ぎてはならない。

● **以後の治療方針**
□ 入院の上，血圧をモニターしながら降圧療法を継続する。しかし，臓器障害をきたすほどには降圧してはならない。

● **専門家に相談・依頼すべき状態**
□ 褐色細胞腫クリーゼや子癇では，特殊な治療を要するので循環器内科専門医に相談する。

● **専門家からの提言**
□ 近年は，高血圧治療の普及により，高血圧緊急症（いわゆる悪性高血圧）の頻度は少なくなっている。一方，高血圧が著明でなくても発症する例があることにも注意を要する。治療では，すみやかに降圧することが重要である。血圧だけが高い例では，安静とニフェジピンの舌下で降圧することが多い。

（宇都宮俊徳）

9. 胸部心臓血管外科的疾患について

診断：急性心筋梗塞

心筋梗塞発症早期の症状としては心臓のポンプ機能失調に伴う心不全症状，不整脈，胸部内臓痛（前胸部痛，上腹部痛）などがある。一般に急性心筋梗塞の胸痛は激烈で，かつて経験したことのないような痛みである。自律神経症状として冷や汗や嘔吐などを合併する，心原性ショックや心室細動を合併した例では生命予後が不良である。

高齢者では無痛性心筋梗塞を合併することがあり，診断に注意を要する症例もある。

診断は典型的な貫壁性梗塞の例では心電図上

ST上昇が認められ，それに続きQ波が出現する．非貫壁性梗塞では典型的な心電図所見を示さない．血清酵素ではクレアチンキナーゼ（CK）が上昇しMB分画が上昇するのが特異的である．

● ただちに実施すべきこと
□ 初期対応：臨床症状の把握，バイタルサインのチェック，心電図，胸部単純写真，心エコー，血清酵素．
□ 初期治療：酸素吸入，血管確保，鎮痛鎮静．血圧が高いときは血管拡張薬，血圧の低いときは血管内容量負荷を行うか，カテコラミンの投与．

● 診断の根拠
□ 激しい前胸部痛，心窩部痛．
□ 心電図のST上昇，血清酵素の上昇（CK，CK-MB）．

● 他の疾患の可能性・鑑別診断
□ 大動脈解離と鑑別が必要．

● 避けるべきこと
□ 血圧脈拍を上げすぎず，適正に保つこと．

● 以後の治療方針
□ 冠動脈造影を行い，治療方針を決定する．
□ 再灌流療法：PTCA（経皮的冠動脈形成術），PTCR（冠動脈内血栓溶解療法），外科的冠血行再建術．

● 専門家に相談・依頼すべき状態
□ 急性心筋梗塞は循環器内科医が主として再灌流療法などの治療にあたるが，心原性ショック合併例などにintra-aortic balloon pumping（IABP）やpercutaneous cardiopulmonary support system（PCPS）など機械的補助を行うときは心臓血管外科のサポートが必要とされる．また急性心筋梗塞後数日で発症してくる自由壁破裂，心室中隔穿孔，僧帽弁閉鎖不全症は致命的な合併症であり早急に外科的処置が必要である．

● 初期治療より二次病院の治療まで
□ 急性心筋梗塞発症超早期の治療が予後を決定するため，すみやかに初期治療（一次治療）を行うことが重要であり，酸素吸入，血管確保，モルヒネなどの鎮痛鎮静を行う．
□ 血圧を考慮してニトログリセリン貼付やミリスロールなどの血管拡張薬を使用する．低血圧を合併している際には血管内容量を判断し，ポンプ失調に対しカテコラミンを投与する．
□ 血栓溶解療法をprehospital phaseで行うかうかは議論のあるところである．発症早期の冠動脈内の血栓溶解療法による早期の再灌流療法が，急性期予後を改善させることが判明しておりprehospital phaseからの組織プラスミノーゲン（t-PA）の点滴静注が有効とする報告もみられるようになった．急性心筋梗塞発症早期6時間以内のときには試みる価値もあるが，再灌流に伴い心室細動や房室ブロックなどの致死的不整脈の出現することもあり，除細動器の準備が必須である．
□ 二次病院への搬送までの初期対応，初期治療について図III-13に示す．
□ 二次病院では早急に閉塞冠血管を再灌流療法により再開通させる．
① 再灌流療法：急性心筋梗塞ではいかに早期に閉塞冠血管を再開通，再灌流できるかが予後を決定する．冠動脈造影後，閉塞冠血管を直接バルーンで再開通させる方法（direct PTCA：percutaneous transluminal coronary angioplasty）や冠動脈孔より血栓溶解薬を注入する（PTCR：percutaneous transluminal coronary recanalization）方法がある．
② 心原性ショック合併例の治療：心筋梗塞の範囲が広範の場合，心拍出量の低下をきたし血圧80mmHg以下尿量減少など心原性ショックの状態となる．心原性ショック合併例の死亡率は70〜80％と高率であることを認識することが必要である．酸素吸入を行いカテコラミンや血管拡張薬などを点滴静注してSwan-Ganzカテーテルを用いて心機能の評価を行う．心機能の指標に改善のないときには，経皮的に大腿動脈よりIABPを挿入する．IABPの原理は下行大動脈鎖骨下動脈直下までバルーンを挿入し，拡張期に冠血流の増大，収縮期に後負荷を減少させ酸素消費量の低下と心筋虚血の改善を図る．IABP施行下に再灌流療法を行うことによりポンプ失調死の減少をみているがなお死亡率は高い．また来院時心肺停止（CPAOA：cardiopulmonary arrest on arrival）の状態で来院する症例の中に急性心筋梗塞が含まれており，心停止時間が短時間と予測される場合には心肺蘇生術を行うことが肝要である．電気的除細動や気管内挿管による心蘇生を行うとともに，血圧が低いときには経皮的心肺補助装置（PCPS）を装着する．PCPS装置は経皮的に細いカニューレを

図 III-13　急性心筋梗塞の初期対応と治療

```
急性心筋梗塞の診断
        ↓
初期治療（酸素吸入，血管確保，硝酸剤）
        ↓
        ↓        経静脈的血栓溶解療法
              （t-PA を使用する際には，除細動器を準備）
        ↓        ↓
二次病院への搬送　二次病院への搬送（迅速な再灌流療法）
```

表 III-18　急性心筋梗塞に続発し外科治療の対象となる疾患

外科適応疾患	手術法
左室自由壁破裂	破裂部位をパッチなどで補強し縫合する
	フィブリン糊などを利用する
心室中隔穿孔	左室にパッチにて新しい中隔を作成し，中隔穿孔部位を左室より分離する（Komeda-David 手術）
僧帽弁閉鎖不全症	通常，乳頭筋完全断裂のときは，弁形成術は困難であり弁置換術となる

大腿静脈と大腿動脈に刺入し，静脈脱血動脈送血により補助人工心肺の形で循環および呼吸の補助を行う。

③急性心筋梗塞に続発する合併症の外科治療の適応疾患と手術治療（表 III-18）

a. 左室自由壁破裂

心筋梗塞発症後 1 週間以内は心筋が脆弱な時期であり，左室自由壁の破裂を発生しやすい。臨床経過より穿孔性破裂型（blow out type）と滲出型（oozing type）に大別できる。穿孔性破裂型は心電図上通常の波形を示しながら，脈拍を触知できない状況であり electro-mechanical dissociation といわれる。このようなサインを示すときは救急処置が必要であり，気管内挿管下に緊急に開胸する。閉胸心マッサージは心タンポナーゼを悪化させるので施行せず，緊急開胸し心嚢内の血液を排除し破裂部位を指で押さえながら心マッサージを行い，輸血により循環血液量を確保する。可能であれば PCPS を迅速に準備して心肺補助を行い，体外循環の準備を進める。体外循環人工心肺作動下に破裂創をパッチ縫合閉鎖する。このタイプの破裂は切迫した状況下にいかにスムーズに迅速に手術まで到達できるかが勝負であり，救命率も不良である。滲出型は心タンポナーゼの症状が徐々に進行するタイプである。心エコー図より心嚢液の貯溜している所見を確認し，心嚢ドレナージを行い血行動態の安定化を図る。血行動態の不安定なときには IABP を装着する。開胸手術を施行するとこのタイプでは，外見上明らかな欠損孔は認められないことが多く，心筋内に血腫を形成する。手術の際には血腫に相当する部位を接着剤フィブリン糊なども利用してパッチ補強閉鎖する。救命率は穿孔性破裂型より良好である。

b. 心室中隔穿孔

心室中隔の壊死心筋の一部に穿孔を生じて左-右短絡をきたしたものである。急性心筋梗塞発症後 1 週間以内に発生する。前壁中隔ないし下壁に穿孔が発生する。急激に発生した左-右短絡による容量負荷のため，心原性ショックや重篤な両心不全を発生する。診断の確定には Swan-Ganz カテーテルを挿入して，肺動脈の酸素飽和度の上昇を確認する。左-右短絡の多い例ほど，肺動脈圧や肺動脈喫入圧も上昇する。通常心室中隔穿孔は診断がつきしだい緊急，準緊急手術を施行する。IABP を挿入してポンプ失調を管理し，臓器障害の合併症を防ぐため急性期に手術する方針をとっている。急性期は心筋が脆弱なため，適切な縫合が困難なことがあり術式が工夫されている。Komeda-David 手術は左室内にパッチを用いて新しい心室中隔を作成して中隔穿孔部位を exclusion する方法であり，急性期手術には適した方法である。

c. 僧帽弁閉鎖不全症

僧帽弁を支持する乳頭筋に虚血壊死がおよび乳頭筋が完全断裂ないし機能不全に陥り，僧帽弁閉鎖不全症が発生して重篤な心不全，肺水腫となる。診断は心エコーが有用で弁尖の逸脱を認め，Swan-Ganz カテーテルを挿入すると肺動脈楔入圧の上昇と著明な V 波を認める。通常乳頭筋完全断裂のときは，弁形成術は困難であり弁置換術となる。

診断：急性大動脈解離

大動脈解離は，一般的に発症時期から急性大動脈解離（発症後 2 週間以内）と慢性大動脈解離（発症後 2 週間以後）に分けられる。特に急性大動脈解離は，突然の発症により心タンポナーゼ，大動脈弁逆流また各分枝虚血症状（脳，脊髄，腹部臓器，下肢）を示し，複雑な病態と急激な循環動態の悪化から，依然として救命されない症例も

少なくない。

病型分類としては、上行大動脈の解離病変の有無で分類したStanford分類（A型、B型）が最近ではよく使用されている。上行大動脈に解離を認め（Stanford分類A型）、心嚢液貯留あるいは大動脈閉鎖不全を確認できた場合は、一刻も早く手術治療を行うべきである。

●ただちに実施すべきこと
□急性大動脈解離の典型的な初発症状は、"突然に生じる激烈な胸痛および背部痛"である。症例の75％は前胸部ないしは背部の激痛で発症しており、その約半数に疼痛部位の移動を認める。しかし急性大動脈解離の初期診療において重要なのは、むしろ25％を占める胸痛および背部痛を認めずに発症する症例に対して、その他の症状や他覚的所見から急性大動脈解離を疑うことである。

□その他の症状としては、意識消失、上肢および下肢の虚血、腹痛、腰痛、乏尿などがある。他覚的所見として最も重要なのは、意識、血圧左右差、心雑音の有無の確認である。意識障害で発症する例は5～10％程度にみられ、総頸動脈の解離では意識障害や脳梗塞が初発症状のことがある。脈拍の減弱や血圧左右差は約50％の症例にみられる。心雑音の聴取は、大動脈解離による大動脈弁逆流の有無を確認するにあたって非常に重要である。ただちにすべき大動脈解離の診断法としては、ベッドサイドでもっとも簡便に行える心エコー検査である。心嚢液貯留（心タンポナーデ）の有無、上行大動脈の解離の有無、大動脈弁逆流（閉鎖不全）の有無と程度を確認し評価する。

●診断の根拠
□上行大動脈に解離を認め（Stanford分類A型）、心嚢液貯留あるいは大動脈閉鎖不全を確認できた場合は、追加の検査をする必要はなく、緊急手術の適応である。

□一般的には、造影胸部CT検査にて、大動脈解離の病型分類（Stanford分類A型かB型）、解離の進展、偽腔、真腔の状態などを確認する（写真III-12、A型）。大動脈造影検査は必ずしも必要ではなく、エントリーの確認には、経食道心エコーが有用である。

●他の疾患の可能性・鑑別診断
□急性心筋梗塞症、肺動脈塞栓症、破裂性胸部大

写真 III-12　大動脈解離

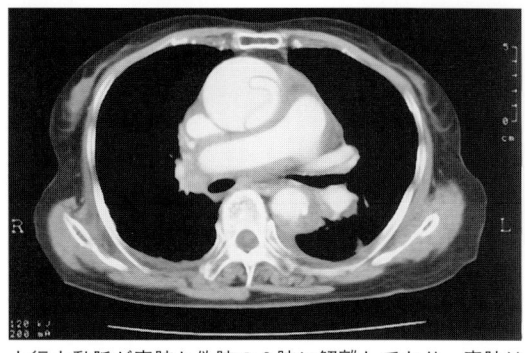

上行大動脈が真腔と偽腔の2腔に解離しており、真腔は狭小化している。（Stanford A型解離）

動脈瘤、自然気胸など突然の胸部または背部痛をきたす疾患。

●してはならないこと・避けるべきこと
□急性大動脈解離による心タンポナーデに対して心嚢穿刺を施行する場合、急速な心嚢ドレナージはしない。血圧が急激に上昇し、再破裂することがある。

●以後の治療方針
□Stanford分類A型の場合は緊急手術が適応である。大動脈解離が大動脈基部までおよび冠動脈の離開や大動脈弁逆流が高度の場合は、大動脈基部再建術が必要である。また弓部切迫破裂やエントリーが弓部にある場合、また弓部分枝動脈の断裂がある場合は弓部大動脈置換術を必要とする。それ以外は、エントリー切除を含めた拡大上行大動脈置換術を施行することが多い。

□Stanford分類B型の場合は降圧療法を主とする内科的治療が基本であるが、疼痛が持続し切迫破裂を疑う場合、また腹部臓器あるいは下肢の分枝虚血を認める場合は手術適応である。心タンポナーデを伴う早期血栓閉塞型は緊急手術を施行すべきである。

●専門家に相談・依頼すべき状態
□急性大動脈解離と診断がつけば、すべて心臓血管外科医に相談する。最近では、早期に解離腔が血栓閉鎖している症例は内科的治療でよいという意見もあるが、その中に解離腔に血流再開を認めたり、その後拡大し破裂する症例もあるので注意を要する。

診断：肺塞栓症

肺塞栓症（pulmonary embolism；PE）は、

静脈血栓が血流に乗って肺動脈まで到達し肺動脈を閉塞したときに起こる。

欧米に比較するとわが国では，長期臥床例での深部静脈血栓による肺塞栓は少ないが近年本邦でも増加傾向にある。

PEの症状は突発する呼吸困難と胸痛である。頻呼吸がもっとも多い症状であり，頻脈と発熱を認めることもあり右心不全症状が著明な例もある。PEの診断においては特異的な所見に乏しいことも多く，呼吸困難や胸痛を訴えるときにはこの疾患を念頭におくことが重要である。診断が遅れると突然心停止をきたし生命予後不良の例もあり，早期の的確な診断が重要である。

● ただちに実施すべきこと
- 初期対応：臨床症状の把握，バイタルサインのチェック，心電図，胸部単純写真，心エコー，血液ガス分析。
- 初期治療：酸素吸入，血管確保。

● 診断の根拠
- 症状は胸痛と呼吸困難である。動脈血ガス分析を行うと呼吸性アルカローシスを伴った低酸素血症が特徴的所見であるが，軽症例では低酸素血症を伴わない例もある。経胸壁心エコー検査において右心系の拡大が認められるときには本症を念頭におく。
- 胸部単純写真では胸水の貯留，患側の横隔膜の挙上，楔状の浸潤影などを示すが，異常所見のない例もある。
- 肺血流シンチ上の灌流欠損像はPEの診断の有力な手がかりとなるが，全例異常を示すわけではない。
- 経静脈的に digital subtraction angiography（IVDSA）を施行することにより，肺動脈の形態陰影欠損像を確認することが正確な診断につながる。
- 動脈血ガス分析，肺血流シンチ，IVDSA，胸部CT などが確定診断に有用である。

● 他の疾患の可能性・鑑別診断
- 胸痛と呼吸困難を伴う疾患（狭心症，心筋梗塞，胸膜炎，気胸など）との鑑別が必要。

● してはいけないこと・避けるべきこと
- 胸部単純写真では異常所見をとらえにくいことがあり，放置してはいけない。詳細な病歴と理学的所見を把握する。

● 治療方針と手術適応

図III-14　肺塞栓症の治療方針

```
            診断（心エコー上の右心系の拡大）
              ↓                    ↓
  呼吸循環不全（軽度，中等度）    呼吸循環不全（高度）
              ↓                    ↓
        血栓溶解療法          経皮的心肺補助装置
              ↓                    ↓
        症状の改善のない例        外科治療
        （低酸素血症，右心不全）
              ↓
            外科治療
```

- PEを強く疑う場合にはヘパリンあるいは選択的抗トロンビン薬であるアルガトロバンによる抗凝固療法を迅速に開始すべきである。ヘパリンは初回投与量として5000～10000単位を静注し，その後時間単位1000単位を持続点滴する。経口薬ワーファリンはヘパリン静注開始5日目くらいよりはじめ，やがてヘパリンよりワーファリンに切り替える。血栓溶解療法は抗凝固療法と共にはじめ，重症の患者のみならず軽症例においても適応となり死亡率の低下や肺血管床の永続的損失を防止するため施行される。血栓溶解療法は通常ウロキナーゼにて行い，初期量は通常0.5万/kgを静注し引き続き1万/kg/24時間を最大量として病態に応じて適宜投与量を決定する。
- 急性PEの外科治療は高度の低酸素血症が認められたり，右心不全症状が重篤で循環動態がショックなど不安定でカテコラミンや昇圧薬が必要な患者に適応となる。呼吸循環不全が進行し気管内挿管や心肺蘇生を必要とする緊急例では，経皮的心肺補助装置（PCPS）を導入し早急な診断下に外科的治療を行う。図III-14に治療の手順を示す。
- 手術手技は体外循環下に肺動脈を切開し血栓除去を行う。急性経過のPEの場合には比較的血栓除去は容易であるが，慢性の経過をとっている例では肺動脈内膜と血栓が癒着しており綿密な剥離が必要となる。また慢性PEで肺動脈末梢まで血栓が広範囲に伸びている例では超低体温循環停止下に，左右肺動脈内の血栓を完全に除去することが重要である。

● 専門家に相談・依頼すべき状態
- 急性肺塞栓症は手術後や長期臥床の患者に併発しやすい。術後など突然胸痛や呼吸困難を

訴える患者では本症を念頭におき，早急に心臓血管外科に相談すべきである。

診断：胸部外傷

外傷患者の死因の約25％は胸部外傷に伴う例といわれており，早期の診断と治療が肝要である。胸部外傷は多彩な病態を示すため的確な診断が要求される。

胸部外傷の病態を示す症状としては疼痛，気道閉塞，低酸素血症，皮下気腫，肋骨骨折，flail chest，気胸，血胸，心タンポナーデ，空気塞栓などがある。

胸部外傷に伴う循環不全の原因は，出血，胸腔内圧上昇，心タンポナーデ，心損傷などがある。flail chest を合併した例の呼吸不全の原因として肺損傷や換気不全などがある。

● ただちに施行すべき初期対応と初期治療
□ 呼吸状態の把握：上気道閉塞の有無，胸郭の動き，flail chest，緊張性気胸の有無。
□ 循環動態の把握：ショック状態の時には，出血性ショック，心タンポナーデ，緊張性気胸のいずれかが多い。
□ 意識状態の把握：呼びかけに応答するかどうか確認。
□ 気道の確保：ショック患者では舌根沈下による気道閉塞が起こりやすい。下顎挙上，エアウェイの挿入，必要があれば気管内挿管を行う。
□ 搬送時の呼吸不全の原因は気胸や血胸による胸腔内圧上昇が多く，また肺損傷や無気肺などを合併しており状態が不安定ならただちに胸腔ドレーンを挿入する。状態の悪化例では胸部写真を待つことなく胸腔穿刺で確認し，ドレーンを挿入する。
□ 緊張性気胸では人工呼吸を行う前に胸腔内ドレナージを行う。
□ 血気胸を合併して血圧が低い場合は，迅速に輸血などの処置を行う。
□ 心タンポナーデが考えられる時には，心嚢穿刺を行い心嚢ドレナージを施行する。
□ flail chest を示し肺挫傷を合併した低酸素血症を示す例では気管内挿管，人工呼吸器を用いた pneumatic stabilization（気体による安定化，内固定）が必要となる。胸部CTが肺挫傷の程度の診断に有用である。

● 診断の根拠
□ 通常，受傷直後に搬入されることが多く，受傷部位と呼吸循環状態から診断をつける。
□ 胸部単純写真，心エコーなどが必須であるが，ショック状態の患者では救急処置を迅速に行うことが重要であり，胸腔穿刺により血気胸の診断，心嚢穿刺により心タンポナーデの診断を早急につける。

● 他の疾患の可能性・鑑別診断
□ 胸部外傷患者は多彩な病態を示す。気胸，血胸，flail chest，気管損傷，心破裂，大血管損傷，横隔膜破裂，食道破裂など鑑別を要する。

● してはならないこと・避けるべきこと
□ 緊張性気胸の患者では胸腔ドレーンを挿入する前に，人工呼吸器を作動させない。

● 胸部外傷の診断と治療
□ flail chest を合併した高度の肺挫傷：胸部外傷に伴う flail chest の病態は多発する肋骨骨折による動揺する胸郭や振り子様換気そのものが呼吸障害の原因となることもあるが，合併する血気胸や肺挫傷の程度によって呼吸障害の重症度が決まってくる。重症例では高度の肺胞の裂傷，肺挫傷や無気肺を合併することがあり，肺胞換気量の減少を伴う。疼痛の除去，胸腔ドレナージの挿入，気道の確保，人工呼吸など病態の程度に応じて治療法を選択する。血気胸に対して胸腔ドレナージの挿入を行っても症状の改善がなければ，人工呼吸器装着による IPPV (intermittent positive pressure ventilation) を施行し pneumatic stabilization を行う。人工呼吸器の適応は奇異性呼吸の著明な例，あるいは低酸素血症（PO_2 60 mmHg 以下）を示す例などである。また肋骨骨折が多発して胸郭の動揺が強いときには，外科治療の適応となり観血的骨接合術を行う。

□ 気管損傷：頸部皮下気腫を認めたら本症をまず疑い，胸部写真上縦隔気腫の有無を確認する。穿通性気管外傷では頸部気管の損傷，非穿通性鈍的外傷では気管分岐部の直上 2.5 cm 以内の所の損傷を認めやすい。気道の連続性がなくなるため，気道の閉塞を合併することがあり緊急手術が必要となる。治療は気管支鏡ガイド下に気管内挿管による気道の確保を注意して行う。合併する気胸に対して胸腔ドレーンを挿入する。手術は気管支鏡により気道損傷部位を確認し，側開胸ないし胸骨正中切開により損傷気管を切

除し端々吻合を行う。
- □心破裂，心筋挫傷：心筋挫傷合併例では，心筋線維の断裂浮腫などの所見がみられ，急性心筋梗塞と類似の所見がみられる。心電図上ST上昇や刺激伝導障害，血液検査上CPK，CPK-MB分画の上昇がみられる。心エコーで心嚢液貯留があれば心破裂を疑う。ショック例では早急に心タンポナーデの解除を行いつつ，緊急開胸術により心筋破裂部位を修復する。広範囲裂傷例では体外循環下の修復を必要とするので，常に人工心肺を用意して開胸する。
- □大血管損傷：交通外傷など胸部の強い直接打撃により，胸部大動脈が破裂し重篤な状態となる。大動脈峡部（動脈管索の部位）には最大の外力が加わるため，発生部位の頻度は大動脈峡部，上行大動脈，下行大動脈の順に多い。完全に血管の全層が断裂し大動脈が離断すると即死となるが，外膜だけが残り内膜中膜のみの破裂のときは即死をまぬがれ病院に搬送される。診断は胸部X線写真上，上縦隔の拡大，左第1弓の不鮮明化，気管の偏位などがみられ，胸部造影CT上，血管の断裂部位を認めることもあるが，疑わしいときには大動脈造影（DSA）を施行する。治療は血胸に対して胸腔ドレーンを挿入し，大動脈破裂が診断されたら緊急開胸術を行い破裂大動脈の人工血管置換術を体外循環下に施行する。
- □食道破裂：穿通性外傷によることが多く鈍的外傷は稀である。胸水，気胸，縦隔気腫などがみられる。確定診断は食道造影を行う。治療は胸腔ドレナージを行うとともに，胸水のみられる例では手術治療を行う。発症早期では破裂部位の一次縫合，24時間以降のときには食道空置または離断を行う。
- □横隔膜破裂：破裂部位が大きいと腹腔内臓器が胸腔内に脱出し，呼吸状態が急速に悪化することがあり，迅速な診断と治療が要求される。胸部単純写真上胸腔内に腹腔内臓器を認めると診断がつくが，血胸を合併すると横隔膜陰影が不明瞭となり診断が困難なこともある。多臓器損傷の把握が重要であり，脾臓，肝臓，腸間膜，肺からの出血の有無を考慮しておく。治療は一般状態の改善，呼吸管理を行い開胸または開腹にて横隔膜の修復手術を行う。鈍的横隔膜損傷のときは，開腹して腹腔内臓器の損傷を観察し，その後，腹腔側より横隔膜を修復する。明らかに胸腔内臓器に損傷のあるときには，開胸して胸腔側より横隔膜を修復する。

●専門家に相談・依頼すべき状態
- □胸部外傷は多彩な病態を示し，重篤例では心肺機能が障害され，生命を脅かすものである。胸腔ドレーン挿入などの処置を迅速に行うことが重要であり，呼吸循環状態が不安定なら胸部外科医を早急に呼ぶことが先決である。

診断：血管の救急疾患（腹部大動脈破裂）

5cm以上の腹部大動脈瘤は常に破裂の危険性がある。瘤破裂の原因は血圧が急に上昇したときや，瘤に直接外圧がかかり破裂することもある。瘤が破裂すれば低血圧，頻脈などショック症状を示す。

瘤破裂の形態として，後腹膜も破裂し腹腔内に出血する open rupture と，出血が後腹膜内にとどまっている sealed rupture に大別できる。通常手術室まで到達できるのは sealed rupture である。

●ただちに実施すべきこと
- □初期対応：バイタルサインのチェック，腹部有痛性拍動性腫瘤の触知，腹部エコー，一般血液検査，血液型。
- □初期治療：低血圧のときには急速輸血，輸液にて血圧を80～90 mmHgに維持する。

●診断の根拠
- □突然の腹部の激痛，拍動性腹部腫瘤を腹部エコーにて確認，腹部CTによる後腹膜腔の出血（緊急のときは施行しない）。

●他の疾患の可能性・鑑別診断
- □急性腹症との鑑別。

●してはならないこと・避けるべきこと
- □ショック患者では時間との勝負であり，診断に無駄な時間をかけすぎない。

●以後の治療方針
- □腹部大動脈破裂の治療は緊急手術である。急速輸血を行いながら血圧を安定させ，開腹後できるかぎり迅速に動脈瘤の中枢に大動脈遮断鉗子をかけることが肝要である。この際，腎動脈直下の大動脈の破裂部位は血腫により圧迫閉鎖されているので，その部位を剥離すると大出血が生じる。
- □したがって腎動脈直上の胃小彎側か横隔膜直下

で中枢側大動脈遮断をかけることのほうが安全性が高い．その後，腎動脈下に大動脈中枢側遮断を移し，両側総腸骨動脈の末梢側遮断をかけ人工血管置換術を施行する．破裂例の手術成績は不良である．術中術後の腎不全，腸管虚血，下肢虚血に留意すべきである．

● 専門家に相談・依頼すべき状態
□ 急性腹症で腹部の膨満のある患者では本症をまず疑い，血管外科に相談のこと．

診断：血管の救急疾患（急性動脈閉塞症）

動脈の急性閉塞を起こす原因となる疾患は動脈塞栓症，動脈血栓症，外傷，大動脈解離などがあり，四肢の筋肉，神経，皮膚の阻血により末梢の動脈拍動が消失し冷感チアノーゼなどを示す病態である．早急に閉塞した血管の再灌流再開通がなければ，筋肉，神経，皮膚などは壊死に陥り肢切断を余儀なくされ，また再灌流までの時間が遅れた例では MNMS (myonephropathic metabolic syndrome) が惹起され生命にも影響をおよぼす重篤な疾患である．

● ただちに実施すべきこと（初期対応，初期治療）
□ 四肢の脈拍の触知：大腿動脈，膝窩動脈，足背動脈，上腕動脈，鎖骨下動脈．
□ 血清酵素の測定：CPK，AST，LDH．
□ 血液ガス分析，代謝性アシドーシスの有無の確認．
□ ミオグロビン尿の検索．
□ 初期治療としてヘパリンの静脈内投与を行い，二次血栓の進展を抑制し二次病院へ送る．

● 診断の根拠
□ 動脈閉塞の急性症状5P（pain：疼痛，paralysis：運動麻痺，paresthesia：知覚異常，pallor：蒼白，pulselessness：拍動消失）の存在．
□ 血清酵素の上昇．

● 他の疾患の可能性・鑑別診断
□ レイノー症状を示す疾患との鑑別．

● してはならないこと・避けるべきこと
□ 診断と手術（再開通）までに無駄な時間を費やすこと．冷感があるからといって四肢を温めてはいけない．

● 以後の治療方針
□ 急性の動脈閉塞の際には，至急に血管造影を施行する．血管造影上の所見より，閉塞の原因（塞栓症か血栓症か）や範囲を知り治療方針を決定する．動脈塞栓症のときには動脈硬化の所見が乏しい．一般に動脈塞栓症のときには Fogarty カテーテルを用いて塞栓除去術を行う．
□ 急性動脈血栓症は閉塞性動脈硬化症が基礎疾患に存在するため，血栓摘出術のみでは確実な血行の再開通が得られないことが多い．バイパスグラフトを用いて血行再建術を必要とすることが多い．末梢型の塞栓症である Blue Toe 症候群では有力な治療法はない．一般状態の不良な患者ではウロキナーゼなど血栓溶解療法を行う．

● 専門家に相談・依頼すべき状態
□ 血管の閉塞の時間が6～8時間以内であれば，救肢のゴールデンアワーであることを認識し早急に血管外科に相談する．これ以上の時間であってもできるかぎり早い再灌流をめざす．救命のために患肢切断が必要となる場合がある．

〔夏秋正文，伊藤　翼〕

10．呼吸器の急性疾患について

診断：気管支喘息発作（成人）

● ただちに実施すべきこと
□ 初期評価（発作重症度の判定）
　① 問診・視診：起坐呼吸の有無および呼吸状態，呼吸補助筋の使用の有無，心拍数・呼吸数の測定，歩行・体動が可能か，会話はできるか，意識障害はあるか．
　② ピークフロー（PEF）・酸素飽和度測定
　　注：PEF は自己最良 PEF（best PEF）を参考とし，それに対する比で判断される．
□ 軽度発作の場合
　① 評価のポイント→苦しいが横になれる，歩行がやや困難だが可能，PEF 70～80％．
　② 対応⇒β刺激薬 MDI 吸入頓用 1～2 puff/回，20分おきに2回反復可，無効あるいは増悪傾向時にはテオフィリン 200 mg 頓用．
□ 中等度発作の場合
　① 評価のポイント→苦しくて横になれない，かろうじて歩ける，PEF 50～70％
　② 対応⇒β刺激薬ネブライザー吸入 20～30分おきに反復，脈拍を 130/分以下に保つ．アミノフィリン 6 mg/kg を等張補液 200～250 ml に溶かし1時間で点滴投与．酸素飽和度を 90％以上に保

つように酸素投与。すみやかな効果がない場合や最近経口ステロイド薬を使用している患者ではステロイド薬（プレドニゾロン 20〜30 mg）を経口投与。
□高度発作の場合
　①評価のポイント→苦しくて動けない，歩行不能，会話困難，PEF 50％以下。
　②対応⇒β刺激薬ネブライザー吸入および抗コリン薬吸入を 20 分おきに反復，脈拍を 130/分以下に保つ。アミノフィリン 6 mg/kg を等張補液 200〜250 ml に溶かし 1 時間で点滴投与。ステロイド剤静注（ハイドロコルチゾン 200〜500 mg もしくはメチルプレドニゾロン 40〜125 mg）。酸素飽和度を 90％以上に保つように酸素投与。
□重篤症状の場合
　①評価のポイント→意識障害，会話・体動不能，呼吸停止あるいはその切迫，PEF 測定不能。
　②対応⇒高度発作と同様の治療を行いながら，呼吸状態を観察。呼吸状態が悪化したとき，酸素吸入にて Pao$_2$ 50 torr を確保できないとき，あるいは意識障害を伴う Paco$_2$ の増加が認められるときは，ただちにマスク陽圧換気を行うか，必要な際には気管内挿管を行い，人工呼吸とする。集中治療室における管理を開始する。

●診断の根拠
□反復性発作性呼吸困難，咳嗽，喘鳴。症状・気流制限は可逆的であり，通常は病歴で非発作時に無症状であることが確認される。

●他の疾患の可能性・鑑別診断
□自然気胸，閉塞性肺疾患，肺水腫，気道内異物・腫瘍による気道狭窄，過換気症候群，アレルギー性気管支肺アスペルギルス症，アレルギー性肉芽腫性血管炎。

●してはならないこと・避けるべきこと
□緊急例以外，特に高齢者，では β$_2$ 非選択性刺激薬の使用は避けるべきである。

●以後の治療方針
□評価を繰り返し
　①効果あり（促迫症状なく，PEF 70％以上，理学所見正常）→帰宅。
　②効果不十分（PEF 50％〜70％，軽症〜中等症の症状）→入院治療を考慮。
　③効果なし（PEF 50％以下，Paco$_2$ 増加，高度な症状）→集中治療管理。

●専門家に相談・依頼すべき状態
□集中治療の適応となる場合に治療を依頼することはもちろんのこと，入院治療の適応となる場合には以後の治療管理方針を呼吸器専門医にコンサルトすることが望まれる。
□また，たとえ軽症発作であっても，反復して発作を生じている場合や β 刺激薬吸入を多用している場合は，慢性期の管理が上手くいっていないことを示唆しており，専門医にコンサルトもしくは管理依頼を行うべきである。

●専門家からの提言
□気管支喘息では慢性期の管理が大切である。発作時に対応する場合であっても，発作の頻度など慢性期重症度に配慮し，コントロールがうまくいっていない場合には，コンサルテーションを含め適切な指示を受けるとよい。

診断：急性呼吸不全

●ただちに実施すべきこと
□酸素飽和度をチェックの上，ただちに酸素投与を開始。
□呼吸不全の状況が許す限りにおいて，事前に動脈血ガス分析用のサンプルを採取しておくことが望ましい。
□初期酸素投与量は酸素飽和度の値や呼吸数・意識状態など全身状態を参考に決定されるが，慢性閉塞性肺疾患の合併がなく呼吸促迫を伴う場合には，高流量の酸素を投与しても差し支えがない。
□すみやかに動脈血酸素分圧で 60 torr（あるいは酸素飽和度で 90％）以上を確保するように努める。
□酸素吸入のみにて達成が困難な場合には人工呼吸管理を考慮する必要がある。

●診断の根拠
□慢性呼吸器疾患の先行がなく，急性の経過で動脈血酸素分圧（室内気呼吸下）が 60 torr 以下となった場合に診断される。

●他の疾患の可能性・鑑別診断
□慢性呼吸不全の急性増悪，過換気症候群など

●以後の治療方針
□治療方針は原因疾患に応じて決定されるため，呼吸状態の改善を図りながら全身状態の評価と原因の鑑別を進めてゆく。
□原因となる疾患は，肺由来のものとして感染性疾患（例：急性気管支炎・閉塞性細気管支炎・

肺炎)・アレルギー性疾患（例：過敏性肺臓炎・薬剤性肺臓炎）・毒性物質によるもの（例：刺激ガスの吸入・パラコート中毒）・肺動脈塞栓症などがあり，敗血症やショックなどの結果としても成人呼吸窮迫症候群（ARDS）が生じうる。急性心不全や腎不全などの場合も肺水腫を合併し，呼吸不全に陥る場合がある。

● 専門家に相談・依頼すべき状態
□ 高度の呼吸不全を認める場合・呼吸不全が進行性の場合・呼吸不全の原因が明らかでない場合には，ただちに専門的な対応が必要となるため，迅速に専門医に相談を行う必要がある。

診断：肺炎

● ただちに実施すべきこと
□ 呼吸困難を伴う場合にはまず酸素投与（経鼻カニューレ $1\sim2\ l/min$）を開始，酸素飽和度モニターにて調整を行う。
□ 体温，血圧，脈拍，呼吸数など全身状態を評価するとともに，電解質の状態などをチェックし，重症度を判断する。
□ 平行して，胸部X線による診断の確認，起炎菌検索としての喀痰グラム染色検査を実施する。また，入院の適応となる患者では，細菌培養検査材料として喀痰のみではなく血液も必ず採取しておく必要性がある。

● 診断の根拠
□ 発熱・咳嗽・喀痰などの症状が急性に出現し胸部X線写真にて浸潤影を認める場合，陰影が区域性分布を示す肺胞性陰影である場合は細菌性肺炎を示唆する。
□ また細菌性肺炎では膿性痰あるい聴診上 coarse crackle が認められることが多い。
□ 陰影が非区域性であり，間質性陰影の成分を含む場合はウイルス・マイコプラズマ・クラミジアなどによる異型肺炎が疑われる。
□ また，数日から数時間の間に急速に進展する肺胞性陰影を認める場合はレジオネラ肺炎が考えられる。
□ 高齢者・脳血管障害があるもの，あるいは閉塞性睡眠時無呼吸症候群などの病歴があれば，はっきりとした嘔吐・誤嚥が無くとも microaspiration に伴う誤嚥性肺炎が強く疑われる。
□ SIRS の基準（①体温＜36℃あるいは＞38℃，②脈拍90回/分以上，③呼吸数20回/分以上あるいは $Paco_2<32\ torr$，④白血球数 12000/l 以上か 4000/l 以下・または10％以上の immature cell の4項目中2項目以上）を満たす場合は敗血症であり重症を意味する。

● 他の疾患の可能性・鑑別診断
□ 非感染性で急性の経過をとるものとして，薬剤性肺臓炎・過敏性肺臓炎・毒性物質による肺傷害・BOOP（bronchiolitis obliterans organizing pneumonia）・肺動脈塞栓症・急性左心不全などが挙げられる。感染性のものでは，肺結核であっても肺胞性陰影を主体とし，細菌性肺炎と鑑別しにくい場合が時にある。

● してはならないこと・避けるべきこと
□ SIRS を伴った場合でも重症度を低く評価しがちな場合があるので注意を要する。

● 以後の治療方針
□ 化学療法を開始，発熱・脈拍・血圧などの全身状態に注意しながら，3日後に治療効果を判定する。この間，細菌学的検査結果に従い，必要があれば化学療法の内容を変更する。
□ また，3日後の効果判定で効果が明らかでない場合や不十分である場合には，起因病原体の推定を改めて行い，化学療法の変更が必要となる。

● 専門家に相談・依頼すべき状態
□ 重症例では早期に適切な化学療法の選択が要求されるため，病態の評価・起炎病原体の推定を含め専門的な判断が必要となる場合が多く，専門医に管理を依頼する。
□ また，3日間の化学療法で効果が明らかでない場合には，化学療法の変更が必要となるが，この場合には専門医にコンサルテーションを行っておくことが望ましい。

診断：慢性閉塞性肺疾患の急性増悪

● ただちに実施すべきこと
□ 酸素飽和度モニター下に低流量（経鼻カニューレ $1\sim2\ l/分$）の酸素を投与，すみやかに動脈血ガスを測定し，$Pao_2>60\ torr$ に保ちかつ CO_2 ナルコーシスとならないように流量を調整。Pao_2 および pH が目標範囲内に維持できない場合は，マスク陽圧換気もしくは挿管・人工呼吸管理。
□ 以上の操作の間に重症度の判定ならびに急性増悪の原因精査を進める。チェックすべき項目と

しては
- ①病歴：慢性呼吸不全の病状，感染症状の先行や発熱の有無，増悪の経過など．
- ②身体所見：発熱，血圧，脈拍，呼吸数，意識レベル，呼吸音の減弱や左右差の有無，coarse crackle・wheeze などの異常呼吸音の有無，肺高血圧・右心不全を示唆する異常心音の有無，頸静脈怒張・肝腫大・四肢浮腫など右房圧上昇所見の有無．
- ③検査：胸部 X 線写真は必ず撮影する．必要に応じ，血液学的検査，炎症所見，血液生化学検査，心電図検査などを実施．

● 診断の根拠
- □ 慢性肺気腫，慢性気管支炎，びまん性汎細気管支炎，肺結核後遺症，塵肺，肺線維症など基礎疾患を示唆する病歴・所見から慢性呼吸不全の診断．
- □ 呼吸困難，低酸素血症あるいは高炭酸ガス血症の増悪を認める場合には急性増悪と判断する．

● 他の疾患の可能性・鑑別診断
- □ 慢性呼吸不全の急性増悪そのものの診断は比較的容易であるが，原因の鑑別が重要であり，また難しい場合もある．急性増悪の原因として最も頻度が高いのは感染症の合併であり，慢性気道感染症病歴・上気道感染症状の先行・発熱・咳嗽・喀痰・coarse crackle の存在などにより診断する．必要に応じ炎症所見や胸部 X 線写真などを参考にするが，時として全身性の炎症所見が軽微であることがあるので注意を要する．
- □ 一般的な細菌感染症が強く疑われるのか，それ以外の感染症が疑われるのかは喀痰の膿性度，グラム染色の結果によって判断される．
- □ 感染症以外にも右心不全や気胸の合併により急性増悪が引き起こされることがある．右心不全は右房圧上昇を示唆する身体所見から疑われ，胸部 X 線や心エコー検査により診断される．
- □ また，気胸の合併は呼吸音・呼吸運動の左右差で疑われ，胸部 X 線写真で診断される．

● してはならないこと・避けるべきこと
- □ 高流量の酸素投与にて治療を開始すること．CO_2 ナルコーシスを誘発する恐れがある．

● 以後の治療方針
- □ 入院管理下において，増悪の原因となった病態に対して治療を行う．この間 PaO_2 を 60 torr 以上に保つように酸素投与などを含む呼吸管理が適宜行われるが，意識レベル・動脈血 pH などに注意し，増悪が認められる場合は早めにマスク陽圧呼吸などの対応を行わなければならない．

● 専門家に相談・依頼すべき状態
- □ 酸素投与によっても PaO_2 を 60 torr 以上に維持できない，あるいは維持するべく酸素流量を増やすと動脈血 pH が低下を示す場合は，厳密な管理を必要とするため専門家に管理を依頼する．
- □ また，適切な抗生物質の選択に当たっても専門家へのコンサルテーションが望ましい．

診断：喀血・血痰

● ただちに実施すべきこと
- □ 血圧・脈拍・呼吸数・胸部聴診・SpO_2 などの評価を行うが，出血が大量で窒息の恐れがある場合には気道の確保をすべてに優先させる．気道の確保法には体位による方法（出血部位が明確な場合には患側を下にした側臥位をとる）などもあるが，気管内挿管が必要となる場合も少なくない．
- □ 次いで酸素投与・血管確保を行い，止血薬の投与を行いながら，病歴・胸部 X 線写真・炎症所見・細菌学的検査などの評価を行う．

● 診断の根拠
- □ 鮮紅色・泡沫状の血液が咳嗽とともに喀出される場合には，気道からの出血が強く疑われる．少量の場合には喀痰と混在する形で喀出されることもある．
- □ 胸部 X 線写真で血液吸引像や出血の責任病巣となりうる変化がある場合はさらに気道からの出血を強く示唆するが，時として耳鼻科領域からの出血の除外や気管支鏡による確認が必要となることもある．

● 他の疾患の可能性・鑑別診断
- □ 上部消化管出血の場合にはコーヒー残渣様の血液が嘔吐反射に伴い吐出されることが多い．出血が大量の場合には新鮮血色をしている場合もあるので注意を要する．
- □ 頻度は少ないが口腔内・鼻腔内からの比較的量のまとまった出血も喀血と間違えられることがある．

● 以後の治療方針
- □ 内視鏡にて出血源の確認を行うが，止血薬投与

で出血が十分コントロールできない場合は，緊急気管支動脈塞栓術の適応となる。末梢気道からの出血の場合には内視鏡的トロンビン注入が有効な場合もある。またいったん出血が落ち着いても反復する場合には待機的な気管支動脈塞栓術の適応を考慮しなければならない。
- □気道出血の原因として多いのは気管支拡張症・肺門型肺癌・肺結核・肺アスペルギルス症などである。原因について精査を進め，それぞれの疾患に応じて治療を行う必要があるが，原因が明らかでないことも少なくない。

●専門家に相談・依頼すべき状態
- □原因の精査，大量出血時や出血反復時の対応については依頼を行うべきである。

診断：気胸

●ただちに実施すべきこと
- □呼吸困難・奇脈・胸郭変形（患側の膨隆）の有無などから緊張性気胸に陥っているか否かを判断，胸部X線写真で確認する。緊張性気胸で高度の呼吸不全を伴う場合には緊急に脱気を行う必要がある。

●診断の根拠
- □一側性の呼吸音低下，胸部打診音の左右差，一側胸郭の膨隆などで疑われ，胸部X線写真で均一なX線透過域と肺の虚脱を認める。緊張性気胸では縦隔臓器の健側へのシフトを認める。

●他の疾患の可能性・鑑別診断
- □胸痛を主訴として来院することが多いため，胸痛をきたす疾患はすべて鑑別の対象となるが，胸部X線写真を撮影すれば鑑別は難しくはない。
- □慢性閉塞性肺疾患患者に気胸が合併したときに，他の原因による呼吸不全の急性増悪と鑑別を要する場合がある。
- □また，気腫性囊胞との鑑別のため胸部CT検査が必要となることがある。

●してはならないこと・避けるべきこと
- □高度の肺虚脱を伴う場合に急速に脱気を行うと，再膨張性肺水腫を生じる危険性がある。

●以後の治療方針
- □持続胸腔ドレナージの適応は，①緊張性気胸である，②肺の虚脱が中等度以上である，③軽度の気胸であっても経過が遷延している，場合である。反復性の気胸であったり，持続胸腔ドレナージを行っても経過が遷延する場合には胸腔鏡下手術の適応となる。

●専門家に相談・依頼すべき状態
- □経過が遷延する場合や，胸腔鏡下手術の適応がある場合。

（林　真一郎）

11．整形外科的な急性疾患について

診断：四肢切断

●ただちに実施すべきこと
- □全身状態のチェック，合併損傷の把握。
- □ショック症状がある場合はショック対策を行う。
- □意識がある場合は高血圧症，糖尿病など全身合併症の確認。
- □断端の状態・阻血時間の確認。
- □中枢断端はできるだけ圧迫止血し，切断四肢は清潔な生理食塩水，ガーゼ2,3枚で包み，ビニール袋に入れ，さらに氷の入った箱，ビニール袋に保存する。

●診断の根拠
- □切断した事実，視診にて確認。

●他の疾患の可能性・鑑別診断
- □完全切断の場合は明らかであるが，不全切断の場合は血管・神経，損傷を伴う，あるいは伴わない切創，挫創，腱損傷，脱臼，開放骨折など。

●してはならないこと・避けるべきこと
- □断端の血管は鉗子で把持止血してはならない（ガーゼにより圧迫止血する）。
- □血液凝固剤の投与。
- □常温での切断四肢の保存。

●以後の治療方針
- □ショック症状がない場合でも安静にさせて専門家の到着を待つ。

●専門家に相談・依頼すべき状態
- □四肢切断患者搬送の連絡がありしだい，再接着を考慮してただちに相談・依頼する。

●専門家からの提言
- □再接着術の予後は切断端の状態のみならず阻血時間によりほぼ決定されるので迅速に初期対応を行い，すみやかに手術室に運ぶことが重要である。

診断：開放骨折

●ただちに実施すべきこと
- バイタルサインチェック，ルートの確保，ショック症状がある場合はその対応。
- 止血操作：清潔ガーゼで創部覆い弾性包帯を巻き圧迫止血する。

●診断の根拠
- 外傷の事実。局所の腫脹，疼痛，変形，出血（脂肪滴を含んだ骨髄血の存在）。
- X線像による骨折の確認。

●他の疾患の可能性・鑑別診断
- 局所の骨折を伴わない挫滅創。

●してはならないこと・避けるべきこと
- 開放創より骨折部に向け，不用意にゾンデなどを挿入すること（皮下骨折を開放骨折にしてしまうことあり）。
- 乱暴な骨折の整復操作など。

●以後の治療方針
- 開放創の周囲・創内の清浄化，挫滅組織の切除（デブリドマン），骨折の処置へと進むが，これらのことは専門家に任せるべきである。

●専門家に相談・依頼すべき状態
- 開放骨折の疑いがあれば，ただちに専門家に相談すること。

●専門家からの提言
- 開放骨折は，骨折部が外界と直接交通しているため，感染の危険性が高く，初期治療の誤りは，骨髄炎を引き起こす可能性がきわめて高くなる。よって，Gustiloの開放骨折の分類に従った専門家の治療が必須である。

診断：脊椎・脊髄損傷

●ただちに実施すべきこと
- 救急のABCに沿った全身状態の評価。全脊椎を愛護的に扱うこと。
- 神経学的所見をとり，単純X線写真は損傷を疑うレベル以下の全脊椎を撮影する。
- 上位頸髄損傷では，呼吸麻痺に注意する。

●診断の根拠
- 理学所見，神経学的所見，X線所見より診断し，次に必要とする画像検査（CT, MRI, ミエログラフィーなど）を決定する。

●他の疾患の可能性・鑑別診断
- 頭部外傷や脳血管障害に起因する四肢麻痺・対麻痺・片麻痺の可能性。

表III-19 Frankelの分類（1969）

Grade	程度	運動	知覚
A	complete	完全麻痺	完全麻痺
B	sensory only	完全麻痺	ある程度(+)
C	motor useless	ある程度(+)（実用にならず）	(+)
D	motor useful	実用になる 歩行可(介助可)	(+)
E	recovery	正常（反射異常はあってもよい）	正常

●してはならないこと・避けるべきこと
- 急性期のspinal shock時の大量輸液，診断前のステロイド剤の投与。他臓器損傷などがなければ中心静脈ラインは不要のことが多い。

●以後の治療方針
- 麻痺の程度により保存的療法，観血的療法の場合があるが，一般に不完全麻痺の場合，早急に観血的固定術が必要であり，完全麻痺の場合待機手術でよい場合がある。

●専門家に相談・依頼すべき状態
- 診断がつけば，専門医に委ねるべきである。

●専門家からの提言
- 損傷部位，骨折のタイプと程度，麻痺の程度（Frankelの分類：表III-19），年齢などの要因で治療方針が異なる。特に頸髄・胸髄損傷では迅速な対応が必要とされる。

診断：四肢関節捻挫

●ただちに実施すべきこと
- 直後であれば初期基本治療としてのRICE療法を行うこと。すなわちR (resting), I (icing), C (compression), E (elevation)である。専門医に連絡したあともそのまま放置したままにせず，冷やして患肢挙上とし，安静を保つ。

●診断の根拠
- 腫脹，疼痛，不安定性，機能障害が診断の根拠であるが，骨折の可能性もあり，X線写真は必須である。受傷肢位をしっかりと問診することが肝要である。靱帯損傷は不安定性がみられるので，いたずらに骨・関節を動かさないこと。

●他の疾患の可能性・鑑別診断
- 打撲，骨折，脱臼があげられる。膝関節の場合には，軟骨損傷や半月板断裂なども考慮する必要がある。

●してはならないこと・避けるべきこと
□靱帯損傷を確認するためにの関節不安定性テストを行うのは，損傷を増大させることがあり，慎重を要する。
●以後の治療方針
□診断は臨床症状，MRIを用いるが小関節であれば，アルフェンスシーネ固定，それ以外であればギプスシーネ固定とし，程度，部位によって観血的治療を考慮する。
□疼痛，腫脹，運動痛，機能障害が軽度であれば湿布処置，安静を指導する。
●専門家に相談・依頼すべき状態
□靱帯損傷の疑いが強ければ，専門家へ依頼する。
●専門家からの提言
□捻挫は程度の軽いものから手術を要する比較的重症なものまで含んでおり，今後の治療方針，また固定法などの説明は後療法を視野に入れて専門家にしてもらうとよい。

診断：上肢の脱臼（肘内障を含む）

●ただちに実施すべきこと
□すみやかに，整復する。ただし，骨折を合併する例があるため，整復前に2方向以上のX線撮影を行う。
□肩関節脱臼では，全麻下での整復が望ましい。
●診断の根拠
□受傷機転と特有な肢位，およびX線像での脱臼位の確認。
●他の疾患の可能性・鑑別診断
□しばしば骨折を合併することがあり，鑑別を要する。
□循環障害・神経損傷のチェックは必須である。
●してはならないこと・避けるべきこと
□X線像で骨折の有無を確認する前の整復動作，暴力的な整復。
●以後の治療方針
□肘内障を除いて，その他の脱臼では整復後，良肢位での固定。
●専門家に相談・依頼すべき状態
□整復を必要とするので，脱臼を疑ったら専門家に相談する。
●専門家からの提言
□脱臼の際には，しばしば転位のない骨折を合併していることがあり，安易に整復を試みるべきでなく，X線検査を忘れないこと。

□整復動作の繰り返しは，軟部組織の損傷を増強し，重篤な合併症をきたすことがある。

診断：下肢脱臼（おもに股関節）

●ただちに実施すべきこと
□バイタルチェック，ルートキープ，股関節のような大関節では同時に血液検査も必要。
●診断の根拠
□疼痛。その部位の変形や腫脹，異常肢位（股関節に多い後方脱臼では，股関節は内転，内旋，軽度屈曲位）。
□X線写真により，脱臼の有無および方向を診断する。X線写真だけでは，骨片の有無など判断しにくい場合は，CTも追加することがある。
●他の疾患の可能性・鑑別診断
□骨折，靱帯損傷（これらは脱臼に合併することもある）。
●してはならないこと・避けるべきこと
□乱暴な診察，安易な整復。
●以後の治療方針
□診断がつきしだい，麻酔下に脱臼整復を行う。
●専門家に相談・依頼すべき状態
□疑いがあればすべて相談を。
●専門家からの提言
□関節脱臼は早急に整復することが原則であり，とくに股関節では整復が遅れると，外傷性大腿骨頭壊死の危険性が大きくなるので，時間のロスにならないような対応を。また患者の苦痛を早く取るためにも，対応を急ぐ。（脱臼肢位は痛い！）また整復操作によっても，機能的予後が左右されるので，専門家以外が安易に整復しないこと。

診断：四肢骨折

●ただちに実施すべきこと
□合併損傷（整形外科疾患以外）が疑われる場合は，その検索と対応。
●診断の根拠
□理学所見，X線写真，CT，MRIなどにて診断する。
□画像診断だけでは，見逃される骨折が多いので，専門家の読影を必要とすることがある。
●他の疾患の可能性・鑑別診断
□神経，血管などの軟部組織損傷の場合もある。

●してはならないこと・避けるべきこと
□不慣れな整復操作などは，新たな骨折や，神経血管損傷などを引き起こすので禁忌である。
●以後の治療方針
□診断がつけば専門医に委ねるべきであるが，一般に合併症がない場合（神経，血管損傷がない場合，開放骨折がない場合）ギプスシーネで安静，固定を図るが，関節内骨折，不安定な骨折，小児骨折の一部では，手術となることが多い。
●専門家に相談・依頼すべき状態
□骨折の疑いがあれば，連絡する。
●専門家からの提言
□骨折の程度に関係なく，不慣れな医師が治療行為を行ってはならない。胸・腹部臓器損傷などのために，救命が優先されるような状況以外，四肢の機能解剖，疾患に対する専門知識，治療技術を持ちえない医師が治療を行うべきではない。

診断：頸椎捻挫
●ただちに実施すべきこと
□頸椎の固定（症状が軽い場合は除く）。
●診断の根拠
□受傷機転と頸部の症状と頸椎X線像で骨折などの明確な異常がない場合に本診断となる。
●他の疾患の可能性・鑑別診断
□時に，神経症状を合併することがあり，神経根損傷・脊髄損傷の有無をチェックすること。
●してはならないこと・避けるべきこと
□頸部の暴力的な診察，直後よりの過度の頸椎牽引。
●以後の治療方針
□症状が数日後より悪化することがあり，注意を要する。
□固定した場合は，頸部の筋力低下に気をつける。
●専門家に相談・依頼すべき状態
□神経症状がある場合は早急に依頼すべきであり，また脱臼が疑われた場合もしくは頸椎配列異常が著明な場合も早急に依頼すべきである。
●専門家からの提言
□頸椎捻挫は交通外傷によるものが多く，しばしばトラブルとなることがある。
□診断書の作成が必要で，初診時の詳細な診察と診察所見のカルテ記載が重要である。
□また，治療が長期にわたることもあり，整形外科医にコンサルテーションすることが望ましい。

診断：脊椎圧迫骨折
●ただちに実施すべきこと
□情報が入りしだい，整形外科医師へ連絡する。合併損傷（整形外科疾患以外）が疑われる場合は，その検索と対応。
●診断の根拠
□理学所見，単純X線，CT，MRIなどにて整形外科医師が診断する。
□画像診断だけでは，見逃される骨折が多いので，専門家に読影を依頼すること。
●他の疾患の可能性・鑑別診断
□神経学的所見の有無はもちろんであるが，圧迫骨折と破裂骨折との鑑別，新鮮例と陳旧例との鑑別が重要である。圧迫骨折と破裂骨折とでは治療方針が大きく変わることがある。陳旧例を新鮮例と誤診してしまうと，その他の臓器疾患を見落とすことがある。
●してはならないこと・避けるべきこと
□乱暴なベッド移動や整復操作などは，禁忌である。
●以後の治療方針
□単純な高齢者の圧迫骨折は，安静で様子をみるが，若年者のhigh energyなどによる骨折は，合併症があることが多く手術が必要なことが多い。
●専門家に相談・依頼すべき状態
□骨折の疑いがあるとき。
●専門家からの提言
□胸・腹部臓器損傷などのために，救命が優先されるような状況以外，骨折の程度に関係なく，不慣れな医師が治療行為を行うと，後に訴訟問題になることがあり，専門知識，治療技術を持ちえない医師が治療を行うべきではない。

診断：急性腰痛症
●ただちに実施すべきこと
□患者自身が最も楽な姿勢をとらせる。疼痛部位の確認，全身状態，特に炎症性の有無，下肢の疼痛や神経学的異常を伴うかを診察する。
●診断の根拠
□理学所見が中心となることが多いが，腰椎単純X線写真は必須である。
□神経学的異常を伴う場合，診断に他の画像検査

を緊急に要することもある。
- ●他の疾患の可能性・鑑別診断
  - □整形外科的疾患以外の急性腰痛症として，尿路結石，婦人科領域の疾患，精神的要因のものなどを念頭におく。
- ●してはならないこと・避けるべきこと
  - □急性期の骨盤牽引や腰痛体操，マニュピレーション（整体的行為）。
- ●以後の治療方針
  - □腰痛が発生したエピソードが明確（たとえば重労働）で，神経学的異常がないか，あっても軽度な場合は安静を指示してNSAID（非ステロイド系消炎鎮痛薬）の処方にて経過観察とする。
- ●専門家に相談・依頼すべき状態
  - □激烈な疼痛，下肢の神経学的異常（特に筋力低下）が目立つ症例で，入院治療や神経ブロックが必要な場合。
- ●専門家からの提言
  - □整形外科的疾患の中で，経過観察となる疾患の多くは，いわゆる"ぎっくり腰"と高齢者の椎体圧迫骨折である。その病態を理解しておく必要がある。

診断：軟部組織損傷（圧挫症候群）

- ●ただちに実施すべきこと
  - □バイタルサインチェック，ショック症状に対する処置。急性腎不全の予防。
  - □局所のコンパートメント症候群の予防。
- ●診断の根拠
  - □労災・交通事故，天災などに際して，重量物，瓦礫，土砂などにより四肢，体幹の筋肉が圧挫，礫圧，挟圧された事実。
  - □ミオグロビン尿の存在。
- ●他の疾患の可能性・鑑別診断
  - □外傷以外の原因による横紋筋融解症。
- ●してはならないこと・避けるべきこと
  - □治療開始が遅れ，急性腎不全ができあがってしまった患者に対する，大量の輸液療法。
- ●以後の治療方針
  - □急性腎不全に対する予防処置後は，局所管理でコンパートメント症候群を含めた処置を行う。
- ●専門家に相談・依頼すべき状態
  - □急性腎不全やコンパートメント症候群が疑われる場合。
- ●専門家からの提言
  - □圧挫症候群が疑われた場合，急性腎不全に対する予防処置とともに，局所に対する処置としてはコンパートメント症候群発生への対応が重要である。この対応が遅れた場合，重篤な四肢機能障害が起こりえる。

診断：軟部組織損傷（開放創，血管・神経損傷を含む）

- ●ただちに実施すべきこと
  - □全身状態のチェック，合併損傷の把握。
  - □損傷部より末梢の血流・知覚が保たれているか，運動が可能かどうかの確認。
  - □骨傷が疑われるときには適切な肢位・方向でX線撮影。
  - □できれば剃毛の後，創以外の部分はブラッシング，創部はガーゼを使用して大量の生理食塩水で洗浄，汚染組織は切除，異物は除去する。
  - □必要に応じて破傷風トキソイド，抗生物質を使用する。
- ●診断の根拠
  - □受傷した事実，創の存在。
  - □理学的・神経学的所見。
- ●他の疾患の可能性・鑑別診断
  - □創の末梢部に運動障害が存在する場合，局所の骨折・脱臼，筋・腱損傷あるいは脊髄レベルでの神経損傷の可能性あり。
- ●してはならないこと・避けるべきこと
  - □運動・知覚の確認の前に局所に局所麻酔薬を使用すること。
  - □血管・神経・腱損傷などを確認せずに皮膚のみを縫合すること。
- ●以後の治療方針
  - □局所の安静が必要であればギプスシーネにて固定を行う（直後にギプスで巻き込んでしまうと腫脹のため循環障害・神経障害をきたす恐れあり）。
  - □感染の徴候がないかどうかを包交後に経過観察する。
- ●専門家に相談・依頼すべき状態
  - □運動・知覚障害，筋・腱・骨傷が存在する場合。
- ●専門家からの提言
  - □創の大きさにとらわれない。
  - □必ず運動・知覚の状態を確認すること。
  - □感染防止のため掻爬・洗浄・デブリドマンに徹すること。

診断：アキレス腱断裂（新鮮例）

●ただちに実施すべきこと
□局所の安静。

●診断の根拠
□受傷時にアキレス腱部にブチッというような断裂音と疼痛を自覚し，アキレス腱部を蹴られたり，棒で殴られたような感じがあったと訴えることが多い。歩行不能。
□アキレス腱のレリーフの消失，アキレス腱部の陥凹の触知。
□Tompson's squeeze テスト陽性。

●他の疾患の可能性・鑑別診断
□腓腹筋部の筋・筋膜損傷（肉離れ），足関節捻挫，足関節周囲の骨折。

●してはならないこと・避けるべきこと
□過度な足関節の背屈，乱暴な診察。

●以後の治療方針
□保存療法と手術療法とがある。

●専門家に相談・依頼すべき状態
□アキレス腱断裂を疑ったとき。

●専門家からの提言
□診断は，完全断裂の場合は問診と症状などから比較的容易であるが，臨床所見の乏しい不全断裂例などでは，その診断に超音波検査・MRI検査が必要な場合もある。

診断：急性関節痛（関節の感染を含む，外傷ではないもの）

急性疾患：化膿性・結核性・淋菌性などの感染性関節炎，石灰沈着性肩腱板炎，単純性股関節炎など。

慢性疾患の急性症状：痛風，偽痛風，慢性関節リウマチ，変形性関節症，肩関節周囲炎など。

●ただちに実施すべきこと
□原因によっても異なることが多いが，まず安静を保つこと。一般的には炎症を起こしていることが多いため，クーリングを図ることも大事である。

●診断の根拠
□感染性（特に化膿性）関節炎は医療機関での関節穿刺や関節内注入などの既往。
□感染性関節炎であれば関節液の培養が必須。
□血液検査やX線撮影も必要。

●他の疾患の可能性・鑑別診断
□上記疾患を考えるが，全身性疾患の関節症状（風邪，白血病など）も考慮。

●してはならないこと・避けるべきこと
□不慣れな関節穿刺。

●以後の治療方針
□確定診断がつくまでは，クーリングや安静を保ち，診断後に原疾患それぞれに対して根本的な治療を開始する。

●専門家に相談・依頼すべき状態
□関節の明らかな腫脹，疼痛，運動痛や機能障害がみられた場合。

●専門家からの提言
□病歴をよく聞くこと。慢性疾患の急性期であれば病歴聴取だけで診断可能なことも多い。
□痛風患者でも急性期の血中尿酸値が低いことがあり，むしろ低いことが多く診断を決めつけられないことがあるので注意のこと。

（佛淵孝夫，川口宗義）

12．小児の急性疾患について

小児の救急（患者）には次の特徴がある。
①急性疾患が多い。
②一般に軽症から中等症のことが多いが，しばしば重症がまぎれこんでいる。
③年齢により，疾患の頻度が異なる。
④発症から急速な経過をとることも多い。
⑤特に，乳幼児では自分で症状を説明できないため，所見をとりづらいことがある（日々いかに所見をうるかという診察の力を養ってほしい）。母親を中心に，周囲の人間の情報が重要である。
⑥鎮静が必要であったり，確保すべき血管が細かったりするため，検査や処置がしばしば困難である。
⑦上記とも関連して，症状が非特異的であることが多く，ときには何となく元気がない，何となくおかしいといった主訴で来院することもあるため，診断（鑑別）が困難なことがある。

症状：発熱

●してはならないこと・避けるべきこと
□3ヵ月以下の患児には解熱薬を用いない。

●治療
□発熱の原因による。必要あれば採血，検尿（尿路感染症の鑑別），鼓膜の観察（中耳炎の鑑別），

胸写などの検査を行う。
- □ 解熱薬：アセトアミノフェン（acetaminophen）10（〜15）mg/kg/回を頓用。坐薬・経口薬とも1日3，4回まで使用可。あるいはイブプロフェン（ibuprofen）（3〜）5 mg/kg/回を頓用，ただし4歳以下では使用しない。坐薬は1日2回，経口薬は1日2,3回まで使用可。
- □ その他：熱射病では物理的に冷却する（体温調節中枢の破綻によるため）。

● 専門家に相談，依頼すべき状態
- □ 新生児の発熱。
- □ 6ヵ月未満の乳児の高熱や低体温。
- □ 出血傾向を伴った発熱。
- □ 強い皮膚症状を伴った発熱。
- □ けいれんを伴った発熱。
- □ 基礎疾患を有する児の原因不明の発熱。
- □ 関節痛，関節腫脹を伴った発熱。
- □ 5日以上持続している発熱。

症状：咳嗽と呼吸困難

● ただちに実施すべきこと
- □ チアノーゼあれば，気道の確保，酸素吸入

● 診断の根拠：以下の所見あれば重症と考えて対処する
- □ 呼吸音の減弱，消失。
- □ 強度の陥没呼吸。
- □ 通常の酸素（40％酸素）吸入でも改善されないチアノーゼ。
- □ 意識レベルおよび痛覚レベルの低下。
- □ 筋緊張の低下。
- □ 呼気性呻吟。
- □ 咳嗽反射の消失ないし減弱。

● 以後の治療方針
- □ 咳嗽と呼吸困難の原因による。

● 専門家に相談，依頼すべき状態
- □ 上記に加え，気管支喘息の重積状態（別項：p 161を参照），肺うっ血を伴った先天性心疾患，気道異物が疑われるとき（異物摘出が必要），クループ（急激に進行することがある，別項：p 162を参照），特に乳幼児の百日咳，乳児の細気管支炎（別項：p 162を参照）。

● 専門家からの提言
- □ 上気道の場合，努力性呼吸の程度は呼吸障害の重症度を反映。下気道の場合，聴診で呼吸音が聴こえないほど重症。

症状：意識障害

● ただちに実施すべきこと
- □ バイタルサインのチェック。
- □ 気道確保；酸素の投与。血液ガス分析の結果によりエア・ウェイの挿入，気管内挿管。
- □ 静脈の確保；できるだけ太い血管を確保。正常血圧を保つようにする。
- □ けいれんが続いていればこれを止めること（けいれんの項：次頁を参照）。
- □ 体温の管理（低体温なら保温，高熱なら冷却）。
- □ 胃チューブ挿入（誤嚥の防止目的）。
- □ 尿閉あれば導尿。
- □ 意識レベルの評価：3-3-9度方式が便利。年長児は成人と同じものでよいが，乳幼児はそれ用のものを用いる（表 III-20）。神経学的巣症状の有無のチェック。
- □ 治療に平行し，原疾患不明なら，白血球数やCRPなどの炎症のマーカー，血糖値，アンモニア，カルシウムを測定，血液ガス分析を行う。血糖値が低ければグルコースを投与する。血液，尿を保存しておくと，後日，原因の追及に役立つことがある。

● してはならないこと・避けるべきこと
- □ 輸液は維持量の2/3くらいを目安にし，大量を負荷しないのが原則（脳浮腫を防ぐため）。

● 以後の治療方針
- □ 必要あれば頭部CT。脳浮腫に対する治療，抗けいれん薬の投与。

● 専門家に相談，依頼すべき状態
- □ 意識障害はすべてコンサルトすべきである。

● 専門家からの提言
- □ 原因診断のため，問診が重要である。頭部外傷など外傷の有無，てんかんなどの神経疾患・心疾患・高血圧・糖尿病などの基礎疾患の有無，感染症の有無，薬物中毒の有無などを確認すること。

症状：けいれん

● ただちに実施すべきこと
- □ 安静にし，気道を確保，不必要な刺激を避ける。周囲の危険物を除き，衣服の胸元をゆるめる。嘔吐があれば吸引などを行って窒息・誤嚥を防止する。まずけいれんを止めること。
- □ 来院時けいれんが続いているとき：静注が可能であればジアゼパム（diazepam）0.3（〜0.5）

表 III-20　乳幼児の意識レベル点数評価法

Ⅲ．刺激をしても覚醒しない状態（3桁で表現）
 3．痛み刺激に反応しない（300）
 2．痛み刺激で少し手足を動かしたり顔をしかめる（200）
 1．痛み刺激に対し，払いのけるような動作をする（100）
Ⅱ．刺激すると覚醒する状態（刺激をやめると眠り込む）
 （2桁で表現）
 （somnolence, drowsiness）
 3．呼びかけを繰り返すと辛うじて開眼する（30）
 2．呼びかけると開眼して目を向ける（20）
 1．飲み物を見せると飲もうとする。
  あるいは乳首を見せれば欲しがって吸う（10）
Ⅰ．刺激をしなくても覚醒している状態（1桁で表現）
 3．母親と視線が合わない（3）
 2．あやしても笑わないが視線は合う（2）
 1．あやすと笑う。ただし不十分で，声をだして笑わない（1）
 0．正常（0）

（坂本吉正，小児神経診断学，金原出版，1978より）

表 III-21　けいれんの原因疾患

1．有熱性
 1）熱性けいれん
 2）髄膜炎，脳炎，脳症
2．無熱性
 1）てんかん
 2）脳血管障害（出血，梗塞）
 3）外傷（硬膜下血腫，脳挫傷）
 4）脳腫瘍
 5）代謝性
  低血糖，低Ca血症，低Mg血症，先天性代謝異常，電解質異常，ビタミンB$_6$依存症，肝不全，腎不全
 6）中毒性
  薬物などの誤飲
 7）その他
  高血圧性脳症，軽症下痢に伴うけいれん

下線は頻度の高いもの
（小国弘量，小児の救急治療，東京医学社，1992より，一部改変）

表 III-22　けいれん重積とは，以下のいずれかが30分以上続く状態

(1) 持続するけいれん状態か
(2) 複数のけいれん状態が意識の回復のないまま繰り返す状態

---

mg/kgをゆっくり静注（最高10 mgまで）。呼吸抑制をきたすことがあるので注意し，ゆっくり静注のこと。1 mg/kg/日を超えないこと。
□静注が困難なときジアゼパム注射薬0.5（～0.7）mg/kgを注腸。下痢があるときは不適当

●**診断の根拠**
□小児では熱性けいれんと，てんかんがもっとも多いが，髄膜炎などの緊急性のある疾患も留意し，鑑別のこと。（表III-21）

●**その後の治療**
□ジアゼパムで無効な場合や，しばらくしてけいれんが再発する場合はフェニトイン（phenytoin sodium）15～20 mg/kgを生理食塩水または注射用蒸留水で希釈し，1 mg/kg/分を超えない速度で静注。低血圧や不整脈を惹起することがあるので，血圧や心電図をモニターしながら行う。ルートを閉塞しやすいので，静注前後には必ず生理食塩水でフラッシュすること。
□治療に平行し，原疾患不明なら，白血球数やCRPなどの炎症のマーカー，血糖値，アンモニア，カルシウムを測定，血液ガス分析を行う。血糖値が低ければグルコースを投与する。

●**専門家に相談，依頼すべき状態**
□重積状態はすべてコンサルテーションするべきである（表III-22）。
□けいれんに意識障害を伴っていたり，乳児のけいれんで元気がない場合もコンサルテーションする。

●**専門家からの提言**
□けいれんの性状の観察が重要である。強直性か間代性か，全身性か，左右差はないか意識喪失の有無，持続時間，反復性の有無，けいれんを起こす直前，直後の状態。
□けいれんを起こす疾患はさまざまである（表III-21）。各年齢において頻度も異なっていることを念頭において鑑別を進めてゆくこと。

症状：腹痛

●**ただちに実施すべきこと**
□ショックあるいはショック前状態の場合，それに応じた治療を行う（別項参照）。急性腹症は外科（場合により産婦人科）にコンサルテーション。
□必要あれば浣腸。

●**診断の根拠**
□各所見による。必要あれば採血，便などの細菌培養。超音波検査など。
□原因の多くは急性胃腸炎，便秘，アセトン血性嘔吐症であるが，他の疾患を鑑別すること。

表III-23 腹痛の原因疾患（Green, Pediatric Diagnosis, Saunders, 1998を改変）

腹部疾患		
	消化器疾患	コリック，胃炎，胃潰瘍，十二指腸潰瘍，食べ過ぎ，急性虫垂炎，腸重積，腸回転異常，軸捻転，ヘルニア嵌頓，腸閉塞，便秘，消化管寄生虫症，細菌性腸炎，ウイルス性腸炎，潰瘍性大腸炎，クローン病，食物アレルギー，乳糖不耐症，癒着性イレウス
	尿路疾患	尿閉，腎尿路結石，高カルシウム血症，急性糸球体腎炎
	肝・胆道疾患	ウイルス性肝炎，肝腫瘍，胆嚢炎，胆石，鎌状赤血球症急症
	脾疾患	外傷性脾破裂，脾腫，うっ血性脾腫，脾梗塞
	膵疾患	急性膵炎，仮性膵嚢胞
	生殖器	卵巣茎捻転，生理痛，子宮内膜症処女膜閉鎖，急性付属器炎，子宮外妊娠，性的虐待，睾丸捻転
	リンパ節	腸間膜リンパ節炎，リンパ腫
	その他	腹膜炎，骨盤骨髄炎，上腸間膜動脈症候群，乳び部腹水
腹部以外の疾患		
	呼吸器疾患	肺炎，気管支喘息，上気道炎
	心疾患	心外膜炎，心内膜弾性線維症
	神経疾患	腹性てんかん，脳腫瘍，頭蓋内病変，椎間板炎，脊髄腫瘍
	血液疾患	急性・慢性溶血性貧血，アレルギー性紫斑病，血友病，伝染性単核症
	内分泌・代謝性疾患	糖尿病性ケトアシドーシス，低血糖，アジソン病，副甲状腺機能亢進症
	その他	テオフィリン中毒，結節性動脈周囲炎，川崎病，アセトン血性嘔吐症，起立性調節障害，帯状疱疹，走った後のさしこみ
心理的腹痛		分離体験，いじめ，虐待，親子・友人関係の問題，親の心気症

● してはならないこと・避けるべきこと
□ 原則として診断が確定するまで，鎮痛薬の投与は行わない。

● 専門家に相談，依頼すべき状態
□ 腸重積は別項（p 163）を見よ。ヘルニアの嵌頓や糖尿病性アシドーシスに加え，幼児期の虫垂炎，アナフィラクトイド紫斑病，アセトン血性嘔吐症などは相談をする。経口摂取ができていないときも要注意。

● 専門家からの提言
□ 必ずしも腹痛を指していないことがある。たとえば，胸痛も"ポンポンいたい"などと表現することがある。
□ 年齢により原因の疾患が異なる（表III-23）。
□ 進行が早いことがある。啼泣しているとき所見がとりにくく，しばしば筋性防御も明らかでない。落ち着いたときにもう一度診察をする。全身状態を示すサイン（重症感，顔つきや意識状態，泣き声，本人が好んでとる体位など）にも十分な注意を払う。小児の虫垂炎は成人のそれよりも穿孔しやすいといわれる。

症状：脱水

● ただちに実施すべきこと
□ 脱水の程度の評価。軽症（体重減少，5％未満），中等症（同，5〜10％），重症（同，10％以上）。軽症で水分摂取可能なら経口輸液（ソリタT3顆粒や商品名アクアライト（一般の薬局にて販売）を試みて，脱水の進行を防ぐ。徐々に少量ずつ短い間隔で投与。
□ 水分摂取が不十分なら（うまく飲めないなら），血管確保し輸液を行う。初期輸液：Naが高く，Kを含まない製剤（ソリタT1® など）を用い，10〜20 ml/kg/時で行う（ショックの場合などは生食やブドウ糖加リンゲル液でさらに急速に行う）。

● 診断の根拠
□ 問診，既往歴，典型的な所見があれば，比較的簡単。必要なら採血（電解質，BUNなど），検尿（尿ケトン体など）。

● してはならないこと・避けるべきこと
□ 皮下輸液・腹腔内輸液。

● 以後の治療方針
□ 利尿がみられたら，Kを含む製剤に変更し（ソリタT3® など），維持量とする。年齢別維持量の目安は次のとおり。乳児（1歳以下，100 ml/kg/日），幼児（70〜80 ml/kg/日），学童（50〜60 ml/kg/日），成人（40〜50 ml/kg/日）。

● 専門家に相談，依頼すべき状態
□ ショック，プレショック状態，なかなか利尿をみない（通常，500 ml 以内の初期輸液で利尿をみる）。重症脱水（入院のほうがよい），精神・神経症状や高Na血症があるとき。

● 専門家からの提言
□ 乳幼児は体内水分量の体重に対する割合が高く，

水代謝も盛んで，容易に脱水に陥る。また，脱水はしばしば急速に増悪し，最悪の結果をもたらす。必要なら輸液を行うことを躊躇しないこと。

症状：心不全と低酸素発作

●ただちに実施すべきこと
□原因不明の急性心不全の場合；バイタルサイン，尿量とSpO_2，胸写，心電図，電解質，血糖のチェック。
□ファロー四徴症の低酸素発作の場合：患児を抱いて，鎮静を試み（膝胸位をとらせる），酸素投与する。

●診断の根拠
□浮腫，肝腫大，低血圧（傾向），顔面蒼白などは重症両心不全の徴候。
□左心不全：呼吸障害，咳嗽，哺乳障害，四肢冷感，チアノーゼ低血圧（傾向）など。
□右心不全：肝脾腫，頸静脈の怒張，浮腫など。

●してはならないこと・避けるべきこと
□肺動脈閉鎖，三尖弁閉鎖など動脈管依存性心疾患が疑われるときは酸素投与禁忌。

●以後の治療方針
□酸素投与あるいは酸素テントに収容（除動脈管依存性心疾患）。
□輸液は1日必要水分量の2/3くらい。
□必要あれば，鎮静薬投与（塩酸モルヒネなど）し，重曹にて代謝性アシドーシスを補正する。

●専門家に相談，依頼すべき状態
□原則的にすべて相談のこと。

●専門家からの提言
□乳児期早期に発症する心不全は左右短絡性心疾患が多い。新生児期のものは動脈管の閉鎖や並列循環，血管の狭窄や閉鎖によるもの，還流異常によるものが多い。

診断：気管支喘息

●ただちに実施すべきこと
□交感神経刺激薬の吸入。イソプロテレノール（isoproterenol）またはサルブタモール（salbutamol）を適宜生理食塩水で希釈して吸入。チアノーゼあれば，酸素吸入。発作強度の評価を行い，最終内服や吸入など普段の治療の確認をする。

●診断の根拠
□問診，既往歴，典型的な喘鳴があれば，比較的簡単。重症度は呼吸困難の項（p 154）も参照。発作強度については**表III-24**を参照。呼吸不全の重症度は呼吸困難の項（p 154）も参照。

●以後の治療方針
□吸入で十分な改善が得られないなら輸液を考慮。もしキサンチン剤の最終内服後，8時間以上経過しているなら，ネオフィリン（5 mg/kg）をソリタT1® 200 mlに混じて1時間（心疾患や腎疾患のない体重10 kg以上の乳児）ないし100～150 ml/時（同じく乳児）でDIVする。4時間以上経過しているならネオフィリン（3 mg/kg）を混じて，4時間未満ならネオフィリン（0.7～0.9 mg/kg）を混じてDIV，速度や体重に関しては同上。
□イソプロテレノールは1時間ごとに繰り返し吸入可（サルブタモールは3時間ごとに可）。

●その後の治療
□かなり改善して帰宅可能なとき，内服薬を持たなければ徐放性キサンチン剤（1歳以上で体重20 kg以下なら15 mg/kg/日，20 kg～40 kgなら12 mg/kg/日，40 kg以上なら400 mg/日を1日2回に分服）と交感神経刺激薬［例：ツロブテロール（tulobuterol）40 μg/kg/日を1日2回に分服，成人量1日2 mg］を処方。

●専門家に相談，依頼すべき状態
□吸入など，治療に対して反応が悪く，短時間にどんどん呼吸不全が進行するとき。
□重積状態や，注射でステロイドを用いたがよいと思われる症例。
□1本の点滴と2，3回の吸入でも改善がいまひとつのとき。

●専門家からの提言
□特に乳幼児の場合，気道異物を鑑別すること。

診断：クループ

●ただちに実施すべきこと
□エピネフリン（epinephrine）0.1～0.2 mlの吸入。チアノーゼあれば，酸素吸入。

●診断の根拠
□喉頭の二方向（正面と側面）からのX線高圧撮影で。

●してはならないこと・避けるべきこと
□薬剤の使用により寛解は一時的で，再度，（急激に）増悪することがある。少なくとも24時

表 III-24. 小児喘息の発作の強度

呼吸の状態		生活の状態				参考事項
		遊び	睡眠	機嫌（会話）	食事	SpO$_2$
小発作	軽い喘鳴がある 軽い陥没呼吸を伴うこともある	普通	普通	普通（普通に話をする）	普通	96％以上
中発作	明らかな喘鳴と陥没呼吸を認め，呼吸困難がある	やや困難	時々目を覚ます	やや不良（話しかければ返事をする）	やや不良	92〜95％
大発作	著明な喘鳴，呼吸困難，起坐呼吸を呈し，時にチアノーゼを認める	不能またはそれに近い状態	不能またはそれに近い状態	不能（話しかけても返事ができない）	不能またはそれに近い状態	91％以下

呼吸不全徴候（著明な呼吸困難，チアノーゼ，呼吸音減弱，疼痛に対する反応の減弱，興奮や意識低下をはじめとする意識障害）は危険な徴候である。また PEF については省略した。
（小児気管支喘息治療管理ガイドライン 2000 協和企画通信，2000 より一部改変）

間は経過を観察したがよい。
●以後の治療方針
□重症例はただちに入院，治療を優先。1 回だけデキサメサゾン（dexamethasone）0.6 mg/kg，筋注。時々チアノーゼのある例は X 線検査後，入院加療。加湿酸素を投与。炎症のマーカーの測定，細菌培養。必要あれば抗生物質使用。
●専門家に相談，依頼すべき状態
□挿管は専門家に依頼（喉頭蓋の充血腫張により，挿管でたいへん傷つきやすい状態）。
●専門家からの提言
□①持続的チアノーゼ，意識障害（これがあるときは危急！），②断続的チアノーゼ，③チアノーゼがない場合の順に重症。

診断：細気管支炎
●ただちに実施すべきこと
□チアノーゼあれば，酸素吸入。
□水分摂取（哺乳）が障害されているとき，輸液。
●診断の根拠
□肺野の聴診で副雑音を聴取しないことも多い。発熱があっても高くない。胸写では浸潤影はないことが多く，過膨張。ミルクの飲みが悪い，鼻翼呼吸がみられることもある。
□気管支拡張薬に対する反応は明らかでなく，喘息とは区別される。
●以後の治療方針
□呼吸困難や十分哺乳できないなら，入院治療の

こと。軽症なら外来でも可。
●専門家に相談，依頼すべき状態
□多呼吸，哺乳障害，陥没呼吸など呼吸不全の徴候があるときは必ず相談。
●専門家からの提言
□原因は RS ウイルスやインフルエンザウイルスが多い。乳幼児，特に，未熟児で出生し，慢性肺障害を持つものや肺高血圧やチアノーゼのある先天性心疾患児は重篤化しやすい。

診断：熱性けいれん
●ただちに実施すべきこと（けいれん重積の項：p 154 も参照）
□発作が持続している場合（短いけいれんが断続的にみられ，意識が清明でない場合も含める），気道を確保し，酸素投与。血管を確保し，ジアゼパム（diazepam）0.3（〜0.5）mg/kg をゆっくり静注，最高 10 mg。血管確保が困難なとき，ジアゼパム注射薬 0.5（〜0.7）mg/kg を注腸。
□けいれんが止まっており，意識が清明の場合。特に処置を要さない。
●診断の根拠
□通常 38℃ 以上の発熱に伴って乳幼児期に生じる発作性疾患。中枢神経感染症，代謝異常などの原因疾患のないもの。
●以後の治療方針
□初回で，数分でけいれんが治まっていれば，基

本的に抗けいれん薬の投与は不要。発熱に対する処置法や発作が再発した場合の対処法について十分指導しておくこと。それでも親の不安が強いときや過去に数回発作の既往のあるときはジアゼパム 0.3〜0.5 mg/kg を予防的に投与する（坐薬が至便，ほかにシロップ剤）。
- ●専門家に相談，依頼すべき状態
□ 重積している場合や，1日に2回以上けいれんを起こしている場合。また，他のけいれんの原因疾患（髄膜炎など）を除外できない場合。
- ●専門家からの提言
□ 外来では患者の意識回復を確認することが重要。患者の過半数は1回のみの発作であり，再発率は30％，3回以上起こすのは9％とされる。

診断：腸重積
- ●ただちに実施すべきこと
□ 浣腸し，粘血便（苺ゼリー状またはケチャップ状）の有無を確認。
- ●診断の根拠
□ 反復性腹痛発作，嘔吐，血便。腹痛は 5〜20 分の間隔で繰り返すが次第に間隔が短くなる。
□ 腹部に腫瘤を触知する。
□ 超音波検査で target sign を認める。
□ ただし，発症早期には血便を認めないこともあるので注意。
- ●してはならないこと・避けるべきこと
□ 発症して 24 時間以上経過した腸重積（ゴールデン・タイムを過ぎている），全身状態が著しく不良の場合や著明な腹部膨満や腹膜刺激症状のある場合，腹部単純写真でフリー・エアーのあるとき，高圧浣腸による整復は行わない。
- ●以後の治療方針
□ 高圧浣腸による整復。バリウムを用いる方法，空気を用いる方法などがある。
- ●専門家に相談，依頼すべき状態
□ 整復後，再度発症することもある。24 時間は観察を十分にすること。「してはならないこと・避けるべきこと」の項に書いたようなことがみられたなら，外科医に相談する（観血的整復）。
- ●専門家からの提言
□ 生後 3 ヵ月から 18 ヵ月が好発年齢。発育良好な児が，突然不機嫌に啼泣しては，しばし落ち着くような状態のときは，本症を疑うこと。

診断：異物誤飲，誤嚥
- ●ただちに実施すべきこと
□ 胃内に 2，3 日以上停滞する異物や腸管に移動した場合に穿孔を生じる可能性のあるような鋭利な異物は胃内にあるうちに内視鏡的に摘出。それが不可能なら観血的に摘出。
□ ボタン型電池は X 線で消化管内で停滞がなければ，自然排出を期待できるが，食道内に停滞する場合や，胃内にあれば磁石付カテーテルで摘出。
□ トイレ用洗剤は大量の場合，牛乳で希釈後，気道を確保し胃洗浄。
- ●診断の根拠
□ 問診。レントゲン写真に映るものでは診断は容易。
- ●してはならないこと・避けるべきこと
□ 意識障害のあるとき，催吐・胃洗浄はしない。強酸・強アルカリ（トイレ用洗剤）では催吐・胃洗浄は禁忌。灯油類も胃洗浄は原則的にしない。脂溶性である灯油の腸管吸収を高める牛乳は与えてはいけない。
- ●以後の治療方針および専門家に相談・依頼すべき状態
□ 摂取した異物の量や種類によることはいうまでもないが，多岐にわたるため，紙数の関係で省略。
- ●専門家からの提言
□ 胃，腸管異物の 90％ は糞便中に排泄される。ボタン型電池は胃内に停滞すると，胃酸で腐食し内容物が漏れだし，穿孔する危険性がある。タバコは誤飲量が少量なら胃洗浄は不要。防虫剤は，パラジクロルベンゼンなら大量のとき胃洗浄（牛乳は与えない）。

（市丸智浩）

13. 産科の急性疾患について

産婦人科の救急患者は一般に不正性器出血，下腹痛を主訴に受診する人が多い。そのなかで妊娠（表 III-25）が原因となるものをそれぞれ妊娠時期別に図 III-15，図 III-16 に示す。陣痛は除外したが，時に妊娠や陣痛発来に気づかず下腹痛で受診する人もある。

> 診断：流産，切迫流産

●ただちに実施すべきこと
- 問診：妊娠週数の推定。出血，帯下の内容。
- 内診：子宮および付属器の痛みの部位の確認。子宮頸管開大の有無。
- 超音波：胎嚢，胎児，胎児心拍の有無，腹腔内出血の有無
- 尿中のヒト絨毛ゴナドトロピン（human chorionic gonadotropine；hCG）定量

●診断の根拠
- 鑑別疾患として不全流産，完全流産，子宮外妊娠，絨毛性疾患を疑う（表III-26）。

●してはならないこと・避けるべきこと
- 患者には安静を指示する。

●以後の治療方針
- 子宮内に胎嚢を認め，さらに妊娠8週以降で胎児心拍を確認できれば安静経過観察。子宮内にGS（胎のう）を認めないときは全身状態良好であっても尿中hCG定量を行い子宮外妊娠に注意して経過観察。

●専門家に相談・依頼すべき状態
- 不正出血が多い場合。

> 診断：早産，切迫早産

●診断の根拠
- 早産は妊娠22週以降から37週未満での分娩徴候としての前期破水（premature rupture of the membranes）。
- 切迫早産で，早産の始まりを示唆するような子宮収縮や頸管熟化などの分娩徴候。
- 問診：妊娠週数の確認
- 内診，検査：tocolysis indexの判定，早産マーカー（癌胎児性フィブロネクチン，好中球エラスターゼ），経腟超音波による子宮頸管長の測定，内子宮口の開大所見の有無を調べる。
- 胎児心拍陣痛図（CTG）での胎児心拍の確認，子宮収縮の確認。

●以後の治療方針
- 肺成熟度，感染徴候の程度，胎児well-beingの評価，子宮収縮抑制の有効性，NICUなどの出生後の哺育条件などを総合的に判断して胎児娩出時期を判断する。
- 入院安静にて薬剤の投与。塩酸リトドリン（ウテメリン），硫酸マグネシウム。

●専門家からの提言

表III-25　分娩予定日ならびに妊娠時期の診断法

(1) 最終月経からの診断
　　最終月経の開始日に280日を加えた日を分娩予定日とする。月経が不順であったり流産・分娩等で無月経等でのまま妊娠した例では不適当。
(2) 基礎体温（BBT）からの診断
　　排卵日と考えられる日を妊娠2週0日とし266日を加えた日を分娩予定日とする。
(3) 超音波計測よりの診断
　　GS（gestational sac），CRL（crown-rump length），BPD（biparietal diameter），FL（femur length）を計測，標準値より妊娠時期を推測する。GS，CRLは妊娠初期（14週頃まで）の計測に用いるがCRLの計測値が最も誤差が小さく20週以降ではBPD，FLを用いるが胎児，子宮環境などにより誤差がでる。
(4) 妊娠反応陽性時期からの推定
　　高感度（25 IU/l）では妊娠3週後半より陽性化するものがある。200 IU/lで陽性のときは少なくとも妊娠4週以上になっていると診断できるが，陰性だからといってこれ以前とは限らない。（流産，子宮外妊娠等）

- 切迫早産の入院は，周期的な子宮収縮があり，仰臥位安静によって子宮収縮が消失しない場合，子宮頸管の展退あるいは開大がみられるときは考慮する。

> 診断：異所性妊娠（子宮頸管妊娠，子宮角部妊娠，卵巣妊娠，腹腔内妊娠，ほとんどが卵管妊娠）

●診断の根拠
- 問診：妊娠週数の推定。無月経，無月経後出血の時期，突発性下腹部激痛（破裂）。
- 内診：子宮腟部移動による疼痛，片側付属器またはダグラス窩に腫瘤触知。
- 腹腔内血液貯留のときは，ダグラス窩穿刺にて非凝固性の血液。
- 超音波：子宮内に胎嚢（－）腹腔内出血，子宮付属器に腫瘤，胎嚢，胎児心拍の確認。
- 尿中hCG定量：正常妊娠より低値。

●他の疾患の可能性・鑑別診断
- 妊娠に合併した腹膜炎（虫垂炎）。

●以後の治療方針
- 腹腔内の出血の程度と患者の全身状態から迅速な止血が必要なときは開腹術で，腹腔鏡手術はこれら以外のとき選択される。妊娠5週以降で尿hCG 2000 IU/l以上のときは，破裂の場合もあるため管理が必要である。

図III-15　不正性器出血をきたすおもな産科疾患

```
不正性器出血
    │
   妊 娠
    ├─────────────┬─────────────┬──────┐
  初 期        中期・後期      分娩中・後期    外傷
    │             │              │
 ┌──┼──┬──┐  ┌──┼──┐      ┌──┼──┬──┐
 流  子  胞  子   流  前  常      子  頸  弛  胎
 産  宮  状  宮   ・  置  位      宮  管  緩  盤
     外  奇  頸   早  胎  胎      破  裂  出  遺
     妊  胎  管   産  盤  盤      裂  傷  血  残
     娠      無              早
             力              期
             症              剥
                             離
```

図III-16　下腹痛をきたすおもな産科疾患

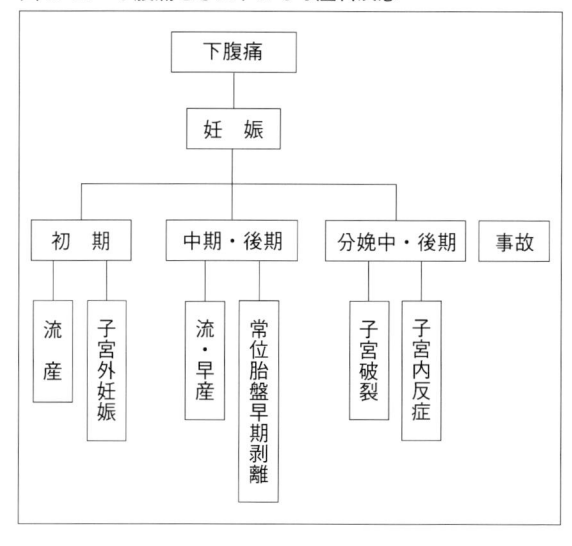

```
下腹痛
  │
 妊 娠
  ├───────┬───────┬────┐
初 期   中期・後期  分娩中・後期  事故
  │       │         │
 ┌┴┐    ┌┴─┐     ┌┴─┐
 流 子    流 常     子 子
 産 宮    ・ 位     宮 宮
    外    早 胎     破 内
    妊    産 盤     裂 反
    娠       早        症
             期
             剥
             離
```

表III-26　流産の種類

1. 切迫流産：流産への移行状態で正常妊娠への復帰が可能な状態。超音波上胎児は正常に発育しているが、出血、下腹痛を認める。
2. 不全流産：流産の際に胎芽あるいは胎児とその付属物が完全に排泄されずに一部が子宮に残存している状態。
3. 完全流産：流産の際に胎芽あるいは胎児とその付属物が完全に排泄された状態。
4. 進行流産：胎芽あるいは胎児およびその付属物がいまだに排泄されていないが、流産は開始し、子宮頸管は開大、出血量も増量している状態。

● 専門家に相談・依頼すべき状態
□腹腔内大量出血を起こし、ショック状態のとき。

診断：胞状奇胎

● 診断の根拠
□問診：妊娠週数の推定。出血の増加、つわり症状の有無。
□内診：妊娠週数に比べ子宮は大きい。
□超音波：子宮内に無数の点状エコー（small-cystic pattern）。
□骨盤血管造影：子宮筋層内病変の有無（最近ではMRIでの評価も行っている）。
□胸部X線像：肺転移の有無。

□CTあるいはMRI：腹部、頭部の病変の有無
● 以後の治療方針
□胞状奇胎娩出後の1週後に再度子宮内容除去術を行い、子宮腔内に奇胎、絨毛の遺残がなく空虚であることを確認し、基礎体温、hCGの変化を観察する。再上昇がみられるときは化学療法による治療が必要になる。

診断：前置胎盤

● 診断の根拠
□内子宮口の全部または一部を胎盤が覆う状態（全分娩の0.5％）で、妊娠20週頃より超音波によるスクリーニングを行う。経腹超音波では疑陽性となることがあるため経腟超音波確定診断を行う。
● 他の疾患の可能性・鑑別診断
□出血がみられるときは鑑別疾患として、絨毛膜

下血腫。常位胎盤早期剥離，辺縁静脈洞破裂，前置血管臍帯卵膜付着の臍帯血管断裂などがある。

● してはならないこと・避けるべきこと
□ 内診では胎盤（倚褥感）を触知するが出血を誘発することがあるため，現在では経腟超音波にて診断する。

● 以後の治療方針
□ 分娩法は全前置胎盤では胎児の発育がよければ子宮口開大前に帝王切開とする。止血困難なときには子宮摘出術となるときがある。
□ 部分前置胎盤では基本的には全前置胎盤と同様だが子宮口開大と児頭の圧迫により止血し経腟分娩が可能なこともある。
□ 辺縁前置胎盤では，少量の出血のみで子宮口が開大し，胎児の先進部が十分下降していれば経腟分娩を試みる。しかし出血量が多いときは帝王切開とする。

● 専門家からの提言
□ 告知出血といわれる無痛性の少量の出血をみることがあるが，大量出血で始まることもある。子宮下部最下端で胎盤が剥離し，凝血が付着したり，子宮壁が露出するため上行感染を起こしやすく，そのため切迫早産を合併していることが多い。このときは安静にして，子宮収縮抑制薬の投与も考える。予防的入院となることもあるが，性器出血があれば入院とする。分娩時大量の出血が予想されるため出血がない時期に自己血貯血を行っておく。

診断：常位胎盤早期剥離（以下早剥）

● 診断の根拠
□ 板状硬，持続的な子宮収縮により起こる早剥による下腹痛は，胎盤付着部に一致した局所的圧痛，間欠期のない持続的な腹部緊張で始まり，時間と伴に重症化する。
□ 性器出血は，暗赤色な凝固しない出血が下腹痛に先立ち出現することが特徴とされるが，性器出血がみられないことも多い。
□ 胎児心拍陣痛図（CTG）：子宮硬直による連続的子宮収縮波形（さざなみ様），胎児心拍の胎児仮死所見または胎児心音の消失。
□ 超音波所見：胎盤後血腫による胎盤後面のecho free spaceや胎盤内出血所見，分離や丸みをおびた胎盤辺縁像，胎盤肥厚像を認める。

● 以後の治療方針
□ 確定診断と同時に早期に胎児，胎盤の娩出を図り薬物などによる止血対策を行う。DICを併発していればその治療を開始する。早剥が発生（自覚症状として子宮の著明な圧痛出現を目安とする）してからDICが発症するまで最低5時間以上経過することが多いため，この時間内に急速遂娩などの処置を行う（ゴールデンタイム）。

● 専門家に相談・依頼すべき状態
□ 正常の位置にある胎盤が，胎児の娩出に先立ち，一部または全部剥離することにより生じる症候群である。剥離の程度により胎児仮死，子宮内胎児死亡，母体DICなどを合併する。（表III-27）

● 専門家からの提言
□ 現状で，予防予知は困難で早期診断が予後改善に不可欠である。妊娠中期以降の腹部外傷では，受傷後36時間程度までは早剥発症の危険があり注意を要する（表III-28）。
□ 出血量と重症度も関連性が少なく注意が必要である。電話などでの問い合わせのとき少量の性器出血と軽度の腹緊を訴えているときは，早剥も考慮に入れる必要がある。

診断：子宮破裂

● ただちに実施すべきこと
□ 血管確保，輸血の準備，開腹止血（子宮全摘，腟上切除，内腸骨動脈の結紮）

● 他の疾患の可能性・鑑別診断
□ 子宮破裂子宮切迫症状：触診で病的収縮輪の上昇。
□ 自発痛：陣痛発作極期に激痛を訴える，突然の子宮収縮の消失，内診上，先進部が触知できなくなる。（胎児が腹腔内へ娩出されるため）胎児仮死，胎児心拍の消失。
□ 全子宮破裂：子宮内腔と腹腔が直接交通する。
□ 不全子宮破裂：広間膜または臓側腹膜に覆われる。
□ 自然子宮破裂：胎児因子（巨大児，胎児奇形，体位胎勢異常），母体因子（過強陣痛，狭骨盤，子宮奇形，骨盤内腫瘍）。
□ 加害子宮破裂：産科手術（鉗子，過度の子宮内搔爬術），薬剤の誤用，外傷。
□ 瘢痕子宮破裂：既往帝王切開，筋腫核出術後，

表 III-27　産科 DIC スコア

	点数		点数
1．基礎疾患		c．心，肝，脳，消化管等に重篤な障害があるときはそれぞれ 4 点を加える	
a．常位胎盤早期剥離			
・子宮硬直，児死亡	5	・心（ラ音または泡沫性の喀痰など）	4
・子宮硬直，児生存	5	・肝（可視黄疸など）	4
・超音波診断層所見および CTG 所見による早剥の診断	4	・脳（意識障害および痙攣など）	4
		・消化管（壊死性腸炎など）	4
b．羊水塞栓症		d．出血傾向	
・急性肺性心	4	・肉眼的血尿およびメレナ，紫斑，皮膚，粘膜，歯肉，注射部位などからの出血	4
・人工換気	3		
・補助呼吸	2	e．ショック症状	
・酸素放流のみ	1	・脈拍 ≧100/分	1
c．DIC 型後産期出血		・血圧 ≦90 mmHg（収縮期）または 40％ 以上の低下	1
・子宮から出血した血液または採血血液が低凝固性の場合	4	・冷汗	1
		・蒼白	1
・2000 ml 以上の出血（出血開始から 24 時間以内）	3	3．検査項目	
		・血清 FDP　　　　　　≧10 μg/ml	1
・1000 ml 以上 2000 ml 未満の出血（出血開始から 24 時間以内）	1	・血小板数　　　　　　≦10×10⁴/mm³	1
		・フィブリノーゲン　　≦150 mmg/dl	1
d．子癇		・プロトロンビン時間（PT）≧15 秒（≦50％）またはヘパプラスチンテスト≦50％	1
・子癇発作	4		
e．その他の基礎疾患	1	・赤沈　　　　　≦4 mm/15 min または≦15 mm/h	1
2．臨床症状		・出血時間　　　≧5 分	1
a．急性腎不全		・その他の凝固・線溶・キニン系因子（例，AT-3≦18 mg/dl または≦60％，プレカリクレイン，α-PI，プラスミノーゲン，その他の凝固因子≦50％）	1
・無尿（≦5 ml/h）	4		
・乏尿（5＜～≦20 ml/h）	3		
b．急性呼吸不全（羊水塞栓症を除く）	4		
・人工換気またはときどきの補助呼吸	1		
・酸素放流のみ			

1) 7 点以下：その時点では DIC とはいえない。
2) 8〜12 点：DIC に進展する可能性が高い。
3) 13 点以上：DIC としてよい（注：DIC と確診するためには，13 点中 2 点，またはそれ以上の検査成績スコアが含まれる必要がある。
　＊ 8 点以上の場合は DIC の治療を開始するのが望ましい。

（日母研修ノート No. 35，日本母性保護産婦人科医会）

子宮形成術後。

 診断：弛緩出血

●ただちに実施すべきこと
□血管確保。
□双手圧迫法（腟内に手を挿入して子宮口をつかみ，一方の手で子宮体部をつかむ）。
□双手圧迫法の操作中に子宮内遺残物の確認，産道損傷の有無の確認。エコーを併用するとわかりやすい。
□子宮収縮を促進させる。オキシトシン，プロスタグランジン F₂α の DIV，ときには子宮に局注を行う。
□導尿，膀胱を空にする。

表 III-28　常位胎盤早期剥離のリスク因子

1．常位胎盤早期剥離の既往
2．妊娠中毒症，HELLP 症候群，高血圧合併妊娠
3．少量アスピリン療法
4．急激な子宮内圧の低下時（特に羊水過多の破水時，双胎第一子娩出後
5．臍帯過短
6．外回転術
7．子宮筋腫合併妊娠
8．外傷（交通事故，暴行など）
9．喫煙，コカイン中毒
10．高齢妊娠
12．高ホモシスチン尿症
13．絨毛膜炎
　　　　など

（周産期医学 vol. 27 1997 増刊号）

- □下腹部を氷で冷やす。
- □子宮腔および腟内にヨードホルムガーゼを挿入し強圧タンポンとする。
- □それでも止血できない場合は子宮摘出，内腸骨動脈結紮を考える。

● 診断の根拠
- □分娩第三期の大量出血で瞬時に起こる。胎盤娩出直後に認められる出血で，子宮収縮は不良。

● 他の疾患の可能性・鑑別診断
- □鑑別疾患として分娩後大量出血を起こすものとして子宮破裂，子宮内反症，癒着胎盤，頸管や腟壁の裂傷，前置胎盤の付着部からの出血などがある。

● 専門家からの提言
- □リスク因子としては，①胎盤など付属物の遺残 ②多胎児，巨大児，羊水過多症などによる子宮筋の過度の進展，③分娩の急速な進行，④遷延分娩，微弱陣痛などによる子宮筋の疲労，⑤長時間の麻酔，⑥子宮奇形や子宮筋腫などの子宮病変，⑦膀胱，直腸の充満などがある。

診断：子宮頸管裂傷

● ただちに実施すべきこと
- □出血量が多いので血管確保を行い輸液または出血が多い場合には輸血も考慮する。

● 診断の根拠
- □腟鏡をかけ裂傷の有無を確認する。出血が多いときは，内診指の間に子宮腟部と頸管を挟み，子宮口に沿ってぐるっと回して裂傷の有無を確かめる。

● 他の疾患の可能性・鑑別診断
- □鑑別診断として腟壁裂傷，子宮破裂，胎盤剝離の異常，弛緩出血，血液凝固障害などである。

● 以後の治療方針
- □十分な視野を確保し止血縫合を行う。

診断：子宮内反症

● ただちに実施すべきこと
- □血管確保：出血多量，ショック，麻酔などの処置の必要性がある。
- □麻酔：痛みを取り子宮筋の弛緩を起こすものがよい。
- □導尿：膀胱を空虚にして整復を容易にするためと，ショック状態であるため，尿流出の確認のために行う。

● 診断の根拠
- □視診では子宮口あるいは腟口から暗赤色の腫瘤がでているのがみられる。腫瘤の大きさは反転の程度によってさまざまである。同時に腹壁上より臍高付近にあるはずの子宮底が触知できない。他に超音波にて確認する。
- □胎盤娩出後の外出血：胎盤剝離面が露出するために起こる。
- □下腹痛：腹膜の牽引，絞扼のために起こり，時に出血性ショック，神経原性ショックとなる。

● 他の疾患の可能性・鑑別診断
- □出血が多い場合は，頸管裂傷，腟壁裂傷，子宮破裂，胎盤の一部早剝，胎盤の一部残留，弛緩出血。
- □下腹痛が強い場合は，子宮破裂，後腹膜血腫，後陣痛，粘膜下筋腫の筋腫分娩，子宮下垂，子宮脱などがある。

● 以後の治療方針
- □用手整復術：内反を起こした直後に行う。
- □手術的整復：内反が起こってから時間が経っているときや絞扼が強くなって整復が困難なとき。
- □子宮全摘術：子宮が壊死に陥ているもの，感染を起こしているもの，整復後再発したときなどに行う。

● 専門家からの提言
- □子宮壁が薄く柔らかくなっており，かつ子宮口が弛緩しているときに反転しやすい。したがって出産時に起こりやすいので，まだ剝離してない胎盤の臍帯を強く引っ張ったり，無理なクレーデ胎盤圧出法は子宮底を陥没させることになる（外因性）。
- □坐位，立位の分娩，臍帯過短や急激な分娩進行，粘膜下筋腫の重さで引っ張られる場合，羊水過多や多胎のように子宮壁が過剰に進展されているときなどには自然に反転するときもある（内因性）。

診断：妊娠中毒症

● 診断の根拠
- □妊娠20週以降から産褥6週以内に発症した，妊娠に高血圧・蛋白尿・浮腫の1つもしくは2つ以上の症状がみられ，かつこれらの症状が単なる妊娠偶発合併症によるものでない場合。
- □わが国では現在表III-29に分類される。
- □母体側：尿蛋白定量，血算，尿酸，尿素窒素，

クレアチニン, AST, ALT, LDH, フィブリノーゲン, FDP, アンチトロンビンIII (AT-III), 尿中E3, hPL
□胎児側：NST, 超音波検査（胎児推定体重, 羊水量, 胎盤所見, 臍帯動脈血管抵抗, 子宮動脈血管抵抗など）

●他の疾患の可能性・鑑別診断
□三症状をきたす疾患は循環器, 内分泌疾患, 腎疾患, 膠原病, 糖尿病など多数の疾患があるため, 妊娠前の状態をよく把握した上で除外診断をする。特にけいれん発作の場合, 脳血管疾患, てんかん発作の有無。

●以後の治療方針
□基本的には安静臥床し, 減塩, 低カロリー, 高蛋白食にするが腎機能の悪化があれば低蛋白食。
□降圧薬：メチルドーパ, ヒドララジン, α遮断薬, Ca拮抗薬, ニトログリセリン。
□抗けいれん薬：硫酸マグネシウム, ジアゼパム, フェニトイン, バルビタール。

●専門家からの提言
□子癇発作は母体死亡率, 胎児死亡率は高く, 重症の高血圧を呈しているときは特に注意が必要である。前駆症状として頭痛, めまいなどの脳症状や胃痛, 嘔気, 嘔吐などの消化器症状, 眼華閃発などの眼症状がある。
□HELLP症候群は周産期死亡, 母体死亡高く, 心窩部痛, 右季肋部痛, 嘔気, 嘔吐などの症状があるときは重症度にかかわらず疑い, ①溶血②肝機能障害, ③血小板減少の有無を確認する。

（内山 章）

14. 婦人科の急性疾患について（表III-30）

診断：細菌感染に関係あるもの

① PID (pelvic inflammatory disease), ②付属器炎, ③子宮留膿腫。

●ただちに実施すべきこと
□重症感染症からDICへ移行した場合, その診断と治療。妊娠の可能性の否定。

●診断の根拠
□感染の程度に応じて, 発熱, CRP上昇, WBC高値と下腹部痛の存在。
□PIDは下腹部全体の痛みで圧痛部位がはっきりしないことがある。

表III-29 妊娠中毒症の病型分類

妊娠中毒症の病型を純粋型と混合型に大別する。なお, 純粋型, 混合型にかかわらずけいれん発作を伴うものは子癇とする。
1. 純粋型妊娠中毒症とは, 妊娠偶発合併症の存在によるとは推定しえず, 妊娠20週から産褥期（分娩後42日間）までの期間にのみ高血圧・蛋白尿・浮腫などの症状を呈する場合をいう。
2. 混合型妊娠中毒症とは, 妊娠前より高血圧・蛋白尿・浮腫などの症状を呈する疾患あるいは状態の存在が推定され, 妊娠によって症状の増悪あるいは顕症化をみた場合をいい, 純粋型妊娠中毒症に該当しないものをこれに含める。
3. 子癇は純粋型, 混合型にかかわらず妊娠中毒症によって起こったけいれん発作をいい, けいれん発作の発生した時期により, 妊娠子癇・分娩子癇・産褥子癇と称する。なお, けいれん発作の発生した時期がまたがった場合, たとえば分娩期と産褥期とにけいれん発作が発生した場合は,「分娩・産褥子癇」とする。
注：以下の疾患は必ずしも妊娠中毒症に起因して発症するものではないが, かなり深い因果関係があり, また重篤な疾患であるので「注」として取り上げることにした。
しかし, 妊娠中毒症の病型分類には含めない。
肺水腫, 脳出血, 常位胎盤早期剥離およびHELLP (hemolysis, elevated liver enzymes, low platelet count) 症候群

（最新産科学 異常編 改訂第19版 p.63, 1993）

□付属器炎は炎症が限局していれば内診で圧痛が確認できる。
□子宮留膿腫は子宮内容物を排泄しようとする間欠的な痛みがある。子宮ゾンデによる内容物の確認。補助診断として超音波が用いられる。症状に応じて種々の所見が認めらる。

●他の疾患の可能性・鑑別診断
□虫垂炎, 腸炎, 憩室炎などの消化器疾患。
□卵巣腫瘍茎捻転, 子宮外妊娠。

●してはならないこと・避けるべきこと
□卵巣腫瘍茎捻転や子宮外妊娠の見逃し。

●以後の治療方針
□子宮頸管分泌物の細菌培養, 抗生物質の投与。感染の重症度で入院の必要性を検討。

●専門家に相談・依頼すべき状態
□下腹部でも恥骨直上, 鼠径部直上に圧痛があったり, 超音波で腫瘤性病変が疑われる場合。

●専門家からの提言
□急性発症から慢性に経過しているものまで病像が多彩である。原因菌として結核菌（下行性感

染）がありうる。子宮留膿腫の原因が子宮癌のことがある。

診断：月経困難症
●**ただちに実施すべきこと**
□重症例では嘔吐・頭痛・失神などを起こすことがあるので頭蓋内疾患などとの鑑別に時間をかけないこと。診断がつけば，鎮痛薬使用。
●**診断の根拠**
□月経開始と同時に始まる下腹部正中の疼痛で，腰痛を伴うことも多い。
□器質性月経困難症は，子宮筋腫，子宮内膜症，子宮腺筋症などの原因疾患がある場合で平均初発年齢が35歳前後で，徐々に増悪する特徴がある。
□機能性月経困難症は原因となる器質性疾患がない場合で，頸管狭小，過収縮などが原因とされ，初発は25歳前後，10代も多い。
●**他の疾患の可能性・鑑別診断**
□切迫流産，外妊切迫破裂など妊娠に関連する疾患。日頃，月経痛が強い人が妊娠の可能性を考えずにいつもの月経痛の強い状態だと医者に説明し，それをうのみにすると誤診する。排卵の時期に少量の出血と下腹部痛を訴えることがあり，排卵期出血，中間期出血という
●**してはならないこと・避けるべきこと**
□卵巣腫瘍茎捻転や子宮外妊娠の見逃し。
●**以後の治療方針**
□鎮痛薬による徐痛，時にペンタゾシンが必要。漢方薬，排卵抑制など。
●**専門家に相談・依頼すべき状態**
□診断が疑わしいとき。鎮痛薬無効例。
●**専門家からの提言**
□機能性月経困難症は心理学的要因があり，心身医学的対応が必要なこともある。

診断：茎捻転（腫瘍性病変）
●**ただちに実施すべきこと**
□手術の準備。
●**診断の根拠**
□超音波，CT，内診などで腫瘍性病変の証明とその部位の圧痛。悪心，嘔吐など腹膜刺激症状を伴うこともある。多くは急性発症で，過去に同様の下腹部痛の出現と消失を経験していることがある。子宮筋腫やまれに正常の付属器が捻転する場合もある。
●**他の疾患の可能性・鑑別診断**
□他科を含め急性腹症全般。2〜5％に悪性卵巣腫瘍の茎捻転もある。
●**してはならないこと・避けるべきこと**
□妊娠の可能性の見逃し（その後のX線検査）
●**以後の治療方針**
□手術になる場合が多いが痛みの程度によっては待機的に鎮痛薬で様子をみることもある。
●**専門家に相談・依頼すべき状態**
□鎮痛薬無効例，他の婦人科疾患が否定できない場合。
●**専門家からの提言**
□診断目的に腹腔鏡が施行されることがある。そのまま根治手術が可能である。

診断：卵巣出血
●**ただちに実施すべきこと**
□ショック症状の有無の確認。妊娠反応陰性の確認。出血量の予測。
●**診断の根拠**
□腹痛の急性発症。超音波検査による腹腔内出血の疑い。腹膜刺激症状。多くは排卵期の破裂卵胞もしくは黄体囊胞からの出血であるので月経歴から推測できる。妊娠反応陰性が前提。
●**他の疾患の可能性・鑑別診断**
□以前は妊娠反応の感度が低く，外妊の流産や破裂との鑑別が不可能であった。現在は高感度の尿中hCG検出キットががあり，市井の薬局でも市販されている。出血傾向を伴う疾患，凝固因子異常，ITP，血小板無力症などの鑑別が可能となった。不妊治療で採卵後に出血する場合がある。
●**してはならないこと・避けるべきこと**
□除痛目的にNSAIDsを使用する場合は出血の助長に注意する。
●**以後の治療方針**
□安静，バイタルサインチェック，出血量の経時的評価。大量出血や出血の持続がある場合は，手術。
●**専門家に相談・依頼すべき状態**
□出血が持続している可能性がある場合。
●**専門家からの提言**
□妊娠判定が早期に行えるようになった現在，まず待機が原則になりつつある。

診断：卵巣過剰刺激症候群（ovarian hyperstimulation syndrome; OHSS）

● ただちに実施すべきこと
□ 全身状態の把握。尿量の評価。血液濃縮の程度の評価。

● 診断の根拠
□ 排卵刺激治療の既往があること。卵巣腫大，腹痛，腹部膨満から始まり，乏尿，血液濃縮，腹水，重症化すると胸水，呼吸困難が出現。治療の遅れ，誤った治療で，血液濃縮がさらに進み，循環不全，心不全，腎不全，脳血栓など，致死的状態に移行してしまう。

● 他の疾患の可能性・鑑別診断
□ 腹部膨満，腹痛，腫大した卵巣が認められあたかも急性腹症，要手術という印象を持ってしまうが，排卵刺激療法（特にhCG-hMG療法）を受けていることの確認が重要。多嚢胞性卵巣が基礎にあると発症しやすい。

● してはならないこと・避けるべきこと
□ この病態の基本は，血管内から卵胞内への水分，電解質，蛋白質のactive transportと，それに引き続いて起こる，血管内から腹腔内，胸腔内へのpassive transportである。よって，乏尿期に利尿薬を投与すると，血管内脱水を助長してしまうし，腹水が増大している時期に水，電解質のみを輸液すると脱水症の悪化を早めてしまう。利尿薬は禁忌。アルブミンを投与して膠質浸透圧を保つことが必要。

● 以後の治療方針
□ 水分代謝に即した水分の補充と排除を行う。
□ 呼吸困難が強い場合，胸水穿刺，腹水穿刺が行われる。抜いた穿刺液を濃縮して血管内に戻すことは理にかなっている。

● 専門家に相談・依頼すべき状態
□ 卵巣径8×8 cm以上，腹水大量の場合，入院が必要。
□ 尿量減少の自覚があるとき。

● 専門家からの提言
□ OHSSは，その素因を持つ卵巣の，特殊な状況における一過性の反応と考えられている。嵐の過ぎ去るのを待つことが，治療の原則といえる。外出先での発症であったり，かかりつけが遠方であったりして，受診が遅れ，救急車で搬送されてくる可能性もあるので，あえて項目としてあげた。患者は，この病態発症の可能性の説明を受けているはずだが，時にまったく無知であったり，不妊治療中であることを言わない患者がいるので注意が必要である。

診断：不正性器出血

● ただちに実施すべきこと
□ 大量出血でショック状態になっていないか確認。

● 診断の根拠
□ その人の通常の月経以外の時期に性器出血があること。
□ 表III-30に示したように原因疾患は多彩であるが，妊娠性の出血を鑑別する必要がある。hCG

表III-30 不正性器出血の原因疾患

A. 腹痛
　A-1. 細菌感染に関係あるもの
　　1. PID（Pelvic Inflammatory Disease）
　　2. 付属器炎
　　3. 子宮留膿腫
　A-2. 細菌感染に関係ないもの
　　1. 月経困難症
　　2. 排卵痛（略）
　　3. 処女膜閉鎖（略）
　　4. 茎捻転（腫瘍性病変）
　　5. 卵巣出血
　　6. 卵巣過剰刺激症候群
B. 不正性器出血
　B-1. 妊娠反応陽性
　　1. 切迫流産，子宮外妊娠など→産科の項目参照
　　2. 絨毛性疾患
　B-2. 妊娠反応陰性
　　1. 機能性出血
　　2. 更年期出血
　　3. 子宮筋腫
　　4. 子宮内膜症
　　5. 子宮頸癌
　　6. 子宮体癌
　　7. 卵巣腫瘍
　　8. ホルモン補充療法（HRT）中
C. 外陰部症状
　　1. 暴行
　　2. 外傷
　　3. 外陰膣炎，外陰掻痒症（略）
　　4. バルトリン腺膿瘍（略）
D. その他
　　1. 癌患者の後遺症，合併症
　　　1-1. 尿閉
　　　1-2. 放射線障害
　　　1-3. リンパ嚢腫
　　　1-4. 癌性疼痛（略）
　　2. 子宮脱（略）

産生性腫瘍であるため妊娠反応が陽性になるものに絨毛性疾患がある。妊娠反応陰性であれば，内分泌異常，子宮の器質的疾患，腫瘍性病変などの鑑別が必要となる。
□hormone replacement therapy（HRT）中は不正出血がつきものであるが，説明をしていてもビックリして救急病院に駆けこむ患者が多い。
●他の疾患の可能性・鑑別診断
□尿道口，肛門からの出血を性器出血と間違えないこと。
●してはならないこと・避けるべきこと
□妊娠に関連する出血を見逃さないこと。患者自身が不正出血を月経と思っていることがあるので，時期，量，持続期間など細かい問診（表III-31）が必要となる。慢性的に鉄欠乏性貧血になっている場合が多く，Hbが低いからといって安易に輸血を施行しないこと。
●以後の治療方針
□それぞれの疾患の治療法に準ずるが，出血量が多くショック状態の場合は一般的なショックの治療が先行し，それと並行して鑑別診断が進められなければならい。
●専門家に相談・依頼すべき状態
□出血源の確認には腟鏡診が必要である。それでも出血源がはっきりしない場合。
●専門家からの提言
□性器出血の対応は婦人科以外の科はなかなか困難と思われる。

診断：暴行
●ただちに実施すべきこと
□警察に届ける意思があるか，確認すること。そのときは決心できなくても後日届ける場合があるので，証拠の保全に努める。
□性器以外の損傷の診断と治療。
●診断の根拠
□本人の訴え。性器，外陰部の外傷，その他，法医学的根拠による暴行の証明。
●他の疾患の可能性・鑑別診断
□強姦が起きたかどうかは法律上の問題であり，医学的問題ではない。性交，あるいはそれに準ずる行為があったか否かを証明する事実，所見を記録する必要がある。
●以後の治療方針
□性行為感染症（STD）の検査，性交後避妊薬

表III-31 不正性器出血をみた場合の問診すべきことがら

1. 月経歴：初経年齢，周期（月経が始まった日から次の月経が始まる日までの日数）持続日数，量の多寡，随伴症状の有無。閉経後の女性は閉経年齢。
2. 最終月経：いつから，何日間，いつもと比較して始まる時期，期間，量，随伴症状に違いはないか。
3. 既往妊娠数：流産，人工中絶などを含め，過去の妊娠回数。
4. 既往分娩数：死産を含め過去の分娩回数。
5. 性交経験の有無

の投与の検討，性病予防のためのペニシリン投与の検討，精神的外傷への配慮。
●専門家に相談・依頼すべき状態
□単なる暴行でなく強姦の可能性がある場合。
●専門家からの提言
□性交の証明は困難なことも多い。腟内を生食で洗浄，その洗浄液を保存しておけば，後日法医学検査に提出できる。海外では，力の弱い高齢女性が暴行の対象になる場合もある。

診断：外傷
●ただちに実施すべきこと
□尿路系の合併損傷の有無の確認。必要なら尿流出路の確保。
●診断の根拠
□外傷機転より，外・内性器の外傷が予測され，視診，症状から診断される。下腹部の鈍的外傷の場合，超音波，CTなどの画像検査が必要なこともある。
●他の疾患の可能性，鑑別診断
□はしごから足を踏みはずす，尻もちをついたときなどによる外陰部の打撲は外陰裂傷の原因となる。交通外傷の場合は，骨盤骨折，尿道，膀胱損傷など，その他の外傷。
●してはならないこと，避けるべきこと
□尿路系の損傷を見逃さないこと。
●以後の治療方針
□皮膚，粘膜の裂傷だけなら，局麻下の縫合。他臓器損傷があればその治療が優先される。
●専門家に相談・依頼すべき状態
□打撲だけでなく裂傷がある場合。外尿道口周囲の損傷は泌尿器科で対応することになる。
●専門家からの提言
□内気な女性，子どもなどは，外陰部の打撲の事実を告げないことがある。看護婦などにそれと

診断：癌患者の後遺症，合併症
①尿閉，②放射線障害，③感染性リンパ嚢腫。
● ただちに実施すべきこと
□ 尿閉には尿路の確保。
□ 放射線障害：出血が多ければその対応。
□ 感染性リンパ嚢腫：炎症所見の確認，抗生物質の投与。
● 診断の根拠
□ 尿閉は超音波などで水腎症を確認。
□ 放射線障害：放射線治療の既往，他に出血の原因がないこと。腟鏡診による瘻の確認。
□ 感染性リンパ嚢腫：リンパ節郭清術の既往。超音波で嚢腫の確認，同部位の痛み。
● 他の疾患の可能性・鑑別診断
□ 尿閉：腎性，腎前性の腎不全。
□ 放射線障害：血尿，下血を発症する病態。
□ 感染性リンパ嚢腫：まれに鼠径，大腿ヘルニア。
● してはならないこと・避けるべきこと
□ 尿流出路が確保できないうちに輸液で水分を負荷すること。
● 以後の治療方針
□ 尿閉：泌尿器科と相談，内視鏡的にW-Jカテーテルを膀胱から腎盂に挿入。不可能なら，腎盂皮膚瘻の造設。
□ 放射線障害：入院管理，出血に対してステロイド療法が試みられる。
□ 感染性リンパ嚢腫：抗生物質の内服で治癒することもあるが，多くは入院，安静，抗生物質の点滴。必要なら，穿刺，排膿。
● 専門家に相談・依頼すべき状態
□ 尿閉：腎後性腎不全のとき。
□ 放射線障害：血尿，下血があり，放射線治療の既往があるとき。
□ 感染性リンパ嚢腫：発熱，CRP高値など炎症所見の強いとき。
● 専門家からの提言
□ 尿閉：癌の進行度によっては何も処置しない場合もある。
□ 放射線障害：寛解してもなかなか根治しないことが多い。瘻に関してはまったくの無力である。尿路変更，人工肛門などが考慮されることがある。
□ 感染性リンパ嚢腫：嚢胞があっても発症しない

人から，何度も感染を繰り返す人までさまざまである。

（原　浩一）

15. 皮膚科の急性疾患について

診断：熱傷
● ただちに実施すべきこと
□ 冷却：水道水で30分間冷やす。着衣は無理にはぎ取らないでハサミで切り取る。
□ 清浄化：滅菌水洗浄，ヒビテンまたはオスバン消毒。
□ 重症度判定
　① 熱傷面積：成人—9の法則，小児—5の法則。
　② 熱傷深度：Ⅰ度—epidermal burn，Ⅱ度—superficial burn (SDB), deep dermal burn (DDB), Ⅲ度—deep burn。
　③ 気道熱傷の有無：鼻毛の消失，口腔内のスス，喀痰中のスス，嗄声。
□ 軽症：外来治療可能⇒Ⅱ度15％以下，Ⅲ度2％以下。
□ 中等症：入院治療⇒Ⅱ度15〜30％，Ⅲ度2〜10％。
□ 重症：専門施設で治療⇒Ⅱ度30％以上，Ⅲ度10％以上。
□ 顔面・手・足・陰部の熱傷，気道熱傷，化学熱傷，電撃傷，高齢者と幼少児，重基礎疾患を有する症例は面積・深度に関係なく専門施設で治療。
● 診断の根拠
□ 高熱の気体（火焔を含む）・液体・固体との接触。
● 他の疾患の可能性・鑑別診断
□ アオバアリガタハネカクシによる線状皮膚炎，アオカマキリモドキによる水疱性皮膚炎などの昆虫皮膚炎。
□ 日光皮膚炎。接触性皮膚炎。
● してはならないこと・避けるべきこと
□ 水疱を破らない。抗生物質の投与はすぐには行わない。気管内挿管の時期を逸しない。
● 以後の治療方針
□ 気道確保。血管確保（受傷部以外の太い静脈に2ルート確保）。
□ 尿道カテーテル留置。

- □体重測定。バイタルサインのチェック。
- □血液検査（血液型 Hb, Ht, RBC, WBC, 電解質など）。血液ガス検査。
- □疼痛対策（ジアゼパムなど）。
- □破傷風予防。
- □輸液計画（Baxter 法，HLS 療法）。
- □局所治療。

●専門家に相談・依頼すべき状態
- □中等症，重症の場合。または顔面・手・足・陰部の熱傷，気道熱傷，化学熱傷，電撃傷，高齢者と幼少児，重い基礎疾患を有する症例の場合。

●専門家からの提言
- □熱傷深度の判定は容易であるとは限らない。また熱傷深度は，受傷後5日間は流動的で，局所的・全身的条件によって容易に進行する。特に初期の冷却・感染・水疱蓋の有無が大きく影響する。

診断：化学熱傷

●ただちに実施すべきこと
- □まず大量の水で洗い流す。眼症状がなくても，必ず眼科的処置をする。

●診断の根拠
- □実験用酸・アルカリや産業用の薬品との接触。

●他の疾患の可能性・鑑別診断
- □熱傷に準ずる。

●してはならないこと・避けるべきこと
- □酸・アルカリを中和しようとして無駄な時間を費やさない。

●以後の治療方針
- □熱傷に準ずる。酸によるものはアルカリ（薄い重曹水・弱アンモニア水），アルカリによるものは酸（希塩酸）で中和する。
- □気道熱傷がある場合は肺実質型が多く，肺水腫をきたしやすいため，初期輸液は HLS 療法で行うべきである。

●専門家に相談・依頼すべき状態
- □化学熱傷では軽症でも専門家に依頼するのが望ましい。

●専門家からの提言
- □アルカリでは蛋白を溶解するため，酸より深遠性になりやすいことに注意する。

診断：凍傷

●ただちに実施すべきこと

- □凍結指趾を折らないように乾布で丁寧に摩擦し，徐々に加温。凍結がとれたら微温湯で加温する。
- □暖かい飲み物を与える。

●診断の根拠
- □寒冷に長時間曝露し，低温の気体・液体・固体との接触し，皮膚組織の凍結がある。全身凍傷のときは，低体温もみられる。

●他の疾患の可能性・鑑別診断
- □凍瘡は，いわゆる「しもやけ」で，気温 4〜15℃で日差 10℃以上の時期に頻発する。

●してはならないこと・避けるべきこと
- □全身凍傷の場合，急激な加温は血流が皮膚に集中し，ショックをきたすことがあるので注意する。

●以後の治療方針
- □熱傷に準ずる。壊死組織は除去し，経過により回復が望めない四肢や指趾は切断する。

●専門家に相談・依頼すべき状態
- □凍傷は軽症でも専門家に依頼するのが望ましい。

●専門家からの提言
- □防寒具の発達にため，登山・スポーツなどによるものより，泥酔野外睡眠者の割合が高くなった。

診断：蕁麻疹

●ただちに実施すべきこと
- □ショック症状がある場合：静脈確保，気道確保，ショックの治療ヒドロコルチゾン（hydrocortisone）200 mg 点滴静注などを行う。

●診断の根拠
- □一過性に出没する激しい痒みを伴う膨疹（個疹の持続は数時間程度）。

●他の疾患の可能性・鑑別診断
- □肥満細胞症，虫刺症，薬疹を鑑別してゆく必要がある。

●してはならないこと・避けるべきこと
- □増悪因子に大量に曝露させること。

●以後の治療方針
- □抗ヒスタミン薬投与，呼吸困難，腹痛などを伴う例ではステロイド投与を行う。
- □原因の追求を行う。

●専門家に相談・依頼すべき状態
- □ショック症状，呼吸困難感，腹痛，発熱を伴うときは全身管理の必要があり専門家に相談すべきである。

●専門家からの提言
□受診時は皮疹が消失していることが多く，問診が重要となる．特にショック症状を伴う症例においては原因が明らかになれば極力接触を避けなければならない．

診断：薬疹

●ただちに実施すべきこと
□問診，採血データ，皮疹などからウイルス感染症との鑑別を行う．
□皮疹，採血データより重症度を判定する．
●診断の根拠
□薬剤内服中の患者で原因不明の発疹症をみた場合に疑う．
●他の疾患の可能性・鑑別診断
□ウイルス感染症，紅皮症など．
●してはならないこと・避けるべきこと
□原因不明のまま解熱薬や抗生物質を投与すること．
●以後の治療方針
□原因と考えられる薬剤投与の中止．
□重症度に応じステロイド，抗ヒスタミン薬の内服，ステロイド外用剤．
□原因薬剤の追求（リンパ球幼弱化試験，貼付試験，内服試験）．
●専門家に相談・依頼すべき状態
□全身症状を伴うとき（ショック症状，発熱，強い搔痒感）．
□粘膜症状を伴うとき（咽頭痛，排尿時痛，眼痛，粘膜部の発赤）．
□採血にて異常のみられるとき（骨髄抑制，肝機能異常など）．
□皮膚の剝脱がみられるとき（toxic epidermal necrolysis 型薬疹）．
●専門家からの提言
□常にウイルス感染症との鑑別が問題となる．皮疹，採血データ，薬剤内服歴などから総合的に判断する．
□重症型では免疫抑制状態を招くことがあり入院の上，無菌的な処置を行う必要がある．

診断：toxic epidermal necrolysis 型薬疹（TEN 型薬疹）

●ただちに実施すべきこと
□静脈確保，皮膚の消毒，ガーゼ保護を行う．
□原因と考えられるすべての薬剤の中止を行う．
●診断の根拠
□全身の皮膚の剝脱，潮紅，水疱．
●他の疾患の可能性・鑑別診断
□全身熱傷，ブドウ球菌性熱傷様皮膚症候群など．
●してはならないこと・避けるべきこと
□原因不明のまま解熱薬や抗生物質を投与すること．
●以後の治療方針
□入院・薬剤中止の上，皮膚の無菌的な処置，脱水の補正，全身管理が必要である．
□原因薬剤の追求（リンパ球幼弱化試験）が必要である．
●専門家に相談・依頼すべき状態
□最初から専門家による診断，処置を要する．
●専門家からの提言
□致死率が高く早期から適切な治療を要する．死亡原因は感染症によることが多く，無菌的な環境での処置が重要である．

診断：ツツガムシ病

●ただちに実施すべきこと
□最近2週間の生活歴の聴取，刺し口の発見．
●診断の根拠
□刺し口の発見（当初より痛みを認め，1〜2日後発赤，腫脹，数日後に水疱，潰瘍形成さらに黒色痂皮で覆われる）．
□10日前後の潜伏期の後，発熱，所属リンパ節腫脹，肝脾腫のほか，軀幹を中心に発疹．
●他の疾患の可能性・鑑別診断
□虫刺症，麻疹，その他ウイルス感染症による皮疹．
●してはならないこと・避けるべきこと
□無治療例では死亡率が高くなるため，早期治療を行う．
●以後の治療方針
□ミノマイシン（minomycin）200 mg 経口あるいは点滴静注で7日間．
□上記薬剤が使用できないときはシプロキサン（ciproxan），リファンピシン（rifampicin）を使用する．
●専門家に相談・依頼すべき状態
□肺炎，中枢神経症状（意識障害，けいれん），循環不全や DIC の出現．
●専門家からの提言

□ かつては日本海沿岸の河川地域での風土病であったが，近年は全国的に分布している。

診断：丹毒・蜂窩織炎
●ただちに実施すべきこと
□ ショック症状など，全身症状を伴っていないかどうか（壊死性筋膜炎の可能性），そして内科的基礎疾患の有無をチェックする。
□ 細菌感染症であるかどうかの判断，すなわち的確な診断が重要である。

●診断の根拠
□ 臨床的には，丹毒であれば，顔面・下腿の境界明瞭な発赤，腫脹（水疱を伴うこともある）を呈し，下腿の場合，高頻度に足白癬を合併している。
□ 蜂窩織炎は，境界不明瞭な浮腫性び漫性紅斑で，丹毒よりも浸潤が強く，どの部位にも生じる。
□ 丹毒，蜂窩織炎ともに局所熱感，圧痛を認める。以上の臨床所見と細菌感染を示唆する血液検査より診断する。

●他の疾患の可能性・鑑別診断
□ 顔面の丹毒は，接触皮膚炎と帯状疱疹。下腿の丹毒・蜂窩織炎は，血栓性静脈炎など。そして，両疾患とも壊死性筋膜炎の初期も重要な鑑別疾患である。

●してはならないこと・避けるべきこと
□ 的確な診断と細菌培養の提出を怠った，安易な抗生物質の投与。

●以後の治療方針
□ 丹毒であれば溶連菌を，蜂窩織炎であれば黄色ブドウ球菌を考えて，抗生物質を使用する。軽症は，外来治療可能であるが，中等症以上は入院治療が必要。特に下腿の丹毒は，安静が保たれないと，治療の反応が悪く，再発もしやすい。

●専門家に相談・依頼すべき状態
□ 的確な診断がつかない，または，壊死性筋膜炎が疑われる場合。

●専門家からの提言
□ 最近，一般外来でもMRSAによる蜂窩織炎，膿痂疹，またはブドウ球菌性熱傷様皮膚症候群が増加してきており注意が必要である。黄色ブドウ球菌による丹毒，溶連菌による蜂窩織炎も，稀ながらありうる。基本的には，皮膚感染症は皮膚科専門医を呼んでいただきたいが，重篤な合併症をきたす恐れのある，眼窩周囲および口底蜂窩織炎は，診断治療にあたって眼科，耳鼻科または口腔外科医の協力が必要となる。

診断：壊死性筋膜炎
●ただちに実施すべきこと
□ 丹毒・蜂窩織炎の対処と同様であるが，壊死性筋膜炎を疑うことが重要である。
□ ショック症状があれば，静脈確保とショックの治療し，肝腎障害やDIC（いわゆるtoxic shock-like syndrome）の有無を確認。
□ ビブリオ菌による場合，多くは肝硬変患者が，生の魚貝類を摂取して2日以内で発症するので，病歴で確認する。

●診断の根拠
□ 初期は，疼痛の強い，浸潤性紅斑，腫脹（丹毒・蜂窩織炎に似る）で，急速に紫斑，血疱，皮膚壊死をきたす臨床症状，全身症状，そして検査所見をあわせて診断する。
□ ガス産生菌が起因菌の場合，触診で病変部位に握雪感があり，嫌気性菌は悪臭がある。壊死性筋膜炎の初期は診断に迷う場合があり，このとき緊急MRIまたはCTが診断の役に立つ（ガス像も確認できる）。

●他の疾患の可能性・鑑別診断
□ 初期であれば，丹毒，蜂窩織炎，血栓性静脈炎など。

●してはならないこと・避けるべきこと
□ 局所病巣のグラム染色，細菌培養を怠った，安易な抗生物質の使用。
□ 壊死性筋膜炎を疑わないこと。

●以後の治療方針
□ 壊死性筋膜炎の診断がついたら，即座に緊急手術（病巣部のデブリドマン）を施行し，その後ICU管理となる。
□ 抗生物質は，起因菌が判明するまでは，病歴，基礎疾患の有無，局所の臨床所見，グラム染色の結果を考慮して溶連菌か，混合菌またはビブリオ菌かを予想して広域に大量に使用する。

●専門家に相談・依頼すべき状態
□ 壊死性筋膜炎が疑われた場合。

●専門家からの提言
□ 致死率の高い壊死性筋膜炎であるが，ビブリオ菌（*Vibrio vulnificus*）によるものを除いて，早期診断早期治療で治癒率がかなり上昇する。したがって，初診医が，この疾患を熟知し診断

することが患者の予後を左右することとなる。

診断：成人水痘

●ただちに実施すべきこと
□水痘既往の確認。

●診断の根拠
□水痘の既往がない成人で，躯幹顔面に紅暈を伴う小水疱・膿疱が多発してくる。
□皮疹発現の2～3日前から悪寒，発熱，頭痛，全身倦怠感を訴える。
□Tzanckテストでウイルス性巨細胞を確認する。
［Tzanckテスト：水疱底の細胞をスライドグラスに塗抹して，ギムザ染色にて棘融解細胞（Tzanck細胞）の有無を鏡検する。］

●他の疾患の可能性・鑑別診断
□疾患汎発性帯状疱疹，毛囊炎。

●してはならないこと・避けるべきこと。
□発熱を伴う場合，非ステロイド性消炎鎮痛薬の内服を行うが，Reye症候群の発症をみないようにアスピリンなどのサリチル酸系薬剤は避ける。

●以後の治療方針
□重症の場合：アシクロビル（ACV）5～10 mg/kg 1日3回点滴静注。ビダラビン（Ara-A）10 mg/kg 1日1回点滴静注。
□中等症の場合：アシクロビル錠（ACV）1回800 mg 1日5回7日間程度。
□軽症例は対症療法。
□その他，高熱やCRPが3以上を示した場合に細菌二次感染を考え，抗生物質の投与も考慮する。

●専門家に相談・依頼すべき状態。
□肺炎・肝炎を併発してきた場合や，頭痛嘔吐などの髄膜刺激症状が出現してきた場合。
□1000例に1例の割合で小脳性運動失調症状などの中枢神経障害が発生しており，注意が必要である。

●専門家からの提言
□水痘は子どもの病気であると思われがちであるが，核家族化が進み成人になるまで水痘に罹患していない人が多くなっている。成人であるからという理由で水痘を否定しないこと。

診断：帯状疱疹

●ただちに実施すべきこと
□ウイルス血症を起こし皮疹が汎発化していないか確認する。

●診断の根拠
□知覚神経の領域などに沿って水疱を伴う発赤疹が帯状に存在し，激しい疼痛を伴う。Tzanckテストにてウイルス性巨細胞を確認する。

●他の疾患の可能性・鑑別疾患
□虫刺症・単純疱疹。

●してはならないこと・避けるべきこと
□疼痛に対し非ステロイド性消炎鎮痛薬の内服を行うが，Reye症候群の発症をみないようにアスピリンなどのサリチル酸系薬剤は避ける。

●以後の治療方針
□アシクロビル（ACV）5～10 mg/kg 1日3回点滴静注。ビダラビン（Ara-A）10 mg/kg 1日1回点滴静注。アシクロビル錠（ACV）1回800 mg 1日5回7日間程度。
□その他，疼痛対策として非ステロイド性消炎鎮痛薬の内服。
□悪性疾患がないのか検索する。

●専門家に相談・依頼すべき状態
□顔面の帯状疱疹（三叉神経領域）は眼合併症（角膜炎・虹彩毛様体炎・結膜炎・視神経炎など）やRamsay Hunt症候群を引き起こしやすく，皮膚科・眼科・耳鼻科に相談。また，症状によりペイン外来へ相談。

●専門家からの提言
□本疾患は，その痛みのため湿布を貼ってあることが多く二次的にかぶれを起こし難治となることがある。少しでも疑ったときはまず皮膚科へ相談。また，ゾビラックス®錠剤は薬価も高く症状も変化するため外来では2～3日ごとに経過観察したほうがよい。1度に7日間分処方すると患者は必ず驚く。

診断：カポジ水痘様発疹症

●ただちに実施すべきこと
□Tzanckテストにてウイルス性巨細胞を確認する。

●診断の根拠
□おもにアトピー性皮膚炎の罹患者で発熱，倦怠感とともに，既存の皮膚病変上に粟粒大から小豆大の小水疱が生じ，播種状となる。

□ Tzanck テストにてウイルス性巨細胞を確認する。
● 他の疾患の可能性・鑑別疾患
□ 水痘。
● してはならないこと・避けるべきこと
□ ステロイド外用剤の使用。
● 以後の治療方針
□ 軽症：非ステロイド系抗炎症薬含有軟膏外用あるいは、ビダラビン軟膏外用。
□ 中等症：アシクロビル錠1回200 mg 1日5回5日間程度。
□ 重症：入院の日アシクロビル5～10 mg/kg 1日3回点滴静注。7日間程度。
● 専門家に相談・依頼すべき状態
□ 眼合併症がある場合
● 専門家からの提言
□ 本疾患はアトピー性皮膚炎の患者に発症しやすく、アトピーの増悪と判断して治療すると、本疾患を重症化させてしまうので皮膚科へのコンサルトが必要と思われる。

（中房淳司，萱場光治，三浦由宏，三砂範幸，田中達朗）

16. 耳鼻・咽喉頭・頸部の急性疾患について

診断：急性（化膿性）中耳炎
● ただちに実施すべきこと
□ 耳科領域では、もっとも救急受診が多い疾患である。感染経路は通常経耳管的感染であるため、急性上気道炎に続発ないしは併発することが多い。起炎菌についても一般の上気道炎などと同様である。
□ 一般の上気道炎などに準じて投薬を行う。βラクタム系抗生物質の内服に加え、疼痛発熱に対しては一般的なNSAIDs（小児ではアンヒバ®坐薬やポンタール®・シロップなど、成人ではポンタール®、ロキソニン®、ボルタレン®など）を投与する。耳漏を認める場合は、すでに鼓膜が穿孔しているため、抗生物質の点耳液が有効である。また、経耳管的感染であるため、鼻汁が多い場合はカルボシステインなども内服させたほうがよい。

● 診断の根拠
□ 肉眼所見が重要であり、鼓膜の発赤を確認する。しかし、膿貯留が高度となった場合には鼓膜を介して黄色の膿が透見されるため、一見発赤が軽度に感じられることがあるので注意を要する。
● 他の疾患の可能性・鑑別診断
□ 急性乳様突起炎などの緊急手術を必要とする疾患が疑われない場合は、投薬のみにて帰宅させることが可能である。
● してはならないこと・避けるべきこと
□ 無用の損傷を避けるためにも、救急医が安易に鼓膜切開を施行すべきではない。
● 以後の治療方針
□ 必ず一度は耳鼻咽喉科医を受診することを指示する必要がある。
● 専門家に相談・依頼すべき状態
□ 鼓膜切開の適応については早期から行うべきという意見から、近年の抗生物質の発達により経過をみて行うという意見まで種々認める。しかし、ある程度の習練を必要とする手技であり、適応があると考えられた場合は耳鼻咽喉科医に依頼して施行してもらうべきである。
● 専門家からの提言
□「痛くて眠れない」というような夜間の受診の場合、鼓膜切開を行うと鼓膜切開自体の痛みのため眠れなくなることもあり、上記処方、特にNSAIDを使用して様子をみて、翌朝耳鼻咽喉科医に必ず受診するよう指示して帰宅させるほうがよいこともある。

診断：急性乳様突起炎
● 診断の根拠
□ 急性中耳炎で特に乳突蜂巣の炎症が強く、視診上、耳後部の腫脹、耳介の聳立が認められるものである。
● 専門家に相談・依頼すべき状態
□ 緊急手術（乳様突起削開術）の適応であり、少しでもこの疾患が疑われれば、ただちに耳鼻咽喉科の当直医にコンサルテーションする。
● 専門家からの提言
□ 抗生物質の発達により減少したといわれるが、いったん急性乳様突起炎をきたせば高熱などの全身症状を伴い、重篤な経過をたどる。

診断：外傷性鼓膜穿孔

●ただちに実施すべきこと
□特に緊急処置や投薬は必要としないが，鼓膜に局所炎症所見が強いようなら抗炎症薬や点耳液などの投薬を行ってもよい。

●診断の根拠
□耳鳴，難聴などを主訴に来院する。受傷機転としては異物による直達外傷と，殴打などによる外耳道内の気圧の急激な上昇による。

●他の疾患の可能性・鑑別診断および専門家に相談・依頼すべき状態
□顔面神経麻痺や出血などが認められる場合には，側頭骨骨折やその他の部位の損傷を合併していることが考えられるため，迷わず耳鼻咽喉科の当直医にコンサルテーションすべきである。

●以後の治療方針
□鼓膜穿孔のみの場合には，近医の耳鼻咽喉科に紹介し定期的に穿孔部や聴力の経過を観察する。

診断：急性外耳道炎

●ただちに実施すべきこと
□抗生物質の点耳，内服を行うが，通常の毛嚢炎と同様に抗生物質の配合されたステロイド軟膏も併用されることもある。疼痛に対しては，NSAIDを処方する。

●診断の根拠
□外耳道内の毛嚢や耳垢腺への感染による。
□小児では水泳後，外耳道内に水が入り感染することが多く，また，耳掻きなどで外耳道を損傷して続発することも多い。

●他の疾患の可能性・鑑別診断
□耳珠圧迫や耳介牽引で疼痛が増強することが，中耳炎との鑑別に有用とされる。耳漏が膿性ではあるが粘液成分を欠くので中耳炎と鑑別できるともいわれるが，実際にはわかりにくいことも多い。

●以後の治療方針
□鼓膜など他の部位に異常所見がないことが確認できれば，処方のみで帰宅させることが可能である。

●専門家からの提言
□翌日近医の耳鼻咽喉科受診を指示しておく。

診断：外耳道異物

●診断の根拠
□外耳道内に入るサイズのものであれば，何でも異物になりうる。

●専門家に相談・依頼すべき状態
□下手に手を出すと鼓膜穿破などの可能性があり，特に動物性のものではまだ生きていることがあるので危険である。外耳道異物が来院したら余計な処置は行わず，ただちに耳鼻咽喉科医を呼ぶべきである。

●専門家からの提言
□小児では，玩具などを自分で挿入することもある。昆虫をはじめとする動物性のものも多く，ゴキブリ，コガネ虫，ムカデ，カニなどが経験されている。

診断：鼻出血

●ただちに実施すべきこと
□まず，ガーゼを鼻腔内に挿入せず，外から，指で鼻翼をつまんで，坐位のまま下を向かせて安静にさせる。小児の鼻出血は5～10分で止まることが多い。もし，鼻鏡やヘッドライトなどの光源が外来にあり，ある程度自信があれば，外用ボスミン液を含んだ3×15の挿入ガーゼを2つ折りにして，鼻鑷子で出血点に当てた後，指で鼻翼をつまんで，下を向かせて安静にさせてもよい。出血がひどければ，ルートを確保して，止血薬を点滴静注する。
□問診で基礎疾患がないか聞く。血圧が高くないかチェックし，血圧が高ければアダラートなどの降圧薬の投与を考える。

●他の疾患の可能性・鑑別診断
□鼻出血は救急外来で比較的頻度の高い疾患である。成人であれば基礎疾患に高血圧，糖尿病，慢性肝疾患を持っていることが多い。

●以後の治療方針
□外傷などで，鼻出血が止まらない場合はBelloqタンポンや，バルーンカテーテルを使用する場合もある。帰宅時に止血薬の処方を行うが，心疾患などで，抗凝固薬などを内服中の患者には当然上記処方は控えたほうがよい。

●専門家に相談・依頼すべき状態
□止血しない，あるいは再出血の不安があれば，必ず，耳鼻科を呼ぶ。

●専門家からの提言
□まれに血液凝固系の疾患が隠れていることもあるので，頻回の鼻出血を訴えれば小児科や耳鼻

科の受診を勧める。
- □出血点はいわゆるキーゼルバッハが多い。意外と鼻腔内の手前の粘膜で出血していることが多い。

診断：鼻副鼻腔疾患

●ただちに実施すべきこと
- □痛みを訴える場合は，抗生物質（セフェム系）消炎鎮痛薬を1日分処方し，翌日耳鼻科を受診させる。

●診断の根拠
- □急性：
  ① 痛みあり
    水様性鼻漏あり：急性鼻炎。
    膿性鼻漏あり：急性副鼻腔炎。
    鼻漏なし，手術歴あり：術後性頬部嚢胞[*1]。
  ② 痛みなし
    水様性鼻漏あり：アレルギー性鼻炎。
- □慢性：慢性副鼻腔炎[*2]，腫瘍性疾患。

●他の疾患の可能性・鑑別診断
- □眼窩内合併症：眼瞼の発赤腫脹，浮腫，発熱，眼球突出，眼球運動障害，視力障害。
- □頭蓋内合併症：高熱，疼痛，悪寒，髄膜刺激症状。
- □[*1] 術後性頬部嚢胞では頬部痛，頬部腫脹，歯痛や歯牙異常感，時として眼球突出をきたすことがある。
- □原因不明の顔面痛や，原因不明の視力障害では後部副鼻腔の嚢胞を考慮する。

●専門家に相談・依頼すべき状態
- □[*2] 慢性副鼻腔炎ではび漫性の頭重感あるいは頭痛が現れることが多い。まれに上記の合併症を起こすことがあるので，少しでも疑ったら緊急頭部CTを施行し，耳鼻科にコンサルトする。
- □視力障害では緊急手術の適応となることがあるので，可能性が少しでもあれば，緊急頭部CTを施行し，耳鼻科にコンサルトする。

診断：鼻腔異物

●診断の根拠
- □5歳以上の小児に多く片側鼻閉，血性鼻汁，悪臭を伴った鼻漏などの症状がみられる。

●専門家に相談・依頼すべき状態
- □十分な問診とX線検査（副鼻腔3R：頭部正面，側面，Waters法）後に，鼻腔内の十分な観察が必要なため，不用意に取らずに耳鼻科にコンサルテーションする。慣れない医師が摘出を試みるとかえって奥に異物を押し込んでしまう恐れあり。さらに，患児が暴れだし，後の摘出が困難になる。

診断：鼻骨骨折

●診断の根拠
- □画像診断：鼻骨単純撮影（Waters法，側面）を行うが読影は難しく，過小評価されがち。可能ならば鼻骨部CT（軸位，5mmスライス）を行うとよい。
- □局所所見：視診では外鼻の偏位，変形，鼻出血の有無を，触診では捻髪音，段差の有無を見る。

●以後の治療方針
- □非観血的整復術：Walsham鉗子，elevatorなどを鼻内に挿入し骨折部を整復する。鼻内には抗生物質軟膏ガーゼを約1週間充填し固定とする。
- □観血的整復術：受傷から2週間以上経つ症例や非観血的には整復できない症例に対して行う。

診断：眼窩吹き抜け骨折（blowout fracture）

●診断の根拠
- □症状：複視，眼球運動障害。左右の複視は内側壁，上下の複視は下壁の骨折。
- □画像診断：CTがきわめて有用で軸位断だけでなく，必ず冠状断もとる。副鼻腔単純撮影（3方向）も行うが情報は少ない。
- □眼科的診断
  ① Traction test：外眼筋付着部を引っ張り抵抗の有無を見る。
  ② Hess chart：眼球運動制限を客観的に表現できる。

●以後の治療方針
- □内側壁骨折なら内視鏡下に整復，下壁骨折なら経上顎洞的に整復する。

●専門家に相談，依頼すべき状態
- □施設によるが，①眼球の転位・陥没が大，②traction test陽性，③骨折部で外眼筋が絞扼されている，などの症例では積極的に手術を考える。それ以外の症例では2週間ほど経過観察し，複視が残存するならば手術を行うのがよいといわれる。

診断：視束管骨折
●診断の根拠
- 症状：急激な視力低下，対光反射（直接）の低下。
- 画像診断：Rhese法（視束管撮影）。CTが有用。

●以後の治療方針
- 保存的治療：指数弁以上の視力がある場合ステロイド投与で約2週間様子をみる。
- 手術的治療：ステロイド無効例や視力低下が手動弁以下の症例では視神経管の骨壁を除去し減荷を図る（ゴールデンタイムは24時間以内）。

診断：上顎骨，頬骨，頬骨弓骨折
●ただちに実施すべきこと
- 通常これらの骨折に対して緊急に整復術を必要とすることはないので，頭部外傷などがあればそちらの治療を優先する。

●診断の根拠
- 症状：上顎骨骨折では咬合不全，鼻出血，頬骨骨折では頬部変形，頬骨弓骨折では開口障害を起こす。不純型の吹き抜け骨折を合併していることがあるので注意。
- 画像診断：face CT（軸位断，冠状断）は必須。骨折の部位やその程度が容易に把握できる。

●以後の治療方針
- 症状が軽度（機能障害や醜形を残さないもの）であれば保存的に治療する。
- 手術的治療：犬歯窩，眉毛部，側頭部などからアプローチして骨折部に至り，骨折部をelevatorで持ち上げたりプレートで固定したりする。下顎骨骨折や咬合不全の症例では顎間固定が必要。

診断：側頭骨骨折
●診断の根拠
- 症状：難聴，耳鳴，めまい，耳出血，髄液耳漏
- 画像診断：CTは必須。縦骨折の頻度が高くこの場合は中耳の障害が起こりやすい。横骨折の場合は内耳障害および顔面神経麻痺の合併率が高い。

●以後の治療方針
- 外傷性顔面神経麻痺：即発性のものでは手術を積極的に考慮する。それ以外はステロイドなどで保存的に治療する。
- 内耳症状のみの症例では保存的加療を，伝音性難聴の症例では後に手術を考慮。
- 耳出血，髄液漏の患者では安静を保つ。抗生物質投与。局所清潔を図り綿球などを耳内に詰めない。

診断：顔面神経麻痺（末梢性）
●他の疾患の可能性・鑑別診断
- Bell麻痺：原因不明の末梢性麻痺。他の神経症状は伴わない。治療はステロイド漸減療法（約2週でoff），ビタミン剤，ATP製剤の投与。低分子デキストラン点滴静注，星状神経節ブロックなど。
- Hunt症候群：耳性帯状疱疹による末梢性麻痺で外耳の水疱と内耳症状（めまい，耳鳴，難聴）も合併する。軽症では抗ウイルス薬およびステロイド内服療法を行う。重症例では入院の上，抗ウイルス薬，ステロイドを血管内投与する。

●専門家に相談・依頼すべき状態
- 他の中枢神経症状・所見がないかを確認し，単純耳X線撮影（Schuller, Stenvers）を行い耳鼻科にコンサルト。

●専門家からの提言
- 聴神経腫瘍や耳下腺腫瘍が隠れていることもあるので耳鼻科を必ず受診させる。

診断：急性咽頭炎
●ただちに実施すべきこと
- 水分の補給，栄養補給に注意する。抗生物質，粘膜線毛系改善薬，消炎酵素薬などの併用が有効。適宜，消炎鎮痛薬，含嗽薬を用いる。局所には5％プロタルゴール液の塗布。

●診断の根拠
- 通常かぜ症候群の部分症として発症し，過労や不眠も誘因として重要である。
- 咽頭違和感，咽頭痛，嚥下痛，発熱，咳嗽，耳放散痛などが出現する。

●専門家に相談・依頼すべき状態
- ふくみ声や呼吸困難感などの症状があれば，急性喉頭蓋炎などの可能性もあるため耳鼻科へコンサルトする。

診断：急性口蓋扁桃炎
●診断の根拠

□ 鼻炎，上気道炎などのかぜ症候群の原因ウイルス感染やその後の細菌感染が原因で発症。
□ 咽頭痛，嚥下痛，発熱，全身倦怠感，頸部リンパ節腫脹，耳放散痛など。発熱はときに40℃に達する。
□ 扁桃表面に発赤が強い表在性炎症（炎症初期段階）である場合と，扁桃陰窩に一致した膿栓・栓子が付着した場合がある。

● 専門家からの提言
□ 発赤腫脹が高度な場合や膿栓が認められる場合は，扁桃周囲炎・扁桃周囲膿瘍へと進展することも多いため，抗生物質の点滴静注を行い，翌日耳鼻科を受診させる。

診断：扁桃周囲炎，扁桃周囲膿瘍

● 診断の根拠
□ 39～40℃の高熱，患側に強い咽頭痛，嚥下痛，放散性耳痛。嚥下困難のため飲食ができず，全身倦怠感を訴える。牙関緊急を呈し，浮腫が咽喉頭に波及すれば呼吸障害をきたすことがある。
□ 扁桃周囲（軟口蓋，口蓋垂，前口蓋弓）は高度に浮腫状に発赤腫脹し，口蓋垂は健側に偏する。

● 専門家に相談・依頼すべき状態
□ 外科的治療が必要であることが多いため，頸部CT撮影後，耳鼻科にコンサルテーション。

● 専門家からの提言
□ 多くは急性扁桃炎に続発する。

診断：急性喉頭蓋炎

● ただちに実施すべきこと
□ 小児では前兆の乏しいまま嚥下痛に始まり，急速に気道閉塞，窒息死に至るため，診断がつきしだい気道確保をしてから強力な抗生物質投与を行う。成人では嚥下痛程度にとどまる症例が多いが4人に1人の割合で呼吸困難を訴える。呼吸困難を認める例では，気管内挿管や気管切開をためらってはならない。

● 診断の根拠
□ 喉頭蓋の発赤腫脹が主で，咽頭や扁桃の所見に乏しいことも多く，胸部の聴診でも異常がないことが多い。成人では初めに咽頭痛・嚥下痛といった上気道炎で発症し，ついで嚥下障害やふくみ声を訴え，急速に呼吸困難へと進展する。小児では喘鳴，咳嗽に始まり，急に呼吸困難を呈する。

● 専門家に相談・依頼すべき状態
□ 疑わしいときは耳鼻科コンサルト。

● 専門家からの提言
□ 比較的急激な経過をとり，数十分の間に気道閉塞が起こり，死亡する症例も稀ではない救急疾患である。

診断：深頸部感染症

● ただちに実施すべきこと
□ 胸部単純X線検査，血液生化学検査，尿検査に加え，頸部CT検査が必須である。膿瘍形成や組織内ガス像があれば躊躇なく外科的処置（切開，ドレナージ）が必要である。気道と血管の確保を維持し，耳鼻科コンサルト。

● 診断の根拠
□ 嚥下痛や嚥下困難に伴うふくみ声や流涎は重要な所見であり，皮膚の発赤腫脹，頸部硬直や皮下気腫は深頸部感染症を示唆する重要な所見である。

● 他の疾患の可能性・鑑別診断
□ 深頸部感染症に進展する原因感染症として代表的なものは咽頭，口蓋扁桃，口腔底，歯牙，唾液腺などの炎症であり，外傷（挿管や内視鏡による医原性のもの）により発症することもある。

診断：食道異物

● ただちに実施すべきこと
□ 頻度・種類：食道の異物は貨幣，魚骨，義歯，玩具などである。年齢も0～5歳が最も多い。気道異物ほどの緊急性はないが大きい異物では気道を圧迫し呼吸困難になることがあるので気道確保が先決である。

● 診断の根拠
□ 誤飲時の状況を詳細に聞き出す。誤飲異物と同じものがあれば持参させる。貨幣などX線非透過性の異物では胸部（頸部まで）X線単純撮影を行う。必ず側面像もとること。X線透過性の魚骨，プラスチックなどでは喉頭FCR撮影など撮影時に工夫が必要である。

● してはならないこと・避けるべきこと
□ 食道内はマッキントシュ喉頭鏡などでは見えないので，慣れない医師が安易に行うべきではない。

● 専門家に相談・依頼すべき状態および専門家か

らの提言
- □ 軟性鏡または硬性鏡下に摘出するので，消化器内科または耳鼻科にコンサルトする。幼小児では全麻が必要であるので採血，心電図なども済ませておく。

診断：気管・気管支異物

臨床上最も問題となる乳幼児の気管支異物（ピーナッツ）を中心にその取り扱いについて述べる。

● 診断の根拠
- □ 視診：咽喉頭の視診は当然であるが胸部の動きも大切である。気管支に異物があるときは，異物の形状いかんにかかわらず呼吸時に異物介在側の胸郭の拡張が健側に比し軽微であるMcCrae症候がみられる。
- □ 聴打診：異物が一側気管支にある場合は介在部より末梢では呼吸音の減弱がある。異物が気管にある場合は両肺野の呼吸音が減弱するよりもむしろどちらか一側，とくに左側が減弱する場合が多い。笛声音は気管内にあっても一側気管支にあっても全体に聞こえる場合が多い。
- □ 打診では一側気管支異物がcheck valveとなって肺が過膨張し鼓音があるのが特徴である。稀に異物による完全閉鎖で無気肺になると，打診で濁音となる。
- □ 胸部単純X線検査：異物診断にあたって必須の検査である。X線非透過性異物の場合は異物そのものが認められ診断は容易であるが，正面像のみでなく側面像も必要である。X線透過性異物では異物そのものは認められないので呼気時と吸気時の2種類の撮影を行う。肺の過膨張か無気肺かの所見が明確に得られ診断が容易になる。通常過膨張が圧倒的に多い。典型例では気管支内の異物がcheck valveとなって呼気時に患側が肺気腫様となり縦隔が健側に移動するHolzknecht徴候もみられる。病歴が曖昧な場合や，単純写真でも明確な所見が得られない症例では，MRI撮影が有用であり近年よく用いられている。MRIは任意の断層面での情報が得られ，またT1強調画像では脂肪を多く含む物質は高信号域として描出されるためピーナッツ異物の確実な部位診断が可能である。

● 他の疾患の可能性・鑑別診断
- □ 急性喉頭蓋炎：成人に多く，見逃されると窒息死することがある。
- □ 咽後膿瘍：最近でははまれ。
- □ 喉頭外傷：外傷部より下方で気管切開が必要。
- □ 両側反回神経麻痺：ウイルスによるものが多い。
- □ クループ，仮性クループ：幼小児の声門下喉頭炎。
- □ いずれも気道の正確な所見をとる必要があり，すぐに耳鼻科にコンサルテーションする。

● 以後の治療方針
- □ 摘出は硬性気管支鏡下に行うが，全身麻酔ができなければ気道確保を確認して麻酔科のある施設へ移送する。初診時に呼吸困難がなくとも異物の移動で，再び呼吸困難がくることもあるので，事前に家族にその危険性は知らせておく必要がある。異物はventilation bronchoscopeで全麻下に摘出するのがもっとも一般的である。

● 専門家からの提言
- □ 気管・気管支異物は小児に多く，5歳未満の事故が大部分である。異物の種類は幼小児ではピーナッツやオモチャの部品が多く，老人では義歯や歯科用リーマなどがみられる。気管支異物はいったん見過ごされると重篤な合併症を呈し，ときには不幸な転帰をとるのですみやかな診断ならびに摘出がきわめて大切である。
- □ 満1歳前後の幼児が突然の咳，呼吸困難，喘鳴で受診したとき気管支異物を疑うことがもっとも重要である。そして病歴を十分に聴取する。病歴の取り方として，発症前に食事やおやつで何か口に入れている状態であったか，そのときどのような動作をしていたかなどを聞き出す。しかし，親がまったく気づかないでいることや，異物が下気道に移動すると咳反射が減弱し受診時に無症状のこともあるので注意が必要である。

（佐藤慎太郎，澤津橋基広，宮崎純二，溝上宏幸，高木誠治，津田邦良）

17. 眼科的な急性疾患について（表III-32, 33）

診断：化学薬品による角膜腐蝕

● ただちに実施すべきこと
- □ 生理的食塩水500～2000 mlで角膜と結膜嚢を十分に洗浄する。生理的食塩水が間に合わなければ水道水でもよい。腐蝕物質の残りがあれば取り除く。その後，問診やリトマス試験紙で酸

表 III-32　おもな救急疾患

1. 本当の救急疾患
   - 化学薬品による角膜腐触
   - 網膜中心動脈閉塞症
2. 緊急に対処すべき疾患
   - 原発急性閉塞隅角緑内障（緑内障発作）
   - ぶどう膜炎による急性緑内障
   - 角膜上皮剝離（角膜上皮びらん）
   - 紫外線眼炎（電気性眼炎，雪眼）
   - 角膜異物，結膜異物
   - 穿孔性眼外傷（眼内異物を含む）
   - 眼瞼裂傷
   - 涙小管断裂
   - 眼球打撲（前房出血，眼球破裂）
   - 外傷性視神経損傷（外傷性視神経管内損傷）

表 III-33　主訴から何を考えるか

視力障害

充血（＋）→角膜病変，ぶどう膜炎，原発急性閉塞隅角緑内障，ぶどう膜炎による急性緑内障
　　（－）→網膜中心動脈閉塞症，網膜静脈閉塞症，硝子体出血，網膜剝離，視神経炎，外傷性視神経損傷

眼痛

毛様充血（角膜輪部充血）
　　→角膜異物，角膜疾患，強膜炎，ぶどう膜炎，原発急性閉塞隅角緑内障，ぶどう膜炎による急性緑内障
結膜充血　→紫外線眼炎，急性結膜炎，結膜異物
前眼部に著変なし　→後部強膜炎，三叉神経痛，頭蓋内疾患

性かアルカリ性かを同定する。疼痛で開瞼不能の場合は0.4％塩酸オキシブプロカイン（oxybuprocaine）による点眼麻酔を行ってから洗浄する。

●診断の根拠
□薬液や石灰などが飛入したという患者の訴え。

●他の疾患の可能性・鑑別診断
□なし。飛入したものが酸性かアルカリ性を鑑別する必要がある。

●してはならないこと・避けるべきこと
□問診や検査に時間をかけない。薬液や石灰などが飛入したと訴えがあればまず洗浄。

●以後の治療方針
□酸性であれば3％重曹水，アルカリ性であれば2％ホウ酸水で十分に洗浄する。アルカリ性であれば数時間〜1日間の持続的洗眼を行う。アルカリ性では腐蝕が深部に及ぶので経過観察が必要。

●専門家に相談・依頼すべき状態
□アルカリ腐蝕。酸腐蝕では角膜上皮の強い混濁や前部ぶどう膜炎がみられるとき。

●専門家からの提言
□アルカリ腐蝕は進行性。酸腐蝕は非進行性であるが，強酸性では角膜穿孔を生じることもある。
□アルカリ腐蝕の場合は，受傷直後の十分な洗浄が予後を左右する。まず洗浄！　薬液や石灰などが飛入したので来院すると電話がかかってきた場合には，その場で十分に水道水で洗浄してから来院するように指示をする。

診断：網膜中心動脈閉塞症

●ただちに実施すべきこと
□眼球マッサージを行い，眼圧下降の目的でアセタゾラミド（acetazolamide）500 mg 静注を行う。網膜血行回復の目的で亜硝酸アミル（amyl nitrite）（0.25 ml/A）の吸入またはイソソルビド二硝酸塩（isosorbide dinitrate）5 mg 舌下錠を投与する。

●診断の根拠
□片眼性の急激な視力低下。網膜の広範囲の混濁，網膜動脈の狭細化，黄斑部が cherry red spot。

●他の疾患の可能性・鑑別診断
□網膜静脈閉塞症，硝子体出血，網膜剝離，視神経炎など（表 III-33）。眼底検査で鑑別可能。

●してはならないこと・避けるべきこと
□問診や検査に時間をかけない。網膜中心動脈閉塞症の診断に視野検査や蛍光眼底造影検査の必要はない。

●以後の治療方針
□眼圧下降の目的で前房穿刺を行う。星状神経節ブロックや高圧酸素療法を行うこともある。

●専門家に相談・依頼すべき状態
□最初の処置が終わって前房穿刺を行うとき。

●専門家からの提言
□予後は発症から治療までの時間と閉塞の程度で決まる。48時間以内に発症したものであれば視機能の回復がある程度期待できるので，手早く対処する。

診断：原発急性閉塞隅角緑内障（緑内障発作）

●ただちに実施すべきこと
□仰臥位にして高浸透圧剤のマンニトール（mannitol）500 ml を 45 分〜1 時間で点滴するかアセタゾラミド（acetazolamide）500 mg の静注を行う。2％塩酸ピロカルピン（pilocarpine）の頻回点眼とβ遮断薬の点眼を行う。

●診断の根拠
□著しい高眼圧（40 mmHg から時には 70 mmHg 以上），浅前房，毛様充血（角膜輪部充血），角膜浮腫，瞳孔が中等度散大。虹彩萎縮，水晶体前嚢下の灰白色混濁がみられることがある。

●他の疾患の可能性・鑑別診断
□ぶどう膜炎による急性緑内障（膨隆虹彩による閉塞隅角緑内障，毛様体腫脹による閉塞隅角緑内障，Posner-Schlossman 症候群）。

●してはならないこと・避けるべきこと
□嘔吐して脱水している患者や腎・心臓疾患のある患者には高浸透圧剤の点滴はしない。

●以後の治療方針
□早急にレーザー虹彩切開術か周辺虹彩切除術を行う。

●専門家に相談・依頼すべき状態
□早急に手術治療が必要なので，ただちに眼科医に連絡する。

●専門家からの提言
□薬物療法で眼圧が下降して角膜浮腫が軽減すればレーザー虹彩切開術を行う。角膜浮腫が強い場合には，入院の上，周辺虹彩切除術を行う。他眼にも緑内障発作が 50％の頻度で起こるので，できれば同じ日に他眼に予防的レーザー虹彩切開術を行う。

診断：ぶどう膜炎による急性緑内障（膨隆虹彩による閉塞隅角緑内障，毛様体腫脹による閉塞隅角緑内障，Posner-Schlossman 症候群）

●ただちに実施すべきこと
□膨隆虹彩（irisbombe）による閉塞隅角緑内障にはアセタゾラミド（acetazolamide）500 mg の静注とβ遮断薬，散瞳薬（1％硫酸アトロピン；atropine, ミドリン P®），ステロイド剤の点眼を行う。
□毛様体腫脹による閉塞隅角緑内障にはステロイド剤（プレドニゾロン；prednisolone 換算 160〜200 mg）の点滴投与，アセタゾラミド 500 mg の静注とβ遮断薬，散瞳薬（1％硫酸アトロピン，ミドリン P®），ステロイド剤の点眼を行う。
□Posner-Schlossman 症候群はアセタゾラミド 500 mg の内服とステロイド剤，β遮断薬の点眼を行う。

●診断の根拠
□著しい高眼圧，毛様充血（角膜輪部充血），角膜浮腫。
□膨隆虹彩（iris bombé）による閉塞隅角緑内障は瞳孔縁全周に虹彩後癒着がみられ，周辺部虹彩が膨隆している。
□毛様体腫脹による閉塞隅角緑内障は原田病や後部強膜炎で起こる。周辺の前房が中心部よりも著しく浅い。眼底には視神経乳頭浮腫や漿液性網膜剥離がみられる。
□Posner-Schlossman 症候群は前房は正常深度で開放隅角。

●他の疾患の可能性・鑑別診断
□原発急性閉塞隅角緑内障（緑内障発作）。

●してはならないこと・避けるべきこと
□塩酸ピロカルピン（pilocarpine）を点眼してはならない。

●以後の治療方針
□膨隆虹彩による閉塞隅角緑内障は早急に周辺虹彩切除術かレーザー虹彩切開術を行う。その他は薬物治療で経過観察。

●専門家に相談・依頼すべき状態
□原発急性閉塞隅角緑内障（緑内障発作）との鑑別ができないとき。

●専門家からの提言
□原発急性閉塞隅角緑内障とは治療方針が異なるので，鑑別が重要。

診断：角膜上皮剥離（角膜上皮びらん）

●ただちに実施すべきこと
□原因となった異物があれば除去。薬剤が原因であれば洗眼。
□抗生物質点眼液（塩化ベンザルコニウム；benzalkonium chloride）などの防腐剤を含まないものがよい）を処方。

□ コンタクトレンズが原因の場合は角膜上皮剝離が軽快するまでの間は装用中止を指示する。
● 診断の根拠
□ 異物感，眼痛，流涙，羞明，充血などの訴え。細隙灯顕微鏡検査でフルオレセイン（fluorescein）染色を行うと角膜上皮欠損部が染色される。
● 他の疾患の可能性・鑑別診断
□ 角膜潰瘍。
● してはならないこと・避けるべきこと
□ 検査のために 0.4％塩酸オキシブプロカイン（oxybuprocaine）による点眼麻酔を行ってもよいが，鎮痛を目的として処方してはならない。0.4％塩酸オキシブプロカインを頻回に点眼すると角膜潰瘍を形成することがある。
● 以後の治療方針
□ 経過観察。
● 専門家に相談・依頼すべき状態
□ 角膜上皮剝離が広範囲のとき。
● 専門家からの提言
□ コンタクトレンズ（特にハードコンタクトレンズ）の不適切な使用や外傷が原因で受診することが多い。

診断：紫外線眼炎（電気性眼炎，雪眼）
● ただちに実施すべきこと
□ 抗生物質点眼液を処方。重症例は抗生物質眼軟膏を塗布して圧迫眼帯を行う。
● 診断の根拠
□ 電気溶接，人工太陽灯，雪面での運動や作業などの後の発症。異物感，眼痛，流涙，羞明，充血などの訴え。角結膜上皮びらんと結膜浮腫。
● 他の疾患の可能性・鑑別診断
□ 他の原因による角膜上皮剝離（角膜上皮びらん）。
● してはならないこと・避けるべきこと
□ 検査のために 0.4％塩酸オキシブプロカイン（oxybuprocaine）による点眼麻酔を行ってもよいが，鎮痛を目的として処方してはならない。0.4％塩酸オキシブプロカインを頻回に点眼すると角膜潰瘍を形成することがある。
● 以後の治療方針
□ 経過観察。半日～1日で回復する。
● 専門家からの提言
□ 問診で紫外線曝露が明らかになれば診断は容易。予後良好。

診断：角膜異物，結膜異物
● ただちに実施すべきこと
□ 角膜に異物がみられない場合は結膜異物を考える。下眼瞼円蓋部だけでなく，上眼瞼を翻転して上眼瞼結膜も観察する。角膜に縦線状の上皮びらんがあれば上眼瞼結膜に異物がある。眼瞼縁の少し内側の溝様陥凹部にみられることが多い。結膜異物は湿綿や異物針で容易に除去できる。角膜表層の異物は 0.4％塩酸オキシブプロカイン（oxybuprocain）による点眼麻酔後に異物針かディスポーザブルの 27 G 注射針で除去する。鉄片異物では周囲の鉄錆も除去する。異物除去後は抗生物質点眼液（塩化ベンザルコニウム（benzalkonium chloride）などの防腐剤を含まないものがよい）を処方。角膜深部の異物は手術室で除去する。
● 診断の根拠
□ 異物飛入の訴え，異物感，流涙。
● 他の疾患の可能性・鑑別診断
□ 角膜上皮剝離（角膜上皮びらん）。
● してはならないこと・避けるべきこと
□ 検査や異物除去のために 0.4％塩酸オキシブプロカインによる点眼麻酔を行うが，鎮痛を目的として処方してはならない。0.4％塩酸オキシブプロカインを頻回に点眼すると角膜潰瘍を形成することがある。
● 以後の治療方針
□ 角膜表層異物の場合は翌日必ず検査して，感染の徴候の有無，錆の残存の有無を調べる。
● 専門家に相談・依頼すべき状態
□ 角膜異物除去ができないとき。異物が栗のイガ，植物性の棘，虫毛の場合には眼科医に相談する。
● 専門家からの提言
□ 角膜異物周囲に鉄錆の色素が残って除去が困難な場合は，1，2日後に再度試みると容易に除去できることが多い。

診断：穿孔性眼外傷（眼内異物を含む）
● ただちに実施すべきこと
□ 光覚の有無を確認する。角膜裂傷，強膜裂傷に対しては創の縫合を行う。眼内異物の疑いがあるときには頭部単純 X 線撮影，必要に応じて超音波検査，CT 検査を行う。異物が硝子体内，

網膜にある場合は硝子体手術を行う。水晶体異物に対しては白内障手術を行うが，緊急手術でなくてもよい。
- ●診断の根拠
- □外傷（交通事故を含む）や異物飛入の訴え。
- ●他の疾患の可能性・鑑別診断
- □角膜異物，結膜異物。
- ●してはならないこと・避けるべきこと
- □眼内に金属性異物がある可能性があればMRI検査は行ってはならない。
- □眼瞼の腫脹，疼痛のためにうまく開瞼ができないときには0.4％塩酸オキシブプロカイン（oxybuprocaine）を点眼して，デマル鉤などで軽く開瞼して観察するが，穿孔創が大きいときには創から眼球内容が脱出してしまうことがある。開瞼が困難な場合には無理に開瞼せずに，手術室で手術の準備をしてから検査を行うのがよい。
- ●以後の治療方針
- □二次治療として，病状に応じて硝子体手術，網膜剥離手術，白内障手術，緑内障手術，角膜移植を行うことがある。
- ●専門家に相談・依頼すべき状態
- □ただちに眼科医に連絡する。
- ●専門家からの提言
- □穿孔性眼外傷をみた場合には眼内異物を疑う必要がある。穿孔性眼外傷，眼内異物は感染への対策も必要である。

診断：眼瞼裂傷

- ●ただちに実施すべきこと
- □創の縫合を行うが，裂傷部に土砂，ガラスなどの異物が混入している場合には0.05％ヒビテン®液などで洗浄しながら除去する。眼輪筋が広範囲に損傷している場合には眼輪筋も縫合する。眼瞼挙筋の離断がある場合にはその縫合も必要である。
- ●診断の根拠
- □一目瞭然。
- ●してはならないこと・避けるべきこと
- □眼球破裂や眼内異物，視神経管骨折，眼窩底骨折などを伴う可能性があるので，眼瞼裂傷の縫合だけに気をとられてはならない。
- □眼瞼挙筋の離断がある場合には眼瞼挙筋の縫合を行わないと眼瞼下垂を残す。

- ●以後の治療方針
- □後に眼瞼形成手術が必要となることがある。
- ●専門家に相談・依頼すべき状態
- □眼瞼裂傷の創が深いとき。眼瞼縁に裂傷が及んでいるとき。
- ●専門家からの提言
- □眼瞼裂傷の縫合法が悪いと，後に形成手術が必要となったり，眼瞼下垂を残すことがある。

診断：涙小管断裂

- ●ただちに実施すべきこと
- □鼻涙管ブジーを挿入して涙小管断裂を確認し，シリコーンチューブを使用して涙小管再建手術を行う。
- ●診断の根拠
- □眼瞼鼻側の裂傷。鼻涙管ブジーによる涙小管断裂の確認。
- ●してはならないこと・避けるべきこと
- □涙小管再建手術を行わずに眼瞼裂傷を縫合してはならない。
- ●以後の治療方針
- □シリコーンチューブは2週後に抜去する。
- ●専門家に相談・依頼すべき状態
- □ただちに眼科医に連絡する。
- ●専門家からの提言
- □涙小管再建手術を行わなければ患者は流涙に苦しみ続けることになる。

診断：眼球打撲（前房出血）

- ●ただちに実施すべきこと
- □眼圧を測定。
- □高眼圧であればアセタゾラミド（acetazolamide）500 mgの静注とβ遮断薬の点眼を行う。以後はアセタゾラミド（acetazolamide）500～1000 mgの内服投与を行う。
- ●診断の根拠
- □眼球打撲の訴え。前房出血は一目瞭然。
- ●他の疾患の可能性・鑑別診断
- □眼球打撲では前房出血以外に硝子体出血，網膜出血，脈絡膜出血もみられることがある。
- ●してはならないこと・避けるべきこと
- □アスピリン（aspirin）を投与すると再出血の発症率が高くなる。
- ●以後の治療方針
- □経過観察。前房出血が大量で前房内に充満し，

1週以上経過しても吸収しないときや，高眼圧が持続して角膜染血をきたしたときには前房洗浄を行う。

●専門家に相談・依頼すべき状態
□高眼圧のとき。

●専門家からの提言
□多くは良好な経過をとるが，高眼圧と角膜染血により視機能障害を残すことがある。
□高眼圧への対処が重要である。

診断：眼球打撲（眼球破裂）

●ただちに実施すべきこと
□光覚の有無を確認する。ただちに創の縫合と硝子体手術を行う。

●診断の根拠
□眼球打撲の訴え，急激な視力喪失（光覚か光覚なし）。著明な低眼圧。

●してはならないこと・避けるべきこと
□眼瞼の腫脹，疼痛のためにうまく開瞼ができないときには0.4％塩酸オキシブプロカイン（oxybuprocaine）を点眼して，デマル鉤などで軽く開瞼して観察する。無理に開瞼すると創から眼球内容が脱出してしまうことがある。開瞼しにくいときは，手術室で手術の準備をしてから検査を行うのがよい。

●以後の治療方針
□初回手術で創の縫合しか行わなかった場合には，後日硝子体手術を行う。

●専門家に相談・依頼すべき状態
□ただちに眼科医に連絡する。

●専門家からの提言
□結膜浮腫を伴う結膜下出血，著明な低眼圧をみたら，眼球破裂を疑う必要がある。眼球破裂に対しては，たとえ光覚がなくても，可能であれば創の修復を行い，すぐには眼球摘出は行わない。

診断：外傷性視神経損傷（外傷性視神経管内損傷）

●ただちに実施すべきこと
□ステロイド剤（プレドニゾロン prednisolone 換算で 80～100 mg）を高浸透圧剤マンニトール（mannitol）500 mlとともに3～7日間点滴投与するか，メチルプレドニゾロン（methylprednisolone）1000 mgのパルス療法を3日間行う。

●診断の根拠
□顔面外傷，特に眉毛部外側への鈍的外傷後の同側性の急激な視力低下と視野障害。眼底には視力低下に見合うほどの異常がみられない。Relative pupillary afferent defect. X線検査で視神経管骨折がみられる。

●他の疾患の可能性・鑑別診断
□急性球後視神経炎。

●してはならないこと・避けるべきこと
□ステロイド剤禁忌の全身疾患（消化性潰瘍など）があればステロイド剤の投与はしない。

●以後の治療方針
□ステロイド剤に反応すれば漸減しながらステロイド剤内服投与を行う。ステロイド剤に反応しない場合は視神経管開放術を行うことがある。

●専門家に相談・依頼すべき状態
□本症を疑うとき。

●専門家からの提言
□単純X線撮影（視管束撮影），CT検査を行うが，視神経管骨折が確認できないこともある。視神経管開放術の効果の有無については一定の見解がない。光覚が喪失している場合は治療効果が期待できない。

文　献
1）三木徳彦・根木昭・湖崎克（編）：眼科救急処置マニュアル，南江堂，1993

（沖波　聡）

18．口腔外科的な急性疾患について

診断：歯痛（歯髄炎・歯周炎）

●ただちに実施すべきこと
□問診（いつから，期間，疼痛の種類，部位など），パノラマ，デンタル撮影。

●診断の根拠
□歯髄炎では，う蝕（図III-17），自発痛，冷水・温水痛，咬合痛，打診痛，歯の外傷，X線にて患歯に根管充塡は認められない。
□炎症部位の特定，血液検査，X線撮影（パノラマ，デンタル，上顎臼歯部ならWaters法も），呼吸困難が強い場合は至急CT撮影，必要なら気道を確保する。

図 III-17 う蝕の分類と進行の様相

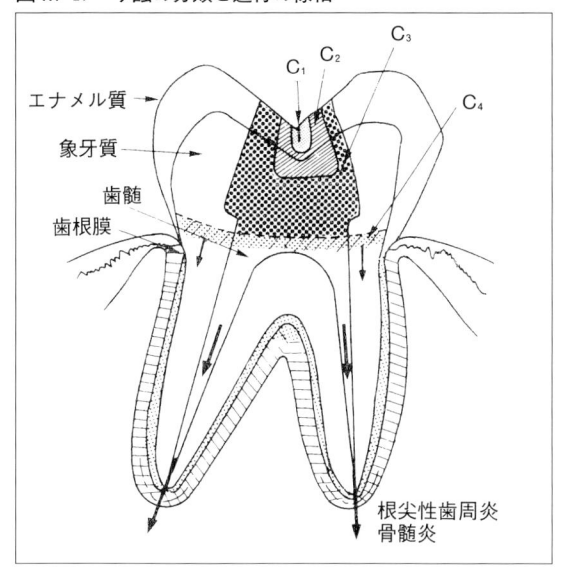

（エナメル質、象牙質、歯髄、歯根膜、根尖性歯周炎、骨髄炎）

● 診断の根拠
□ 血液検査では，WBC，CRPの著明な上昇，呼吸困難のある場合は血液ガスを検査する。
□ 全身症状として発熱，全身倦怠感，食欲不振の有無，頭重感を認め，局所症状として，罹患部の腫脹，疼痛，発赤，熱感，圧痛，所属リンパ節の腫脹，開口障害，嚥下痛，嚥下障害を，上顎洞炎の場合は鼻閉感，鼻漏の存在を認める。口腔内所見では，打診痛の有無，圧痛，動揺度，膿瘍形成の有無を認める。
□ X線撮影にて炎症部位，歯槽骨吸収の有無，原因歯の特定を確認する（急性の場合，所見が認められないときがある）。
□ 上顎洞炎の場合は患側の上顎洞内にび漫性陰影を認める。

● 他の疾患の可能性・鑑別診断
□ 特異性炎の口腔結核や口腔梅毒による炎症，歯周炎，歯原性腫瘍や悪性腫瘍，濾胞性歯嚢胞などの嚢胞疾患など。

● してはならないこと・避けるべきこと
□ 急性炎症時に，原因歯の抜歯を行ってはならない。悪性腫瘍が疑われる症例では穿刺のみを行い，切開を行ってはならない。アルコールの経口摂取，運動など血圧上昇，血流亢進につながる行為は禁忌である。

● 以後の治療方針
□ 罹患部の明らかな波動を触れる場合は，穿刺しドレナージと局所の洗浄・抗生物質，消炎鎮痛薬投与（原因菌の同定後は感受性の高い薬剤に変更），全身安静および補液，栄養状態改善（IVHを含む）を行い，急性症状消退後，原因歯の抜歯を行う。
□ 波動を触れない場合も穿刺し，内容物を認めるか確認し，認めた場合は・波動を触れるときと同様の処置を行い，認めなかった場合は消炎後，原因歯の抜歯，歯科治療を行う。

● 専門家に相談・依頼すべき状態
□ 敗血症などの全身感染症が疑われた場合，全身状態が改善しだい，口腔外科処置を開始する。

● 専門家からの提言
□ 急性炎症時は，激しい疼痛，開口障害のため，食欲不振になりがちであるので，安静と十分な栄養補給，消炎後の歯科治療の必要性を説明する。また，口腔衛生状態が不良な患者が多いので，頻回の洗口，ブラッシング指導などの口腔衛生指導も必須である。悪性腫瘍との鑑別を行い，むやみに穿刺，切開は行わない。炎症の原因となった原因歯や嚢胞の病変を特定する。

診断：顎下腺炎，舌下腺炎などの唾液腺炎

● ただちに実施すべきこと
□ 炎症部位の特定，血液検査，レントゲンの撮影（パノラマ，咬合法），呼吸困難を訴える場合は至急CTの撮影，必要なら気道確保を行う。

● 診断の根拠
□ 血液検査ではWBC，CRPの著明な上昇を認め，呼吸困難のある場合は血液ガスを調べる。
□ 全身症状として発熱，全身倦怠感，食欲不振の有無，頭重感が認められ，局所症状として腫脹，圧痛，自発痛，発赤が急性顎下腺炎ではワルトン管に沿って，急性舌下腺炎では舌下にみられる。また，急性舌下腺炎では舌の挙上も認められる。所属リンパ節の腫脹，開口障害，嚥下痛，嚥下障害も特徴の一つである。口腔内所見では，開口部からの膿様分泌物の有無，唾液排出障害の有無，唾仙痛（腺管内，腺体内唾石から細菌感染して炎症症状を呈することが多い）の有無を確認する。
□ 唾液腺の造影を行う必要があるが，急性炎症時には造影を行ってはならない。唾石起因のものでは唾石がパノラマ，咬合法X線写真で認められる。造影にて導管の拡張が認められる。

写真 III-13

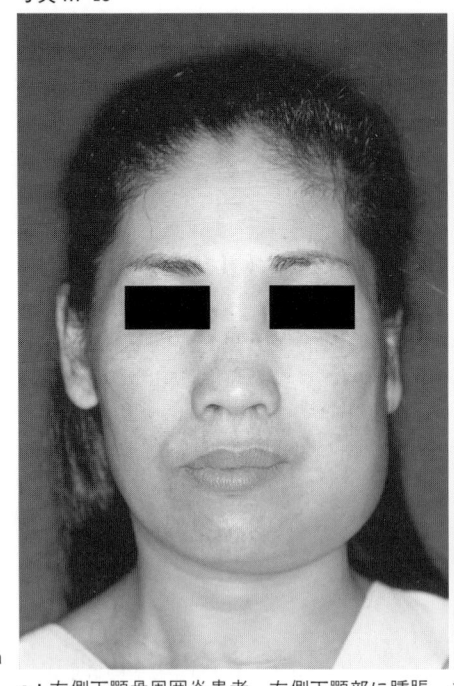

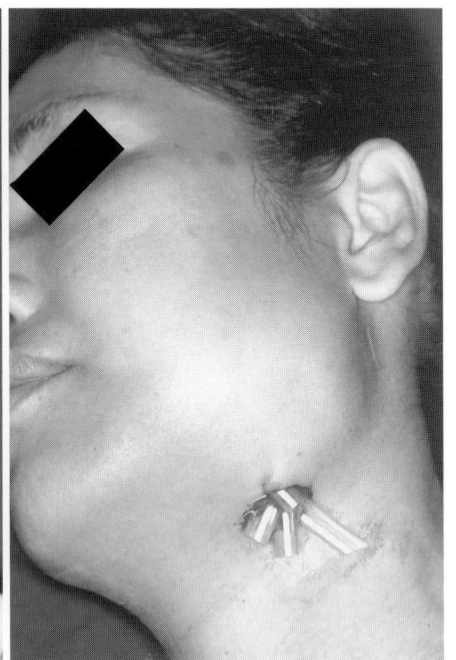

a：左側下顎骨周囲炎患者。左側下顎部に腫脹，発赤を認める。　b：切開，排膿後

●他の疾患の可能性・鑑別診断
□口底炎，顎下リンパ節炎，顎下リンパ節周囲炎を続発することがある。顎下腺，舌下腺の症状，導管からの排膿から診断は容易である。口底部，顎下部の各種炎症疾患と鑑別する。特に，顎下リンパ節炎は，顎下腺炎との鑑別が困難である。ただし，顎下リンパ節が腫大したり，癒合したりすると，触診による鑑別は困難で，CT，超音波エコーが必要となる。

●してはならないこと・避けるべきこと
□急性炎症時の造影（炎症の増悪と周囲組織への拡大を惹起するため）や，アルコールの経口摂取，運動など血圧上昇，血流亢進につながる行為は禁忌である。

●以後の治療方針
□全身的に安静と消炎を行う。抗生物質，消炎鎮痛薬の投与，導管開口部からの排膿を図る。顎下腺，舌下腺に炎症が波及した場合はドレナージ（顎下腺炎の場合は口腔外からのこともある）と抗生物質，消炎鎮痛薬投与を行い，唾石があれば，消炎後に摘出する（**写真 III-13**）。

●専門家に相談・依頼すべき状態
□敗血症などの全身感染症が疑われた場合，全身状態が改善しだい，口腔外科処置を開始する。

●専門家からの提言
□呼吸困難が強い場合，気道確保を必要とする。一般的には経過，予後は良好であるが，体力低下時には，再発，再燃もありうる。急性炎症時は，激しい疼痛，開口障害のため，食欲不振になりがちであるので，安静と十分な栄養補給，口腔内清掃の必要性を説明する。

診断：外傷歯（歯冠破折，歯牙転位，歯牙脱臼）

●ただちに実施すべきこと
□脱臼した歯は，生理食塩水でよく洗浄する。この際，歯根には直接触れず，残存する歯根膜をできるだけ保存するようにする。ブラシなどでこすったりせず，歯冠を持って生理食塩水で洗浄する。その後，市販の歯牙保存液（たとえば，ネオ製薬の歯牙保存液「ネオ」）があればそれに浸漬。歯牙保存液がない場合は，生理食塩水に浸漬保存する。生理食塩水も無ければ牛乳に漬ける。（歯根膜の生死，あるいは有無は，再植した後の歯の生存率にもっとも影響を及ぼす。）

●診断の根拠
□外傷の既往（転倒，衝突，交通事故，殴打な

ど）がある。歯冠部の破折，歯の動揺（数歯にわたって異常な動揺がある場合，歯槽骨骨折を疑う），咬合異常，歯肉出血，歯の脱落などを認める。X 線写真（デンタル，パノラマ，スタータス，咬合法）で，歯の破折線，骨折線を確認する。

● 他の疾患の可能性・鑑別診断
□ 歯の外傷だけでなく，歯槽骨骨折，顎骨骨折の有無を確認する。
□ 歯の脱落（完全脱臼）が確実なら脱臼歯の所在を明らかにする。口腔前庭や口底への脱落，組織内への迷入などの場合は誤嚥や，後に膿瘍を形成する可能性があるため，すみやかに脱落歯を摘出し前記の方法で保存する。すでに誤嚥した可能性があれば，胸部・腹部単純 X 線撮影を行う。

● してはならないこと・避けるべきこと
□ 著しく動揺していても生着の可能性がある歯や歯槽骨を抜去・除去してはならない。

● 以後の治療方針
□ 歯冠・歯根破折は，歯科医院にて治療する。不完全歯牙脱臼，歯牙転位は，なるべく早期に整復固定，歯牙陥入は，軽度なら経過観察し，歯冠 2/3 以上陥入している場合は整復固定する。歯牙脱臼は，なるべく早期に整復固定する。歯冠破折の治療は，破折片が小さい場合，接着性レジンで修復，破折片が大きい場合，破折片を接着性レジンで歯に接着し，歯髄の露出があれば歯髄処置を行う（歯髄が露出している際には，破折面上に出血がある）（写真 III-14）。

● 専門家に相談・依頼すべき状態
□ 歯の破折のみで痛みがない場合は，後日歯科医院を受診させてかまわない。早期に処置が必要な歯の外傷や歯槽骨骨折，顎骨骨折などを認めた場合は，専門医へ紹介。食道・胃内誤嚥の場合，通常 3〜7 日間で自然排泄されるが，食道・胃穿孔や腹膜炎を併発する可能性があり，自然排泄までの期間は脱落歯・脱落補綴物の位置を X 線写真で追跡確認する必要がある。気道・気管内誤嚥の場合，ただちに気管内異物摘出の専門医に摘出を依頼する。

● 専門家からの提言
□ 永久歯について，再植（脱臼歯をもとの歯槽骨内に挿入すること）の予後は，歯槽骨から脱離してから早いほどよく，2〜3 時間以内がよい

写真 III-14

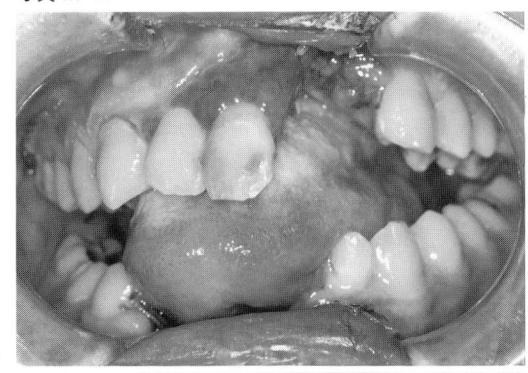

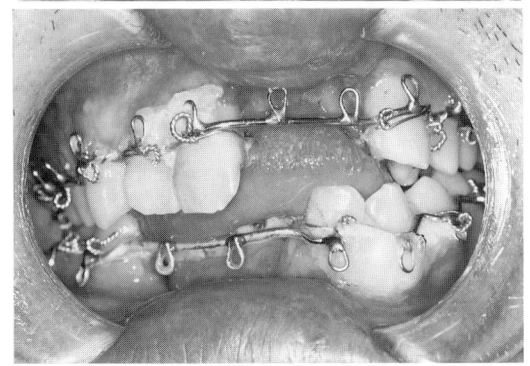

a：顎顔面多発骨折　　b：顎顔面多発骨折副子装着

とされている。再植までの時間と予後について，30 分以内ならば，90％以上が良好な結果が得られるが，2 時間以上たつと 95％が予後不良であるとの報告もある。また，歯の破折がないほうが望ましいが，歯冠の一部あるいは根尖 1/3 以下の破折ならば，再植は可能と考えられる。

□ 再植した歯牙がたとえ骨性癒着を生じたり将来歯根の吸収を生じるとしても，再植を行うことにより数年間，脱落歯を歯槽骨内に保持することができ，歯の寿命を少しでも延長することができる。

□ 乳歯の脱臼については後継永久歯への影響を考え，患児が 2 歳未満で事故後 1 時間以内に再植が可能な場合にのみ再植の適応があるといわれている。

診断：顎骨骨折

● ただちに実施すべきこと
□ 救急医療における ABC の処置が最優先（口腔内，鼻出血により上気道が閉塞，舌根沈下，歯牙，補綴物の誤飲などで呼吸困難をきたすこと

がある)。
□頭部の損傷(意識消失,嘔吐,視力,聴力障害,耳出血,ブラックアイ,バトル氏サインetc),腹部損傷,そのほか重篤な合併症などが認められれば,骨折の治療よりもそちらを優先し,全身療法,局所療法を見極めた上で骨折の処置を開始する。
□口腔内出血を伴う場合,出血(受傷)部位,出血の種類(動脈性・静脈性・毛細血管性)を把握し,止血処置を行う。ガーゼによる出血部の歯肉圧迫,手指による支配動脈幹中枢側部の圧迫により出血量を減少させ,術野を明視できるようにしてから永久止血(血管結紮法,縫合結紮法,電気凝固法,骨出血の止血法)を行う。
□また,全身的な止血薬の投与,局所止血薬の応用(血管収縮薬,凝固因子製剤,血液粘度上昇薬)を組み合わせて行う。
□口腔領域以外に損傷が認められない場合,X線撮影(顔面前後撮影,顔面側面撮影,下顎骨斜位撮影,オルソパントモグラフィー,咬合法,眼窩関節撮影,顎関節シューラー氏撮影,断層撮影,口内法撮影,CT,デンタル)により,骨折部位,骨折線の走行,骨片の転位の確認をする。
□本人だけでなく目撃者からも問診により受傷時の状態,外力種類,作用方向,作用部位,意識障害の有無,出血の状態や量などを確認する。
□受傷前の写真があれば診断の助けとなる。

●診断の根拠
□X線写真にて骨折部位の確認。
□顔面に腫脹,皮下出血,擦過傷,挫傷,裂傷などを認めることもある。骨折部位に限局した強い圧痛の出現,触診による骨片の異常可動性,骨折片の偏位による咬合異常(単なる亀裂,単純骨折では咬合異常を生じない場合もある),知覚異常(眼窩下神経,オトガイ神経領域)の有無。
□受傷前の写真があれば,診断の助けとなる。

●他の疾患の可能性・鑑別診断
□鼻骨骨折,鼻骨・篩骨骨折,頬骨骨折,頬骨弓骨折など:X線写真,現症にて鑑別する。
□関節突起骨折の場合には耳介後部の皮膚に皮下出血による変色が起こり頭蓋底骨折と誤られやすい。
□閉口障害では顎関節脱臼,開口障害では耳下腺炎,歯周病,開閉口障害では顎関節症などが考えられる。

●してはならないこと・避けるべきこと
□骨折に付随して歯の脱臼や動揺が認められる場合,歯をむやみに抜去してはならない。

●以後の治療方針
□保存的に経過観察か,積極的に観血的整復固定(全身状態が安定しており手術可能な場合)を行うか決める。
□受傷後,2週間以上経過すると,二次的線維性組織の形成により,非観血的には整復が困難になるので,それまでには手術を行ったほうが望ましい。下顎骨単独の骨折で咬合の異常がなく,骨片の可動性もない場合,受傷後2週間以内であれば非観血的整復固定を行う。
□受傷後2週間を過ぎたものや,骨片の転位が大きい場合,粉砕骨折,無歯顎あるいは固定に利用できる歯牙がない場合には観血的に整復,固定を行う場合が多い。
□上顎骨骨折では,顔面の腫脹のため,正確な診断がつきにくく,CTが必要となる場合が多い。この場合,受傷後1～10日ぐらい待って手術を行ったほうがよい。
□また,観血的整復固定に使用する副木製作に2～3日要する。

●専門家に相談・依頼すべき状態
□緊急手術の必要性:ごく稀にではあるが,口腔からの出血が止まらない場合,あるいは,両側性下顎骨骨折で正中部の骨片とともに舌根が沈下して呼吸困難をきたしている場合。
□開閉口運動に伴う骨片呼吸などが認められ,暫間的な固定や創処置の必要な場合など。

●専門家からの提言
□徒手整復や暫間固定など行う場合,処置が長時間に及ぶ可能性があるので,全身状態が落ち着いてから処置を行う。歯牙,補綴物などの誤嚥の可能性がある場合,胸部単純X線撮影および腹部単純X線撮影を行う。

(佐藤誠宏,小村華子,平居久典,下田陽一)

19. 精神科的急性疾患について

自傷,自殺企図
●ただちに実施すべきこと

☐自殺企図の時期と方法を第三者から聴取する。
●診断の根拠
☐幻覚妄想状態や精神運動性興奮や焦燥などの有無を評価し，精神科治療歴や薬物の服用歴を第三者から聴取する。
●他の疾患の可能性・鑑別診断
☐病的な体験に支配される精神分裂病，強い絶望感や苦悩を伴う重度のうつ病，中高年のうつ病，うつ病の回復期，葛藤やストレス状況のために危機的状態にある神経症や境界性人格障害など。
●してはならないこと・避けるべきこと
☐時期尚早に患者へ自殺企図に至った要因を尋ねること。
●以後の治療方針
☐自殺企図が強い場合，鎮静，拘束，閉鎖病棟での管理などを必要とする。
●専門家に相談・依頼すべき状態
☐不安・焦燥および幻覚・妄想が顕著に認められ，再企図の可能性が考えられる場合。
●専門家からの提言
☐精神科コンサルテーションを要請した上で患者とのコミュニケーションをとりつづけ，医療者は患者から目を離さないようにする。

薬物の過量服用

●ただちに実施すべきこと
☐身体の救急処置。
☐過量服用した薬物の内容を正確に把握することが先決である。
●診断の根拠
☐①自殺企図を目的とした場合，②不眠や幻聴や不安などの症状に耐えきれずに数日分をまとめて薬物を服用する場合などがあるが，後者の場合，「死んでも仕方ない」と思い服用する場合があり，過量服用した理由を患者や家族から聴取する。しかし，患者は急性薬物中毒のための意識障害を呈することが多いため，家族から患者の置かれていた心理的，社会的，経済的状況を聞き取る。
●他の疾患の可能性・鑑別診断
☐精神障害全般に認められるが，薬物の過量服用は若い女性に多い傾向がある。
●してはならないこと・避けるべきこと
☐自傷，自殺企図（前項）の項目に準じる。
●以後の治療方針
☐意識が回復すれば，精神科コンサルテーションを行う。
●専門家に相談・依頼すべき状態
☐自殺念慮があり，再企図の可能性が考えられる状態。
●専門家からの提言
☐意識回復後に，患者自らが心理社会的問題を語るような関係を作り上げる必要があり，精神科コンサルテーションを必要とする。

攻撃的な行動と暴力

●ただちに実施すべきこと
☐対処法として重要な点は，医療者が攻撃の対象にならないこと。したがって閉鎖空間で1対1で対応することはできるだけ避け，場合によっては，避難のためのルートを確保しておく。
●診断の根拠
☐家族に，①現在または最近，攻撃的な考えを示すことがあるか，②暴力，反社会的，破壊的な行動が過去にあったか，③患者をサポートする体制は，④最近，ストレスを感じたことは，⑤薬物常用があるか，などを聴取する。
●他の疾患の可能性・鑑別診断
☐幻覚や妄想や精神運動興奮をきたしやすい精神分裂病，躁状態，人格障害によるストレス反応，アルコール中毒やその離脱症状などがある。
●してはならないこと・避けるべきこと
☐患者の行動を非難する言動。
●以後の治療方針
☐対応困難な場合には鎮静薬の注射を行う。治療に関与できる人を集める。
●専門家に相談・依頼すべき状態
☐明らかな精神症状が行動や暴力と結びついている状態。
●専門家からの提言
☐面接時は，患者と適当に距離を置きながら，威圧的にならないように接する。

多動や落ち着きがない行動

●ただちに実施すべきこと
☐家族からの情報収集。
●診断の根拠
☐気分が高揚しているか，思考が障害されているか，意識レベルが低下しているかや薬物の服用の有無，など。

●他の疾患の可能性・鑑別診断
□躁状態，急性期の精神分裂病，アルコール中毒などの薬物中毒やその離脱症状など。
●してはならないこと・避けるべきこと
□患者の行動を非難する言動。
●以後の治療方針
□対応困難な場合には鎮静薬の注射を行う。治療に関与できる人を集める。
●専門家に相談・依頼すべき状態
□明らかな精神症状が問題行動と結びついている状態。
●専門家からの提言
□①誠実な対応をとる，②問題行動に対して制限を設ける，③医療スタッフは一貫した態度で接する，④患者の自己を統制する力や行動上の肯定的な面を強化させる，⑤刺激を少なくするために静かな場所に移動する，⑥過去や将来にとらわれることなく，現在の状態に焦点を合わせて話し合う，⑦明確かつ正確に話す，⑧患者の気分が高揚している点を他の医療スタッフに伝える，⑨介入する者が怒ったり，論争しないように留意する，⑩できること以外の約束はしない，⑪行動に対して体罰をほのめかすなどは一切しない，などがあげられる。

不合理な言動や行動，コミュニケーションの困難さ

●ただちに実施すべきこと
□まず，患者の身体状態を把握する。医療者の感染を避けるため，身体疾患が疑われる場合，その有無をチェックする。
□早急に家族に連絡をとる。
●診断の根拠
□身体疾患の十分な鑑別診断および詳細な病歴聴取と精神症状の把握。
●他の疾患の可能性・鑑別診断
□本状態の背景に精神病や重大な身体疾患が存在する可能性がある。
●してはならないこと・避けるべきこと
□患者と治療者が1対1で論争しないこと。
●以後の治療方針
□興奮している患者では，人手が揃うまで処置や説得は控えたほうがよい。患者に低く落ち着いた声で理由を簡潔に伝え，最小限の説明を必ず行う。その上で，入院治療の必要性の説明を試みる。
□身体疾患の場合は放置すれば早期に死に至ることがあり，また精神病もさまざまな不利益を患者にもたらすことが予想される。原因を明らかにし，早急に患者の安全を確保する必要がある。
●専門家に相談・依頼すべき状態
□自傷他害が考えられる場合，早急に精神科コンサルテーションを要請する。
●専門家からの提言
□精神疾患が疑われる場合は複数の医療者で患者に接し，患者に背を向けないようにする。身体が拘束されている患者では，安全性が確認されるまで，拘束を解かない。

寡動，反応の乏しさ

●ただちに実施すべきこと
□一般的な対応として，①暖かく，受容的で共感的に接する，②患者に十分に注意を払い，患者を静かな場所に移す，③どのような援助を欲しているを尋ねる，④相手が返答できるよう間を置く，⑤自殺の可能性を吟味する，⑥質問に際しては「いや」，「いいえ」以外の具体的な答えが引き出せるよう工夫する，⑦悲しみや怒りの感情やフラストレーションなどの把握のため患者にできるだけ言葉で表現させる，⑧安全かつ保護されていることを保証する，などの対応が必要である。
●診断の根拠
□抑うつ状態，昏迷，解離，緘黙，意識障害，知能障害などが考えられる。
●他の疾患の可能性・鑑別診断
□抑うつ気分のためか，意識レベルの低下のためか，薬物の服用のためか，原因の鑑別をする。
●してはならないこと・避けるべきこと
□患者に対しては最小限の問診にとどめる。昏迷の場合，医療者のとる行動は，患者の記憶に残るために，丁重に対応する。
●以後の治療方針
□入院治療の適応は，身体精神疾患による衰弱が著しい場合や患者とコンタクトが十分にとれない状態，さらに焦燥感や自殺念慮が強い場合である。家族に十分な説明を行い，医療の場の選択を行う。
●専門家に相談・依頼すべき状態
□経口摂取が不可能で，全身状態が，悪化してい

る場合。
●専門家からの提言
□鑑別診断が困難な場合が多いため，身体疾患による意識障害がもっとも優先される。

薬物乱用・依存と薬剤性精神病

●ただちに実施すべきこと
□どのような薬物をどれくらい使用しているか（量と期間）の正確な情報を収集すること。
●診断の根拠
□患者，家族，知人および同僚からの情報および生活史。注射による使用が考えられる場合，注射痕，尿による薬物の同定。
●他の疾患の可能性・鑑別診断
□薬物使用の背景にある精神疾患を理解および評価すること。
●してはならないこと・避けるべきこと
□薬物乱用・依存による直接な非難を行うこと。
●以後の治療方針
□急性中毒の場合：身体科または精神科救急として専門施設での集中的な治療が必要となる。
□乱用・依存の場合：精神科救急（急性疾患）の枠外であり，精神保健福祉センターや保健所での相談を指示する。
□精神病の場合：精神科救急の対象となるが，閉鎖病棟を有する専門の医療機関の治療が優先する。
●専門家に相談・依頼すべき状態
□薬物乱用・依存に対して，患者自らが治療意欲を示している場合。
●専門家からの提言
□長期的な治療関係の維持が必要とされるため，薬物関連障害を治療している専門医療機関を紹介する。

パニック発作，不安発作，過呼吸発作

●ただちに実施すべきこと
□不安に基づく身体症状の訴えに対しては，「身体的に異常がなければ，パニック障害の可能性が高い。生命の危機にいたる身体的異常はないが，自律神経を介した身体の働きの異常が考えられる」と，身体の機能障害による病気である点を説明する。
●診断の根拠
□患者は，体調や気分の不良や，自分の意志でコントロールできない過呼吸や心悸亢進などの身体症状を訴える。
●他の疾患の可能性・鑑別診断
□不安を呈しやすい甲状腺疾患や内分泌疾患を除外すること。
●してはならないこと・避けるべきこと
□患者が示す症状に対して，医療者が勝手に解釈し，患者を落胆させること。
●以後の治療方針
□原則として外来治療を行う。
●専門家に相談・依頼すべき状態
□薬物治療にて奏功せず，行動療法や精神療法などの専門的な治療を必要とする場合。
●専門家からの提言
□「一時はどうなるかと思った」などの患者が体験した恐怖感に対して医療者は共感的態度を示し，薬（抗不安薬）で症状をコントロールできる対処方法のあることを患者に伝え，さらに，「心身の疲れやストレスの多い時に生じる症状である」などの症状の誘因となった背景の知識を患者に教える。

暴力や犯罪の被害者

●ただちに実施すべきこと
□暴力による被害者には，精神症状や心理的な危機への対応を行う。
●診断の根拠
□身体診療の際，体のあちこちに打撲痕などの原因不明の外傷が認められる。
●他の疾患の可能性・鑑別診断
□外傷後ストレス障害の鑑別を行う。
●してはならないこと・避けるべきこと
□治療契約ができていない状態で，勝手に患者や家族に介入すること。
●以後の治療方針
□外傷後ストレス障害 post-traumatic stress disorder（PTSD）と診断された場合，環境調整の必要性の評価から，入院および外来治療を決定する。
●専門家に相談・依頼すべき状態
□被害者が何も語らず，治療関係の樹立が難しい状態。
●専門家からの提言
□家庭内暴力の場合，患者や家族が積極的に語らないために原因となる暴力が見逃されることが

多い．日常生活や社会生活に支障が生じている場合，精神科治療を受けることはけっして恥ずかしいことでも悪いことでもない旨を強調する．

子どもに関する諸問題
● 診断の根拠
□ 精神疾患が背景にある場合もあるが，一般的に基本的日常生活の中での不適応が基礎にあり，不安，緊張，イライラなどの家族の対応が十分でなく，破壊的行動に至る場合が多い．また，自己の感情や考えを表現することが苦手な子どもや自棄的な考えを持つ子どもも多い．
● 他の疾患の可能性・鑑別診断
□ 不登校，家庭内暴力，非行などの問題行動の背景にある精神疾患を評価する．
● してはならないこと・避けるべきこと
□ 言語表現が困難な場合，無理に何かを語るように追いつめること．
● 以後の治療方針
□ うっ積している感情の言語表現を促進するように介入することが大切である．
● 専門家に相談・依頼すべき状態
□ 言語表現が困難な場合，小児を専門とする精神科医に紹介する．
● 専門家からの提言
□ 問題行動（ひどいかんしゃく，暴力，自傷行為など）に関して危機介入が求められる場合，子供も家族も情緒的に混乱している事例が多い．
□ 落ち着いた中立的な態度と口調を保ち，家族に対応する場合，手際よく問題行動の具体的な内容を尋ねる．

頻回の不定愁訴，注射・服薬の要求，入院の要求，退院拒否の患者
● ただちに実施すべきこと
□ 患者の情報を事前に持ち，要求を拒否すると決めた場合，病院管理者に連絡して了解を得た上で，断固とした対応をとる．
● 診断の根拠
□ 自分の抱える問題を身体症状，注射，服薬，入院要求の形で表現することが多い．
● 他の疾患の可能性・鑑別診断
□ 注射や薬物処方の要求の場合は医薬品の乱用・依存がある．

● してはならないこと・避けるべきこと
□ 個人的な感情で問題解決を図ろうとすること．
● 以後の治療方針
□ 治療を継続するのか，別の治療機関に紹介するのか，明確なプランを立てること．
● 専門家に相談・依頼すべき状態
□ 治療関係がうまくいかず，患者や家族が一方的な要求を行う場合．
● 専門家からの提言
□ 患者は要求が満たされない場合，希望の通るまで病院に居座る．この場合，対応困難なため，要求に応じることが多いが，いったん応じると執拗に同じ要求を繰り返すため，医療者はぬきさしならない状況に追い込まれる．

拒否的患者，家族内の意見の不一致
● ただちに実施すべきこと
□ 自傷・他害の可能性が高い場合は保健所に連絡する．
● 診断の根拠
□ 病識が欠けるため，医療にのらず近所や家族に問題行動を呈してしまう．
● 他の疾患の可能性・鑑別診断
□ 精神分裂病，人格障害など．
● してはならないこと・避けるべきこと
□ 家族の意志が明確でない場合，無理に治療を押し進めること．
● 以後の治療方針
□ 家族と周囲の体制が整えば，患者の受診に結びつける援助を行う．
● 専門家に相談・依頼すべき状態
□ 長期および問題解決が得られず深刻化した場合．
● 専門家からの提言
□ 家族が高齢あるいは単身者で家族の協力が得にくい場合，地域，警察，市町村，保健所などの協力を得る．

（武市昌士，佐藤　武）

20．感染症の対応について

1）院内感染対策
● 院内感染対策の基本
　病院は種々の疾病を持った人がその治療に訪れ

表 III-34 医療処置からみた処置レベル

レベル	医療行為	手袋	マスク	ガウン	靴カバー	ゴーグル	キャプ
1	非観血的医療行為：診察，検温など						
2	小規模な観血的処置を伴う医療行為： （採血，注射，点滴） 腰椎穿刺，皮膚生検，骨髄穿刺	○	△				
3	中規模以上の観血的処置を伴う医療行為： 内視鏡検査，CV カテーテル挿入 胸腔ドレナージなど	○	○	△			
4	大規模な観血的処置を伴う医療行為： 手術，分娩，剖検	○	○	○	○	△	△

る場所であり，その中には種々の感染症を有する人も多い。われわれ医療機関で働く者は何らかの形で，訪れた患者の治療，回復に寄与すべく仕事をしているのであるが，その過程で種々の感染源と接する機会にさらされる危険性とも背中合わせである。「病院における入院患者が原疾患とは別に，新たに罹患した感染症，または医療従事者が病院内において罹患した感染症」を院内感染と呼ぶが，われわれ医療従事者は院内感染において病原体の媒介者となる可能性や，自分が感染を受ける可能性と常に隣り合わせであることを認識して行動する必要があり，院内感染対策は，職場の労働安全衛生の基本的課題である。

●ユニバーサルプレコーション（Universal precautions）

感染対策の基本的な考え方として感染リスクの高低や感染経路（伝播様式）に応じた対策が必要であるが，ここでは医療従事者が触れる機会の多い患者の血液，体液に対する取扱いについて述べる。

患者の血液，体液を扱う際に事前に感染性があるものかどうかについての情報があることが望ましいと思われるが，すべての患者についてこれを知ることは特に救急の現場などでは現実的ではない。したがって危険を未然に防ぐには，すべての患者の体液，排泄物は感染の可能性のあるもの（未同定）として取り扱う必要がある。これをユニバーサルプレコーション（Universal precautions）という。ここでいう体液，排泄物とは以下のすべてである。

血液，羊水，心嚢液，腹水，胸水，関節滑液，脳脊髄液，精液，膣分泌液，耳鼻分泌液，創，創からの浸出液，尿，便，病理組織（生検材料，手術切除材料，剖検臓器）胎盤，抜歯

このような取扱によって，患者を交差感染から守ることができ，医療従事者の職務感染を防ぐことにもなる。交差感染の率を低下させることにより，すべての患者がその診断に関わりなく（診断によって差別することなく）一定の質のケアを受けることができ，医療従事者を未同定な病原体からの感染症から保護できる。

●診療行為上の具体的対策

(a)診療行為上の対策

①手洗い，うがいの励行：一行為一手洗い。

②針や鋭利な医療器具：手で曲げたりキャップをする操作は避け，専用の容器（バイオハザードマーク付き）に捨てる。

③実務上の注意：血液や体液をはね散らしたり，噴霧することは避ける。検体を扱う際，口でピペットを吸ったりしない。

④個人的行為：感染源に接する可能性のある作業領域では飲食，喫煙，化粧，口紅，コンタクトレンズの取扱は避ける。また，感染源がおかれるような冷蔵庫や棚，机の上に飲食物を保存しない。

⑤ラベル：バイオハザードマーク

⑥防護用装備：手袋，ガウン，マスク，(ゴーグル)，その他，濃密な汚染が予測される場合（手術室，病理解剖）では外科帽子や頭巾，専用シューズなどを用いる。

(b)血液や体液をこぼした場合

①少量（20 ml 以下）の場合：手袋をはめ洗剤と水で洗浄した後，次亜塩素酸の溶液（1：100倍）で除洗する。表面が平滑でない場合には1：10倍液を用いる。

②多量（20 ml 以上）の場合：手袋をはめ，こぼれた溶液の上からペーパータオルをかぶせて汚染物を

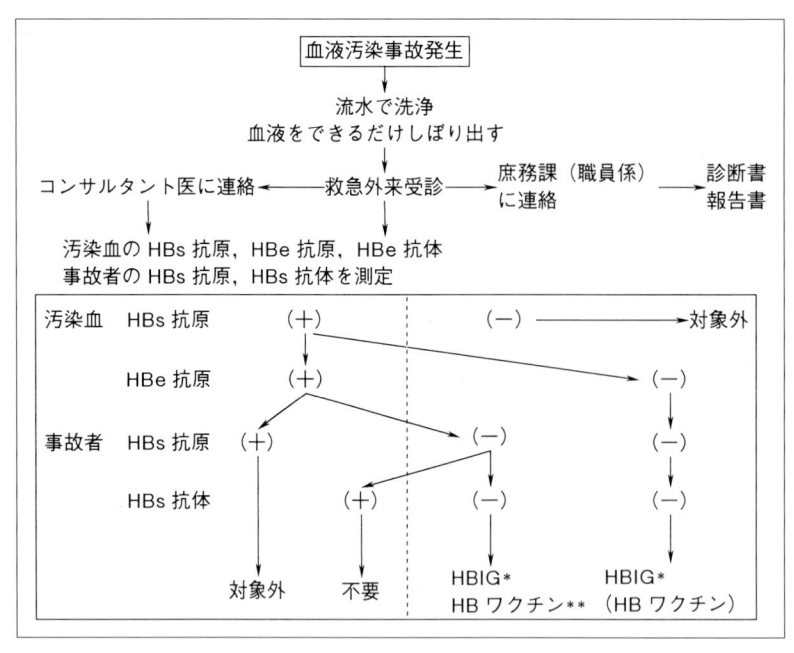

図III-18 HBV汚染事故マニュアル

```
            血液汚染事故発生
                  ↓
             流水で洗浄
         血液をできるだけしぼり出す
                  ↓
コンサルタント医に連絡 ← 救急外来受診 → 庶務課（職員係） → 診断書
      ↓                              に連絡           報告書
汚染血のHBs抗原，HBe抗原，HBe抗体
事故者のHBs抗原，HBs抗体を測定
```

汚染血 HBs抗原	(＋)		(－) → 対象外
HBe抗原	(＋)		(－)
事故者 HBs抗原	(＋)	(－)	(－)
HBs抗体		(＋) (－)	(－)
	対象外	不要 HBIG* HBIG*	
		HBワクチン** （HBワクチン）	

* HBIGは事故後48時間以内に注射する。
  ただし事故者のHBs抗体の有無が48時間以内に判明しない場合は注射する。
** HBワクチンは，事故後1週間以内に初回注射を行う。
  その後1ヵ月め，6ヵ月めに計3回の注射を行う。
（ ）e抗原陰性，e抗体陽性の非活動性肝炎の場合は，HBワクチンの接種は担当医と相談の上，接種する。

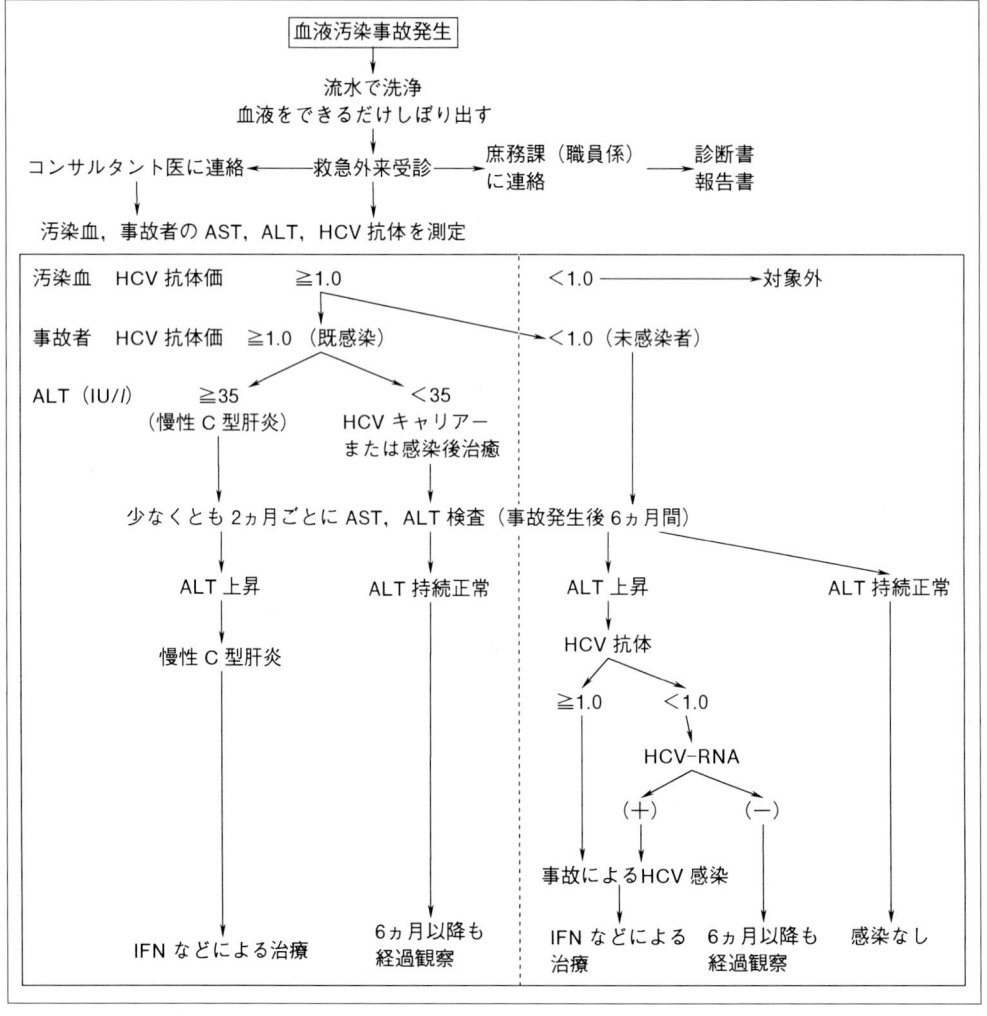

図III-19 HCV汚染事故マニュアル

```
            血液汚染事故発生
                  ↓
             流水で洗浄
         血液をできるだけしぼり出す
                  ↓
コンサルタント医に連絡 ← 救急外来受診 → 庶務課（職員係） → 診断書
      ↓                              に連絡           報告書
汚染血，事故者のAST，ALT，HCV抗体を測定
```

汚染血 HCV抗体価 ≧1.0 ／ ＜1.0 → 対象外
事故者 HCV抗体価 ≧1.0（既感染） ＜1.0（未感染者）
ALT（IU/l） ≧35（慢性C型肝炎） ＜35 HCVキャリアーまたは感染後治癒

少なくとも2ヵ月ごとにAST，ALT検査（事故発生後6ヵ月間）

ALT上昇 → 慢性C型肝炎 → IFNなどによる治療
ALT持続正常 → 6ヵ月以降も経過観察
ALT上昇 → HCV抗体 ≧1.0／＜1.0 → HCV-RNA（＋）事故によるHCV感染 → IFNなどによる治療
（－）6ヵ月以降も経過観察
ALT持続正常 → 感染なし

194 第III章 患者来院時の初期対応と以後の治療方針

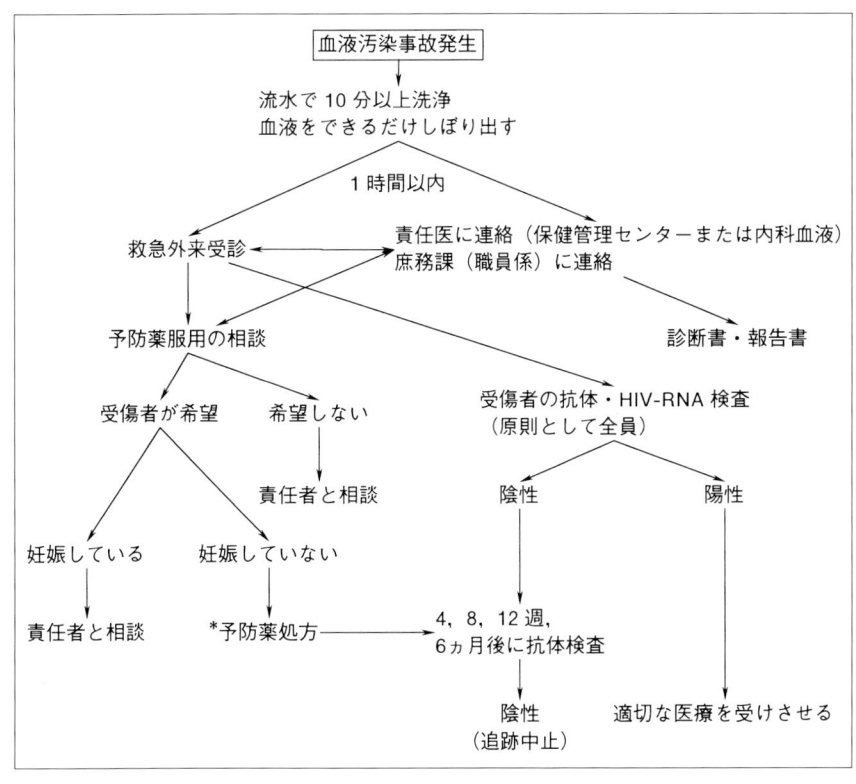

図III-20 HIV汚染事故マニュアル（汚染血液がHIV陽性と判明している場合）

予防薬（薬剤部に常備・服用は薬剤部で指導）
AZT（レトロビン）600 mg 3×毎食後
3TC（エピビル）300 mg 2×朝夕食後
indinavir（クリキシバン）2400 mg 3×毎食前 を1ヵ月間服用

* 予防薬の内服は事故後できる限り早期に行う（1時間以内が望ましい）。
　いったん内服すれば8時間は時間をかせぐことができ、その間に必要な措置を進めるようにする。

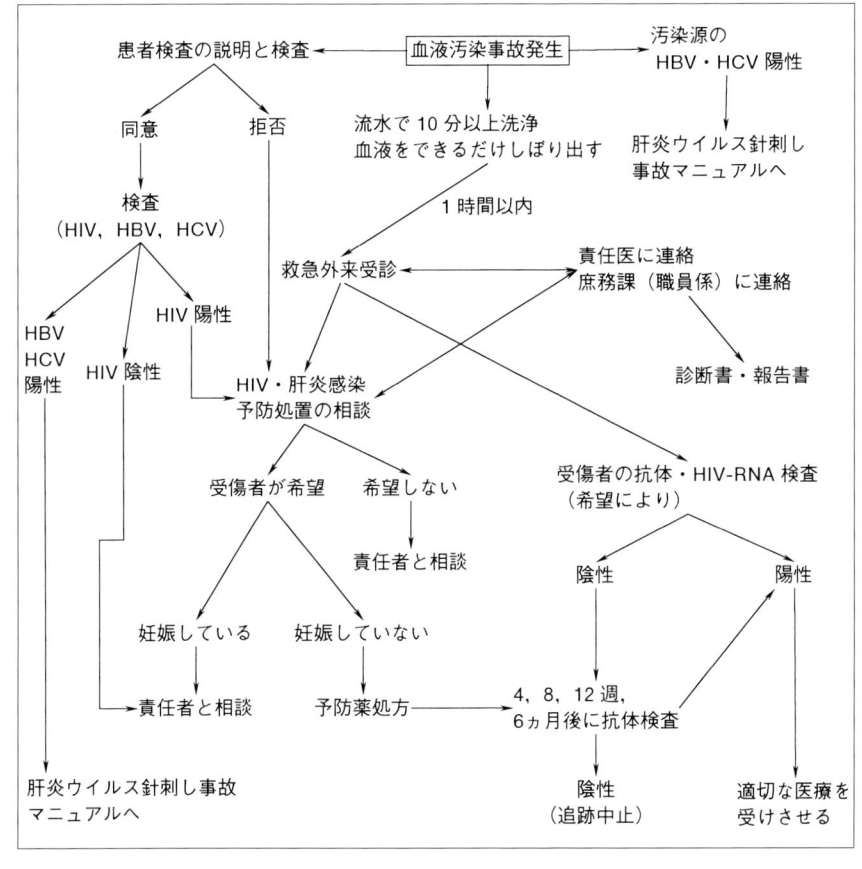

図III-21 HIV汚染事故マニュアル（汚染血液の感染が不明の場合）

予防薬（薬剤部に常備・服用は薬剤部で指導）
AZT（レトロビン）600 mg 3×毎食後
3TC（エピビル）300 mg 2×朝夕食後
indinavir（クリキシバン）2400 mg 3×毎食前 を1ヵ月間服用

* 予防薬の内服は事故後できる限り早期に行う（1時間以内が望ましい）。
　いったん内服すれば8時間は時間をかせぐことができ、その間に必要な措置を進めるようにする。

20．感染症の対応について

染みこませ，1：10倍の次亜塩素酸溶液で除洗する．
③医療処置からみた防御レベル：表III-34参照．

2）血液体液暴露事故
●針刺し事故

病院勤務者および病院関連業務に従事する者が，その職務の遂行中にさまざまな疾患に罹患した場合を，職業感染あるいは業務感染（occupationally acquired infection）という．この中で最も注意すべきなのがB型，C型肝炎やHIVなどの血液を介するウイルス感染症で，その原因となる頻度，危険度が最も高いのが血液体液暴露事故として起こる，いわゆる針刺し事故（sharps accident, needle stick injury）で職業感染対策上非常に重要である．

血液体液暴露事故とは，血液または高リスク体液*による接種（針刺し事故など）や，損傷皮膚，粘膜または眼に対する接触（飛沫事故など）をいう．

　　*高リスク体液とは以下が該当する．
　　A. 血液，羊水，心嚢液，腹水，胸水，関節滑液，脳脊髄液，精液，膣分泌物，耳鼻分泌液．
　　B. その他，血液汚染が肉眼で確認された体液．

(b)針刺し事故によって健康被害を生じうる病原体

針刺し事故による健康被害では，1992年に某国立大学病院で起こったB型肝炎により劇症肝炎が発症し死亡した例がある．B型肝炎に関しては現在はワクチンもあり，自分のHBs抗体に関しては自分で把握しておく必要があり，HBs抗体陰性者はワクチン接種を受けるべきである．針刺し事故で問題となりうる病原体には以下のものがある．

　B型肝炎ウイルス（HBV：hepatitis B virus）
　C型肝炎ウイルス（HCV：hepatitis C virus）
　ヒト免疫不全ウイルス
　　（HIV：human immnodeficiency virus）
　成人T細胞白血病ウイルス
　　（HITLV-1：human T cell leukemia virus）
　梅毒トレポネーマ（*Treponema pallidum*）
　クロイツフェルト・ヤコブ病
　　（CJD：Creutzfeldt-Jakobs disease, Prion）
　最近G型肝炎ウイルスやTT肝炎ウイルスが同定されているが，現時点では病原性や感染防止対策について確立されていない．

(c)針の取扱いの原則

①針を含めて鋭利物は，使用，未使用にかかわらず感染性廃棄物である．
②露出した針を持ったまま歩いてはいけない．
③露出した針を人に手渡してはいけない．
④針をリキャップしてはいけない．
⑤使用済みの針はその場で責任をもって耐貫通性のBOXに廃棄しなければならない．

禁止事項：以下の行為は針刺し事故が多発するケースなので行うべきではない．
①点滴使用後の針（翼状針など）点滴ボトルのゴム部に刺す．
②点滴使用後の針を点滴ボトルやスタンドにテープで貼りつける．
③真空採血管（ゴム部）に注射器/針を持って刺入し，直接注入する．
④針捨てBOXへ直接手を入れる．
⑤他の容器へ針類を移し替える．

(d)血液，体液暴露事故後の対応

発生直後：正しい応急処置は，体内に入るウイルス量を減少させ感染率を低下させる．
①皮膚に刺した場合には刺した皮膚部分の血液を絞り出す．口で吸ってはいけない！（口腔粘膜から吸収されるため）
②石鹸と大量の水でよく洗う．
③眼に入った場合には，ただちに水で洗う．
④口に入った場合には，大量の水ですすぐ．
⑤上記の処置の後，所属の管理者に報告し，救急外来に連絡，受診する*．

　　*報告，記録は後の労災保険手続き上，必要不可欠のステップである．またウイルスマーカー陽性者のみに対する事故だけでなくユニバーサルプレコーションの考え方からすべての事故がただちに報告されるべきである．また，救急外来では受傷者本人のウイルスマーカー，肝機能のチェックを行う．これも労災保険手続き上，必須である．

事故後の対応は感染源の種類により異なる．おもなものはHBV，HCV，HIVであり，この3つについて佐賀医科大学では院内感染対策委員会の規定により診療マニュアルにも以下のフローチャートに従って対応するように定められている（図III-18〜21）．

ちなみに針刺し事故による感染の確率はe抗原陽性HBVでは40〜50％，e抗原陰性HBVでは5％，HCVでは2〜3％，HIVでは0.3％程

度と報告されている。

（尾崎岩太）

21. 救急医療でのIVR

interventional radiology（IVR）とは画像診断介入下の治療という意味で，X線透視下や超音波ガイド下に挿入した針やカテーテルを通じて行う治療はすべてこの概念に含まれる。IVRは低侵襲で診断から治療までのタイムラグがほとんどないという点で救命救急の現場ではきわめて有効である。しかし，当然限界もある。ここでは，救命救急という立場からおもに血管系のIVRの中で比較的遭遇する機会の多い病態で，その適応をよく知り外科的治療と使い分けることが重要である。

1) 止血目的のIVR

止血目的のIVRには大きく分けて外傷によるものと基礎疾患に伴う場合の2つがある。いずれの場合も出血部の責任血管を同血管内に進めたカテーテルから塞栓物質を注入し止血するものであり，血管造影により出血部位を発見したら即座に治療に移行できる点，および手術療法に比較し低侵襲である点が特色である。反面，手術療法に比較し一般的には確実性に劣る点，血行再建が必須の血管からの出血には対応できない点，外傷で腸管・尿管・胆管など血管以外の損傷を伴っている場合は対応できない点などの問題もある。したがって外科的治療が優先するか経カテーテル的塞栓術が優先するかは個々の病態により異なる。経カテーテル塞栓術を前提とした緊急血管造影の適応としては一般的には以下のようなものがあげられる。

① 循環動態に影響を与える大量出血
② 輸血を行ってもHbが低下する状態
③ 経時的に血腫が増大する場合

塞栓物質としては吸収性塞栓物質であるゼラチンスポンジ角片，非吸収性塞栓物質であるpolyvinyl alcohol（PVA）粒子，金属コイルなどが一般的で，部位，病態により使い分ける。いずれの場合も塞栓範囲が少なくて済むように，できるだけ破綻部近くまでカテーテルを進めて塞栓するのが基本である[1]。

● 外傷性出血のIVR

おもなものは，脾・腎・膵・消化管・腸間膜などの損傷に伴う出血や骨盤骨折に伴う出血などである。中でも骨盤骨折による大量出血は致死的な病態となることが多く，かつ外科的治療が困難であるため経カテーテル塞栓術の絶対的適応である。骨盤骨折による出血がCTなどで確認され，前述の一般的適応を満たせば何をおいても緊急血管造影を施行し経カテーテル的塞栓術を行う。

絶対的適応ではないが，効果が高く手術より経カテーテル塞栓術が有用と考えられるのが腎，脾外傷による出血である。これら単独の損傷であれば，経カテーテル治療のみで外科的治療を回避できることが多い。

一方，肝・消化管・膵や肺の外傷による出血では血管支配が複雑であったり血管以外の組織の修復やデブリドマンが必要となることが多いので慎重な適応の決定が必要である。多発外傷などでとりあえず経カテーテル的に問題となる出血部の止血を行い，状態を改善させてから手術療法を行うという場合もありうる。

● 喀血のIVR

通常喀血に対しては，まず気管支鏡検査および鏡下の治療が行われる。しかし，大量喀血では出血源の同定が困難であることと同定できても有効な治療が施行困難であることから，気管支鏡検査を行わず緊急血管造影を行うことがある。大量喀血は保存的治療ではコントロールが困難であるが，大多数の例で責任血管である気管支動脈の塞栓により高い止血効果が得られる[2]。

● 肝腫瘍破裂のIVR

破裂して出血する肝腫瘍として原発性肝細胞癌，血管腫などがある。外傷の場合と異なり門脈，静脈，胆管などの損傷を伴わず経カテーテル塞栓術のみで治療が終了するのでIVRのよい適応となる。ただし原発性肝細胞癌の基礎疾患である肝硬変による肝機能障害が強い場合（具体的には総ビリルビン値3.0 mg/dl以上）は，治療し止血が得られても肝不全をきたす可能性が高いといわれており，慎重な適応判断が必要である。

● その他の腫瘍からの出血，血管奇形破綻などに対するIVR

消化管腫瘍や腎癌などからの出血の場合に行われることがある。消化器腫瘍の場合は第一選択は内視鏡的止血であるが，それが困難な場合や小腸

腫瘍，大腸血管奇形などの場合が IVR の適応となる．下部消化管の場合は間歇的な出血も多く，出血部が血管造影下ではっきりしないことも少なくないので，出血シンチグラム（最少 0.05～0.1 mℓ/分まで検出可能）による診断が有用である．

●胃/食道静脈瘤破綻の IVR

この場合も内視鏡的に止血困難な例が IVR の適応となる．方法としては経皮経肝的に（もしくは小開腹下に腸間膜静脈経由で）門脈系にカテーテルを挿入し，胃・食道静脈瘤を塞栓するが，いずれも救急処置としては熟練を要する．

2）血流再開目的の IVR

血栓性血管閉塞に対し経カテーテル的血栓溶解を行う場合がある．動脈塞栓の場合は，心房細動や心大血管手術の既往が，肺動脈塞栓の場合は，深部静脈血栓症などの基礎疾患が問題となる．IVR 手技としては urokinase (UK) や recombinant tissue plasminogen activator (TPA) の持続動注などが行われるが，一般的な適応は定まっておらず各施設でその方針は異なる．

●脳動脈閉塞症の経動脈性 IVR

発症後 6 時間以内，可能なかぎり急性期に施行することが望ましい．血栓溶解薬静注より高い再開通率が報告されているが，側副路を介して局所の血流が 35％ 以上保たれていないと効果が期待できないばかりか，致死的な出血のリスクが高まるため，術前の脳血流シンチや Xe-CT による血流評価が必須とされる[3]．24 時間体制で脳血流評価と血管造影検査がすみやかに施行できることが要求されるため，対応可能な施設は限られる．

●急性動脈閉塞の IVR

四肢動脈・上腸間膜動脈・腎動脈などで血栓溶解術が選択される場合がある．四肢動脈閉塞の場合は理学的に診断可能であるが，腹部の場合は造影 CT 検査で診断される．手技は UK の動注によるが，バルーンカテーテルによる血管形成術を追加することもある．上腸間膜動脈閉塞は致死率の高い疾患で早期の治療が望まれるが，広汎な腸管壊死による汎発性腹膜炎を合併したものや炎症性血栓によるものは，IVR の適応外である．

●肺塞栓症の IVR

前述の UK の全身投与のほかに，直接肺動脈にカテーテルを挿入して UK の局所注入を行うことがある．原因として下肢深部静脈血栓がある場合は再発予防目的に下大静脈フィルターを挿入することが重要である．

●冠動脈の IVR

急性心筋梗塞時に緊急に再灌流療法（PTCR）や経皮的冠動脈形成術（PTCA）が行われる．場合によっては冠動脈ステント留置を行うこともある．

●透析シャントの IVR

急性の透析シャント不全に対し，血管形成術や血栓溶解術を行うことがある．

3）血管内異物の IVR

中心静脈栄養カテーテルやペースメーカーワイヤーなどが誤って寸断され血管内に異物として遺留された場合は，心臓に迷入し穿孔や致死的不整脈，心内膜炎などの危険があるため積極的に除去術が行われる．その際は大がかりな開胸術などによらず，特殊なカテーテルを用いて経皮的に低侵襲で除去することが可能であり，IVR の絶対的適応である．

4）血管以外の IVR

●減黄目的の IVR

超音波ガイド下に，閉塞性黄疸時の経皮経肝ドレナージ（PTCD），胆嚢炎時の胆嚢ドレナージ（PTGBD）などの IVR を緊急に行うことがある．

●膿瘍，腎盂

各部の膿瘍に対し，超音波や CT ガイド下に膿瘍ドレナージが施行されることがある．また急性の尿管閉塞などに対し腎盂ドレナージ（腎瘻造設術）が選択されることもある．

文 献

1) 木村史郎，岡崎正敏，東原秀行他：消化管出血に対する救急動脈塞栓術．日独医報 40：91-101, 1995
2) 工藤 祥，加藤 明，松本幸一他：喀血に対する気管支動脈塞栓術―特集 胸部領域の IVR―．IVR 会誌 14：13-19, 1999
3) 飯塚有応，住江寛俊，片山 仁：急性期脳塞栓溶解術―Interventional Radiology のコツ―．臨床放射線 Vol. 39 臨時増刊号：25-29, 1994

（深堀哲弘）

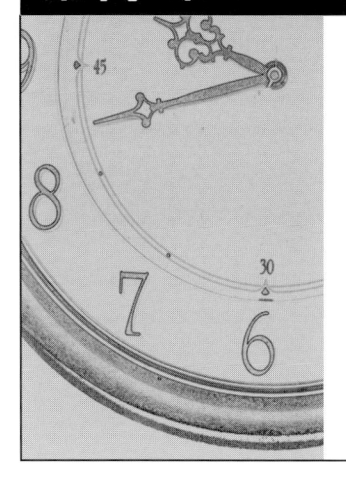

第IV章 脳死と臓器移植

　わが国では50〜60％の来院時心肺停止（CPAOA）患者は心拍再開するが，脳蘇生のできるのは0.4〜4％であり，心肺蘇生後の最大の課題は脳蘇生にある。そこで，救急車が来るまでの待ち時間が心肺停止患者の予後を決めることより，アメリカでは心肺蘇生法の市民への普及と救急救命士の活躍で社会復帰率を約15％に向上させている。ところが，医療水準の高いはずの本邦では一般市民に心肺蘇生教育が行き届いていない。傷病現場に居合わせた一般市民（bystander）が早く心肺蘇生法を実施すれば，救命率が著しく向上するが，心肺蘇生法が十分に行われていないために酸素供給が不十分なために植物状態ないしは脳死状態となる例が多い。このような脳死状態は，一次性・二次性脳障害に対する高度な救命救急医療が進んだ今日では，救命医療の効を奏しなかった結果にしばしば認められるもので，脳死・臓器移植という新たな課題が救急医療の中に生まれてきた。

1. 脳死の予防

　心肺停止の場合には，脳循環が4〜5分以上停止すると脳は虚血や低酸素症から不可逆的な障害を受けるが，発生した重篤な脳障害を循環と機能の両面で回復するように心停止後にすみやかに十分な脳循環を回復させたり，生存脳細胞で酸素の需給バランスを改善し，細胞死への進行を阻止する集中的な治療が行われている（脳蘇生）。心機能の可逆的な回復は心停止10分後でも可能であるが，脳蘇生は不可能である。そこで，1950年代中頃には，低体温法が画期的な脳蘇生法としてもてはやされたが，長期低体温の繁雑さや，有効性の根拠が薄弱であったため，低体温法はあまり用いられなくなった。一方，各種合成ステロイド製剤の作用機序に議論の余地があるものの，現在も一般に用いられている。過換気療法も脳蘇生法として注目されたが，ICP（脳蓋内圧）減圧には効果があっても，脳蘇生法として有効性の根拠が希薄なためにあまり用いられなくなった。1970年代には脳蘇生法としてバルビタール療法が脚光を浴び，数多くの研究が積み重ねられたが，結果は脳蘇生薬として否定的なものであった。現在，脳循環や脳細胞機能の障害に関して脳死予防法として期待されている治療法は**表IV-1**のごとくであるが，いまだ一定した評価を受ける治療法は確立されていない。

2. 脳死・臓器移植

　平成9年7月16日に国会で「脳死」法案が可決され，10月16日より「脳死・臓器移植法」が施行され，平成11年に本邦でも脳死・臓器移植が行われるようになった（**表IV-2**）。

1) 脳死とは

　「脳死」とは脳の全機能が不可逆的に停止（廃絶）した状態である。わずかでも機能が回復した

表 IV-1　脳死予防法

a. 酸素供給の改善
　(1) 吸入酸素濃度の上昇　　(2) 肺胞換気の改善
　(3) 動脈血酸素含量の上昇（高圧酸素療法や人工呼吸療法（PEEP）による）
　(4) 脳灌流圧の上昇維持（平均動脈圧を 90～100 mmHg に保つ）
　(5) 頭蓋内圧の正常化；最初の 48 時間は 20 mmHg 以下に，その後 25 mmHg 以下に維持する．
　　ⅰ）利尿薬投与
　　　　マンニトール；一時的 ICP 降下，毛細管腔の保持，脳血流の増加，血液粘稠度の低下などに．
　　　　フロセマイド；脳脊髄液の産生抑制，グリア細胞内へのクロールイオン移行，頭部外傷時の血管性浮腫予防．
　　ⅱ）人工呼吸；$PaCO_2$ を 25～35 mmHg に保つ．
　　ⅲ）ステロイド；細胞膜の安定化を促進し，ライソゾームやフリーラジカルの作用を抑制（効果は全脳・局所脳虚血障害・低酸素性脳症に対して否定的）．
　　ⅳ）頭頸部の挙上；頭蓋内からの静脈灌流を促す．
　(6) 脳微小循環の改善
　　ⅰ）血液希釈法；微小循環の改善に代用血漿などで血液粘稠度を下げる．
　　ⅱ）DIC の治療；ヘパリンやプロテアーゼインヒビターを投与する．
　　ⅲ）Ca^{2+} 拮抗薬；血管の攣縮や血管内皮細胞の腫脹を予防・治療する．
　　ⅳ）アシドーシスの改善
b. 酸素需要の抑制
　(1) 低体温療法：O_2 の供給が十分でないとき，集中治療管理下に体温を 32～34℃ に下げ，脳の代謝を下げて少ない酸素供給に耐えられるように，また，脳浮腫の原因となるフリーラジカルなどの産生を抑え，脳を保護しようとする治療法である．現在のところ，脳保護に最も有効な治療法である．
　(2) フェニトイン（アレビアチン®，ヒダントール®）：抗けいれん薬より脳保護薬としての期待が高い．その作用は，
　　ⅰ）脳酸素代謝率・乳酸産生を低下させる．
　　ⅱ）脳血管の拡張により脳血流を増加させる．
　　ⅲ）ATP 依存の Na-K ポンプ機能を強化し，K^+ の細胞外流出を防ぐ．
　(3) 全身麻酔：多くの全身麻酔薬は脳代謝を抑え，体温を 28℃ に下げた場合に等しいほどに $CMRO_2$ を最高 55％ も減少させる．ただし，局所脳虚血と全脳不完全虚血時に脳保護作用がある．
　　ⅰ）バルビタール剤；障害されていない部位での神経活動を抑制し，特に重症頭部外傷後の ICP 亢進に対して，①脳代謝の抑制，②脳血流分布の改善，③ICP の降下，④脳浮腫の抑制，⑤過酸化状態の改善（free radical scavenger）を目的に投与されている．
　　ⅱ）イソフルレン；バルビタールと同様に脳代謝を強力に抑制する．
　　ⅲ）ジアゼパム，ミダゾラム；GABA 性反回性抑制を増強することより，抗けいれん薬・精神安定薬としての作用と ICP 降下作用を有し，脳保護薬として期待されている．循環抑制の少ない本剤は低体温療法でバルビタールに代わる薬剤として頻用されている．
　　ⅳ）ナロキソン；脳虚血に対する脳保護薬として注目されたが，その機序については不明である．

表 IV-2　日本で行われた脳死・臓器移植

#	日付	年齢	性別	脳死への原疾患	移植臓器
1	2.28	44 歳	女性	クモ膜下出血	心臓，肝臓，腎臓，角膜
2	5.12	30 歳	男性	脳内出血	心臓，腎臓，皮膚
3	6.13	20 歳	男性	外傷性頭蓋内出血	心臓，肝臓，腎臓
4	6.24	50 歳	男性	クモ膜下出血	腎臓

症例は「植物状態」であり，その脳機能の廃絶の程度により植物状態は様々であり，決定的な両者の違いは脳幹機能が保たれているか否かということである．

脳幹には，上位脳から脊髄・末梢への伝達経路としての働きと，大脳機能に活力を与えて意識を保たせる機能，呼吸・血圧などの生命維持機構の中枢としての機能の 3 つがある．ところが，今日では医学の進歩により中枢なしに循環を維持できるようになり，脳幹の機能廃絶がただちに固体の死に結び付かなくなった．ただ，脳死例では，心停止までの時間が長くなればなるほど脳実質は当初の形態を留めなくなり，「脳死患者」は無脳状

表IV-3 脳死・臓器移植関係年表

1902年	初の腎臓移植動物実験（オーストリア）
40年代	移植免疫拒否反応の解明（米）
62	死体腎移植初の成功（米）
67	世界初の肝移植（米）
	世界初の心臓移植（南アフリカ）
68	札幌医大で和田寿郎教授が日本初の心臓移植
74	日本脳波学会が日本初の脳死判定基準公表
78	免疫抑制薬シクロスポリンを移植に使用。以後，移植成績は飛躍的に向上
79	「角膜及び腎臓の移植に関する法律」制定
84	脳死患者からの膵・腎同時移植（筑波大）
85	厚生省が脳死判定基準（竹内基準）発表
86	日本移植学会，臓器移植のガイドライン提案
88	日本医師会生命倫理懇談会が脳死を人の死と認める
	日本法医学会が脳死を個体死として容認
89	島根大で日本初の生体肝移植
92	脳死臨調が脳死を人の死と認める最終答申
	日弁連，脳死臨調答申に反対意見書
93	九州大で脳死判定後，心停止を待って摘出した肝臓を移植
94	超党派議員15人が臓器移植法案提出，廃案に
	「全国心臓病の子供を守る会」移植早期実現を国会要望
95	日本腎臓移植ネットワーク発足
97.3	臓器移植法案を超党派議員6人が提出
7.16	臓器移植法修正案，衆参両院で可決，成立
10.16	臓器移植法施行
99.2.28	高知県で日本初の脳死臓器移植が行われる

表IV-4 脳死・臓器移植法の要点

① 臓器移植は，臓器機能の回復または付与を目指したもので，移植のため臓器を死体（脳死体を含む）から摘出できる。
② 臓器を提供するには生存中，任意に臓器提供の意志があることを書面で明記する必要がある。
③ 移植の機会は公平でなければならない。
④ 国および地方公共団体は脳死からの臓器移植に必要な措置を講じるよう努めなければならない。
⑤ 移植に当たり，患者および家族に十分説明し，理解を得ねばならない（インフォームドコンセント）。
⑥ 脳死の判定は十分な知識と経験を有する2人以上の医師が行い，判定が的確に行われたことを証明する記録を書面として作成する必要がある。
⑦ 臓器摘出記録は5年間保存し，遺族その他から要求があれば，格別の理由がない限り閲覧に供さねばならない。

（付記事項）
① 3ヵ年後の見直しと対処
② ネットワークの整備
③ 脳死判定以後の医療給付
④ 移植臓器は心臓，肝臓，腎臓，肺，さらに小腸，膵臓が加えられた
⑤ 脳死判定では15歳未満，急性薬物中毒，低体温，代謝性，内分泌性障害などは除外
⑥ 使用されなかった臓器は焼却して処理する

態となっている。

「脳死」になる原因として，①一次性障害（脳の一次性粗大病変によるもの；脳挫傷，頭蓋内出血，脳腫瘍など），②二次性障害（その他の原因によるもの；心停止，窒息など）がある。脳の一次性粗大病変でのバイタルサインの記録をみると，脳ヘルニアの発生に伴う急速な血圧の低下がほとんどの症例に認められ，いったん消失した脳幹反射は再度みられることはなく，「脳死」の判定に苦慮することはない。低酸素脳症によって脳死となった例で，血圧の急激な低下は認められず，いったん消失した脳幹反射が数時間後に再びみられることも稀にあり，「脳死」の判定は困難である。

2) 脳死判定への経緯

1968年の和田移植以来，脳死からの臓器移植はわが国ではタブーとされ，世界の大勢から大きく遅れてしまった。その間に，世界の先進諸国では移植技術の進歩とともに脳死体からの臓器移植が普及し，さらに免疫抑制薬の進歩と相まって臓器移植は日常診療レベルに達してきた。現在，先進諸国ではすべて脳死を人の死と認めている状況である。

今回スタートした法律での脳死判定基準を海外のそれと比較すると，かなり厳しい高い公正さを掲げたものと評価される。これはこの法の成立に脳死臨調以来の経緯があり，人権に対する配慮と，移植を待つ患者への倫理的責務が大きな問題で，その狭間に成立した経緯があるからである。そのためにも，今回の臓器移植法は種々の問題を内にして成立し，そこでは医療情報の公開，本人意思の尊重など医療の倫理ないしインフォームド・コンセントに関わる多くの問題が論じられ，その結果として，以下のような脳死・臓器移植法の要点で示される書面による本人の意思，移植に関わるカルテの公開などの特長がある。

3) 脳死判定基準

心臓移植では"beating heart"（いまだ固有の拍動を続けている心臓）を摘出することが移植を

表 IV-5　本邦の脳死判定基準

(1) 判定の対象症例
　脳死判定の対象となるのは，次の必須条件を満たしている症例である．
　　①器質的脳障害
　　　→器質性病変の有無は，経過，症状，検査所見などから推定できるが，画像診断法（特にCT）は必須である．
　　②深昏睡，無呼吸
　　③原疾患の確定
　　　→一次性障害（脳挫傷，頭蓋内出血，脳腫瘍など），二次性障害（心停止，窒息など）を問わず確定されてなければならない．
　　④回復不能
　　　→現在行いうるすべての適切な治療手段をもってしても，回復の可能性がまったくないと判断される症例．

(2) 除外例
　患者が深昏睡，無呼吸であっても，次のような症例を除外しなければならない．
　　①小児（6歳未満）
　　②脳死と類似した状態になりうる症例
　　　　(a)急性薬物中毒——睡眠薬，鎮静薬の中毒　　(b)低体温——直腸温で32℃以下　　(c)代謝・内分泌性障害

(3) 判定上の留意点
　中枢神経抑制薬，筋弛緩薬などの影響を除外する．ショック状態を除外する．収縮血圧は90 mmHg以上

(4) 判定基準
　　①深昏睡
　　　III-3方式では300，Glasgow Coma Scaleで3でなければならない．
　　　→① III-3方式で300，刺激に対して覚醒しない状態，痛み刺激に反応しない．
　　　　② Glasgow Coma Scaleで3，開眼・発語・運動機能なし
　　②瞳孔固定
　　　瞳孔固定し，瞳孔径は左右とも4 mm以上
　　③脳幹反射の消失
　　　(a)対光反射の消失　　(b)角膜反射の消失　　(c)毛様脊髄反射の消失　　(d)眼球頭反射（人形の目現象）の消失
　　　(e)前庭反射の消失（温度試験）　　(f)咽頭反射の消失　　(g)咳反射の消失
　　④平坦脳波
　　　→脳波検査法
　　　　上記の①〜③の項目がすべてそろった場合に，正しい技術基準を守り，脳波が平坦であることを確認する．最低4導出で，30分間にわたり記録する．
　　⑤自発呼吸の消失
　　　人工呼吸器を外して自発呼吸の有無をみる検査（無呼吸テスト）は必須である．
　上記①〜⑤の条件が満たされた後6時間経過をみて変化がないことを確認する．
　二次性脳障害，6歳以上の小児では6時間以上の観察期間をおく．
　　　→無呼吸テスト
　　　　(a)検査前に100％酸素で10分間人工呼吸をする
　　　　(b)動脈血炭酸ガス分圧（$PaCO_2$）が少なくとも40 mmHgであることを確かめる．
　　　　(c)次いで，10分間人工呼吸を中止する．この間6 l/分の100％酸素を気管内チューブに通したカテーテル（気管分岐部直上まで挿入）を介して流す．血圧，心電図をモニターする．
　　　　(d)この間，血液ガス分析を行い$PaCO_2$が60 mmHg以上であることを確認できれば10分以内でよい．
　　　　(e)人工呼吸機装着下に，血液ガス分析所見が同様な推移しているところで自発呼吸の有無を判定する．

(5) 判定者と記録
　　①判定者
　　　脳死判定に十分な経験を持つ専門医あるいは学会認定医が少なくとも2人以上で判定を行う．
　　②記録
　　　脳死判定にあたっては確実な検査結果の記録を残すことが大切である．

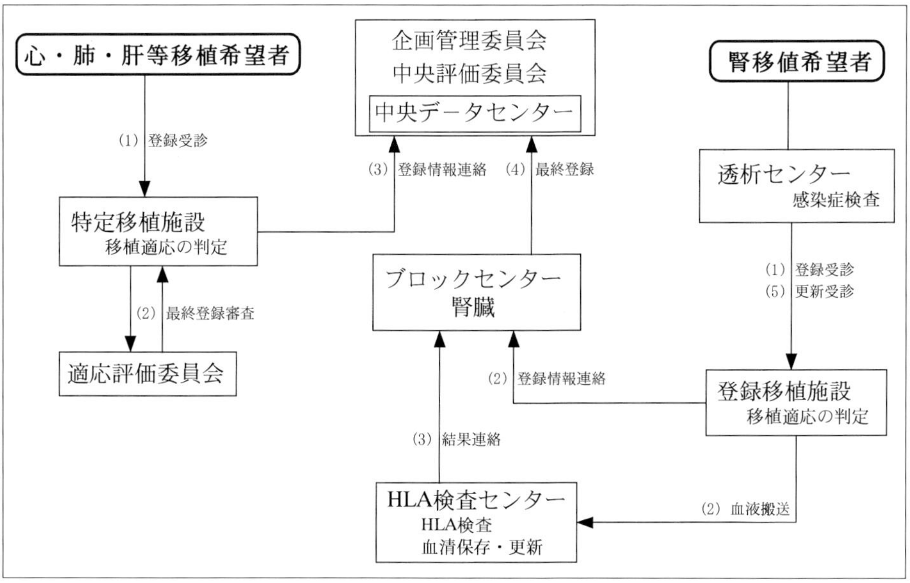

図IV-1 臓器提供の流れ：レシピエント登録

成功させる絶対条件であり，Harvard大学は1968年に"Harvard Criteria"として多くの判定基準の規範となる脳死判定基準を発表した。和田心臓移植後6年が経った1974年に，わが国でも日本脳波学会植木幸明氏が，『脳の急性一次性粗大病変における「脳死」の判定基準』を発表した。これは現在数多く公表されている各国の基準のなかでも非常に厳しい基準とされているが，外傷・脳卒中などの一次性脳病変に限っており，一応のめやすとなっている。1980年に米国の生命倫理問題検討委員会が，「脳幹を含む脳全体の全機能の不可逆的停止＝脳死」を固体死と認めた。わが国では，大阪大学が1984年に独自の脳死判定基準を公表し，厚生省（竹内氏）も1985年に公式な脳死の判定基準を公表し，1997年7月に国会で脳死法案が可決された。

現在までに公にされた各種脳死判定基準の相違は作成者の思想の違いであって，判定そのものにズレをきたすような性質のものではない。いずれの基準でも，①深昏睡，②脳幹機能の消失，③呼吸の停止，の3項目のいずれの基準も絶対条件であり，その他のさまざまな条件は，「脳死」を「脳幹死」として捉えるか「全脳死」として理解しようとするかの違いである。「脳幹死」と「全脳死」の区別は臨床的に到底つかないものであるが，わが国の竹内基準では「全脳死」を「脳死」であるとしている。一方，検査機器の発達につれて新たな検査項目も増えている。最近の聴性脳幹反応（ABR）の導入はその良い例で，より非侵襲的で確実だとみなされる検査項目の導入によって判定方法が変化し，1968年以来の数多くの基準は新たな検査機器によって変化してきている。

表IV-5の判定基準は竹内の「脳死判定基準」を改訂して佐賀医科大学附属病院救急部で用いていたもので，各項目に従って2人以上の判定医がそれぞれチェックし，確実な脳死の判定を可能としている（**図IV-1**）。しかし，どんなに厳格な判定を行っても，それを受け入れるか否かについては各個人の人生観や宗教観が関係しており，特に精神的な結び付きの強い人には受け入れがたい問題である。医療従事者は「脳死」について納得と受け入れの違いを理解し，「脳死」についての扱いは慎重に対応しなければならない。

4）脳死臓器提供施設と臓器移植施設

国民の脳死・臓器移植への不信や医療倫理の確立のために，厳しく脳死臓器提供施設と臓器移植施設が限定されている（**図IV-2**）。

● 脳死臓器提供施設
　大学附属病院，日本救急医学会指導医指定施設，日本脳神経外科学会専門医訓練施設，救命救急センター

● 臓器移植施設
　心臓：大阪循環器センター，大阪大学附属病院，東京女子医大循環器センター
　肝臓：京都大学附属病院，信州大学附属病院

図 IV-2　臓器提供の流れ：通報・レシピエント選定・摘出・搬送

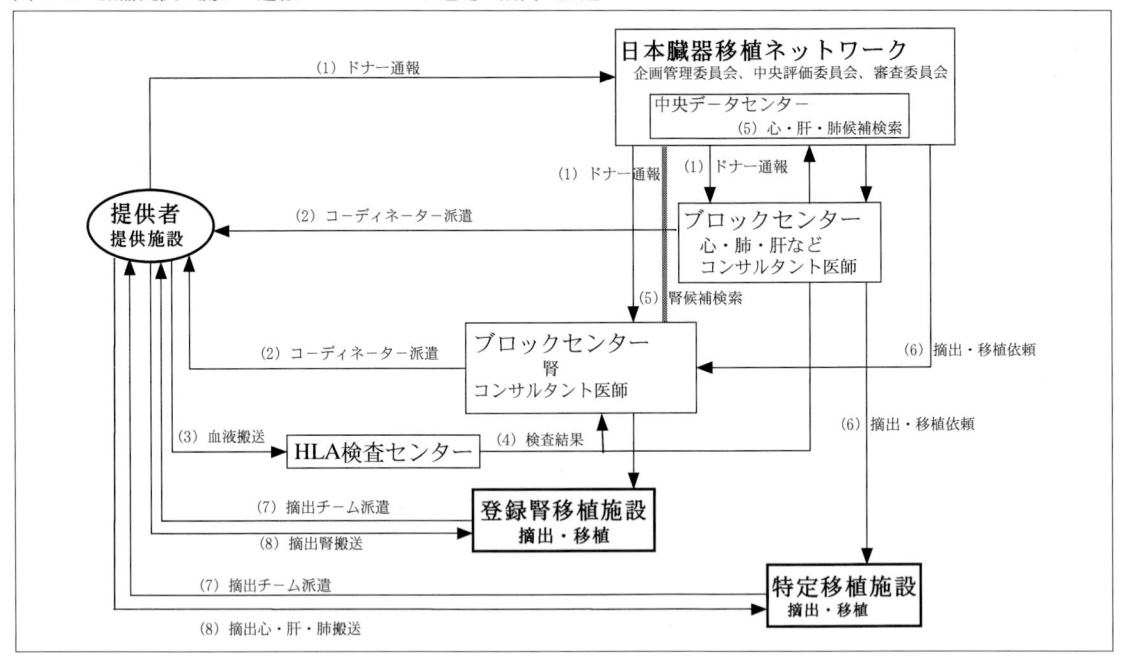

肺臓：東北大学，京都大学，大阪大学，岡山大学の各附属病院

膵臓：北海道大学，東北大学，福島県立医大，筑波大学，千葉大学，東京女子医大，京都府立医大，大阪大学，兵庫医大，神戸大学，広島大学，九州大学の各附属病院と，名古屋第二赤十字病院

腎臓，角膜など：多くの施設で移植術が行われている

● 臓器移植患者の選定

移植医療が公平に受けられるように，日本臓器移植ネットワークで心臓，肝臓，肺臓，腎臓および膵臓について移植希望患者の選定が行われている。角膜移植については，全国で51の機関が活動している。

3. 脳死・臓器移植における問題点（図IV-3）

立法化が行われたが，脳死・臓器移植症例はまだ少なく，国内でよりスムーズな"判定→臓器提供→移植"の流れが形成される必要がある。そのためには，以下のような臓器提供の意思の有無をすぐに明確に知ることができる工夫，提供・移植に関わる人々の作業分担の確立，施設における人員確保などが課題とされている。

1）臓器提供意思表示カード

臓器移植法施行以来，臓器提供意思表示カードによって個人の意志を提示することが可能となったが，現在のところ国民のどれだけの人がドナーカードの存在・設置場所を知っているのかなどと，普及状況がまったく把握されておらず，所持率などの調査，意思提示の推奨などの方策が必要とされている。

2）"臓器提供の場"において

"臓器提供の場"というのは言い換えると人の死の場所である。臓器移植の場合には，臓器提供に迅速性が要求されるため，本来ならじっくりと別れを惜しみたい時間に，家族は本人の意思と臓器提供の必要性を前に"家族の同意"という選択をせまられる。そこで，脳死患者の発生する頻度の高い救急現場の医師・スタッフなどが，家族に対して精神的援助を行うことが望ましいが，救命の立場にある医療者が急に臓器移植の立場に早変わりすることはトラブルのもととなる可能性が非常に大きい。そこで，家族がコーディネーターへ連絡するシステムを早く作る環境整備が望まれる。

図 IV-3　臓器提供意思表示カード

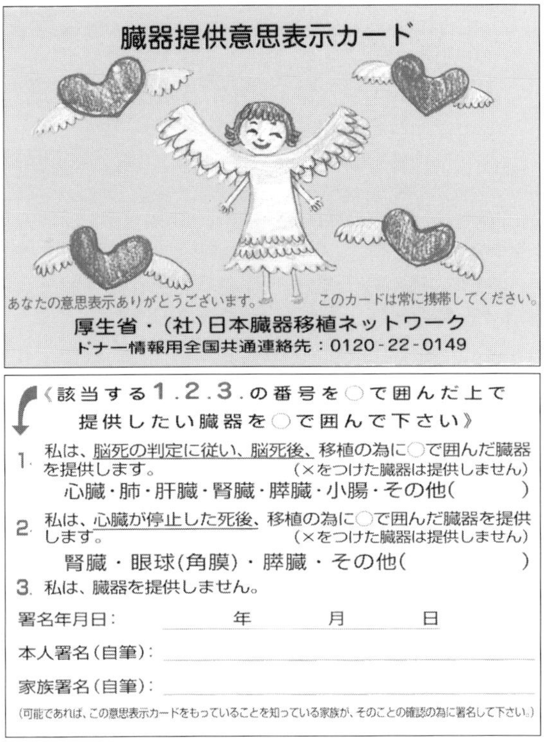

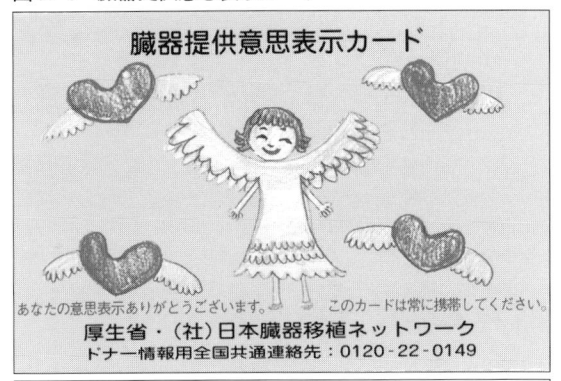

3) 社会的な問題

　日本で臓器移植はまだ確立した医療ではないため，より良いものを目指していくという意味において，情報を公開しさまざまな観点から見直されていく必要がある．しかし，これにはプライバシーの保護という問題が付きまとい，第1例目の脳死移植が実施された際に遺族から抗議が出ており（このため2例目以降は縮小報道となった），実施された脳死・臓器移植を検証および公開するシステムの構築が望まれる．

4) 救命医療と移植医療の表裏性

　精神面では，救急医療は脳死状態にならないように努力している立場で，移植医療は一刻も早く脳死を決定したいという，相反する立場である．また，経済面では，救急医療で救命に費やしたい費用と，救命医療の結果である脳死体へ費やす移植医療の膨大な費用という，両者の間に表裏性があり，今後もその問題は注目されていくであろう．

5) 死亡時刻

　2回目の脳死判定終了時が死亡時刻となっている．ところが，脳死判定の適応にならない患者の死亡時刻のほうが脳死患者の死亡時刻より遅い死亡となる矛盾点が残っている．また，死亡時刻が容易に調節されうる恐れが残っている．

文　献

1) Baskin, D. & Hosobuchi, Y.: Naloxone reversal of ischemic neurological deficits in man. Lancet ii : 272-275, 1981
2) 畑下鎮男：脳虚血に対するバルビツレイト・マニトール・グリセロールの保護作用に関する実験的研究（第1報），Neurol. Med. Chir. (Tokyo) 22：963-971, 1982
3) 杉本 侃・吉矢生人・池田卓也・志水　彰・多田道彦・澤田佑介：大阪大学の脳死判定基準について，外科治療，51：639-643, 1984
4) 山村秀夫, 青地　修, 吉武潤一ほか：心肺蘇生法．新臨床麻酔学全書 3B：367-403, 1985
5) Eisenberg MS, Cummins RO, Ho MT：CODE BLUE. 心停止の蘇生（岡田和夫監訳），HBJ出版局，東京，1988
6) 鈴木英弘：救急医学．吉岡寺正，浜野恭一，藤田昌雄，鈴木　忠監修．新協産業．1989年．東京．p 28〜43
7) 須崎紳一郎監修：CPR：救命蘇生．メディカル・サイエンス・インターナショナル，1998
8) 厚生省厚生科学研究費特別研究事業「脳死」判定手順に関する研究班編：法的脳死判定マニュアル．日本醫事新報社，1999
9) 島崎修次：臓器提供施設マニュアル．ヤマモト企画，1999

（瀧　健治）

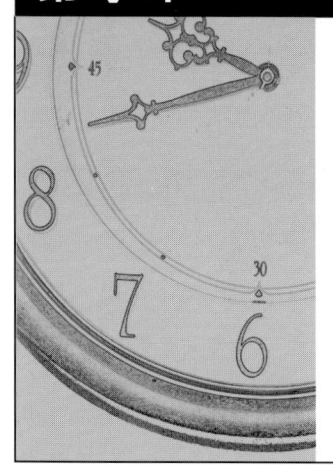

第 V 章 災害時の救急体制と救急医療

1. 災害

　災害とは被災地域の対応能力をはるかに超えた人と環境との広範な生態系の破壊をいう。これには，自然に発生する自然災害と，人為的な行為から発生する人為災害があり，多くはそれらが組み合わさった複合災害となっている。

　国内で死者10人以上または負傷者100人以上を出した風水害，火事，大規模災害などは，この30年間に10件以上にも達している。そのなかには，1972年に死者118名を数えた大阪千日デパート火災，1973年に死者104名，負傷者94名を数えた熊本太陽デパート火災，1976年に死者1名，負傷者1003名を出した酒田市大火などがある。記憶に新しい阪神・淡路大震災以外に，大災害と呼べるような多数の死傷者を出した事故は2〜3年に1度の割合で発生している。

　これらの災害に備えて，各自治体はマニュアルを作り，被災者救済やライフラインの回復などの想定訓練を行っているが，死傷者が集団的に発生した際に，地域医療機関や医療救護所に運び込まれた患者の診療にあたるのは地域の臨床医であり，その医療内容は多様なために規定できず，詳細な災害医療は医師の自主判断にまかされているのが現状である。

　ところが，多くの臨床医は災害医療と関係ない毎日の診療になれ，緊急時の医療には疎遠になっている。十分に知らなくとも，救護所などに運び込まれた負傷者の治療に専念していれば，臨床医としての任務は果たせると考えられるが，治療にあたって足りない医薬品や医療資器材を入手したい場合，また救護所の責任者となった場合，手に負えない重症者や死者が出た場合に，全体の救護体制や情報連絡系統を知っておくことは治療に専念するのに大切な知識である。

　災害で生じた問題としては，病院の1位は上下水道の供給不能，2位は電話回線の不通および困難，3位がガスの供給不能，4位が医療従事者の不足で，診療所では1位が上下水道の供給不能，2位がガスの供給不能，3位が電話回線の不通および困難，4位が設備の損壊であった。被害想定でも病院の暖房，調理場などに関係するガスの被害が最も多く，約8割が機能ダウンする。その回復には3週間以上かかるといわれ，プロパンとの切り替えができるとよい。また，患者の水平移動に比べて，垂直移動には相当な労力を必要とし，上げたり下ろしたりすることが非常に大変である。そこで，災害時にエレベーターの早期復帰は大事なポイントになる。

　そこで，以上の点を踏まえて，国では9項目（表 V-1）の目標をたてて，初期救急医療体制の強化を図っている。

1）災害医療の時間的推移と医療対応（表 V-2）

　災害時の医療所要は単一状況ではなく，常に流動しており，その時々に応じた治療体制をとらねばならない。第1段階として，たとえば被災から2日めまでは，救命救急にかかわる外傷に対し的確な救命救急処置および迅速な病院への搬送が必

要であり，大量の患者の中から優先順位をすばやくつけなければならない。情報が錯綜する中で，搬送病院との連絡をすみやかにとり，必要によってはヘリ搬送の要請もする。第2段階では機動力を有した巡回診療。やや落ち着いてきた第3段階の救護所治療。慢性疾患管理が主となってくる第4段階では，地元医師会への円滑な移行。第5段階では地域保健活動という推移が行われる。当然各段階はオーバーラップし，その対応については各自治体により差があり，いわゆる指令塔となるところが状況把握・指示をいかにすばやく行うかによって医療支援の効果が異なる。

2) 災害の規模

●災害の規模と応援要請

災害負傷者発生数から，10〜50人，50〜100人，100〜500人，500〜1000人と数段階の災害規模に分けて救援規模を決めておくと，応援要請が迅速に行える。

●災害規模の推測

災害は発生場所も発生規模も一定でなく，それを想定して備えることはできない。救護班の数や医薬品・医療資器材の備蓄数などが少なくても多くても効率が悪い。そこで，揺れ，がけ崩れ，火災，鉄道脱線などに基づく人的被害予想を立てている必要がある。その情報は非常に大切であるが，正しい情報が出来上がるまでには数週〜数ヵ月かかる。そこで，スーパーコンピュータ（Disaster Information System；DIS）を使用して，ある地域にこれだけのダメージが生じたら，災害場所，災害の程度の把握，災害の種類，災害地への人口密度などから，被害状況がこれくらいだろうと推定することは可能である。災害による救急患者の発生の場所，日時，対象者の構成，そして損傷の程度，さらにはそれにかかわる医療関係者の質も数もさまざまであることから，災害規模と負傷者数の推測はその後の災害医療対策に非常に大切である。

表V-1 災害時における初期救急医療体制の強化項目

1. 地域防災会議への出席
2. 災害時における応援協定の締結
3. 自立的応援態勢の整備
4. 災害拠点病院の整備
5. 災害医療に関わる保健所機能の強化
6. 災害医療に関する普及・啓発，研修訓練
7. 防災マニュアル作成
8. 消防機関との連携
9. 死体検案体制

（厚生省健康政策局，1986.5.）

表V-2 災害の時期的分類

災害発生
↓
Phase-0（超急性期……発生〜24時間……医療対応：負傷者救助）
　生存被災者相互による救助，脱出，応急手当てが行われながら外部からの救援を待ち望む時間帯である。災害が大規模であるほど，また地理的条件が悪いほど系統的救出医療の展開は遅滞するが，可能な限りこの時間を短縮するために早い災害対策本部の設置と運営が大切である。
Phase-I（急性期……発生〜48ないし72時間……医療対応：負傷者救助，非災害者支援；系統的救出医療）
　外部からの人的・物的救援が投入され，災害対策本部の指揮の下，自衛隊や消防などの公的機関による系統的な救助・救出・応急処置などが実施され，効率的な負傷者救護のためにトリアージが最も必要となる段階である。救助・救出にかかる時間の経過とともに，救命率が加速度的に低下することから，可能な限り発災後48〜72時間以内に，傷病者を病院へ収容，重傷者を後方病院へ転送することが望まれる。
Post Phase-I
　Phase-Iにおいて，被災地域内の被害の少ない基幹病院や後方病院などに収容された負傷者に緊急治療を行う段階である。この段階の約2週間程度でおおむね収容傷病者の生死は決着をみる。
Phase-2（亜急性期……発生〜14日以内……医療対応：被災者支援；初期集中治療）
　災害規模が大きくなるにつれ，負傷者後送や専門病院への収容が遅滞し，避難所などに負傷者が残存し，加えて既存疾患の増悪や災害神経症などが多数発生する。衛生指導や防疫対策にも配慮する必要が生じる時期である。
Phase-3（慢性期……発生14日以上〜数ヵ月 or 数年……医療対応：心身支援医療；後療法および更生医療）
　災害生存者に社会復帰のための医療，リハビリ，療養指導を必要とする段階である。

2. 災害対策

1) 危機管理対策
●一般的原則

大規模災害では，対策本部の設置，現場でのトリアージ本部の設置，情報の収集（通信体制），指揮命令系統の統一，薬品・医療資器材の搬入・備蓄，ライフラインの確保，患者搬送体制の確立/搬送路の確保があっても，その実動に混乱は必至である。したがって，防災訓練の実施など，平時の訓練がきわめて重要である。阪神・淡路大震災は，平時の救急医療体制が大規模災害に対して不十分であることを明らかとしている。

●医療チームの編成と被災者情報の統合

搬送先医療機関の数も，搬送にかかわる人数も，災害の規模と負傷者数によって異なり，大規模災害では搬送チーム，医療チームの編成と一体化，その役割分担を明確にする必要から，チームは収容医療機関と一体化しての編成が望まれる。このように，被災者の数，損傷程度の把握は，搬送/医療チームの対応などすべてに影響するので，被災者をトリアージし，識別票（トリアージタッグ）によって搬送する一連の手順をチーム全体に徹底されていなければならない。

2) 災害医療対策

わが国では1947年に南海大震災を契機に災害救助法が制定され，それに加えて1961年に災害対策基本法が制定された。また，それらをもとに防災計画などが策定されている。阪神・淡路大震災では，厚生省の災害対策研究班は何が不足したか検討し，インフラの整備が進んでいるわが国では伝染病や食糧難より，初期の救急医療体制の立ち上がりの非常な遅れから，9項目からなる改善点を健康政策局長が各自治体に発令している。

そこでは，医師の地域防災会議への参加，救護班の派遣，自立的応援体制の整備，災害拠点病院の整備，保健所機能の強化，災害医療の研究，普及，訓練，防災マニュアルの作成，消防などとの連携，死体検案体制の整備に関する強化を訴えている。

そこで，基幹病院の整備は当然大事であるけれども，実際の災害時に役目を果たせるのは各地域の民間病院や診療所の医師である。大病院だけのマニュアルでなく，これらの医師が十分に活動できるマニュアルが必要で，民間病院や中小規模病院の防災マニュアルを作るのを忘れてはならない。

3) 大震災が発生したら

東京の23区で直下型大地震が起こると，15万人ぐらいの負傷者が出て，そのうち3～4万人が重傷者で，家の倒壊や焼失で200万人ぐらいが避難所生活をする。さらに，200万人の自然病気発生率からほぼ外傷や熱傷に近い数字の15万人は新たな医療の対象になると想定され，それに対して約2100の救護所が編成される予定である。しかし，実際の医療は，災害の起こっている外で行うほうが効率的である。

火災では，熱傷患者はとにかく被災地外へ出して全国で治療していくことになる。東京都でもそれほど多くの熱傷用のベッドがないので，特殊救急，熱傷ユニットを作り，重症熱傷患者はそこに運ぶことになり，20弱の施設で60人ぐらいの対応ができる。全国では，150施設で300人ぐらいを収容できる。しかし，その6割は通常埋まっているから，日本の重症熱傷の対応能力は100人程度である。だから，どこの都道府県でも20人以上の熱傷が出たら，その地域ではカバーできない。東京都では60の災害拠点病院だけでは無理なので，関東地方全体で考えようとしている。

このような体制は東京都だけでなく，新幹線や自動車道で万が一ということがあるかもしれないので，他の地域でも普段から築いておかなければならない。

4) 災害時に備えての備蓄

トリアージの訓練以外に，普段から心がけておきたいことは，診療所・病院の耐震性チェック，あるいはダブルのライフライン確保，薬品貯蔵である。また，拠点病院だけでは治療できる患者数は限られており，各医療機関はどれだけの患者に対応できるか，または，地域としてどうか普段から考えておくとよい。

大震災の1日目，2日目で問題になったのは，抗生物質，輸液，局所麻酔薬がいちばん先になくなったことである。ただ西宮市の場合，3日目には大阪から供給され，神戸市の場合は各地から来た薬品が1ヵ所に集められて，取りに行く手段がなく，交通渋滞のために入手できない問題が生じ

た．そこで，薬品には有効期限があるため，県下の卸問屋と県が契約を結んでランニングストックとして備蓄するのも一つの方法である．ただ，ランニングストックにも量的限界があることから，その効果は全国ネットで保存しないかぎり期待できない．

東京都の場合，備えとして，負傷者数に見合う医薬品・医療資器材をランニングストック方式で60施設に分散して備蓄するなどして，血液製剤（ヒト血清アルブミン8760本，新鮮凍結ヒト血漿4000本）の備蓄や医療ガスの確保などが行われている．

5）支援体制

いざというときに普段から心がけてほしいことは，災害医療について常に頭の片隅に入れておいて被災した地域へ出動体制を作っておくことである．空振りだったら帰ってくればよいので，迷う場合は出ていく考えを持つ．医師は自分の能力をよく把握し，普段から他の医療機関や諸機関と知り合い，連携体制をとってボランティアとしていく気持ちを持っておく．そのようにして，各医師の行動を組織化して，できるだけスムーズに動けるシステムを構築していくことが大切である．

一方，支援者の受け入れ体制も必要である．ボランティアとして偽医者が出てくるので，応援に来た医師の受け入れ体制にカードを持参させるなどの方法が必要である．また，医療機関間の連携は当然だが，他組織との連携を常日頃から行っておくことが防災体制を築くのに大切で，代表者だけが出ている年に1回の防災会議では，その役割は期待できず，普段から町の消防団，警察，水道局，電力会社などの人たちと顔見知りになっておくことが必要である．

6）自治体の救護体制

震度6以上の地震などにより大規模な災害が発生した場合，第1報によって，まず，区市町村に災害対策本部が設置される．各区市町村災害対策本部は，人的被害や医療機関の被害状況，活動状況を把握して，それらを都道府県に報告する．そして，区市町村災害対策本部は，地区医師会などに対して医療救護所へ医療救護班を派遣要請する．この時点で，災害医療の第1段階が始まる．

都道府県災害対策本部は知事が本部長となり，区市町村災害対策本部からの応援要請を受けたり，独自の調査に基づき医療救護所を支援する．また，本部長を通して医師会，日本赤十字社，自衛隊などへ派遣要請を行う．同時に保健所や医療機関へ派遣命令を出して，多忙な医療救護所を補完することになる．

区市町村の医療救護所は，500人以上収容できる避難所や，高齢者・障害者などを介護するための専用避難所，負傷者が殺到する医療機関，負傷者が多数発生した災害現場などに設置される．そこで医療救護班は，傷病者に対して主として外科的な応急処置を行い，後方医療施設への転送の要否および転送順位の決定をし，輸送困難な患者，軽症患者などに対する医療，死亡の確認，状況によっては遺体検案の協力などを行う．

また，医療救護所で行う臨床医の業務は，被災後おおむね3日以内の初動期と初動期以降の医療状況によって異なり，初動期で多数の負傷者がいる場合は，必ずトリアージを行い，応急処置は原則として必要最小限にとどめ，重症者などは後方医療機関へ搬送することになる．初動期以降は医療の途を断たれた患者に対する内科系，慢性疾患，精神科対応などが増え，同時に在宅難病患者や高齢者，心身障害者など災害弱者に配慮した医療が始まる．

7）連絡・調整

災害があったときには，安否の確認1つにしても，医療機関と連絡がとれにくくなる．家族らからの問い合わせなどに，専門に担当する者を定め，この担当者が搬送・収容された傷病者の氏名などの情報を収集・処理・伝達して，トリアージエリアのどこかに掲示・情報の提供に努める．また，医薬品補給や本部との連絡・調整も大切な仕事で，これにも本部直轄の連絡調整員が必要である．

3．災害への備え

災害時に災害医療が能率的に行われるには，次の点に心掛けておかなければならない．
① 慣れない仕事はパニックになるので，支援者には日常慣れている仕事または任務を任せること．
② 任務内容を明確にしておくこと．
③ 軍隊の階級制度のように，指揮命令系統を明確に

しておくことで現場の混乱を避けられる。
④ "Practice makes perfect" と言われるように，訓練をすることが防災に必須な備えとなる。

1) 防災マニュアル

災害が起きたときには，多くの人の頭の中が真っ白になる。そこで有効なのがマニュアルである。各医療施設のスタッフと一緒にマニュアルを作り，時間的経過と物の搬送とか，自分の病院はどのくらいの対応能力があるのか，近隣の病院はどうかと，視野を広げて連携体制を作っておく。さらには全国規模の医療情報をわかるようにしておくことが望ましい。

人的被害想定に基づいて，東京都では 3 つの活動マニュアルを含めて，病院における防災訓練マニュアル，トリアージ実務研修テキスト，保健所活動マニュアルなど，対象別に 15 種類のマニュアルを作成して完璧を期している。

2) 防災訓練と研究会

大災害における多数の負傷者発生に対してはトリアージが必要である。阪神・淡路大震災の総死者数 6 千余名，負傷者 4 万名を超える大災害（1995 年 1 月 17 日）や，死亡・負傷者 5,426 名に及んだ地下鉄サリン事件（1995 年 3 月 20 日）は，救急蘇生の現場に「小の議論を重ねても大にはならぬ」という教訓を残したといえる。医療救護活動を円滑に実施するために，トリアージタッグを使った防災訓練を定期的に行い，大規模災害に対する危機管理体制，対策の確立と訓練の充実が必要で，災害場所，規模，負傷者数を想定した搬送シミュレーションによる平時の訓練をする必要がある。厚生労働省から，防災訓練は年に 1 回と義務づけられているが，それで十分な訓練が行われるとはいえず，医療機関側も常に種々の防災訓練に積極的に参加することが重要である。

東京都では，マニュアルに沿った研修会が 1996～1998 年の 3 年間に 209 回開かれている。そのうちでも，15 病院による応急給水訓練，合同防災訓練で他県やボランティアなどの応援医療救護班の受け入れ，検視・検案訓練などと，実際に則した訓練が行われている。東京都における災害時の医療に関係するトリアージ研修会や防災訓練は，"災害訓練の実施" と，"災害医療従事者の育成" に役立っている。災害時救護活動の主役は各臨床医であり，その臨床医が災害状況を把握しながら医療活動に実力を発揮できるよう，平常時から災害医療に関心をもって研修を受けていただきたい。

重症，重篤の患者が，発震日，2 日目，3 日目，4 日目と次第に減っていく。そういう意味では，コマンダーになる人の教育，たとえば拠点病院の病院長，行政側では知事，市町村長にも災害医療の教育・訓練をしないと，指令も遅れてしまう。

3) 災害訓練の成果と教訓

型通りの防災訓練では実際にはあまり役に立たず，マニュアルを基に災害時対策として最初に行うべき設備・整備の点検項目一つひとつ検証していくべきである。

なかには，給水訓練も，医療機関側が水の受け入れをチェックする大事な訓練である。災害時，1 日にどれだけの水を確保しておけば間に合うのか，受け入れに何が必要かがわかることは，非常に有意義である。電気については，電気がないと動かない医療器機もある。自家発電装置は普段に使わないもので，うまく作動するのかどうかがまず問題である。もう 1 つは，普段の停電は長くても数時間，短ければ数分単位である。ところが，大きな災害時は最大 1～2 日という停電期間になり，その間，自家発電を長時間回すことによる弊害（ラジエーターが耐えられない）を点検する必要がある。動力である軽油を大量備蓄することは消防法その他でできないことから，現在の最大備蓄量で 3 時間くらいしかもたないことがあるので，自衛消防団のポンプのように町会や地域の石油商組合との応援協定を結んでおくとよい。

基本的には電力に関するすべての必要電源量を算出し，災害時にどの器械は使って，どの器械は使用しないと区分けする。たとえば災害時には人工呼吸器の電源は当然必要で，吸引ポンプも必要とし，電力を相当食うインスピロンとか加湿器の電源ははずす，などの細かな取り決めをする。また，電力会社が病院優先で電力供給をするが，つなぎ込みができなかった場合に備えて，仮設配線の常備とその設置訓練も大切である。他に，設置してある器械の容量をきちんと把握しておき，自家発電が医療機器のコンピュータなどに本当に影響を与えないか，ME 協会や臨床工学技師会に前もって検証してもらっておくのもよい。

4. トリアージ

1) トリアージの歴史

トリアージ（triage）は，treatment（治療），transport（搬送）と共に，災害現場で最も重要な"3つのT"の1つであり，災害救急医療において欠くことのできない要素である．元来，その語源はフランスの繊維商人が羊毛をその品質によってクラス分けする際に用いられた言葉のフランス語 trier（to sort out；選び出す，選り分ける）から発している．

この言葉を医学の世界に導入したのは，ナポレオンの軍医総監 Baron D. J. Larrey であるといわれ，多くの戦傷兵のなかから，治療により再び兵士として戦闘に参加できる軽傷者を傷病の緊急度や重症度で選別する際に，トリアージという言葉が使われた．時代の変遷とともにその概念も徐々に変化し，災害医療の分野でもこの言葉が用いられるようになり，第一次世界大戦以降，ほぼ現在のトリアージの概念が確立した．

2) トリアージの概念

多くの傷病者を対象とした災害医療において，限られた医療スタッフや医薬品などの機能を最大限に活用して，可能な限り多数の傷病者の命を救うため，病状の緊急度や重症度に応じて治療の優先順位を決め，この優先順位に従って患者搬送，病院選定，根本的治療を滞りなく行うことを目的としている．

3) トリアージの実際

自分自身や仲間のケアで対処可能な軽症患者を除外し，すでに死亡している者の死亡を確認し，治療を必要とする者のうち，迅速な医療を必要とする重症患者と，それ以外の中等症患者を区分けする作業である．基本的に腹腔内出血のような生命予後にかかわる損傷は，四肢骨折のような機能予後にかかわる損傷に優先し，機能予後にかかわる損傷は顔面挫創のような美容的予後にかかわる損傷に優先する．

トリアージの実施場所は，災害現場や医療救護所，被災地内および被災地外後方医療施設などで，傷病者を重症度や緊急度に応じて4つの群に分類するが（**表V-3**），トリアージは1回だけで終わ

表V-3 START法によるトリアージ基準

最優先治療群（赤色タッグ）とする基準		
観察項目	症状	具体的な基準
呼吸	速い，浅い	毎分30回以上
皮膚（循環）	冷感，蒼白	爪床圧迫後の充血時間（Blanch test）が2秒以上
意識レベル	不穏，無関心無反応，昏睡	簡単な命令に応じない

死亡群（黒色タッグ）の基準
2回気道確保を試みても自発呼吸は認めない（CPRは施行しない）

準緊急治療群（黄色タッグ）と軽症群（緑色タッグ）の区別
緑色タッグ：赤色タッグ以外の負傷者で自力歩行が可能 walking wounded：止血や連絡係など補助要員に使用する
黄色タッグ：赤色タッグ以外の負傷者で自力歩行が不可能 自力歩行が可能だが眼科などの専門的な治療が必要な負傷者

るのではなく，時々刻々変化する傷病者の状態に合わせて，災害発生現場から病院に到着後までのさまざまな場面で必要に応じて繰り返し実施される．そして医療救護にあたるスタッフは，トリアージの結果に基づき，搬送や治療を行う．

災害現場に居合わせた救急隊員（救急救命士を含む），医師，看護婦（士）などがトリアージ実施者となる．ただし，これらの職種であればだれでもよいというわけでなく，トリアージに最も豊富な経験と知識を備え，重症度や緊急度を短時間内に判断するためのトレーニングを積んだ者で，なおかつ強い決断力を有する者があたる．トリアージ実施者は治療に従事せず，トリアージのみを専任で行い，トリアージに要する時間は傷病者1人あたり数十秒から数分以内と，短時間でなければならない．そのために，外傷患者をABCDEsの順に評価して，緊急治療群（赤色区分）を選び出す簡単な方法 START（Simple Triage and Rapid Treatment）が欧米の多くの国々では災害時の一次 Triage（振り分けトリアージ）に使用されている（**表V-3**）．

トリアージを行う場所（トリアージエリア）に，最優先治療群（I），待機的治療群（II），保留群（III）の傷病者が明らかに区別できるよう3つの

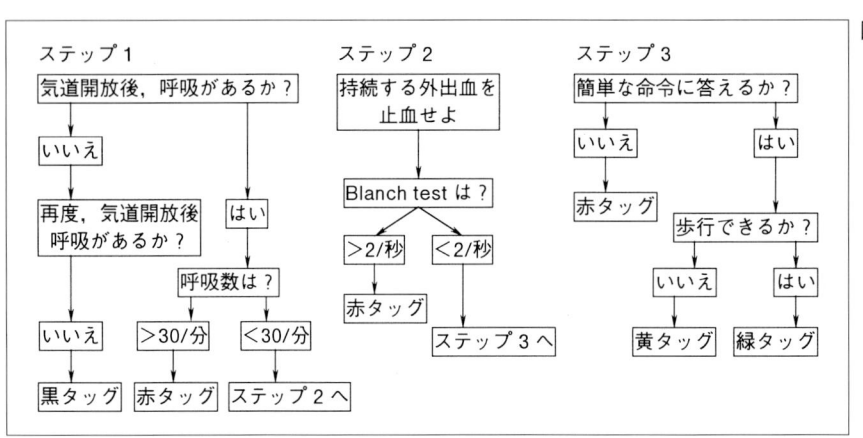

図V-1 START法によるトリアージのフローチャート

ステップ1
気道開放後，呼吸があるか？
- いいえ → 再度，気道開放後呼吸があるか？
  - いいえ → 黒タッグ
  - >30/分 → 赤タッグ
- はい → 呼吸数は？
  - >30/分 → 赤タッグ
  - <30/分 → ステップ2へ

ステップ2
持続する外出血を止血せよ
Blanch testは？
- >2/秒 → 赤タッグ
- <2/秒 → ステップ3へ

ステップ3
簡単な命令に答えるか？
- いいえ → 赤タッグ
- はい → 歩行できるか？
  - いいえ → 黄タッグ
  - はい → 緑タッグ

スペースを確保し，色別に表示しておく。また，傷病者の搬入と搬出の動線が一方向となるよう，進入路や搬出路を確保する。そしてトリアージエリアから少し離れた場所に，死亡と確認された者（0）を安置する場所を確保しておく。

この作業にはこれといった教科書はない。訓練を1回だけでなく，2回，3回と受けることによって，無駄のないトリアージができるようになる。もう1つは，CPAOA（来院時心肺停止例）の患者に一生懸命心臓マッサージをやっているうちに，まだ息がある患者を見捨ててしまうことになり，同じトリアージがどこででも通用できるようでなくてはならない。トリアージを各レベルごとに作っておき，今回の災害にはこのトリアージを使うとか，1つの組織の指揮者が指令を出す。そこでのトリアージはだれ（何科の医者）がトリアージしても同じようにできる，全国共通のトリアージを作ることは大切である。それには，標準トリアージを普及させる訓練が必要である。

被災者を搬送するためにドクターよりも救急隊員，あるいはレスキュー隊員たちが一次トリアージをやっている。後方の救護所が設営されたあと，救護所では二次トリアージが行われている。一次トリアージも本来は医者がやるべきだという意見があり，医者が重装備をして，ビル倒壊現場などへ行くべきだという議論がなされているのが現状である。

トリアージのレベルまでを含めて指揮をするのは，実際には現場の医師が司令官となって決める必要がある。一般の病院では，多くの場合，院長が玄関に立ち，こちらに，あちらにとトリアージをする。そうでない所では，災害時に外来が混乱に陥っている。トリアージは年齢や標榜科に関係なく行われるもので，一定のポイントを訓練習得すれば十分可能であり，全員がトリアージの実際を覚えておくことは大切である。

4）トリアージタッグ

大災害時には多数の医療従事者や医療救護班が被災地に参集し，共同作業を行っている。それゆえ，トリアージの結果をだれがみても容易に理解でき，ただちに次の行動に生かすことができるよう表示されている必要があり，この目的でトリアージタッグが用いられる。

「阪神，淡路大震災を契機とした災害医療体制のあり方に関する研究会」においてトリアージタッグの諸問題が検討され，日本医師会，陸上自衛隊，消防機関，日本赤十字社，空港などの各機関が独自に作成したトリアージタッグは標準化された（図V-2）。この統一トリアージタッグは，多くの都道府県で関係機関との合意により，①大震災などの広範囲かつ大規模な災害で，②複数の機関が傷病者の救護活動にあたり，③多数の医療救護班が派遣される場合，の3条件に該当する災害時に使用するよう定められている。

統一トリアージタッグの特徴は，さまざまな医療救護活動の場面で一貫して利用でき，紙質は丈夫で水に濡れても字が書け，片手に持って記載でき，モギリ式で切り取りが容易で，かつ容易に剥がれにくい。また，3枚綴りで，3枚目の「収容医療機関用」の裏側には医療情報や特記事項などが記載でき，カルテとして利用することも可能なほか，傷病者の安否情報として利用することも可能である。さらに，突発する災害に備えて，あら

図V-2　トリアージタッグ

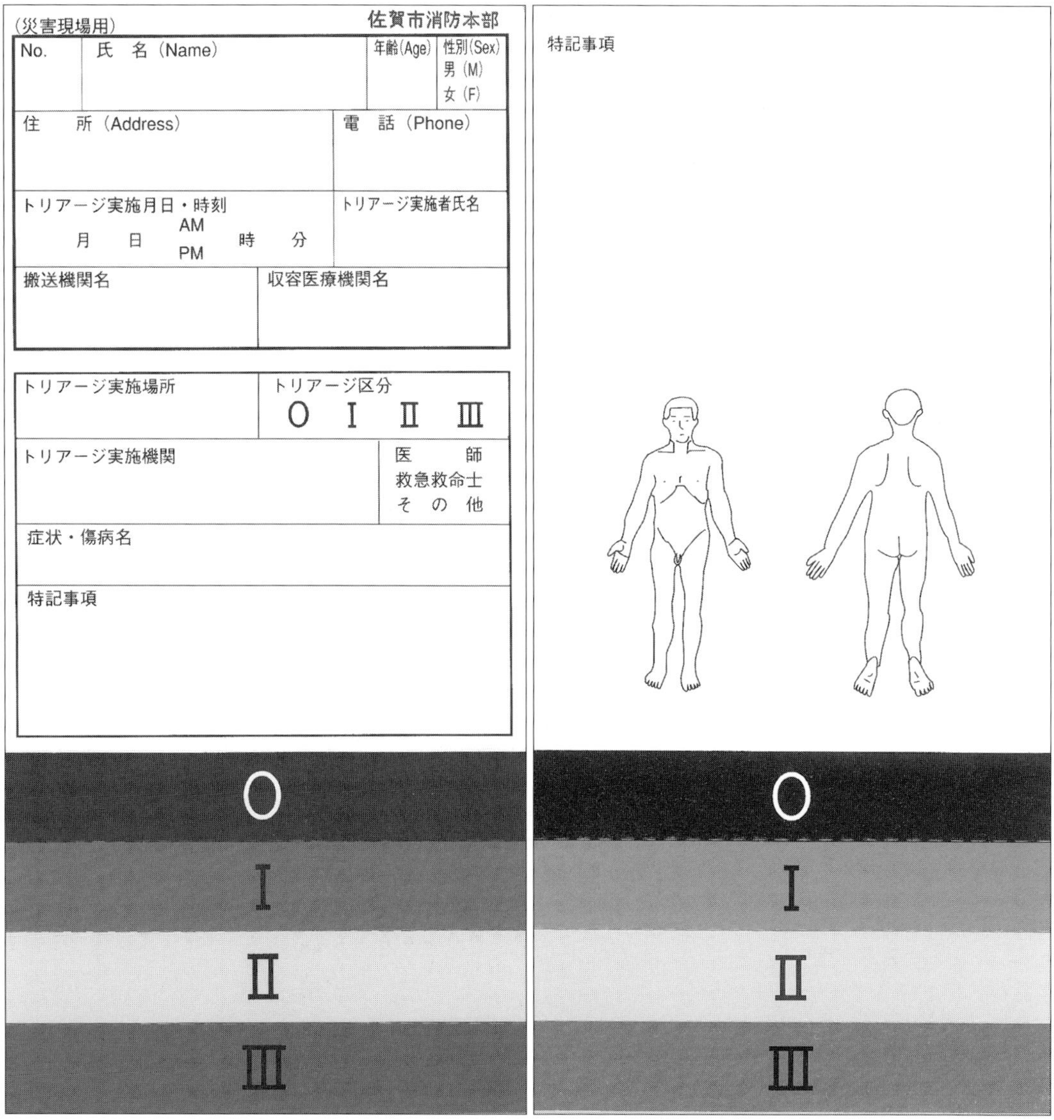

(災害現場用)　佐賀市消防本部

No.　氏　名(Name)　年齢(Age)　性別(Sex) 男(M) 女(F)

住　所(Address)　電　話(Phone)

トリアージ実施月日・時刻　月　日　AM PM　時　分

トリアージ実施者氏名

搬送機関名　収容医療機関名

トリアージ実施場所　トリアージ区分 0 I II III

トリアージ実施機関　医　師　救急救命士　そ の 他

症状・傷病名

特記事項

特記事項

0 I II III

0 I II III

実際のトリアージタッグは0が黒色，Iが赤色，IIが黄色，IIIが緑色をしている。

かじめトリアージタッグに実施機関名や通し番号を記載しておき，必要に応じてすぐに取り出せるよう，保管場所を関係者に周知徹底しておくことも重要である。

トリアージタッグは原則として負傷者の右手首に付けるが，この部分が負傷したり切断されている場合には，左手首，右足首，左足首，首の順で，付ける部位を変える。衣類や靴などにトリアージタッグをつけると，衣服や靴を脱いだ際に取れてしまうのでつけてはならない。

5）トリアージの注意

トリアージを行う前に傷病者をむやみに動かすことは禁忌であり，トリアージエリア内には傷病者以外の者（家族，報道関係者など）を原則的に入れてはならない。

トリアージの結果について他の医療従事者は私見を挟まず，トリアージの結果について傷病者およびその家族が納得できない場合には，スタッフが災害の状況や傷病者の状態などを説明し，可能な限り理解を得るよう努めなければならない。トリアージを一般市民が納得するのか，「トリアー

ジという問題についてどう思うか」と市民に聞いたところ，「トリアージされても，しようがないだろう」というのが大方の意見である。

トリアージも防災会議の情報を知っておかないと難しい。2時間ぐらいで基本的な治療ができる被害状況であれば，平時の救急どおりのトリアージでいいし，2時間経過してからでないと基本的な治療が受けられない状況では，最初の2時間で出血性ショックのような重症者はかなり具合が悪くなる。そこで，トリアージ技術と同じように，トリアージを行うには多くの情報を周知していなければならない。

6) 重症者搬送

トリアージタッグに従って第1，第2優先の負傷者を搬送する。日本で発生した災害では，1990年の東京の過酸化ベンゾイル工場爆発で負傷者26名（死者9名）が9病院へ搬送，1994年の札幌の飲食店の炭火炉からの一酸化炭素発生で負傷者23名が4病院に搬送，1994年の松本市での松本サリン事件で負傷者264名（死者2名）が7医療機関へ搬送，1995年の東京地下鉄サリン事件で負傷者5,426名（死者12名）が257医療機関に搬送された事例がある。

● 搬送支援

災害医療に関しては，基本的にはまず市区町村が対応し，それを都道府県が応援する。急速に高まる医療需要に対して供給が間に合わず，その対応は市町村や都道府県のレベルを超える可能性がある。とすれば，国が後方の指令基地の役割を果たし，飛行機やヘリコプターを使った搬送など，グローバルな視点で支援していくことになる。そのために，どの地域では熱傷，多発外傷は何人受け入れ可能ということを，普段から後方医療機関の情報をしっかり知っておかなければならない。

● 搬送先収容

災害が，震災，火災，化学物質の曝露，交通災害などで重症な被災者が数十名を超えるときは，大きな医療機関でもすべての患者の収容は難しい。おそらく，日本の現状では1施設あたり十数名が限度と思われる。したがって，情報の統合と医療チームの編成によって，その調整が重要である。

1998年ドイツの高速列車事故で約300人の負傷者が出たが，2時間でほぼ収容が終わった。なおかつ，1つの病院に5人以上の重傷者は運ばれていない。救急病院でも重症患者を同時にたくさん根治的な治療をするキャパシティがないので，最大でも5人が限度であり，通常はだいたい2〜3人である。その結果，予防できる死（preventable death）がゼロだった。「どうしてこういう体制ができているのか」は，「日々の救急医療の大きくなったものが災害医療で，普段やっていないものを急に災害時にやれといってもそれは無理だ」からである。

● 搬送方法

大都市部と山間部での災害では，おのずと搬送方法が異なる。ドクターカー，ヘリコプターなどによる搬送は，災害地の地理的条件，規模やライフラインの破壊，収容先病院のアクセスなど，さまざまな要因が影響され，対策本部は空路，海路，陸路などの搬送ラインを確立することが急務である。

搬送方法は災害によって発生した負傷者数と負傷程度に大きく影響する。トリアージタッグの負傷者分類はきわめて大雑把であるため，現場での判断に迷うことも多い。第4優先の被災負傷者であっても，家族に懇願されるという事態も想定され，また，第1優先の負傷者にもおのずと，だれを先にするか，後にするかのmedicolegalな問題が生じる。第1優先負傷者の発生数と，現場への救急車などのアクセスによって，搬送方法も異なってくる。そこで，トリアージ本部での情報の収集，そしてそこでの迅速で一貫した決断と判断が重要となる。ただ，点滴をして落ち着けば，日本中のどこへでも飛行機で2時間以内に運べることから，多発外傷でも助かる可能性があり，見捨ての災害医療を平時の救急医療化できる可能性が将来に余地を残している。

コロンビア地震の折にも，「助けた重傷者は首都に飛行機で搬送した」と，今までなかなか航空搬送という発想が出てこなかった。陸路が遮断されて超交通渋滞となり，大混乱を招き，海路あるいは空路が負傷者搬送路となり，前線での搬送ではなく後方輸送にその効果が期待される。そこで，ヘリコプターでいったん拠点基地に搬送し，そこから大型飛行機などでさらに遠くへ搬送するという考え方が出てきた。このような災害医療を推進するためにも，今後，日本も航空法の改正などによってどこにでもヘリコプターが降りられるような体制にならなければならない。東京都では，初

動時に必要な防災無線の整備や，後方医療施設60機関の機能強化を行うとともに，60機関のうち12施設に救急災害用ヘリコプター緊急離発着場を備えて，ヘリコプター搬送を可能にしている。

5. 災害時救急医療

大災害の初動期には外傷治療と死体検案がおもな救急医療である。治療に必要な時間は，重症患者ほど時間がかかり，医療設備，医薬品，資材の供給が必要である。災害拠点病院の基本概念は，外来で平時の5倍，入院は2倍の患者となり，特に災害時に多発するであろう重症患者の診療が中心となる。そこで多発外傷，重症熱傷，さらにクラッシュ症候群などの重傷者を拠点病院で全部抱えるのは無理である。拠点病院が被災地にあるのならば搬送基地になるべきで，軽症とか中等症ぐらいまでを受け持つようにする。

1) 医療救護所

医療救護所は住民が住んでいる区市町村が設置し，原則として医師1名，看護婦（士）1名，その他事務員など1名の合計3名からなる医療救護班が派遣されるが，東京都内63区市町村は2409班を編成する。そのほか，東京都は都立病産院などで45班，東京都医師会で98班といった213班の直轄医療救護班を編成して，負傷者の多い医療救護所へ応援に行くことになる。医療救護所で行われる負傷者・傷病者の応急治療を統括するのは地元の区市町村の災害対策本部で，東京都や区市町村は医療救護班に対して備蓄している医薬品・医療資器材を供給できる体制をとる。都道府県は要請に応じて日本赤十字社や自衛隊に応援班の派遣を依頼するといった仕組みになっている。被災現場には避難所が設置され，災害現場や避離所からの負傷者は医療救護所に来て応急治療を受けるが，これらはすべて区市町村の傘下で行われる。

医療救護所での治療が困難な重症者や，医療機関が被害を受けて継続医療が困難となった外来・入院患者に対して，後方医療施設を確保して入院・治療を行えるようにする。東京都では，60の東京都災害時後方医療施設として危険度の低い地域で200床以上を有した耐震耐火構造の病院が選ばれ，各二次医療圏に1施設以上が指定されて

表 V-4 災害時の患者観察と初期治療

意識障害の有無
　意識があるか，ないかの確認をし，意識のない被災者を優先する。
1. 意識なし：
・呼吸・循環停止→心肺蘇生（5分間）
　　心拍動再開なし→死亡確認する
　　心拍動再開あり→搬送対象とする
・意識なし，応答なし（脈拍触知）
　　自発呼吸なし→気道確保をし人工呼吸を施行
　　自発呼吸が再開（心拍持続）→搬送対象とする
　　　（再開しないと多くは蘇生が難しい）
　　反応しない→待機とする
2. 意識あり：自分で動けない場合は
・意識あり，応答あり→搬送対象
　　内臓損傷（内出血）の疑い→搬送
　　外出血：大量～中等量→搬送
　　　少量→待機
・ショック状態あり：外出血のコントロール，局所症状，静脈路確保→→搬送
・ショック状態なし：血圧，心拍数，呼吸，体温正常→経過観察→待機
3. 外傷の有無：重症度を把握
・重症→搬送優先
・中等症→搬送/待機（患者数と搬送チームの余裕による）
・軽症→搬送必要なし

いる。指定病院には，耐震補強および備蓄倉庫，自家発電装置，受水槽にかかわる施設整備費が補助されている。

東京都では，2500班もある医療救護班の医師や関係者を証明書などで識別する必要がある。「私は医者です」と言っても，証明するものが何もない。そこで兵庫県では大震災を機に，身分を証明するものとしてICカードを作っている。現在約6割の医師が持っている証明書は首にかけられる大きさで，通行止めの道路も通れるし，医療もまかせられるなどと便利である。

2) 救急医療の原則

被災地では，レントゲン診断をするととても時間がかかるが，バイタルサインだけで詳しい診断はできない。ただ，日本の医療体制ならば，災害の慢性期に大飢餓が起こるとか，大感染が起きて非常に困るほど，発展途上国と比べてインフラは悪くない。そこで，可能性だけで考えれば，初期にできるだけ被害を小さくすることで，全体の被害も少なくすることができる。

●災害時の初期治療（表V-4）

救急蘇生の原則は，蘇生現場でただちに始める一次救命処置（basic life support；BLS）と，救急医療機関に運んで施行する二次救命処置（advanced life support；ALS, prolonged life support；PLS）も通常の救急蘇生とまったく同様である。さらに，救命した患者を集中治療部（ICU）に移し，外科的処置が必要なら手術室に移し治療管理する場合にも，この原則に変わりはない。違うのは，その治療目標が広範かつ綿密に，そして長期間に及ぶという点だけである。

ところが，災害時の救急蘇生活動には，さまざまな問題がある。救急蘇生法の施行は個々の患者レベルで通常の救急医療と異ならないが，患者数の多さと，情報収集の困難性，負傷者搬送ラインの混乱，周辺医療機関の被災などによって，想像を絶する混乱を招くので，救急蘇生活動と搬送にはある種の合理性が要求される。災害による救急患者の数，発生の場所，日時，負傷者の構成や損傷の程度はもとより，被災患者の治療や蘇生にかかわる医療関係者の質も数もさまざまで，これらが救急蘇生の緊急性，患者の搬送などにかかわってくる。そこで，大災害現場では，呼吸・循環停止に陥った被災者の蘇生は，状況からみてかなりの困難を伴う。

●呼吸・循環停止の原因

災害の種類によって，呼吸・循環停止の原因はさまざまである。一般救急での循環停止の70～80％は冠動脈疾患である。救急車によって搬送された来院時の心停止例（CPA on arrival）の検討では，外因性では外傷，窒息，薬物中毒が，内因性では心筋梗塞，心疾患，脳血管障害が三大原因である。災害時の場合も，震災，火災，地下鉄サリン事件に代表される化学物質の曝露などの災害原因によっても異なるが，即死を除けば，多くの心停止は外傷，出血，意識障害などによる低酸素血症が原因と推測できる。災害による頭蓋内，胸腔内，腹腔内などの内出血によって心停止をきたしている負傷者の蘇生は難しい。一方，外出血や四肢骨折などでは止血が重要で，外傷指数（16頁表I-15）や出血量（骨盤骨折約1,300 ml，大腿骨400～800 ml，腓骨・脛骨約300 ml，上腕骨150 ml）を目安に評価可能で，治療や搬送上の助けとなる。

●呼吸・循環停止の確認

表V-5　呼吸・循環停止の確認

1. 意識の消失（軽打，揺さぶり，大声での呼びかけによる反応の有無）
2. 胸郭の動き（呼吸運動）の有無
3. 大血管（頸動脈，大腿動脈）の拍動の有無
4. 心音の消失
5. 瞳孔の散大
6. チアノーゼの出現

呼吸・循環停止の臨床症状（表V-5）は必ずしも絶対的なものではない。心音は，胸郭の厚い人や聴診器と胸壁の接触の悪い場合，またパニック状態では聞き逃す恐れがある。重篤な酸素欠乏（低酸素血症）の状態では，心拍動下でも皮膚や粘膜のチアノーゼの出現が認められる。貧血の著明な人や一酸化炭素中毒では，チアノーゼを低酸素症の初期徴候として頼ることはできない。瞳孔の散大は，アトロピンや三環系抗うつ薬などの薬物中毒でも生じる。

●災害時の患者観察の初期治療

(a)被災者の観察

大災害時には，負傷者の意識の有無が蘇生法実施の適応を決める（表V-4）。意識がなく自発呼吸のない被災者でも，気道を確保して自発呼吸が出現したら，回復の可能性がある。自分で動ける軽症の負傷者は，二次災害に巻き込まれない安全な場所に待機させる。しかし，災害時では，5分間の心肺蘇生を行って，心拍再開が得られなかったら，搬送患者にはしない。

(b)心肺蘇生法の施行

気道の確保（A），人工呼吸（B），心臓マッサージ（C）が蘇生法の基本事項で，気道確保が適切であれば，口対口人工呼吸で17～18％の吸入酸素を与えられ，動脈血の酸素飽和度を90％近くに維持して，脳に酸素化された血液を循環させることができる。

心肺蘇生中の心臓マッサージによる心拍出量は正常の約30％程度で，蘇生開始後10分も経つと意識を保つだけの脳血流を得ることは難しく，迅速な心拍再開が必要である。心肺蘇生法の施行は，反応がないときは5分間を限度とする。この心肺蘇生に費やす時間は，負傷患者数はもちろん，医療チームの人数，チームの人的/時間的余裕などの要因をもとに決定する。

一方，重症度の把握には，災害発生時からの時

表V-6 阪神・淡路大震災（1955年1月17日）の犠牲者3651名の死因

1. 窒息	1967	(53.88%)
胸部圧迫	857	
胸腹部圧迫	435	
体幹部圧迫	108	
頭頸部，顔面，気道圧迫または閉塞	324	
記載なし，その他	243	
2. 圧死	452	(12.4%)
3. 外傷性ショック	82	(2.2%)
4. 頭部損傷	124	(3.4%)
5. 内臓損傷	55	(1.5%)
6. 頸部損傷	63	(1.7%)
7. 熱死，火傷	444	(12.2%)
8. 臓器不全	15	(0.4%)
9. 衰弱・凍死	7	(0.2%)
10. 打撲・挫滅傷	300	(8.2%)
11. 不明，その他	142	(3.9%)

（西村明儒，他：救急医学 19：1760-1764, 1995から引用）

表V-7 災害時の地域における感染経路

1. 環境（水，空気，土壌など）
2. 食品
3. 感染源となりうる施設（病院など）
4. ヒト：患者自身（endogenous infection）
　　　　外来者
　　　　医療従事者（cross infection）
　　　　患者から他の人へ（二次感染）
5. 体液や尿
6. 塵芥
7. ネズミや節足動物など

間経過を考慮する必要がある．意識があり応答のできる負傷者は，致命的な損傷を受けていないと判断してよい．阪神・淡路大震災の犠牲者3651名の死因を調査した結果（表V-6）でも，多くの犠牲者（2306名中2221名）は，1995年1月17日の6時までに死亡していたと推測されており，災害発生初期に救出された患者に救急蘇生が必要となる確率が高い．

3）災害時の衛生管理と感染症対策

災害時における感染症対策について，伝染病などの防疫対策，食中毒の予防および被災者の心身両面での健康維持などのため，衛生管理や保健活動が必要である．災害時に食中毒を含む感染症が発生した場合には，迅速かつ適切な対応が必要で，特に多くの人々が集団生活を営む場である密集地域や避難所においては，感染防止の上で発生時の初期対応は大変重要である．発生を未然に防ぐためには，衛生管理などによる予防が重要であることはいうまでもない．医師は災害時の衛生管理と感染症対策について，他の職種と十分な連携のもとにリーダーシップを発揮する必要性がある．

医療に加えて，災害直後と避難所での被災者の生活支援・健康管理などが，阪神・淡路大震災においては大きな課題であった．

● 災害時感染症

感染症の成立には，環境要因に加え，寄生体（病原体；pathogenic agent），宿主（host），薬剤（特に化学療法剤；drug）が大切な因子（parasite-drug-host relationship）である．災害発生時には生活環境の悪化，被災者の病原体に対する抵抗力の低下など，悪条件に陥るため，伝染病流行の未然防止に万全を期すべきである．

感染の経路としては，①接触感染（直接接触感染，間接接触感染：飛沫感染，塵芥感染，手指や物品による感染），②水による感染，③食物による感染，④土壌による感染，⑤節足動物による感染などがある．災害地域におけるおもな感染経路は表V-7のごとく，その感染防止対策として病原微生物，宿主，環境など一つひとつ検討していく．たとえば，日ごろ潜在化していた感染症が，震災による環境の変化や宿主のストレスなどによって顕在化することもある．加えて災害時には，ヒトからヒトへ（感染者から周囲の住民や医療従事者へ，医療従事者から住民などへ）の二次感染の防止が大切である．

災害発生時における感染症は，その発生が集積性であることを考慮する必要がある．水系や食品流通経路などを考慮した地域分布を検討する必要があり，また地域別発生状況の時間的観察にも留意すべきである．

● 防疫と保健活動

感染症対策を含めた災害時防疫については，その特性に鑑み，防疫・感染症対策には，①事前に防疫態勢を確立し予防計画を立てておくこと，②災害発生時においては，組織的かつ有機的活動をすることが必要で，そのために企画および総合性ある業務運営を確保し，都道府県においては要綱などを定め，必要な防疫態勢の整備と組織の活動の推進を行い，防疫措置に適切な対応をとることになっている．

事前準備としては，①防疫組織の設置計画，②

防疫計画の策定，③器具器材などの整備，④自治体職員の訓練および動員計画，⑤予防教育および広報活動などがある．

また，災害発生時の対策としては，①警戒態勢の確立（防疫組織や器具器材などの整備，情報の収集管理，予防教育および広報活動），②災害防疫活動［感染症罹患者に対する医療（治療）に加えて，災害防疫対策本部の設置と運営，検病調査および健康診断，現場や避難所における防疫指導および指示など，報告と記録・情報提供，清潔と消毒措置の実施，ネズミ族・節足動物などの駆除，家庭用水の供給，感染症患者などに対する措置，臨時予防接種，予防教育および広報活動］などがある．その中心は衛生管理と保健活動であり，地域においては衛生管理や保健活動などの公衆衛生から医療救護まで，幅広くこれら防疫業務を保健所が中心となって行う．

災害時の衛生管理と保健活動は，伝染病，食中毒の予防および被災者の心身両面での健康維持のため，常に良好な衛生状態を保つように努めると共に，健康状態を把握し必要な措置を講ずる上で，災害時の防疫・感染症対策に，個々のケースの医療に加えて大切である．衛生管理には，このほかに衛生環境維持に向けて，①清潔の保持に関して塵芥やし尿の適正な処理（便所の消毒・清掃など），②食品衛生の維持に関して食品衛生監視・指導（**表 V-8**）や食品衛生調査，食品衛生に関する知識の普及・啓発などを行う．消毒は，災害時および伝染病患者発生時にその被災地ならびに発生地の家屋の室内各部，便所，水槽などに対して薬物散布などを行う．

保健活動には，被災者に対する巡回訪問相談活動・支援（訪問指導と健康教育，災害と感染症などによる心のストレスに対する心の健康相談などの実施），健康管理（健康診査），福祉サービスとの連携などがあげられる．これらは阪神・淡路大震災でも効果をあげ，多方面にわたる衛生活動の遂行は，大きな二次的な疾病の流行を防止しえる．

● **感染症医療**

感染症発生時には，救急医療を含めた感染症治療が必要である．災害のために医療機関などが混乱し，被災地の住民が医療の機会を失った場合，医療などを提供し被災者の保護を図るための災害時の医療救護活動（現地医療活動；応急手当あるいは一次医療を医療救護班などが現場や救護所で

表 V-8　食品衛生監視・指導

1. 避難所その他の臨時給食施設および食品の衛生監視
2. 被災した食品関係営業施設の衛生監視
3. 食品製造，運送，販売業者の食品取り扱いおよび施設の衛生監視
4. 飲料水の衛生監視，検査
5. その他，食品に起因する危害発生の排除

実施，後方医療活動；救護所では対応できない患者の二次・三次医療を災害医療機関を中心に被災を免れたすべての医療機関で実施）が必要になる．なお，災害時の現場においても，一般医療現場と同様に，①体液，血液に直接触れることのないように留意し，手指が汚染された場合はただちに流水で十分に洗い落とす．②針刺し事故にも注意するなど，基本的事項に留意が必要である．

従来の伝染病予防法などは1999年4月から変わり，感染症新法の対象となる感染症は**表 V-9**のとおりである．災害時においては，先に述べたような防疫（感染症の拡大防止）に努めながら，これら疾患が発生したときには法律に基づく対応を厳格に行う必要がある．

コレラについては，発生規模および汚染範囲の早期把握に努め，迅速かつ的確な防疫活動を展開する必要がある．つまり，情報連絡網の整備と強化，疫学調査（発生規模と汚染範囲の把握および感染経路と感染源を明らかにする）およびこれに伴う予防措置の実施，清潔と消毒，飲料水その他，家庭用水の安全確保，食品衛生対策の強化，衛生教育および広報活動の実施，必要に応じて予防接種などを講ずる．

また，災害時において，1997年大阪府堺市での流行で記憶に新しいO157などの腸管出血性大腸菌感染症は，コレラや赤痢などの細菌性食中毒に対すると同様に，迅速かつ適切な対応が必要である．その他，インフルエンザやかぜ症候群のウイルスなど（飛沫感染）も，季節的には避難所などで集団生活を営む場合に対策が特に重要である．

● **心的外傷後ストレス障害**（post traumatic stress disorder；PTSD）

災害などの急性ストレスにより，直後でなく，遷延した反応として種々の下記精神症状が少なくとも1ヵ月以上持続するものである．
① 持続的な再体験（事件の想起，反復的な苦痛な夢，事件の再来した錯覚など）．

表V-9 「感染症の予防及び感染症の患者に対する医療に関する法律」の対象となる感染症

	感染症名など	性格	主な対応・措置
感染症類型	[1類感染症] ・エボラ出血熱 ・クリミア・コンゴ出血熱 ・ペスト ・マールブルグ病 ・ラッサ熱	感染力,罹患した場合の重篤性などに基づく総合的な観点からみた危険性がきわめて高い感染症	・原則入院 ・消毒などの対物措置 （例外的に,建物への措置,通行制限などの措置も適用対象とする）
	[2類感染症] ・急性灰白髄炎 ・コレラ ・細菌性赤痢 ・ジフテリア ・腸チフス ・パラチフス	感染力,罹患した場合の重篤性などに基づく総合的な観点からみた危険性が高い感染症	・状況に応じて入院 ・消毒などの対物措置
	[3類感染症] ・腸管出血性大腸菌感染症	感染力,罹患した場合の重篤性などに基づく総合的な観点からみた危険性は高くないが,特定の職業への就業によって感染症の集団発生を起こしうる感染症	・特定職種への就業制限 ・消毒などの対物措置
	[4類感染症] ・インフルエンザ ・ウイルス性肝炎 ・黄熱 ・Q熱 ・狂犬病 ・クリプトスポリジウム症 ・後天性免疫不全症候群 ・性器クラミジア感染症 ・梅毒 ・麻疹 ・マラリア ・メチシリン耐性黄色ブドウ球菌感染症（MRSA） ・その他の感染症	国が感染症発生動向調査を行い,その結果などに基づいて必要な情報を一般国民や医療関係者に提供・公開していくことによって,発生・拡大を防止すべき感染症	・感染症発生状況の収集,分析とその結果の公開,提供
指定感染症	政令で1年間に限定して指定された感染症	既知の感染症のなかで上記1〜3類に分類されない感染症において,1〜3類に準じた対応の必要が生じた感染症（政令で指定,1年限定）	1〜3類感染症に準じた入院対応や消毒などの対物措置を実施（適用する規定は政令で規定する）
新感染症	[当初] 都道府県知事が厚生労働大臣の技術的指導・助言を得て個別に応急対応する感染症 [要件指定後] 政令で症状などの要件指定をした後に1類感染症と同様の扱いをする感染症	ヒトからヒトに伝染すると認められる疾病であって,既知の感染症と症状などが明らかに異なり,その伝染力および罹患した場合の蔓延度から判断した危険性がきわめて高い感染症	厚生大臣が公衆衛生審議会の意見を聴いたうえで,都道府県知事に対し対応について個別に技術的指導・助言を行う 1類感染症に準じた対応を行う

(官報,1993.3.)

②外傷に関連したことの回避鈍麻（追想不能，興味の減退，感情鈍麻など）。
③覚醒亢進（不眠中困難，驚愕反応，生理的な異常発汗など）。

6．災害時の検視・検案・個人識別など

大規模な災害が発生した場合，遺体の取り扱いは，医療救護活動との秩序ある分担と統一された指揮のもとに，死者の尊厳を十分に配慮して，関係法令などに基づき適切に対応する必要がある。そのため，1997年3月に東京都で「災害時における検視・検案等活動などに関する共通指針（マニュアル）」が策定された。

1）遺体などの捜索，搬送，収容

区市町村は，災害対策本部の連携・支援のもと，関係防災機関および市民防災組織（ボランティアを含む）の協力を得て，遺体などの捜索，搬送，遺体収容所への収容を実施する。また，警察，消防署，陸上自衛隊などは相互に連携協力し，区市町村が行方不明者の救助・救出に万全を期す。

2）遺体収容所の設備

区市町村は，都道府県および所轄警察署と連携の上，災害発生後すみやかに遺体収容所を開設・運営する。遺体収容所においては，検視・検案業務の実施，死体検案書の交付，死亡届の受理，火葬許可証の交付などの関係法令に基づく手続き，遺体の一時保存や洗浄などを一括的に処理する。

3）検視・検案業務

警視庁遺体収扱対策本部長（刑事部長）は，警察署長に命じ，各遺体収容所ごとに検視班，身元確認班などを編成・派遣する。検視班などは，検視規則，大震災発生時における多数死体取扱要綱などに基づき，遺体の検視など必要な措置を講ずる。都道府県は，警視庁と連絡調整の上，検案班を編成して遺体収容所へ派遣する。検案班は検視班と協力し，遺体の検案，死体検案書の発行などを行う。なお，大災害時は，いずれかの長が統一して，検案班の編成・派遣，検案記録の保存などの実務を行うとよい。

また，検視・検案の実施に際しては，医師会（医療救護班など），歯科医師会（歯科医療救護班など），日本法医学会，日本法歯学会などの協力を要請するとよい。

4）広域火葬の実施

大規模な災害時には，多数の死者が予想され，また，交通障害などにより，平常時の対応が不可能で遺族が自らまたは他人に依頼して遺体を火葬場に搬送することになる。このような状況下で，迅速かつ円滑な火葬および適切な遺体の取り扱いを確保するため，災害による遺体のほか病死などの遺体を含めて広域的な火葬を実施しなければならない。

広域火葬とは，大規模な災害（おおむね震度6以上の地震など）で平常時に使用している火葬場の火葬能力だけで対応が不可能となった場合，近隣県などの火葬場を活用して広域的に火葬を行うことをいう。

5）歯科による身元確認法

歯科的所見は，その特殊性や対象個体の口腔内の多様性および死後における保存性から，個人識別に特に有効な手段である。災害時における歯科医療救護活動が阪神・淡路大震災で大きくクローズアップされ，1997年3月に「災害時歯科医療救護活動マニュアル」が策定された。その背景には，長期化した避難所生活で被災者の健康保持に不可欠な歯科治療および歯科保健指導と共に，1985年の日航機墜落事故，1994年の中華航空機墜落事故にみられた多数の災害死者，大規模災害時における多数の身元不明の遺体が出た際，個人識別（身元確認）作業に歯科的所見（一般に歯型といわれる）の必要性が重要視された。

歯はう蝕あるいは歯牙の欠損部の修復に用いられる金属や合成樹脂などのような治療実績をもったそれぞれの個体の口腔内所見は，身元確認のために有効な手掛かりとなる。わが国でのう蝕罹患率は90％台と高く，学校健診などの定着と共に歯科の受診率も高く，多数の対象者の口腔内所見がいずれかの歯科医院の診療録としてX線フィルムなどと共に残されていることにより，個人識別の上で重要な要素となっている。また，対象の歯の咬耗や歯髄腔の狭窄などにより，その年齢の推定も可能となる。

身元確認作業で生前・死後の記録の照合にあた

っては，確認班は2人一組となって検査者と記録者が相互に行い，誤記録の防止に努めるとともに，残存歯の有無，歯牙欠損部に対する充填物の種類，形状，使用材料，欠損部位に対する補綴物（義歯等）などの所見，X線所見では歯牙硬組織の治療状態，埋伏歯の存在などを写実的にデンタルチャート上に記入する．歯科医師の身元確認班は「死後記録」と対象の「生前記録」の経時的変化を考慮しつつ照合を行い，これに伴う最終判定は，専門機関（大学法医歯学教室など）の所見を参考にしながら警察の検視責任者が行う．

文献

1) Wenze RP (ed)：Assessing Quality Health Care：Perspectives for Clinicians. Williams & Wilkins, Baltimore, 1992
2) 青野 允：災害被災者のトリアージ．日医雑誌 110：709-714 1993
3) 鵜飼 卓：トリアージの原則と実際．1．災害現場におけるトリアージと問題点．救急医学 19：1641-1645, 1995
4) 塩見文俊，他：災害医療の現場と問題点．1．被災地での救急医療．救急医学 19：1653-1665, 1995
5) 山本保博：災害医学と災害医療．日救急医会誌 6：295-308, 1995
6) 辺見 弘：大災害での生と死―トリアージ．綜合臨牀 45：323-328, 1996
7) 小栗顕二監訳：大事故災害時の医療支援．へるす出版, 1998
8) 林 泰史，他：災害時の救急医療体制と救急医療．日医雑誌 122：761-776, 1999
9) 益子邦洋：トリアージタッグの活用法．日医雑誌 122：793-796, 1999
10) 土肥修司，他：災害時の救急蘇生と患者の搬送．日医雑誌 122：797-802, 1999
11) 出口安裕：災害時の衛生管理と感染症対策．日医雑誌 122：803-808, 1999
12) 塚本 亨：歯科による身元確認法．日医雑誌 122：821, 1999
13) 小室 匠：東京都における災害時の検視・検案等の活動．日医雑誌 122：822-823, 1999

（瀧 健治）

付録1　外来における神経ブロック

[神経ブロックとは]

　ブロック針を脳・脊髄神経，脳・脊髄神経節または交感神経節などに向かって挿入し，直接的あるいはその周辺に局所麻酔薬または神経破壊薬を注入して，神経機能を一次的，場合によっては半永久的に遮断することである．

[意義]

　①疼痛伝達路の遮断
　②痛みの悪循環の遮断
　③交感神経機能の遮断
　④異常筋運動の調節
　⑤診断や予後の判定
　⑥予防的意義

[痛みの悪循環と作用機序]

　局所麻酔薬は，一般に限られた時間しか作用効果がない．しかし神経ブロックを行うと薬剤の作用時間が消失したと思われるにもかかわらず，それより長い時間除痛効果が得られることが多い．

　身体のある部分に痛みが発生すると，その痛みは末梢知覚神経・後根・脊髄後角を通って脊髄視床路に進み，視床を経て中心後回へと刺激が伝えられ痛みが自覚される．一方，痛みの生じた局所には脊髄反射路を通じて障害部を支配する遠心性神経（運動神経，交感神経）の興奮，それに基づく筋の反射性攣縮と血管の収縮，ついで局所の乏血，酸素欠乏，代謝異常の発生が起こる．これらの酸素欠乏，代謝産物の蓄積が知覚神経を刺激し，新たな痛みが発生する．すなわち，一つの原因をもとに生じた疼痛反応の悪循環が形成されたことになる．もし，原因が短時間で取り除かれればこの悪循環もただちに消失するが，ある時間以上続くと引き金となった原因疾患は治癒したのに悪循環のみが残ってしまうことがある．

　神経ブロックはこの悪循環をいずれかの部位で断つことにより，痛みの治療として効果を発揮する．数時間しか効果のない局所麻酔薬でのブロックでもこの間に痛み刺激を遮断し，障害部の筋攣縮や血管収縮を除き，生体のホメオスタシスを改善することにより，神経遮断作用が消失した後もブロックが行われる前とは異なった状態に回復する．

[痛覚伝導路の長期遮断]

　神経ブロックの効果は神経破壊薬により痛覚伝導路を長期に遮断できることで高められている．たとえば，三叉神経痛に対して三叉神経を純アルコールでブロックすることにより，長期にわたって激痛からの救済が可能である．また癌末期疼痛に対して，クモ膜下フェノールグリセリンブロックは長期の除痛効果をもたらす．

[交感神経節ブロックによる血流改善]

　末梢の循環障害を起こす血管疾患，たとえば，閉塞性血栓性血管炎，閉塞性動脈硬化症，凍傷などの疼痛緩和のおもなものは血流改善効果による．交感神経節ブロックは星状神経節，胸部交感神経節，腹腔神経叢，腰部交感神経節の4ヵ所のいずれにおいても可能である．痛みではないが，顔面神経麻痺，突発性難聴に対しても末梢循環改善効果を期待して星状神経節ブロックが行われる．

種々の神経ブロック

A. 交感神経ブロック

1) 星状神経節ブロック

●方法

- □ 25 G，3.2 cm の注射針を5 ml の注射器に付け，1％メピバカインを5～6 ml 入れておく．
- □ 正しく仰臥位とし，枕を外し首をやや伸展させ，口をわずかに開かせ頸部の筋緊張をとる．
- □ 右側の神経節ブロックを行う際は，術者は患者の右側に立ち，左手の示指と中指で胸鎖乳突筋と総頸動脈など軟部組織を外側に圧排すると，中指掌で第6頸椎横突起（Chassaignac's tubercle）を容易に触れることができる．それより約1.5 cm尾側に第7頸椎横突起があり，ときに示指で触れることができる．触れなかったら第6頸椎横突起を基準にして針を穿刺する．
- □ 刺入の角度はやや前外側方より後内側方にする．針が横突起基部の骨に当たったら，そのまま左手を注射器に添え吸引を行い，血液の逆流のないことを確かめて，徐々に注入する．
- □ 左の神経節ブロックを行う際は，術者は患者の頭側に立ち，左手の示指掌で第6頸椎横突起を触れ，その1.5 cm尾側で刺入する．
- □ ブロック後は，30～40分間ベッド上で安静を保つ．

●適応
□有痛性疾患
　頭部顔面
　　片頭痛，筋収縮性頭痛，群発頭痛，非定型顔面痛，三叉神経痛。
　頸・肩・上肢
　　頸椎椎間板ヘルニア，根性ラディクロパチー，変形性頸椎症，頸部症候群（外傷性など），頸肩腕症候群，胸郭出口症候群，RSD，カウザルギー，幻肢痛，断端痛，肩関節周囲炎，閉塞性血栓性血管炎，閉塞性動脈硬化症，レイノー病。
　その他
　　帯状疱疹，帯状疱疹後神経痛，癌性疼痛。
□無痛性疾患
　　顔面神経麻痺，突発性難聴，鼻アレルギー，手掌多汗症，網膜血管閉塞症，角膜潰瘍。
●合併症
□椎骨動脈に局所麻酔薬を誤って注入すると，全身けいれんが起きる。これが最も重篤な合併症である。必ず血液の逆流がないことを確かめながら，ゆっくり注入する。
□あまり内側に針を進めると，反回神経が麻痺し，嚥下困難，嗄声がみられる。
□針先が横突起を越えて深すぎると，腕神経叢がブロックされ，上肢の運動障害が起きる。
□内頸動脈の外側への圧排が不十分であると，血管を穿刺し，出血さらにその部の硬結を生じ，以後のブロックが困難になることがある。気胸，硬膜外ブロックが起こることもある。
□カテラン針を用いたり，針の刺入点が極端に外側方によると，クモ膜下腔に局所麻酔薬が注入されることがある。呼吸不全により死亡したり，植物人間になった報告もあるので，ブロック後は必ず意識の有無，呼吸の有無を頻回にチェックすることが大切である。またこのような合併症に備えて酸素吸入，人工呼吸の準備も怠ってはならない。

2) 腰部交感神経節ブロック
●方法
□22 G 10 cm のブロック針を準備する。
□側臥位または腹臥位で行う。
□ブロックする部位はL1からL4までの交感神経節が多いが，L2，L3の椎体部で確実に行えば十分効果は得られる。したがって刺入点はL2，L3の各棘突起の上および下縁の中点より直角外方6～7 cm のところとする。
□X線透視下にブロック針を体軸矢状面に対して約45度の角度で進め，椎体側面に当てる。あたったら針を少し引き戻し，徐々に外方に方向を変えながら，骨膜を削る感じで進める。
□理想的な針先の位置は，X線左右像で，ブロック針は椎体の上下縁に平行，しかも椎体前縁から5～10 mm 後方であり，X線前後像でブロック針の先端が椎体外側縁より2～3 mm 内方にあるときである。以上は一応の目安であって，神経節の所在は個体差が著しいので，局所麻酔薬による効果判定が大切である。
□造影剤を少量注入し，血管内注入でないことを確かめた後，2％メピバカイン3 ml を注入し，プレスチモグラフィーによる脈波の増大，皮膚温の上昇，痛みの消失，発汗の停止を確かめ，長期の効果を期待する時は同量の純アルコールを注入する。

●適応
□下肢の血管異常と痛み：バージャー病，レイノー病，静脈炎，静脈血栓。
□外傷後疼痛，カウザルギー，浮腫。
□下肢潰瘍，足底多汗症。

●合併症
□脊髄栄養血管への誤注。
□大血管穿刺→出血。
□クモ膜下穿刺。
□アルコール性神経炎。

3) 顔面神経ブロック
●方法
□患者を仰臥位とし，適当な高さの枕の上で顔を健側に向け患側乳様突起を十分露出する。観察時間も長いので，できるだけ疲れないような体位とする。
□次に耳たぶを絆創膏で引き上げておき，乳様突起を中心に消毒する。まず，乳様突起先端を左示指で確かめる。
□乳様突起先端にて，その前方薬5 mm の点に局所麻酔を行う。この際，深部まで局所麻酔薬が及ぶと，それだけで顔面神経麻痺となって判断が付かなくなるので，浅く局所麻酔を行う。
□次いで，22 G 5 cm のブロック針を額と人中を

通る面に平行にかつ正中で約30度ぐらいの角度で乳様突起前面に沿って進める。皮膚からおよそ2.5〜3.5cm深さで神経に達する。神経を穿刺した場合には、若干の痛みと一瞬顔面筋の攣縮に続いて麻痺が現れる。その際、開眼不能、口笛も吹けない状態となる。

☐穿刺により強い麻痺が引き起こされたら、そのままの状態、すなわち針を穿刺のまま約1時間観察する。もし、1時間観察してなお閉眼不能の状態であれば、ブロック針を抜去し終了する。

☐ブロック後はいわゆる末梢性顔面神経麻痺の状態であるがこれは日増しに回復することと、慣れから気にならなくなり、およそ1〜2ヵ月でほぼ回復する。遅くとも4ヵ月後に麻痺はなくなり、以後、けいれんのない状態が続く。麻痺が回復するまでは眼の保護に留意する。

●適応
☐顔面けいれん。

●合併症
☐内耳への穿刺による聴力障害, 出血, 感染, 眼振, めまい, 嘔気。

B. 三叉神経ブロック

1) 眼窩上神経ブロック

●方法
☐眼窩上縁で眼窩上切痕を触れながら、27G 2.5cm針を皮膚に直角に刺入し、局所麻酔薬0.5ml注入する。ただ、この点では、神経は内側枝・外側枝とすでに分かれているので、注入時に左母指と示指で注入部を挟むようにして、薬液が横に拡がるようにする。

☐5分後のテストでその支配領域が知覚麻痺（anesthesia）であることを確める。

●適応
☐第1枝三叉神経痛。
☐顔面痛, 頭痛。

●合併症（一過性）
☐眼瞼浮腫。
☐眼瞼下垂。
☐視力障害, 複視。

2) 眼窩下神経ブロック

●方法
☐22G 5cmの先端が丸くなっているブロック針（先端丸針）を用いる。

☐刺入点は鼻翼のやや上縁外側約5mm、左示指で眼窩下縁を触れながら眼窩下孔に刺入する。このとき鼻翼から上口唇にかけて放散痛が得られる。

☐針先を眼窩下孔より約5mm進め、局所麻酔薬0.5mlを注入する。この際、眼窩下孔より薬液が漏れてでないように、左示指で圧迫しながら注入する。

☐15分後に支配領域が知覚麻痺（anesthesia）であることを確める。

●適応
☐第2枝三叉神経痛。
☐帯状疱疹後神経痛。
☐顔面痛。

●合併症（一過性）
☐顔面浮腫。
☐皮下出血。
☐視力障害, 複視。

3) 頤神経ブロック

●方法
☐22G 5cm先端丸針を用いる。頤孔を触れながら、針先を頤孔の先端に滑り込ませる。

☐局所麻酔薬0.5mlの注入により下口唇や頤部に知覚麻痺が認められればさらに15分後に前述のように知覚テストをおこなう。

●合併症（一過性）
☐腫脹。
☐出血。

C. 硬膜外ブロック

硬膜外ブロックは手技が比較的簡単であり、患者への侵襲は小さく、高価な装置や器具も必要でない。合併症も重大なものはまれであり、外来においてもっともよく用いられるブロックの一つである。最近麻薬と局所麻酔薬の硬膜外腔への投与が注目され、さらに適応が拡がった感がある（癌性疼痛、術後疼痛など）。穿刺の部位によって、頸部・胸部・腰部・仙骨部硬膜外ブロックに分けられる。また、薬剤の注入方法により、1回注入法と硬膜外腔にカテーテルを留置する持続法に分けられる。

●方法
☐腰痛, 坐骨神経痛。
☐癌性疼痛。

- □腹部内臓痛。
- □術後疼痛。
- □下肢の血行障害を伴う痛み（レイノー病，バージャー病）。

● 合併症
- □クモ膜下注入。
- □薬物の血管内注入→局所麻酔薬中毒。
- □血圧低下。
- □嘔気，嘔吐。
- □全脊麻→呼吸停止，意識消失。
- □カテーテル切断。

D. 仙骨ブロック
● 方法
- □特にブロック針は必要とせず，25 G 3.2 cm のディスポーザブル針を用意する。
- □体位は腹臥位でも側臥位でもよい。
- □正中線骨稜を尾骨の方に下がっていくと，尾骨先端から5〜6 cm のところにくぼみがあり，その両側に仙骨角がある。このくぼみが仙骨裂孔であり，左右の上後腸骨棘と結ぶとほぼ正三角形になる。
- □仙骨裂孔上の皮膚を局所麻酔して，針を皮膚に45度の角度で5 ml 注射器のピストンを押しながら刺入する。針が仙尾靱帯を貫くと急にピストンの抵抗が消失する。ここで吸引テストを行って，液の逆流のないことを確かめて局所麻酔薬を注入する。注入時の抵抗はほとんどない。この際術者は左の手掌を針先に相当する皮膚上に置き，局所麻酔薬注入で皮膚が盛り上がらないことを確認する。

● 適応
- □骨盤や下肢の痛み，会陰部の疼痛。
- □坐骨神経痛（椎間板ヘルニア）。
- □無痛分娩。

● 合併症
- □局所麻酔薬中毒。
- □血圧下降。
- □嘔気・嘔吐。
- □尿閉。
- □馬尾症候群。

（十時忠秀）

付録2　外来麻酔について

外来麻酔の概念

外来麻酔は「入院することなく，手術，検査を行い短時間の経過観察の後，帰宅させることを目的として行う麻酔」である．つまり外来麻酔は日帰り手術の麻酔である．日帰り手術は day surgery または ambulatory surgery とも呼ばれ，「朝歩いて自宅を出た患者が病院で麻酔管理下に手術を受け，回復を待って夕方には再び歩いて帰宅するという概念の手術形式」である．

通常，手術を行うことは，その侵襲の大きさ，術前処置の重要さ，術後管理の問題などから患者を入院させて行うことが必要とされていた．しかし十数年前から，米国，カナダで医療費の高騰に伴い外来手術が盛んに行われるようになり，現在全手術件数の8割におよび，これに伴い外来麻酔も発展してきた．わが国でも近年医療費の増大，医療技術，機器の発展とともに外来手術が見直されてきている．従来，各医療施設で必要に応じて全身麻酔下に外来手術が行われてきているが，外来手術はそれ相応の準備が必要であり，これをおろそかにすると医療事故発生を将来することになりかねない．

●外来手術の利点

病院サイド
①病床の有効利用：軽症患者の病床占有率が低くなり，重症患者の病床利用率が高くなる．
②待機患者を減少できる．
③手術室の稼働率の上昇．
④院内での交叉感染の機会が少なくなる．
⑤医療費が軽減される．

患者サイド
①小児の場合，母子分離がなく，小児の精神発達の面で有利である．
②患者および家族の日常生活のサイクルが崩されない．
③手術待機の期間短縮．

●外来麻酔の欠点

病院サイド
①外来手術を安全に行うためには専用の設備（手術室，回復室など）を必要とする．
②万が一事故が起こった場合その責任が追及される．
③外科医，麻酔科医の負担が大きくなる．

患者サイド
①術前・術後の管理を患者および家族で行わなければならない．
②術後の疼痛や合併症に対する不安が強い．

以上のような利点・欠点を有するが，利点を積極的に評価していく傾向にあり，症例の選択，管理の重要さを認識して行えば，患者，医師の両方に好結果をもたらす．

外来手術の条件および対象疾患

外来麻酔は成人，小児どちらも対象となるが，成人は特殊症例を除いて局所麻酔で行えることが多い．しかし小児では精神発育，非協力の点から局所麻酔で行うことは不可能なことが多く，小さな侵襲の手術，検査でも全身麻酔が必要となる（図付-1）．

●外来手術の条件

①開頭，開胸，開腹を除き，2時間以内で手術が終了すること．
② ASA リスク分類にて I〜II である．ただし近年，III あるいは IV の患者でも病態が安定していれば適応としているところもある．
③出血量が少なく輸血を必要としないこと．
④術後疼痛が強くないこと．
⑤病院へ1時間以内に再来可能なところに居住していること．
⑥近隣にホームドクターを有していること．
⑦家族が外来手術を十分理解し，協力できる態勢にあること．

●外来手術の対象疾患

成人
①外科：鼠径ヘルニア，胆石，胆嚢ポリープ，下肢静脈瘤，痔疾患，甲状腺腫瘍，手掌多汗症，早期乳癌など．
②整形外科：膝・肩の関節鏡手術．
③婦人科：早期子宮頸癌，卵巣嚢腫など．
④形成外科：全身麻酔下小手術．
⑤麻酔科：三叉神経ブロック．
⑥眼科：白内障（一部）など．
⑦その他．

小児

①外科：鼠径ヘルニア，臍ヘルニア，皮様嚢腫，リンパ管腫（薬剤注入），消化管内視鏡．
②整形外科：弾発指（ばね指）．
③形成外科：母斑，副耳，血管腫，耳介変形，唇裂術後修復など．
④眼科：内反症，下斜筋過動症（斜視も可能ではあるが，術後嘔吐が多いために一般的には行われない）．
⑤泌尿器科：停留精巣，遊走精巣，包茎，膀胱鏡検査．
⑥耳鼻科：浸出性中耳炎（チュービング）．
⑦胸部外科：漏斗胸術後抜釘．
⑧歯科：カリエス，埋伏歯，舌小帯短縮，上唇小帯付着異常，粘液水腫．

● 外来手術に適さない患者

悪性高熱症，高度肥満，MAO 阻害薬服用患者，協力が得にくい患者などで，小児の場合，身体の発育状況，急性伝染性疾患の罹患，予防接種の時期に注意する必要がある．年齢的には特に制限はないが，75 歳以上の高齢者および 3 ヵ月未満の乳児は避けるほうが無難である．また，麻酔上注意しなければいけない疾患として喘息，心疾患，糖尿病などがある．

術前評価，検査，およびオリエンテーション

● 術前検査

詳細な既往歴，現病歴，理学的検査（聴，視，打診），一般検血，胸部 X 線写真，検尿，心電図，血清電解質，腎機能，肝機能検査を行って，全身状態を把握すべきである．術前検査の時期は，術前 1 週間以内が望ましく，追加検査の必要性を考慮に入れると術前 3 日間ほど前に行うのが最善である．

● 術前オリエンテーション（図付-2）

成人症例では本人に，小児では保護者に行う．
外来麻酔で最も重要なことは，術前経口摂取の制限の厳守である．

①成人では術前日午後 9 時以降の経口摂取は禁止する．
②小児では術前日就寝までは平常通り，術当日は午前 7 時 30 分までに 10 ml/kg の茶または糖水を摂取させる（ただし，小学生以上の学童は起床より絶飲食とする）．ミルク，ジュース類は胃内残留や胃液分泌を促すので禁止とする．
③乳児の場合，手術 5 時間前までのミルク，母乳の摂取は許可する．
④外来手術は経口摂取の関係から午前中に行うのが原則であるが，数例続けて手術する場合はその時間に合わせて，手術開始 2～2.5 時間前に水分摂取を禁止するように指示する．
⑤本人または保護者に術前経口摂取制限がなぜ必要かを十分説明しておかないと，小児が空腹でかわいそうだとか，泣いて仕方がないという理由で制限を守らないことや，小児が勝手に経口摂取したりすることがあるため，予期せぬ合併症を起こすことがあり注意を要する．

● その他

麻酔，手術の概要，おおよその時間，術後の経口摂取，術後の疼痛，帰宅時間，帰宅後の処置，翌日からの行動（登校，運動，食事，入浴など）についての詳しい説明も大切である．これらのオリエンテーションは口頭で説明するだけでなく，一定の手引書を作り，そこに記入して手渡すのが原則である（指示の確実性および術後に問題が生じたときの証拠となる）．

前投薬および麻酔

患者が来院すると術前指示が確実に守られていることの確認（絶飲食が守られているかなど）および当日の状態を再チェックする．小児は発熱，上気道感染，下痢などを発症していることがあるので十分注意する．状態に異常がなければ手術可能となる．

● 前投薬

通常用いないことを原則としている．成人で不安の強い人，神経質な人には鎮静薬を投与することがあるが，術後の覚醒遅延および離院後に問題を生じることがあるため，投与しないほうが無難である．アトロピン，スコポラミンも必要に応じて経静脈的に投与するのを原則としており，術前全例に投与することはない．前投薬（特にアトロピン）に関しては，投与，非投与の両論があるが，小児では注射に対する恐怖感，発熱，口渇の問題から必要なときにだけ投与するのが無難である．

● 導入

導入用静脈麻酔薬には，導入・覚醒がすみやかで，患者にとって精神的苦痛が少なく，体内での代謝・体外への排泄が早く，催吐作用の少ないものが望ましい．

近年ではプロポフォール（2 mg/kg　ボーラス

投与）が多く用いられ，その他サイアミラール（イソゾール®）を就眠量（3～5 mg/kg）投与して導入することもある。

ジアゼパム，ドロペリドール，ケタミン，フェンタニールによる導入は作用時間の長さ，分泌の亢進などに問題があり，あまり用いられていない。

小児では緩徐導入を行う。笑気，酸素，セボフルラン（以下GOS法）で行うのが，導入の速さ，調節性から考え最善で，気道刺激性も少ない。

エンフルランは導入は早いが麻酔深度および覚醒後に問題があり，外来麻酔には適さない。

●気管内挿管

外来麻酔では行わないほうがよいとの意見が以前は強かったが，最近では術式に応じて，フェイスマスク，カフ付き咽喉頭チューブ，ラリンゲルマスク，気管内挿管の方法を分けて気道を確保し，挿管によるいろいろな合併症を少なくする方法を工夫する。挿管時には比較的作用時間の短い非脱分極性筋弛緩薬であるベクロニウム 0.1 mg/kg が用いられることが多い。気管内挿管チューブは通常用いるものより少し細いチューブを用いて，術後の咽喉頭痛の発生を予防する。

●麻酔維持

静脈麻酔薬では，排泄がすみやかで蓄積が少ないプロポフォールが，導入時のみならず維持にも早期覚醒を期待して好んで用いられる。

吸入麻酔薬としてはGOS法が麻酔深度の調節，覚醒の速さから好んで用いられている。

局所浸潤麻酔，神経ブロック，硬膜外麻酔など広義の局所麻酔の併用は全身麻酔薬の使用量を削減するのみならず，術後鎮痛対策として有用であり，活用されるべきである。

また脊椎麻酔は術後の尿路障害や術後低血圧などを生じやすく，あまり用いられない。そのほか，NLA法は覚醒の遅延，麻酔深度の不安定性から問題があり，エンフルランは麻酔維持に高濃度が必要であり，覚醒後不穏状態になる症例がみられ好ましくない。

ケタミンは分泌の亢進，覚醒の遅延が問題である。成人の子宮内膜掻爬術など短時間手術や検査麻酔はサイアミラールの間欠的投与で行われることもあるが，呼吸抑制，覚醒遅延が発生することもあり，十分な監視のもとに行わないといけない。

●手術終了後

呼吸，循環が安定していればリカバリールームに移し，静かに覚醒させる。小児では覚醒時に保護者がそばに付いていることが精神的苦痛を和らげ，円滑な覚醒が得られる。手術終了後1～1.5時間で麻酔からの覚醒が完全であれば，経口摂取を開始する。幼小児では体重1 kgあたり10 ml（ミルク，ジュースは最高200 mlまで），年長児～成人では200 mlの水分を与える。

その後1～1.5時間経過を観察し，悪心・嘔吐の有無，意識状態，歩行状態，質問に対する応答など麻酔からの覚醒状態を十分確認した後，帰宅させる。

術後経口摂取前に嘔気・嘔吐がみられた症例では，経口摂取を遅らせ，状態が落ち着くまで観察する（図付-3）。

帰宅前のチェックとしては，
①嘔気・嘔吐なく食事が摂れる。
②痛みが軽い。
③歩ける。
④排尿障害がなく一人でトイレに行ける。

が重要である。これを満たしていれば，成人では自動車，自転車の運転を禁止し，できるだけタクシーなど車による帰宅を行わせる（図付-4）。

術後の鎮痛薬は必要ならば経口薬または坐薬の投与を行うが，小児では疼痛を訴えることが比較的少なく，鎮痛薬を用いない症例が大部分である。

●帰宅後（図付-5）

夕食より通常の食事の摂取，翌日からは普通の生活に戻らせるが，術当日は責任のある仕事，過度の運動，入浴，車の運転などを厳禁する。

帰宅後何らかの異常を生じた場合の連絡先（手術担当科，麻酔科）を明確にしておき，すぐに連絡が取れるようにしておかなければならない。また，病院側は再入院のためのベッドを確保しておく必要がある。手術の翌日に電話訪問などをすることが望ましい。

外来麻酔は，患者および保護者と医師との間の信頼関係において成り立つものであるという点に留意しておくことが大切である。

問題点と今後について

日帰り手術だったものが「術後入院」せざるを得なかった例が，統計上0.1～5％の割合で出現している。

福岡徳州会病院の報告によると，318例（全身麻酔207例，脊椎麻酔41例，硬膜外麻酔6例，

腕神経叢ブロック24例，局所麻酔40例）日帰り手術を行ったうち，24例（全身麻酔9例，区域麻酔12例，局所麻酔3例）が術後入院となった。手術時間に差はなく，術後入院となった原因として，

外科側の原因
　①創部痛の出現。
　②手術時間の延長（麻酔時間が2時間以上）。
　③術前の異常の見落としなどで誤って外来手術の適応としていたもの。

患者側の原因
　①術後の家庭ケアに対する強い不安。
　②退院後に責任ある介抱者がいない。

麻酔側の原因
　①排尿障害の出現。
　②起立性低血圧の出現。
　③めまいの出現。
　④術後の悪心・嘔吐により制吐薬と輸液投与の必要。
　⑤麻酔覚醒時間の延長。

などがあげられる。特に，悪心・嘔吐，めまいは20％前後という発生率であった。これらに対し，麻酔薬の適切な選択，制吐薬としてのナウゼリンやメトクロパミドなどの投与を行う。問診の重要視や，合併症を見逃さないようにどこまで術前検査として何を行っていくかがこれからの課題となる。

　また，湘南鎌倉総合病院日帰り手術センターでは，適応の拡大として一人暮らしや遠くから来る人に対しては，手術当日の昼頃来院してもらい，手術の当日は一泊してもらい，翌日帰ってもらうという24時間以内のいわゆる日帰り手術を行っている。また，同病院はケア・コーディネーターや薬剤師，栄養士の強力を得て，24時間の緊急体制を整えて術後のバックアップを図っており，日帰り手術を受けた患者の96％が「大変よかった」とコメントしている。

　このように日帰り手術の実施には，バックアップ体制の充実と，いざというときには無理をせず1泊2日でおこなうというような柔軟な対応ができることが重要である。

（十時忠秀）

図付-1 デイサージャリーの適応に関する外科系医師によるチェックリスト（患者カルテに挿入）

患者氏名：　　　　　　　　（　　　　）

診察日：平成　年　月　日（　）　　担当医：　　　　　　診察医：

手術予定日：平成　年　月　日（　）　　手術予定時間：　　時　　分

術前病名：　　　　　　　　　　　　　予定術式：

身長：　　cm　体重：　　kg　血圧：　　／　　mmHg　脈拍数：　　/min　体温：　　℃

既往症：特になし
高血圧・心疾患・肝疾患・腎疾患・糖尿病・内分泌疾患・喘息・呼吸器疾患
その他（　　　　　　　　　　　）　　麻酔・手術経験：有・無

アレルギー：有・無
服用中の薬物：

ASA Ⅰ, Ⅱ度で全身状態が比較的良好である
予定手術（治療）は、2時間以内で侵襲の少ない処置である
日帰り手術に関して患者または家族の同意が得られている
本人ならびに保護者で患者の状態を聞いたり、その指示に従うことができる
帰宅後電話で患者が説明を十分に理解し、指示を与えることができる
病院までの距離が遠くなく、術後問題が生じたとき短時間で来院できる
帰宅時に責任のもてる成人の付き添いができる
気道確保が困難ではない （開口障害、口腔内の巨大腫瘍、小頭症、極度の肥満、頸椎異常などがない）
重篤な慢性疾患を合併していない

図付-2 日帰り手術を受ける患者さんに対する手術前日と当日の注意点（患者さんへの配布資料1）

手術前日と当日の注意点

① 手術前日は、午後9：00までに夕食をお済ませ下さい。

② 手術当日は、朝食をとらないで下さい。
飲水（水、湯ざまし）は少量（コップ1/2程度）であれば午前6：00までにお飲み下さい。

③ 手術当日は、指示のあったお薬のみ少量の水で服用して下さい。

④ 着替え用の下着、タオルをお持ち下さい。（ガウン（病衣）はこちらで用意します。）

お化粧はなさらずに、アクセサリー（ピアス、ネックレス、指輪、時計など）は、はずしておいて下さい。爪は短く切っておいて下さい。

⑤ 手術当日は医事課で受付を行ったあと、
　　月　　日　　時　　分までに当院中央手術部受付にお越し下さい。

⑥ 来院時は、帰宅介護される方とお越し下さい。

⑦ あなたの手術は、麻酔管理下に行います。手術時間は、約　　時間の予定です。
手術後、麻酔から回復するまで手術室内の回復室で休んでいただきます。
その後、アメニティーセンターでしばらく様子をみて、担当医師の診察のあと、帰宅することができます。もし術後の回復が遅れる場合は、入院していただくこともあります。

⑧ 帰宅後の生活は、医師の指示どおりに行って下さい。
（詳しくは、帰宅時にお渡しするリーフレットをご覧下さい。）

⑨ ご不明な点は、担当医師にお尋ね下さい。

図付-3 術後回復のチェックリスト（患者カルテに挿入）

患者氏名：　　　　　　　　　　（　　歳）　男・女　(回復室入室時間：　　時　　分　　観察室入室：　　平成　　年　　月　　日　　特記事項：

		回復室入室	30分	60分	退室時	観察室入室	60分	120分	退室時
意識	意識レベル-JCS								
	見当識-人, 場所, 時間	＋ －	＋ －	＋ －	＋ －	＋ －	＋ －	＋ －	＋ －
	言語応答, 命令応答	＋ －	＋ －	＋ －	＋ －	＋ －	＋ －	＋ －	＋ －
呼吸	呼吸回数/分								
	深呼吸	可 不可	可 不可	可 不可	可 不可	可 不可	可 不可	可 不可	可 不可
	呼吸音-左右差, ラ音	＋ －	＋ －	＋ －	＋ －	＋ －	＋ －	＋ －	＋ －
	SpO₂/FiO₂	／	／	／	／	／	／	／	／
	舌根沈下	＋ －	＋ －	＋ －	＋ －	＋ －	＋ －	＋ －	＋ －
	咳反射	＋ －	＋ －	＋ －	＋ －	＋ －	＋ －	＋ －	＋ －
循環	収縮期血圧/脈拍	／	／	／	／	／	／	／	／
	ECG異常(不整脈, ST上昇)	＋ －	＋ －	＋ －	＋ －	＋ －	＋ －	＋ －	＋ －
筋力	頭部挙上	可 不可	可 不可	可 不可		可 不可	可 不可	可 不可	可 不可
	座位		可 不可	可 不可		可 不可	可 不可	可 不可	可 不可
	起立					可 不可	可 不可	可 不可	可 不可
	自立歩行					可 不可	可 不可	可 不可	可 不可
その他	体温	℃	℃	℃	℃	℃	℃	℃	℃
	疼痛	＋ ± －	＋ ± －	＋ ± －	＋ ± －	＋ ± －	＋ ± －	＋ ± －	＋ ± －
	出血	＋ ± －	＋ ± －	＋ ± －	＋ ± －	＋ ± －	＋ ± －	＋ ± －	＋ ± －
	自尿					＋ －	＋ －	＋ －	＋ －
	経口摂取（水）					可 不可	可 不可	可 不可	可 不可
	悪心・嘔吐	＋ ± －	＋ ± －	＋ ± －	＋ ± －	＋ ± －	＋ ± －	＋ ± －	＋ ± －

図付-5 帰宅時に配布用のリーフレット（患者さんへの配布資料II）

術後、帰宅後の注意点

1. 手術当日および次の日は、次のことを厳守してください。
   ① 処方した薬物以外は、薬物を服用しないで下さい。
   ② 一人歩きをしないで下さい。
   ③ 自動車を運転したり、自転車に乗ったりはしないで下さい。
   ④ 手術後 24 時間は禁酒禁煙して下さい。
   ⑤ 過度の運動は避け、安静にしてして下さい。
   ⑥ 入浴はしないで下さい。
   ⑦ 重要な判断はさらないで下さい。

2. 付き添いの方、あるいは保護者の方へ
   ① 患者さんを一人にせず、できるだけ目を離さないで下さい。
   ② 患者さんの顔色や行動がおかしくないか、注意して観察してて下さい。

3. 帰宅後に次のような症状がみられたら、担当主治医または担当麻酔科医まで連絡してください。
   ① 我慢できない創痛
   ② 出血がなかなか止まらない
   ③ 頑固な悪心、嘔吐
   ④ 強い頭痛、めまい、ふらつき、など

【連絡先】

佐賀医科大学医学部附属病院

_____科 担当医 _____ TEL _____
麻酔科蘇生科 担当医 _____ TEL _____
_____科 当直医 _____ TEL _____
麻酔科蘇生科 当直医 _____ TEL _____

図付-4 帰宅時のチェックリスト（患者カルテに挿入）

帰宅許可チェックリスト

平成____年____月____日 ____:____
外来カルテ番号 _____
患者氏名 _____

☐ 意識が清明で、正確な応答ができる。
☐ 循環器系が安定している
☐ 呼吸状態が安定しており、気道狭窄などの症状がない
☐ 歩行その他の運動機能がほぼ正常に回復している
☐ 悪心・嘔吐が軽微か、ない
☐ 少量の水を飲ませてみて、嘔吐などの異常がない
☐ 排尿が可能である
☐ 強い痛みがない
☐ 出血がない、あってもきわめて少ない
☐ 発熱がない、あっても軽微
☐ 帰宅後、責任能力のある成人の付き添い人がいる
☐ その他、合併症がない

診 察 医 師 _____

索引

欧文

A

α_1アドレナージック
　アゴニスト ……52
abbreviated injury score …16
abbreviated injury scale ……8
ABCDEs ……15
ABR ……203
acetazolamide …180,181,183
acetaminophen ……154
AChEの阻害薬 ……87
ACLS ……22
ADEM ……109,111
advanced life support ……216
advanced cardiac life support
　……21
airway ……22
AIS ……8,16
alcohol withdrawal syndrome
　……95
ALS ……216
ALT ……9,194
amebic dysentery ……96
amyl nitrite ……180
anaphylactic shock ……43
APTT ……9
ARDS ……47,146
Aschner法 ……135
AST ……9
asystole ……30,32
ATLS ……13,19
ATP ……93,135,177
atropine ……135,181

B

β_2-MCG ……111
β_2アゴニスト ……51
β-ラクタム剤 ……78
β刺激薬ネブライザー吸入
　……144,145
β遮断薬 ……134,181,183
βラクタム系抗生物質 …174
BAC ……93
bacterial dysentery …96,96
bacterial translocation …104
Bacteroides spp. ……102
Bacteroides ……104
basic life support …21,216
beating heart ……201
Belloqタンポン ……175
Bell麻痺 ……177
benzalkonium chloride
　……181,182
biparietal diameter ……160
Blanch test ……20
blow out fracture …99,176

blow out type ……139
BLS ……21,216
Blue Toe症候群 ……144
BOOP ……146
BPD ……160
breathing ……22
bronchiolitis obliterans
　organizing pneumonia 146
brushing ……76
BUN ……9,46
Burkholderia pseudomallei 97
B型肝炎 ……196
B型肝炎ウイルス ……196

C

C-reactive protein ……9
Campylobacter ……96
$(CaO_2-CvO_2)/CaO_2$ ……46
CaO_2 ……46
cardiac output ……38
cardiac index ……38
cardiac inflow obstruction
　……19
cardiogenic shock ……43
cardiopulmonary arrest …30
cardiopulmonary arrest on
　arrival ……138
cardiopulmonary-cerebral
　resuscitation ……21
carotid sinus massage …135
central anticholinergic
　syndrome ……95
CFX ……102
Charcotの三徴 ……104
chemoreceptor trigger zone
　……70
cherry red spot ……180
CI ……38
ciprofloxacin ……96
ciproxan ……171
circulation ……22
CJD ……109,196
CK ……9
CMZ ……102,106
CO_2産生 ……42
CO_2ナルコーシス …68,146
coarse crackle ……147
costovertebral-angleの叩打痛
　……128
CO中毒 ……86
CPA ……2,21,30
CPAOA ……138,199,212
CPCR ……21
CPK ……135
CPM ……103,106
CPR ……103
CPZ ……103

Creutzfeldt-Jakobs disease196
critical care ……3
critical care medicine ……1
CRL ……160
crown-rump length ……160
CRP ……9
CT ……71,99,112
CTG ……160,162
CTG所見 ……163
CTM ……106
CTT ……102
CVAの叩打痛 ……128
CvO_2 ……46
CVP ……37,47,116
CVPカテーテル ……46
CVP測定 ……46
CVカテーテル ……193
cyst ……96
CZON ……106
C型肝炎 ……196
C型肝炎ウイルス ……196
C反応性蛋白 ……9

D

DCカウンターショック 135
debridement ……76
deep sedation ……19
Dengue hemorrhagic fever 97
dexamethasone ……158
DHF ……97
diazepam ……119,154,158
DIC ……9,43,105,162
DIC型後産期出血 ……163
digital subtraction
　angiography
　……141
direct PTCA ……138
disuse syndorome ……62
DSA ……143
dysentery …96,79,165,172
Dダイマー ……9

E

echo free space ……162
EHEC ……90
EIEC ……90
electro-mechanical
　dissociation
　……30,139
EMD ……30,31
enterohemorrhagic *E. coli* 90
enteroinvasive *E. coli* ……90
enteropathogenic *E. coli* ……90
enterotoxigenic *E. coli* 90,96
EPEC ……90
epinephrine ……157
Escherichia coli ……102,104

ETEC ……90
excision ……76

F

family medicine ……1
FDP ……9
femur length ……160
first aid ……4
FL ……160
flail chest ……142
fluorescein ……182
FMOX ……106
Fogartyカテーテル ……144

G

γアミノ酪酸 ……86
GABA ……86,91
GABAのagonist ……92
gag reflex ……95
GBS ……110
GCS ……10,18,22,112
gestational sac ……160
giardiasis ……96
Glasgow Coma Scale
　……10,18,22,46
growing skull fracture …113
GS ……160
Guillain-Barré症候群 ……110
Gustiloの開放骨折の分類 149
GOS ……228

H

H^+ ……44
H_1拮抗薬 ……51
H_2拮抗薬 ……51
H_2受容体拮抗薬 ……106,118
half saline ……121
Hartmann手術 ……106
Harvard Criteria ……203
HBs抗体 ……196
HBV ……196
HbのCO ……86
HCDV ……78
hCG ……160
hCG-hMG療法 ……167
hCG産生性腫瘍 ……167
HCV ……196
HCV抗体価 ……194
Heimlich法 ……11,40
HELLP症候群 ……163,165
Hemangioblastoma ……112
hemoperfusion ……84
heparin ……134
hepatitis B virus ……196
hepatitis C virus ……196
herniation sign ……112,117

HES ……48	Komeda-David手術 ……139	ofloxacin ……96	pulmonary artery wedge pressure ……38
Hess chart ……176	Korsacoff症候群 ……111	OHSS ……167	pulmonary embolism ……140
hemolytic uremic syndrome ……90	KUB ……129	oozing type ……139	pulseless electrical activity 30
HITLV-1 ……196	Kussmaul大呼吸 ……130	open rupture ……143	pulseless VT ……30,31
HIV ……196	**L**	oral rehydration solution ……96	PVA ……197
HLS ……48	lactic acidosis ……130	organic coma ……68	PWP ……38
HLS療法 ……170	Lambert-Eaton筋無力症候群 ……111	ovarian hyperstimulation syndrome ……167	**R**
Holzknecht徴候 ……179	LDH ……9	over drive suppression ……31	radical scavenger ……87
hormone replacement therapy ……168	lepetan ……124	oxybuprocaine ……182	Ramsay Hunt症候群 ……173
Howship-Romberg徴候 ……104	lidocaine ……133	**P**	rapid sequence intubation ……13,19
HRT ……167,168	LOS ……38	P. aeruginosa ……103	Relative pupillary afferent defect ……184
Ht ……9	low output syndrome ……38	PaCO$_2$ ……9	Revised Trauma Score ……19
human chorionic gonadotropine ……160	**M**	PAF ……48,50,51	Reye症候群 ……173
human immnodeficiency virus ……196	malaria ……97	PAM ……85,87	Reynoldsの五徴 ……105
human T cell leukemia virus ……196	mannitol ……181,184	PaO$_2$ ……9	recombinant tissue plasminogen activator ……198
Hunt and Kosnikの重症度分類 ……119	MAO阻害薬服用患者 ……227	PAPA/BP ……107	Rhese法 ……177
Hunt症候群 ……177	MBP ……111	Pasteurella multocida ……78,79	RI ……9
HUS ……90	McBurney圧痛 ……102	Pasteurella ……78	rifampicin ……171
hydrocortisone ……170	McCrae徴候 ……179	Pasteurella属 ……79	RISE療法 ……149
hypovolemic shock ……43,47,97	MDF ……43	paradoxical acidosis ……42	RNAポリメラーゼ ……92
hypertonic lactate solution ……48	methylprednisolone ……184	PCPS ……12,138,141	RSD ……223
	metronidazole ……96	PE ……140	RSI ……13,19
I	metabolic coma ……68	PEA ……30	RSウイルス ……158
IABP ……12,50,138,138	MgCl$_2$-ATP ……45	pelvic inflammatory disease ……68,165	RTS ……19
ibuprofen ……154	MI ……49	pentagin ……124	**S**
ICP ……199	microaspiration ……146	pentazocine ……119	salbutamol ……157
ICU症候群 ……65	minocyclin ……96	percutaneous cardiopulmonary support ……12,138	Salmonella typhi ……96
IgE抗体 ……50	minomycin ……171	percutaneous transluminal coronary recanalization 138	Schuller ……177
IGM-ELISA ……97	minor tranquilizer ……95	percutaneous transluminal coronary angioplasty 50,138	scrubbing ……76
impending infarction ……133	MMH ……91	phenytoin sodium ……155	sealed rupture ……143
indomethacin ……124	MNMS ……144	physostigmine ……95	septic shock ……43
injury severity score ……8,16	MRI ……9,71,99	PID ……68,165	severity ……7
intensive care ……2	MRSA ……172,219	PIPC ……103	shaking chill ……97
intermittent positive pressure ventilation ……142	Murphy徴候 ……104	platelet-activating factor ……50	sharps accident ……196
interventional radiology 197	myonephropathic metabolic syndrome ……144	PLS ……216	Shigella ……96
intra-aortic balloon pumping ……12	myocardial depressant factor ……43	PML ……109	SIDS ……39,61
intra-aortic balloon pumping ……138	**N**	polyvinyl alcohol ……197	Simple Triage and Rapid Treatment ……211
invasive E. coli ……96	Na-K-ATPase ……44	pomping ……107	SIRS ……48,102
IPM/CS ……107	NaCN ……88	Posner-Schlossman症候群 ……181	SIRSの基準 ……146
IPPV ……142	NADPH ……87	post traumatic stress disorder ……191,218	SLE ……111
irisbombe ……181	narrow QRS ……135	Praudfootの救命曲線 ……87	small-cystic pattern ……161
isoproterenol ……135,157	Naチャンネル ……48	prednisolone ……181,184	sniffing position ……24
isosorbide dinitrate ……180	needle stick injury ……196	prehospital care ……4	specific antidotes ……85
ISS ……8,16	neurogenic shock ……43	premature rupture of the membranes ……160	spinal shock ……51,149
ITP ……166	nifedipine ……136	primary care ……2	SSPE ……109
IVDSA ……141	nitroglycerin ……136	Prion ……196	standby型ペーシング ……136
IVR ……197	niveau ……103	procainamide ……135	Stanford分類A型 ……134,140
	NLA法 ……228	prolonged life support ……216	Stanford分類B型 ……134,140
J	NO ……44,48	propranolol ……135	Staphylococcus aureus ……78
Japan Coma Scale ……10,22	non-cavitary hemorrhage ……20	pseudo VT ……135	START ……211
JCS ……10,22,112	non-ketotic hyperosmolar coma ……130	PSVT ……135	STD ……168
	non-inflammatory diarrhea ……96	PT ……9	Stenvers ……177
K	NSAIDs ……93,152,166,174	PTCA ……50,138,198	sudden infant death syndrome ……39
KCN ……88	**O**	PTCR ……133,138	superoxide dismutase ……87
Ketoacidotic coma ……130	O 157 ……89,90,218	PTGBD ……198	Svo$_2$ ……46
keyboard sign ……103	occupationally acquired infection ……196	PTSD ……191,218	Swan-Ganzカテーテル ……38,46,49,133,138
		PTCD ……198	symptomatology ……1

systemic inflammatory
　　response syndrome…48,102

T

t-PA……………………138
TAE……………………107
target sign……………159
TEN型薬疹……………171
thick smear……………97
thin smear……………97
tocolysis index………160
Tompson's squeezeテスト
　………………………153
Torsades de pointes………42
tourniquet試験陽性………97
toxicology……………1
TPA……………………198
Traction test…………176
Trauma Score…………18
traumatology…………1
Treponema pallidum……196
triage…………………4,8
triage nurse…………8
triple airway manuever…23
trophozoite……………96
TT………………………9
Tzanck細胞……………173
Tzanckテスト…………173,174

U

UK……………………198
Universal precautions…193
urgency………………7
urokinase……………134,198

V

vago-vagal reflex……51
Valsalva法……………135
ventilation bronchoscope…179
ventricular fibrillation……30
verapamil……………135
vero cytotoxin-producing
　　E. coli………………90
VF……………………30
Vf……………………135
Vibrio vulnificus………172
VO$_2$I…………………46
voltage-sensitive
　　Ca^{++} channel………44
VT……………………135
VTEC…………………90

W

W-Jカテーテル………169
Walsham鉗子…………176
washing………………76
Waters法………………176
Wernicke脳症…………111
wheeze…………………147
Widal反応………………97
wide QRS………………135
window設定……………99
window幅を広げる……99
WPW症候群……………42,135

X

Xe-CT…………………198

Y

Yersinia………………96

和　文

あ

アーモンド臭…………88
アオカマキリモドキ…169
アオバアリガタハネカクシ
　………………………169
アカエイ………………81
アキレス腱断裂………153
アキレス腱のレリーフの
　消失…………………153
悪臭を伴った鼻漏……176
悪性高血圧……………136
悪性高熱症……………227
悪性腫瘍………………98,131
悪性腫瘍に基づくイレウス
　………………………69
悪性リンパ腫…………105
握雪感…………………172
顎下リンパ節炎………186
顎下リンパ節周囲炎…186
アザチオプリン………111
アシクロビル…………109,173,174
足白癬…………………172
足底多汗症……………223
アシドーシス…42,44,82,108
アシドーシスの補正
　………………………92,122,94
アシナガバチ…………79
足の熱傷………………170
亜硝酸…………………88
亜硝酸アミル…………180
亜硝酸ソーダ…………88
アスピリン……87,92,173,183
アセタケ………………92
アセタゾラミ…………180,181,183
アセトアミノフェン
　………………………87,97,154
アセトン臭……………130
アセトン血性嘔吐症
　………………………155,156
頭蓋内出血……………112
頭蓋内の血管性病変……71
頭蓋の骨折……………99
アダラート……………175
圧挫症候群……………152
圧死……………………217
圧迫の手技……………28
アデノシン……………43
アテローム血栓性脳梗塞
　………………………109
アトピー性皮膚炎……173,174
アトロピン……31,33,51,81
　　　　　85,87,92,135,157
アナフィラキシーショック
　………………………43,50,79,80
アナフィラクトイド紫斑病
　………………………156
アプロチニン…………49
アマニタトキシン群…92,93
アマニチン……………92
アミガサタケ…………91
アミノグリコシド……49
アミノグリコシド系…111
アミノフィリン………144
アミラーゼ……………9,103
アミロイドアンギオパチー
　………………………110
アムリノン……………47,50
アメーバ赤痢…………96,96
アラキドン酸…………50
アラニン………………44
アリ……………………79
アルガトロバン………109,141
アルカリ化剤…………85
アルカリ性強制利尿…87
アルコール依存………95
アルコール臭…………95
アルコール症の離脱症状
　………………………189
アルコール性神経炎…223
アルコール性低血糖…111
アルコール多飲………102
アルコール多飲者……111
アルコール中毒………64
アルコールや薬物の存在…14
アルコール離脱症………70
アルコール離脱症候群
　………………………94,95
アルデヒドデヒドロゲナーゼ
　………………………91
アルフェンスシーネ固定…150
アルブミン……………167
アレルギー性気管支肺アスペ
ルギルス症……………145
アレルギー性肉芽腫性血管炎
　………………………145
アレルギー性鼻炎……176
アンギオテンシン……44,48
アンピシリン…………109
アンヒバ………………174
アンモニア……………9

い

胃/食道静脈瘤破綻のIVR
　………………………198
イオン交換樹脂………87
胃潰瘍穿孔……………105
胃癌……………………105
胃管挿入………………105
胃管チューブ…………21
異型肺炎………………146
細隙灯顕微鏡検査……182
意識障害………4,68,92,93,94,99
　　　112,154,159,189,190,215
意識消失………70,88,216,225
意識の確認……………10
意識レベルの低下……14
意識レベルの評価……22,154
医師の裁量権…………64
医師の指示と看護婦の責任…53
医師の診療上の注意義務
　………………………52
医事紛争と医療………52
医師法第1条…………53
異常筋運動の調節……222
胃静脈瘤破裂…………101
異所性妊娠……………160
異所性骨化……………62
胃洗浄……84,92,94,102,159
イソギンチャク………81
イソジン液……………76
イソゾール……………228
イソソルビド二硝酸塩…180
イソプロテレノール
　………………………135,157
遺体収容所の設備……220
遺体などの収容………220
遺体などの捜索………220
遺体などの搬送………220
遺体の検視……………220
痛みの悪循環と作用機序
　………………………222
痛みの悪循環の遮断…222
痛みの消失……………223
一次救命処置…………21
一次性障害……………201
一次性脳障害…………199
一次閉鎖………………76
一〜三次救急医療機関…5
1号液…………………121
胃チューブ挿入………154
胃腸洗浄………………95
胃腸毒素群……………91
一過性の意識障害……93
一酸化炭素中毒………86
イッポンシメジ………91
イトグモ………………80
イヌによる咬創………79
イノバン………………42
異物誤嚥………………39,159
イブプロフェン………154
イボテン酸群…………92
イミプラミン…………86
イミペネム……………49
医薬品中毒……………86
イライラ………………192
ヴィリダンス型レンサ球菌
　………………………79
医療過誤………………53
医療救護活動…………218
医療救護所……………209,215
医療救護班……………209
医療従事者の不足……206
医療情報の公開………201
医療訴訟………………5
医療チームの編成……208
イレウス………68,69,100,103
イレウスチューブ……84
陰茎折症………………129
陰茎紋扼症……………129
咽後膿瘍………………179
インスリノーマ………131
インスリン……………45,130
インスリン依存性糖尿病
　………………………130
インスリン非依存性糖尿病
　………………………130
インターフェロン……111
インテンシブケア……3
咽頭違和感……………177
咽頭痛……………177,178

咽頭の疼痛	87
咽頭のびらん	87
院内感染	193
院内感染対策	192
陰囊内血腫	127
陰囊の腫脹	127
陰囊の疼痛	127
インフォームド・コンセント	64,201
陰部の熱傷	169,170
インフルエンザ	218,219
インフルエンザウイルス	158
インフルエンザ様症状	96,97

う

ウイルス感染症	171,196
ウイルス抗体	9
ウイルス性肝炎	131,219
ウイルス性巨細胞	173
ウイルス性心筋炎	39
ウイルス性髄膜炎	109
ウイルス性脳炎	78
ウイルス血症	173
ウイルスマーカー	196
ウェルシュ菌	89
ウオーターズ法	75
ウオッシング	76
うがい	193
う蝕	184,220
うっ血性心不全	39
うつ病	189
ウテメリン	160
ウニ	81
ウリナスタチン	49
ウロキナーゼ	108,134
上眼瞼結膜	182
上気道炎	67
上唇小帯付着異常	227
上腸間膜動脈	198
運動失調	92
運動神経麻痺	76
運動麻痺	70

え

エアウェイ	23
エイ	81
永久歯	187
永久ペースメーカー	136
栄養管理	49
栄養補給	177
疫学調査	218
エコー	9
壊死性筋膜炎	172
壊死組織	170
壊死物質の除去	78
壊疽性胆囊炎	105
エタノール	86
X線陰性結石	125
エピネフリン	12,30,31,32,36,41,49,51,79,80,81,157
エフェドリン	51,52,81
エボラ出血熱	97,219
エルシニア	89
塩化カルシウム	36,81,82
嚥下障害	90,185

嚥下性肺炎	95
嚥下痛	177,178,185
塩化ベンザルコニウム	181,182
嚥下困難	178,223
塩酸オキシブプロカイン	180,182
塩酸ドパミン	94
塩酸ニカルジピン	110
塩酸ピリドキシン	92
塩酸ピロカルピン	181
塩酸プロカインアミド	12
塩酸ベラパミル	12
塩酸マプロチリン	86
塩酸モルヒネ皮下注	132,133
塩酸リドカイン	12
炎症性の腹膜炎	104
塩素ガス	88
塩素系漂白剤	88
エンテロトキシン	89,90
エンドトキシン	48
エンドトキシン吸着	106
エンドトキシンショック	12,106
エンドルフィン	43
エンフルラン	228

お

横隔膜下-腹部圧迫法	11
横隔膜神経	70
横隔膜破裂	142,143
嘔気	225
応急処置	4,87
黄色ブドウ球菌	79
黄疸	92,131
横断性脊髄障害	111
嘔吐	70,87,89,91,92,137,159,225,228
嘔吐の誤嚥防止	94
黄熱	219
横紋筋融解症	152
オーギュメンチン	78
オータコイド	48
オオワライタケ	91
悪寒戦慄	97
オキシトシン	163
オコゼ	81
オザグレルナトリウム	109
悪心	70,89,228
オスバン	169
落ち着きがない行動	189
頤挙上法	22
頤神経ブロック	224
オピオイド	93
帯状疱疹	172,173,223
帯状疱疹後神経痛	223,224
オフロキサシン	96
オルソパントモグラフィー	188
温度熱傷	73

か

カ（蚊）	79,81
ガ（蛾）	79
カーバメイト	85
外陰搔痒症	167

外陰腟炎	167
外陰部の外傷	129,168
会陰部の疼痛	225
開眼不能	224
開胸式除細動	31
開胸心マッサージ	12
外頸静脈怒張	75
開口障害	177,185
外耳道異物	175
外耳の水疱	177
外傷	94,99,144,167
外傷学	1,2
外傷患者急性期の病態生理	13
外傷後ストレス障害	191
外傷後てんかん	113
外傷後疼痛	223
外傷熱	186
外傷指数	8,8
16,216	
外傷重症度スコア	8
外傷スコア	16,18
外傷性頭蓋内出血	113
外傷性顔面神経麻痺	177
外傷性鼓膜穿孔	175
外傷性四肢切断	74
外傷性視神経損傷	180,184
外傷性出血のIVR	197
外傷性ショック	14,217
外傷性神経管内損傷	184
外傷性大腿骨頭壊死	150
外傷性脱臼	59
外傷性脳損傷	69,112
外傷性脳内血腫	115
外傷治療	215
咳嗽	154,177,178
咳嗽反射の消失	154
開頭血腫除去術	118
外妊切迫破裂	166
開腹歴のないイレウス	69
開放骨折	149
開放性骨折	113
開放性損傷	72
開放創	152
界面活性剤	88
海綿状血管腫	118
外来手術	226
外来手術の条件	226
外来手術の対象疾患	226
外来手術の利点	226
外来麻酔	226
外来麻酔のオリエンテーション	227
外来麻酔の欠点	226
外来麻酔の術前検査	227
外来麻酔の術前評価	227
解離	190
解離性大動脈瘤	133,137
カウザルギー	223
加温	170
加温ブランケット	81
下顎挙上法	22
化学性肺炎	88
化学性腹膜炎	106
下顎前方牽引法	10
化学熱傷	73,169,170

化学薬品による角膜腐蝕	179,180
過換気症候群	145
過換気療法	199
牙関緊急	178
カキシメジ	91
蝸牛症状	70,71
過強陣痛	162
顎運動の保持	75
顎間固定	177
顎関節シューラー氏撮影	188
顎関節症	188
角結膜上皮びらん	182
顎骨骨折	187
覚醒遅延	228
拡大上行大動脈置換術	140
喀痰グラム染色検査	146
喀痰中のスス	169
角膜移植	183
角膜異物	180,182,183
角膜炎	173,182,223
角膜疾患	180
角膜上皮欠損部	182
角膜上皮の強い混濁	180
角膜上皮剥離	180,181
角膜上皮びらん	180,181
角膜穿孔	180
角膜浮腫	181
角膜裂傷	182
角膜輪部充血	180,181
過呼吸発作	191
過酸化水素	87
下肢潰瘍	223
下肢静脈瘤	226
下肢深部静脈血栓	198
下肢脱臼	150
下肢の骨折	99
加重暴行	72
ガス壊疽	73
ガス産生菌	172
一次救命処置	216
ガスの供給不能	206
風邪	153
仮性クループ	179
かぜ症候群	218
火葬許可証	220
画像診断	99
家族の同意	204
ガソリン	88
下腿骨のラセン状骨折	73
肩関節周囲炎	153,223
肩関節脱臼	150
肩の関節鏡手術	226
肩の骨折	99
カタル性	102
顎下腺炎	185
喀血	147
喀血のIVR	197
褐色細胞腫クリーゼ	137
活性型ビタミン	94
活性型ビタミンB_1	94
活性化部分トロンボプラスチン時間	9
活性炭	84,88,92
活動性の出血	101
合併症	85

家庭医学 …………………1,2	肝硬変 ………………………131	顔面神経麻痺	気道の分泌亢進 …………92
家庭内の意見の不一致 …192	肝硬変患者 …………………172	…………113,175,177,222,223	気道の閉塞
家庭内暴力 …………191,192	肝硬変症 ……………………131	顔面神経麻痺（末梢性） …177	…4,8,16,95,99,142,178,217
家庭用中毒 ……………………87	看護婦間の	顔面蒼白 ………………………87	キニーネ ……………………97
カテーテル切断 ………………225	コミュニケーション ……5	顔面打撲 ……………………75	機能性月経困難症 ………166
カテーテルによる不整脈	肝細胞癌破裂 ………………100	顔面痛 ………………………224	機能性出血 …………………167
………………………………34	間質性肺炎 …………………84	顔面の骨折 ……………………99	キノコ ………………………93
カテコラミン	患者の観察 ……………………10	顔面発赤 ……………………91	ギプスシーネ …………150,152
…43,44,47,49,132,138,141	肝障害 …………………………87	顔面浮腫 ……………………224	肝腫瘍破裂のIVR ………197
カテコラミン心筋症 ………67	眼振 ……………………………71	眼輪筋 ………………………183	肝脾種 ………………………171
寡動 …………………………190	眼振方向 ………………………71		脚ブロック …………………135
蚊取線香 ……………………88	肝性口臭 ……………………131	**き**	吸引器 ………………………81
ガドリニウム造影 …………111	肝性昏睡 …68,92,94,115,131	奇異呼吸 ……………………10	臼蓋骨折 ……………………76
化膿性関節炎 …………………79	癌性疼痛 ……………167,223,224	奇異性呼吸 …………………142	救急医学 ………………………1
化膿性髄膜炎 ………………109	肝性脳症 ……………94,111,132	キーゼルバッハ ……………176	救急医学教育 …………………3
化膿性中耳炎 ………………174	癌性の腹膜炎 ………………104	既往帝王切開 ………………162	救急医療 ………………………3
過敏性肺臓炎 ………………146	関節液の培養 ………………153	機械的イレウス ……………103	救急医療システム …………6
下腹痛 ………………………159	関節可動域制限 ……………62	器械を用いた救命処置 ……12	救急医療施設 …………………2
下部消化管穿孔 ……………106	関節滑液 ……………………193	気管・気管支異物 …………179	救急医療週間 …………………2
カフ付き咽喉頭チューブ	間接接触感染 ………………217	気管・気管支の損傷 ………99	救急医療対策実施要綱 ……2
………………………………228	関節穿刺 ……………………153	気管支鏡検査 ………………197	救急医療と
カポジ水痘様発疹症 ………173	関節痛 …………………………79	気管支拡張症 ………………148	リハビリテーション …62
過マンガン酸カリウム …81	関節内骨折 …………………151	気管支拡張薬 ………………158	救急医療の原則 ……………215
カヤタケ ……………………92	関節の損傷 ……………………99	気管支けいれん ……………26,92	救急看護婦 ……………………8
カラードップラエコー …127	関節不安定性テスト ………150	気管支喘息 ……………39,133,157	救急患者診療の基本 ………7
カラードップラ法 …………100	眼前暗黒感 ……………………70	気管支喘息の重積状態 …154	救急患者の特徴 ………………7
カリエス ……………………227	感染型細菌性食中毒 ………89	気管支喘息発作（成人） …144	救急救命士 ……………3,7,199
カルシウムオーバーロード	完全歯牙脱臼 ………………187	気管支動脈の塞栓 …………197	救急告示病院制度 …………2
…………………………43,44	感染症 ………………78,132,154	気管支内異物 ………………100	救急指導医 ……………………3
カルデイオバージョン …31	感染症医療 …………………218	気管支攣縮 ……………………47	救急時のプライマリケア …2
カルバペネム ………………97	感染性廃棄物 ………………196	気管切開 …………………24,178	救急車 …………………………6
カルバペネム系 ………104,107	感染性リンパ嚢腫 …………169	気管切開孔からの人工呼吸	救急情報システム …………7
カルボシステイン …………174	感染創の培養検査 ……………77	……………………………26	救急初期治療 …………………4
川崎病患児 ……………………39	感染の徴候 …………………152	気管損傷 ……………………142	救急専門医 ……………………2
眼圧 …………………………183	完全房室ブロック …………135	気管内異物摘出 ……………187	救急蘇生法の指針 …………4
肝移植 ………………………132	完全流産 ………………160,161	気管内挿管	救急認定医 ……………………2
肝炎の既往 …………………101	肝臓外傷 ……………………72	…11,23,47,116,169,178,228	救急の日 ………………………2
眼窩上神経ブロック ………224	肝臓癌の門脈塞栓 …………102	気管内チューブ …………12,81	救急搬送システム …………6
眼窩下神経ブロック ………224	含嗽薬 ………………………177	気管内投与 ……………………36	救急用ペースメーカー …31
眼窩底骨折 …………………183	肝損傷 …………………………73	危機管理対策 ………………208	救護所治療 …………………207
眼窩痛 ……………………96,97	癌胎児性フィブロネクチン	既吸収毒物の排泄 ……………84	救護体制 ……………………206
眼窩内合併症 ………………176	……………………………160	気胸 ……………142,148,223	求心性迷走神経 ………………51
眼窩の骨折 ……………………99	間代性けいれん ……………155	起坐呼吸 ………………………10	給水訓練 ……………………210
眼窩吹き抜け骨折 …………176	観血的整復 …………………159	キサンチン剤 ………………157	急性胃腸炎 ……………70,155
癌患者の合併症 ……………169	浣腸 ……………………155,159	義歯 …………………………179	急性咽頭炎 …………………177
癌患者の後遺症 ……………169	眼痛 …………………………182	器質性月経困難症 …………166	急性上気道炎 ………………174
肝癌破裂 ………………………68	冠動脈形成術 ………………133	希釈性凝固障害 ……………82	急性横断性脊髄 ……………112
換気 …………………………9,47	冠動脈ステント留置 ………198	気腫性腎盂腎炎 ……………128	急性横断性脊髄障害 ………111
肝機能異常 …………………171	冠動脈内血栓溶解療法 ……138	気腫性嚢胞 …………………148	急性外耳道炎 ………………175
肝機能障害 …………………165	冠動脈のIVR ………………198	キシロカイン …………42,76,80	急性解離性大動脈瘤 ………133
肝機能のチェック …………196	嵌頓包茎 ……………………129	基礎体温 ……………………160	急性硬膜外出血 ……………113
眼機能の保持 …………………75	眼内異物 ……………180,182,183	偽痛風 ………………………153	急性硬膜下血腫 ………113,114
眼球運動障害 ………………176	肝の萎縮 ……………………131	ぎっくり腰 …………………152	急性顎下腺炎 ………………185
眼球打撲 ……………180,183	肝膿瘍 ………………………100	拮抗剤 …………………………84	急性関節痛 …………………153
眼球突出 ……………………176	肝の小葉中心性壊死 ………92	気道圧迫 ……………………217	急性肝不全 …………………131
眼球摘出 ……………………184	肝の腫大 ……………………131	気道異物 …25,39,154,157,19	急性期呼吸理学療法 ………63
眼球破裂 ……………180,183,184	肝破裂 …………………………29	気道確保 ………22,39,154,178	急性結膜炎 …………………180
眼筋ミオパチー ……………111	肝庇護剤 ………………………95	気道確保器具 …………………81	急性喉頭蓋炎 ……177,178,179
管腔臓器損傷 ………………107	カンピロバクター …………89,90	気道確保と人工呼吸 ………21	急性呼吸不全 …………145,163
環系抗うつ薬 …………………86	肝不全 ………………………155	気道抵抗の増加 ………………47	急性散在性脳脊髄炎 ………111
観血的動脈圧測定 ……………37	貫壁性梗塞 …………………137	気道内異物除去 ………………4	急性消化器疾患 ……………101
眼瞼下垂 ………………90,224	陥没呼吸	気道内異物除去法 ……………4	急性食中毒 ……………………88
眼瞼挙筋の離断 ……………183	………10,112,113,158,154	気道熱傷 ………………169,170	急性腎盂腎炎 ………………128
眼瞼形成手術 ………………183	癌末期疼痛 …………………222	気道の異物除去 ………………40	急性心筋梗塞
眼瞼の発赤腫脹 ……………176	顔面圧迫 ……………………217	気道の開放 ……………………14	………14,67,70,132,137
眼瞼浮腫 ……………………224	顔面けいれん ………………224	気道の確保 ……22,94,116,216	急性心筋梗塞症 ……………140
眼瞼裂傷 ……………180,183	顔面神経ブロック …………223	気道の狭窄 ……………………99	急性心筋炎 …………………134

急性心不全 …………94,133,157	橋出血 ……………………118	**く**		経食道ペーシング ………32
急性腎不全 ……120,152,163	経静脈的体外ペーシング 136	空気塞栓 ………………142		頸髄損傷 …………………82
急性膵炎 ………68,100,102	狭心症 ……………………133	空洞 ………………………74		携帯用ポケットマスクなど
急性髄膜炎 ……………109	胸水 …………………167,193	口対口人工呼吸 ………26		による人工呼吸 ………27
急性精巣上体炎 ……127,128	胸水穿刺 ………………167	口対鼻人工呼吸 ………26		経腟超音波確定診断 ……161
急性精巣炎 ………………127	胸髄病変 ………………112	口笛 ……………………224		経腟分娩 …………………162
急性舌下腺炎 ……………185	強制利尿 …………………92	苦悩 ……………………189		頸椎カラー ………………82
急性前立腺炎 ……………128	強制利用 …………………84	クモ ………………………79		頸椎骨折 …………………10
急性大動脈解離 ……70,140	胸腺異常 …………………111	クモ状血管腫 …………131		頸椎骨折の合併 ………112
急性大量出血 ……………8	強直性けいれん …………155	クモによる咬傷 …………80		頸椎挫傷 …………………73
急性球後視神経炎 ………184	胸痛 ………………………91	クモ膜下腔 ……………223		頸椎椎間板ヘルニア ……223
急性胆嚢炎 ……………104	経動脈性IVR …………198	クモ膜下出血		頸椎捻挫 …………………151
急性乳様突起炎 …………174	強度の陥没呼吸 ………154	………67,70,99,112,119		頸椎の固定 ……………151
急性中耳炎 ……………174	胸部圧迫 …………………217	クモ膜下穿刺 …………223		茎捻転 ……………166,167
急性虫垂炎 ……68,102,128	胸部X線撮影 ……………9	クモ膜下注入 …………225		経鼻胃管挿入 …………101
急性中毒 …………………82	胸部X線像 ……………161	クモ膜下フェノール		経鼻胃管挿入後の胃洗浄
急性動脈閉塞 …………198	胸部外傷 ………59,72,142	グリセリンブロック ……222		……………………101,102
急性動脈閉塞症 ………144	腹部圧迫 …………………	クラゲ ……………………81		経皮経肝胆管ドレナージ 105
急性熱性疾患 ……………70	胸部外科 …………………4	クラッシュ症候群 ……215		経皮経肝胆嚢ドレナージ 105
急性脳症 ………………136	胸部交感神経節 ………222	グラム陰性桿菌 ………105		経皮経肝的に門脈系に
急性肺梗塞 ……………133	胸部大動脈損傷 …………72	クラリシッド …………90		カテーテル挿管 ……198
急性肺性心 ……………163	胸部打撲 …………………75	クラリス …………………90		経皮経肝ドレナージ ……198
急性灰白髄炎 ……………219	胸部内臓痛 ……………137	クリーゼ …………………111		経鼻挿管 …………………23
急性白血病 ………………71	胸部の動き ……………179	グリセオール		経皮的冠動脈形成術
急性腹症 ………………167	強膜炎 …………………180	…………109,112,113,118		……………………138,198
急性鼻炎 ………………176	強膜裂傷 ………………182	クリティカルケア ……3,4,5		経皮的心肺補助装置
急性左心不全 ……68,137	業務感染 ………………196	クリプトスポリジウム症		……………………138,141
急性副鼻腔炎 …………176	協力が得にくい患者 ……227	……………………………219		経皮的ペーシング ………32
急性扁桃炎 ……………178	強力ネオミノファーゲンC	クリミア・コンゴ出血熱		経皮的膀胱穿刺 ………125
急性薬物中毒 ……………94	………………81,87,95	……………………………219		頸部硬直 …………………178
急性腰痛症 ……………151	局所神経ブロック ………81	クループ ………154,157,179		頸部症候群 ……………223
急性緑内障 …………180,181	局所浸潤麻酔 …………228	クループ症候群 …………39		頸部損傷 ………………217
急速遂娩 ………………162	局所の異常可動性 ………75	グルカゴン ………………44		頸部の過屈曲 …………112
吸着剤 ……………………84	局所の腫脹 ………………75	グルコース ………………131		頸部の過伸展 …………112
牛乳 …………………159,163	局所麻酔 …………………76	グルココルチコイド 44,130		頸部リンパ節腫脹 ………178
吸入麻酔薬 ………………81	局所麻酔薬中毒 ………225	グルタチオン …………85,87		傾眠 …………………67,93
Q熱 ……………………219	棘皮動物 …………………81	クレーデ胎盤圧出法 ……164		けいれん
弓部切迫破裂 …………140	棘融解細胞 ……………173	クロイツフェルト・		…69,88,99,109,130,154
弓部大動脈置換術 ……140	巨大児 …………………162	ヤコブ病 ………………196		けいれん重積 …39,69,155
球麻痺 ……………………90	虚脱 ………………………87	クロゴケグモ ……………80		ケーワン …………………92
救命処置 …………………10	拒否的患者 ……………192	クロロキン ………………97		外科的冠血行再建術 ……138
強アルカリ ……………159	記録保存義務 ……………52	クロロキン耐性株 ………97		劇症肝炎 ……………131,132
経上顎洞的整復 ………176	筋壊死 ……………………79	群発頭痛 ………………223		下剤 ………………………84
境界性人格障害 …………189	緊急MRI …………………9	**け**		毛様体腫脹による
境界領域の高脂血症 ……71	緊急開腹手術 ……102,106			閉塞隅角緑内障 ……181
胸郭出口症候群 …………223	緊急冠動脈造影 ………133	経カテーテル塞栓術 ……21		ケタミン ………47,51,81,228
経カテーテル塞栓術 ……197	緊急気管支動脈塞栓術 148	経カテーテル治療 ………197		血圧下降 ………………225
経カテーテル的動脈塞栓術	緊急気管穿刺 ……………24	経カテーテル的血栓溶解		血圧計 ……………………81
…………………………100	緊急血管造影 …………197	……………………………198		血圧左右差 ……………140
経皮的心肺補助装置 ……12	緊急検査 …………………9	頸管 ……………………164		血圧低下 ……………91,92,225
狂犬病 …………………219	緊急手術の適応 ……107,176	頸管狭小 …………………		血液 ……………………193
狂犬病ワクチンの投与 …78	緊急度 ………………7,8,15	頸管裂傷 ……………161,164		血液汚染事故 …………194,195
凝固・線溶系の検査 ……9	緊急内視鏡検査 …………101	頸部皮下気腫 …………142		血液加温器 ………………81
凝固因子異常 …………166	菌血症 ……………………90	ケイキサレート …………87		血液型 ……………………9
胸腔穿刺 …………………37	筋弛緩 ……………………92	頸肩腕症候群 …………223		血液灌流 …………84,92,93
胸腔ドレナージ	筋弛緩薬 …………………11	蛍光眼底造影 …………180		血液吸着 …………………84
………………19,143,193	筋収縮性頭痛 ………119,223	経口挿管 …………………23		血液吸着法 ………………13
強心薬 ……………………81	筋腫核手術 ……………162	経口避妊薬服用 ………108		血液凝固系の疾患 ……175
凝固障害 …………………82	筋性防御 ……………68,102,156	経口用キニーネ …………97		血液凝固障害 …………164
胸骨圧迫心臓マッサージ	金属コイル ……………197	経耳管的感染 …………174		血液凝固能異常 …………97
………………………28,29	緊張 ……………………192	憩室炎 …………………165		血液浄化 ……………4,12,84
胸骨叩打法 ………………30	緊張性気胸 …8,12,14,16,24,	軽症下痢 ………………155		血液体液暴露事故 ……196
胸骨骨折 …………………29	37,73,75,142,148	軽症頭部外傷 …………112		血液透析
頰骨骨折 ………………188	筋肉痛 …………………96,97	頸静脈怒張 ………………91		………84,87,91,92,93,94
狭骨盤 …………………162	筋肉のけいれん …………92	経静脈体外式ペースメーカー		血液培養 …………78,109
頰骨弓骨折 ……………188	筋攣縮 ………………87,93,222	……………………………31		結核菌 …………………165
強酸 ……………………159				結核性髄膜炎 …………109

血管以外のIVR	198
血管拡張性の物質	93
血管奇形破綻	197
血管形成術	198
血管収縮	222
血管性頭痛	119
血管造影	9,144
血管損傷	152
血管透過性亢進	88
血管内異物のIVR	198
血管内容量負荷	138
血管の救急疾患	143
血管の透過性亢進	86
血管破綻性出血	79
血管腫	197,227
血気胸	29,75,99
血胸	20
月経困難症	166,167
月経歴	98
血腫	99
血腫量	118
血漿交換	84,132
血漿内薬物量	84
血漿内遊離型薬物量	84
血小板活性化因子	43
血小板減少	165
血小板数	9
血小板無力症	166
血小板輸血	82
血清CPK値	103
血清カリウム濃度	90
血清クレアチニンの上昇	120
血性鼻汁	176
血清ビタミンB_1	111
血栓	100
血栓除去	141
血栓性血管閉塞	198
血栓性静脈炎	172
血栓摘出術	144
血栓溶解術	198
血栓溶解法	50,133,138,141
血痰	147
血中アルコール濃度	93
血中アンモニア	131
血中エタノール濃度	94
血糖	46
血糖性昏睡	9
血糖値	129,130
血糖チェック	131
血糖値の測定	9
血尿	92,98,125
血便	89,159
血疱	172
結膜異物	180,182,183
結膜炎	173
結膜下出血	184
結膜充血	97,180
結膜浮腫	182
血胸	37,142
血流再開目的のIVR	198
ケトアシドーシス性昏睡	130
解毒剤	84
ケトグルタール酸	44
解熱鎮痛薬	86,87

解熱薬	153
ケフリン	79
下痢	87,89,91,92
検案班	220
県域型救急医療情報システム	7
幻覚	92,93,189
幻覚妄想状態	189
嫌気性菌	105
嫌気性代謝	43
嫌気培養	78
言語障害	93
検死・解剖の必要性	60
検視・検案業務の実施	220
幻肢痛	223
検体採取	9
原発急性閉塞隅角緑内障	180,181
原発性肝癌	132
原発性肝細胞癌	197

こ

誤飲異物	178
抗AchR抗体	111
抗ChE薬	111
高圧浣腸	159
高圧酸素療法	86,180
広域火葬の実施	220
広域スペクトル	77
広域スペクトルの抗生物質投与	78
抗ウイルス薬	177
抗うつ薬	86
抗エラスターゼ作用	49
高温環境下での作業	68
光覚	182,184
高カリウム対策	122
高カリウム血症	31,32,42,130
高カルシウム血症	70
強姦	168
高眼圧	181
交感神経機能の遮断	222
交感神経反射	48
交感神経節ブロック	222
交感神経ブロック	222
交換輸液	84
好気的代謝	47
好気培養	78
抗凝固薬	175
抗凝固薬服用	67
抗凝固療法	141
工業用品中毒	88
口腔からの出血	75
口腔結核	185
口腔内清掃	186
口腔内のスス	169
口腔内の着色	87
口腔の疼痛	87
口腔のびらん	87
口腔梅毒	185
抗けいれん薬	109
抗けいれん薬の服用中断	70
攻撃的な行動	189
高血圧	175
高血圧合併妊娠	163

高血圧緊急症	136
高血圧性脳症	155
高血圧性脳内血腫	115
高血糖	44
膠原病	111
咬合異常	187
咬合痛	184
咬合不全	177
抗コリン作動薬の服薬歴	125
抗コリン薬	145
虹彩萎縮	181
虹彩毛様体炎	173
虹彩切除術	181
虹彩による閉塞隅角緑内障	181
交叉感染	226
高次脳機能障害	109
咬傷	77
咬傷切開洗浄	78
甲状腺機能亢進	111
甲状腺疾患	191
甲状腺腫瘍	226
甲状腺眼筋ミオパチー	111
高浸透圧剤	184
高浸透圧性非ケトン性昏睡	
高浸透圧血症	42
口唇の着色	87
硬性気管支鏡下	179
向精神薬の服用	14
合成ステロイド	199
抗生物質	77,81,81,152
抗生物質点眼液	181,182
抗生物質軟膏ガーゼ	176
抗生物質の点耳液	174
酵素	9
咬創	77
高速穿通性損傷	74
高速輸液のできる点滴セット	81
高炭酸ガス血症	30,82
好中球エラスターゼ	160
交通外傷	73
口底炎	186
口底蜂窩織炎	172
抗てんかん薬	87
後天性免疫不全症候群	219
喉頭FCR撮影	178
喉頭外傷	82
喉頭鏡	11,81
喉頭浮腫	51
行動療法	191
高度外傷救命処置	13
高度徐脈	135,136
高度肥満	227
抗トロンビン作用	49
抗トロンビン薬	109
高ナトリウム血症	42
高熱	96,97,154
更年期	98
更年期出血	167
抗破傷風ヒト免疫グロブリン	21
紅斑	79
広範囲熱傷	6
紅皮症	171

抗ヒスタミン軟膏	80
抗ヒスタミン薬	79,81,92,170,171
後部強膜炎	181
後腹膜出血	20
項部硬直	66,119
抗不整脈薬	12
後部尿道損傷	127
抗プラスミン作用	49
興奮	88
後方医療活動	218
抗補体作用	49
高ホモシスチン尿症	163
硬膜外ブロック	93,223
硬膜外麻酔	124,228
硬膜下血腫	155
抗ムスカリン効果	95
絞扼性イレウス	103
溝様陥凹部	182
高齢者のイレウス	69
高齢者の熱傷	170
高齢妊娠	163
誤嚥性肺炎	27,146
ゴールデンアワー	13
ゴールデンタイム	76
コールドパック	81
股関節脱臼	150
呼気性呻吟	154
呼気吹き込み人工呼吸	22,26,39
呼吸	94
呼吸運動	216
呼吸音の減弱	154,179
呼吸音の消失	154
呼吸管理	10
呼吸器合併症	116
呼吸機能低下	62
呼吸困難	4,80,154,167,177,178,179
呼吸循環	95
呼吸状態悪化の徴候	10
呼吸性アルカローシス	141
呼吸停止	4,203,225
呼吸停止の確認	216
呼吸停止の原因（災害時）	216
呼吸パターンの認識	10
呼吸不全	223
呼吸麻痺	149
呼吸抑制	95,228
黒色痂皮	171
国立大学救急部門	5
個人識別	220
骨炎	79
骨髄穿刺	193
骨髄穿刺法	12
骨髄内注入法	41
骨髄抑制	171
骨折	59,99,149
骨盤外傷	72,127
骨盤腔の膿瘍	68
骨盤血管造影	161
骨盤牽引	152
骨盤骨折	59,75,99,168,197
骨盤内腫瘍	162
骨盤内腹膜炎	68
骨盤の打撲	75

骨盤部CT検査 …………104	サイトカイン …………48	歯科による身元確認法…220	歯周炎 …………………184
後腹膜出血 ………………99	サイトトキシン …………89	歯牙保存液 ……………186	歯周病 …………………188
後腹膜血腫 ……………164	細菌侵入性大腸菌 ………89	歯科用リーマ …………179	耳出血 …………74,113,177
後部副鼻腔の囊胞 ……176	細胞数の増加 …………109	子癇 ………………137,163	刺傷 ………………………77
コプリン群 ………………91	再膨張性肺水腫 ………148	弛緩出血 …………161,163,164	自傷 ……………………188
鼓膜切開 ………………174	細胞内水素イオン ………44	歯冠破折 ………………186	自傷行為 ………………192
鼓膜の観察 ……………153	催眠鎮痛薬 ………………86	ジギタリス …………121,135	視床出血 ………………118
鼓膜の発赤 ……………174	サクシニルコリン ………81	識別票 …………………208	視神経管開放術 ………184
コミュニケーションの	索状痕 ……………………9	子宮外妊娠	視神経管骨折 …………183
困難さ ………………190	錯乱 ………………67,87,88	…68,160,161,165,167,166	視神経乳頭浮腫 ………181
コレラ ……90,96,218,219	鎖骨下静脈穿刺法 ………33	子宮外妊娠破裂 …………68	視神経炎 …………173,180
コレラタケ ………………92	坐骨神経痛 …………224,225	子宮角部妊娠 …………160	歯髄炎 …………………184
コレラ毒素 ………………90	刺し口 …………………171	子宮下垂 ………………164	耳性帯状疱疹 …………177
混合静脈血酸素含量 ……46	左室自由壁破裂 ………139	子宮癌 …………………166	自然気胸 ………………140
昏睡体位 …………………94	挫傷 ………………………76	子宮奇形 ………………162	自然災害 ………………206
昏睡度分類 ……………131	左側臥位正面像 ………100	子宮筋腫 …………166,167	自然子宮破裂 …………162
根性ラディクロパチー…223	殺虫剤 ……………………88	子宮筋腫合併妊娠 ……163	刺創 …………………73,79
コンタクトレンズ ……182	挫滅創 …………………217	子宮頸癌 ………………167	歯槽骨吸収 ……………185
昆虫による刺傷 …………79	挫滅創 ……………………79	子宮頸管裂傷 …………164	歯槽骨折 ………………187
昆虫皮膚炎 ……………169	挫滅組織の切除 ………149	子宮頸管開大 …………160	視束管骨折 ……………187
コンパートメント症候群	左右短絡性心疾患 ……157	子宮頸管妊娠 …………160	視束管撮影 ……………177
……………………77,152	左右の複視 ……………176	子宮頸管無力症 ………161	持続吸引・排液 …………37
昏迷 ………………93,190	左右別気管内挿管 ………21	子宮形成術 ……………163	持続胸腔ドレナージ …148
	ザラミノヒトヨタケモドキ	子宮硬直 ………………163	持続血液濾過透析法 ……13
さ	………………………91	子宮腺筋症 ……………166	持続混合静脈血酸素飽和度
サイアミラール ………228	サリチル酸系薬剤 …97,173	子宮全摘 ………………162	モニター ……………46
災害 ……………………206	サルブタモール ………157	子宮全摘術 ……………162	持続的血圧モニター ……82
災害医療情報 ……………7	サルモネラ ………………89	子宮脱 ……………164,167	ジソミラミド ……………12
災害医療の時間的推移 …206	Ⅲb型損傷 ………………107	子宮摘出 ………………164	死体検案 ………………215
災害規模の推測 ………207	酸塩基平衡 ………………9	子宮摘出術 ……………162	死体検案書 ………………53
災害救助法 ……………208	産科手術 ………………162	子宮動脈血管抵抗 ……165	死体検案書の交付 ……220
災害拠点病院 …………215	三環系抗うつ薬 …………86	子宮留囊腫 ……………167	自治体の救護体制 ……209
災害時感染症 …………217	三叉神経痛 …180,222,223	子宮内胎児死亡 ………162	歯痛 ………………176,184
災害時救急医療 ………215	三叉神経ブロック…224,226	子宮内反症 ……………164	疾患の種類 ………………8
災害時に備えての備蓄 …208	三次救急疾患中心 ………2	子宮内膜症 …………166,167	疾患汎発性性症状疱疹…173
災害時の医療対応 ……206	酸性洗浄剤 ………………88	子宮内容除去術 ………161	実質臓器損傷 …………107
災害時の衛生管理 ……217	酸素 ……………………228	子宮破裂 ………161,162,164	失神発作 ………69,135,136
災害時の応援要請 ……207	酸素化 ……………………9	子宮破裂子宮切迫症状 …162	失調性呼吸 ………………10
災害時の患者観察 …215,216	酸素吸入 ……………75,223	子宮留囊腫 ……………165	自発眼振 …………………71
災害時の感染症対策 …217	酸素供給 ………………199	刺激ガスの吸入 ………146	紫斑 ………………163,172
災害時の検案 …………220	酸素供給能 ………………46	止血困難 ………………162	シビレタケ ………………92
災害時の検視 …………220	酸素消費量係数 …………46	止血法 ……………………4	ジフェンヒドラミン …51,80
災害時の呼吸停止の原因 216	酸素摂取率 ………………46	止血目的のIVR ………197	ジフテリア ……………219
災害時の個人識別 ……220	酸素代謝障害 ……………43	歯原性悪性腫瘍 ………185	シプロキサン …………171
災害時の循環停止の原因 216	酸素飽和度 ……………145	歯原性腫瘍 ……………185	シプロフロキサシン ……96
災害時の初期治療 …215,216	散弾銃創 …………………73	試験穿刺 ………………104	脂肪酸増加 ………………44
災害対策 ………………208	散瞳 …………………92,93	自己血貯血 ……………162	耳放散痛 ………………178
災害対策基本法 ………208	産道損傷 ………………163	耳後部の腫脹 …………174	死亡時刻 ………………205
災害対策本部 …………209	散瞳薬 …………………181	自己免疫疾患 …………111	死亡診断書 ………………53
災害地域における感染経路		自殺企図 ………………188	死亡診断書（死体検案書）
………………………217	**し**	自殺未遂者 ………………64	交付に関する法律 ……54
災害の規模 ……………207	次亜鉛素酸 ……………193	四肢外傷 …………………72	死亡診断書（死体検案書）
災害の時期的分類 ……207	ジアゼパム …50,86,92,93	四肢外傷の診断と治療 …21	の様式 ………………54
災害への備え …………209	110,119,154,158,170,228	四肢関節捻挫 …………149	死亡診断書と死体検案書に
災害防疫対策本部 ……218	シアン ……………………87	四肢骨折 ……………20,150	関連する法規 ………56
再灌流療法 ……………138	シイタケ …………………93	四肢弛緩 …………………95	死亡診断書の記載上の注意54
細気管支炎 …………39,158	シートベルト外傷 ………73	四肢切断 ………………148	脂肪塞栓 …………………29
細菌感染症 ……………172	死因の種類 ………………57	四肢動脈 ………………198	死亡届の受理 …………220
細菌感染性腸炎 …………96	シェーグレン症候群 …111	四肢動脈血栓症 ………108	死亡の原因 ………………57
細菌性食中毒 ………88,89	耳介湿疹 …………………71	四肢の血管損傷 …………59	死亡の場所およびその種別57
細菌性髄膜炎 ……………67	紫外線曝露 ……………182	四肢のしびれ感 …………70	耳鳴 ………………175,177
細菌性赤痢 ………96,219	紫外線角炎 …………180,182	四肢の打撲 ………………59	シメチジン ………………51
細菌性腸炎 ………………88	耳介の聳立 ……………174	四肢の脈拍の触知 ……144	しもやけ ………………170
細菌性肺炎 ……………146	耳下腺炎 ………………188	四肢末梢のしびれ感 ……93	灼熱感 ……………………80
細菌性腹膜炎 …………106	耳下腺腫瘍 ……………177	磁石付カテーテル ……159	シャグマアミガサタケ …91
最終月経 ………98,160,168	歯牙脱臼 ………………186	耳珠圧迫 ………………175	視野検査 ………………180
催吐 ……………………159	歯牙転位 ……………186,187		視野障害 ……………93,184

自由壁破裂	138
周産期死亡	165
重症感染症	95
重症救急疾患の診断,治療,研究	1
重症高血圧	165
重傷者搬送	214
重症筋無力症	110
重症脱水	156
重症治療学	1,2
重症度	5,7,8,15
重症度の評価	16
重症度判定（熱傷）	169
重症熱傷	215
重症の外傷	4
重症両心不全	157
修正外傷スコア	19
重積	100
重積状態	110,157
銃創	73,73
重曹水	84,180
重炭酸ナトリウム	31,32,44
集中治療	3,4
集中治療医学	2
重篤な酸素欠乏	216
十二指腸潰瘍穿孔	105,106
羞明	90,182
絨毛性疾患	160,168,167
絨毛膜下出血	161
絨毛膜症	163
受傷機転による分類	73
縮瞳	82,87,92
手指による感染	217
手術切除材料	193
手術的膿瘍ドレナージ	77
受傷後三大時間帯	13
手掌多汗症	223,226
受傷直後	79
受傷部位による分類	72
手掌紅斑	131
腫脹	172
出血	160
出血傾向	97
出血時間	9
出血シンチグラム	198
出血性壊死性膵炎	102
出血性消化潰瘍	101
出血性ショック	13,14,16,21,47,142
出血性大腸菌	90
出血性膀胱炎	128
出血に対する診断と治療	20
出血量	216
術後性頬部嚢胞	176
術後退院	228
術後疼痛	225
術後の癒着	103
腫瘍	100
腫瘍性疾患	176
腫瘍性病変	167
純アルコール	223
循環管理	12,14
循環血液量減少性ショック	43,47
循環血液量減少性のショック	12
循環血液量の補充	47
循環障害	94
循環停止の確認	216
循環停止の原因（災害時）	216
循環動態の異常	14
循環動態の把握	101
循環と呼吸の管理	49
循環不全	97
除細動	138
上位頸髄損傷	149
常位胎盤早期剥離	161,162,163
漿液性網膜剥離	181
消炎酵素薬	177
消炎鎮痛薬	176,177,185
消化管出血	87,95,132
消化管腫瘍	197
消化管穿孔	68,100
消化管蠕動の亢進に伴う腹痛	92
消化管内視鏡	227
消化器症状	93
上顎洞炎	185
上顎骨骨折	177
笑気	228
上気道の閉塞	80
上下水道の供給不能	206
上下の複視	183
症候学	1,2
上行大動脈への解離	99
硝子体出血	180,183
上肢の骨折	99
上肢の脱臼	150
上大静脈症候群	34
正中皮静脈	35
正中皮静脈穿刺	35
小腸腫瘍	197
小児骨折	151
小児の虫垂炎	156
小児の特徴	38
小児の熱傷	170
樟脳	88
小脳出血	118
小脳症状	109
小脳性運動失調症状	173
上腹部痛	137
上部消化管穿孔	105
情報の聴取	9
情報連絡系統	206
情報連絡網の整備と強化	218
鞘膜外捻転症	128
鞘膜内捻転症	128
静脈確保	116
静脈血栓	223
静脈切開法	12,35
静脈内カテーテル遺残	34
静脈内投与	36
静脈フィルター	134
静脈炎	223
静脈路確保	12,20,33
初期救急医療体制	206
初期対応	4
初期治療	2,3
職業感染	196
褥瘡	62
食中毒	217
食道胃物	178
食道静脈瘤	132
食道破裂	101,142
植物状態	199,200
植物人間	223
食物による感染	217
食欲不振	97
除細動	30
処女膜閉鎖	167
所属リンパ節の腫脹	185
ショック	42,68,79,80 88,94,122,132
ショック時の代謝	44
ショック症状	4
ショック状態	101,103
ショック治療	3,4
ショックの鑑別	12
ショックの診断	45,47,106,107
ショックの定義	42
ショックの病態	43
ショックの分類	43
徐放性キサンチン剤	157
徐脈	92
初療の優先順位と手技	19
自律神経反射	43,125
止痢薬	90
視力障害	92,176,224
視力低下	184
耳漏	175
シロシビン群	92
シロタマゴテングタケ	92
ジロミトリン群	91
人為災害	206
心内膜炎	198
腎盂外溢流	125
腎盂ドレナージ	198
腎盂皮膚瘻	169
心エコー	19,75,134,140
心タンポナーデ	14,19,142
心タンポナーデの増悪	37
心肺停止	199
心拍出量	37
心膜腔穿刺	36
心膜腔穿刺後のドレナージ後の処置	37
心マッサージ	12
心音	216
心音の消失	216
塵芥感染	217
腎外傷	125
人格障害	192
人格障害によるストレス反応	189
腎癌	197
腎機能障害	92
心筋逸脱酵素	135
心筋虚血	43
心筋血流	133
心筋梗塞	4,49,82
真菌性髄膜炎	109
心筋のコンプライアンス	43
心筋炎	133
シングルパス型の透析器	94
神経学的重症度	118
神経学的診察	9
神経管骨折	184
神経原性ショック	43,51
神経根損傷	151
神経症	189
神経筋遮断	81
神経性ショック	14
神経損傷	150,152
神経毒	80
深頸部感染症	178
神経ブロック	222,228
心原性ショック	12,14,43,49,137
人工換気	163
人工血管置換術	144
人工肛門	169
人工呼吸	14,19,22,87,95,216,223
人工呼吸器	27
人工呼吸器を用いた人工呼吸	27
人工呼吸法	26
人工中絶	98
進行流産	161
腎後性	120
腎後性腎不全	169
深昏睡	203
心室細動	42,135,137
心疾患	30,227
心室静止	30,32
心室粗動	30
心室中隔穿孔	138,139
心室頻拍	30,42,135
侵襲学	1,2
滲出型	139
浸出性中耳炎	227
浸潤性紅斑	172
腎障害	88
心身医学的対応	166
新生児仮死	39
新生児の発熱	154
振戦	130
腎前性	120
新鮮凍結血漿	82
心膜穿刺	72
心臓のポンプ機能失調	137
心臓マッサージ	22,27,28,40,216
腎損傷	73
身体位の保持	62
靭帯損傷	149
心タンポナーデ	8,12,16,24,36,75,134,142
診断や予後の判定	222
陣痛	159
心停止	4,40,136
心停止時	36
心的外傷後ストレス症候群	218
心電図	9,81
心電図上徐脈	31
心電図のST上昇	133
腎膿瘍	198
腎動脈塞栓術	127
シンナー	88
侵入性大腸菌	90
腎尿管膀胱部単純撮影	129
腎尿細管壊死	92

心嚢液 …………………193	スタイレット …………81	生理食塩水 ……………94	前置血管臍帯卵膜付着 …162
心嚢液排除 ……………134	頭痛 ………67,80,92,97,99,224	赤十字救急法教本 ………4	前置胎盤 ………………161
心嚢穿刺 …………………19	頭痛以外の随伴症状 ……70	脊髄栄養血管への誤注 …223	仙腸関節解離 ……………76
腎の破裂 ………………126	ステロイド ………79,135,145	脊髄神経 …………………70	穿通性損傷 ………………72
塵肺 ……………………147	171,175,177,181,184	脊髄損傷 …………8,149,151	先天性心疾患 …………154
心肺機能停止状態 ……21,30	ステロイド剤 ……………81	脊髄損傷によるショック	先天性心疾患児 ………158
心肺蘇生 ……………3,4,138	ステロイド漸減療法 …177	…………………………51	先天性代謝異常 ………155
心肺蘇生後低拍出症候群	ステロイド投与 ………170	脊椎圧迫骨折 …………151	穿刺血腫除去術 ………118
…………………………38	ステロイド内服療法 …177	脊椎骨の骨折 ……………72	前房出血 ………………180
心肺蘇生に用いる薬剤 …41	ステロイド軟膏 ……80,81	脊椎損傷 ………………149	前部尿道損傷 …………127
心肺蘇生の効果判定 ……29	ステロイドのパルス療法 …87	脊椎の骨折 ………………99	前部ぶどう膜炎 ……180,183
心肺蘇生の中止時期 ……30	ステロイドパルス ……111	脊椎の打撲 ………………75	前房洗浄 ………………184
心肺蘇生法 …………7,199	ステロイド無効例 ……177	脊椎麻酔 ………………228	前房穿刺 ………………180
心肺蘇生法の施行 ……216	ステロイド療法 ………169	赤痢 …………………90,96,218	喘鳴 …………………178,179
心肺停止状態 ……………8	ストレスホルモン ………44	石灰沈着性肩腱板炎 …153	前立腺膿瘍 ……………128
心肺脳蘇生法 …………21,2	スポーツ外傷 ……………73	舌下腺炎 ………………185	前立腺肥大 ……………125
心拍再開後のモニター …37	スルタミシリン …………78	雪眼 ………………180,182	前立腺肥大症 …………125
心拍出量 ……………38,43	スルファドキシン/	赤血球 ……………………96	
心拍数増加 ………………87	ピリメタミン合剤 ……97	赤血球血色素量 …………8	そ
心破裂 …………………142		赤血球輸血 ………………2	
深部静脈血栓症 ………198	せ	接触感染 ………………217	創 …………………72,193
心不全 ………39,67,133,157	精液 ……………………193	接触性皮膚炎 …………169	造影CT ……………99,100
腎不全 ……79,120,155,169	整体的行為 ……………152	接触皮膚炎 ……………172	挿管手技 ……………11,24
腎部痛 …………………125	性器クラミジア感染症 …219	節足動物による感染 …217	挿管の適応 ………………11
心房細動 …………………30	性器出血 ……………99,162	切断指・肢の再接着 ……6	臓器移植 ……………6,205
心房粗動 …………………30	性器の外傷 ……………168	接着フィブリン糊 ……139	臓器移植施設 …………203
心膜腔穿刺の手技 ………36	整形外科 …………………4	切迫梗塞 ………………133	臓器移植法 ……………201
心膜穿刺 ………………134	性行為感染症 …………168	切迫早産 ……………160,162	早期子宮頸癌 …………226
心膜炎 …………………133	性交後避妊薬の投与 …168	切迫破裂 ………………140	臓器提供意思表示カード
蕁麻疹 ………………80,170	性交の証明 ……………168	切迫流産 ……160,161,166,167	…………………………204
心マッサージ ………135,136	精索捻転症 …………127,128	設備の損壊 ……………206	臓器提供の場 …………204
心理的な危機 …………191	青酸化合物 ………………88	説明義務違反 ……………65	臓器特異性 ………………9
診療記録 …………………53	青酸反応 …………………88	セファマイシン系 ……102	早期乳癌 ………………226
診療契約 …………………64	星状神経 ………………180	セファメジン ……………79	臓器不全 ………………217
診療の義務 ………………53	星状神経節 ……………222	セファランチン …………79	早期離床 …………………63
腎瘻造設 ………………198	星状神経節ブロック	セフェム系 ……………176	総頸動脈 …………………10
唇裂術後修復 ………128,227	………………………177,222	セフェム剤 ……………105	早産 ……………160,161,98
	成人T細胞白血病ウイルス	セフォタキシム …………109	早産マーカー …………160
す	…………………………196	セボフルラン ……………228	双手圧迫法 ……………163
髄液検査 ………………109	精神運動性興奮 ………189	セルシン …………………71	躁状態 …………………189
髄液細胞数 ……………111	精神科コンサルテーション	セルセーバ ………………81	総胆管結石 ……………105
髄液耳漏 ………………177	…………………………189	セレウス菌 ………………89	搔爬 ……………………152
髄液鼻漏 ………………113	精神科治療歴 …………189	セロトニン ………………92	創部の縫合 ………………78
水酸ラジカル ……………87	成人呼吸窮迫症候群 …146	遷延の閉鎖 ………………77	僧帽弁閉鎖不全症 …138,139
衰弱 ……………………217	精神症状 ………………191	洗眼 ……………………180	側頭骨骨折 …………175,177
髄鞘塩基性蛋白 ………111	精神神経用薬 ……………86	前期破水 ………………160	側頭骨の骨折 ……………99
水晶体異物 ……………183	成人水痘 ………………173	前胸部痛 ………………137	側頭葉てんかん ………110
水晶体前囊下の灰白色混濁	精神的外傷 ……………168	穿孔性眼外傷 ………180,182	側頭葉モンタージュ …110
…………………………181	精神的ストレス …………64	仙骨ブロック …………225	鼠径ヘルニア ………169,226
水腎症 …………………125	成人の気管支喘息発作 …144	洗剤 ………………………88	組織酸素代謝 ……………45
垂直方向性眼振 …………71	精神病患者のイレウス …69	栓子 ……………………178	組織プラスミノーゲン …138
水分の補給 ……………177	精神分裂病 ………189,189,192	全子宮破裂 ……………162	咀嚼の保持 ………………75
水平性眼振 ………………71	精神療法 ………………191	洗浄 …………………76,152	蘇生術 ……………………81
水疱 …………………169,171	精巣外傷 ………………129	線状骨折 ……………112,113	蘇生法 …………………4,14
水疱性皮膚炎 …………169	精巣腫脹 ………………127	線状皮膚炎 ……………169	蘇生法の基本事項 ……216
水疱蓋 …………………170	精巣上体垂捻転 ………127	全身血管抵抗 ……………48	ゾビラックス …………173
髄膜炎 ……67,70,111,155,159	精巣垂 …………………127	全身倦怠感 ……………178	ソリタT3 ………………156
髄膜刺激症状 ……130,173,176	精巣破裂 ………………127	全身性けいれん ………155	ソル・メドロール ………92
髄膜脳炎 ………………109	生体内毒素産生型 ………89	全身性のけいれん ………69	損傷形態による分類 ……72
睡眠薬 ……………………83	生体のホメオスタシス …222	全身凍傷 ………………170	
水様下痢 …………………92	成長板損傷 ………………99	全身熱傷 ………………171	た
水様性鼻漏 ……………176	成長ホルモン ……………44	全身麻酔 …………………76	第2,第3世代骨格のセフェム
スーパーオキサイド ……86	生命維持 …………………4	全身麻酔下小手術 ……226	…………………………78
頭蓋骨折 ………………113	生命維持機構の中枢 …200	全脊麻 …………………225	第2世代セフェム系 …106
スクウィーズィング法 …63	生命危機状態の回避 ……4	全前置胎盤 ……………162	第3.5世代セフェム ……106
スコポラミン …………227	生理食塩液 ……………121	喘息 ……………………227	第3世代セファロスポリン
スズメバチ ………………79	生理食塩液+5%Tz ……121	喘息様のアレルギー ……93	…………………………97
			第3世代セフェム ………97

体位胎勢異常 …………162	多形性心室頻拍 ………42	知能障害 …………………190	墜落 ………………………73
第1枝三叉神経痛 ……224	多呼吸 …………………158	遅発性頭蓋内出血 ……113	墜落損傷 …………………73
体位の変換 ………………62	唾石 ……………………185	遅発性脾破裂 …………59	痛覚伝導路の長期遮断 …222
退院拒否の患者 ………192	多臓器不全 …12,102,120	中間型細菌性食中毒 …89	痛風 ……………………153
体液移動 …………………48	正しい胸部圧迫部位 …28	中間期出血 ……………166	ツキヨタケ ……………91,92
体液喪失 …………………48	脱気 ……………………148	注視眼振 …………………71	ツツガムシ病 …………171
体温の管理 ……………154	脱臼 ……………………149	中耳の障害 ……………177	冷たい四肢 ………………49
体温モニター …………20,82	ダッシュボード外傷 …73	注射の要求 ……………192	強い絶望感 ……………189
体外式直流除細動 ……30	脱水 ……………89,132,156	中心静脈圧測定 …………37	つわり症状 ……………161
体幹部圧迫 ……………217	脱水の補正 ……………171	中心静脈カテーテル …122	
待機手術 ………………120	脱力 ………………………87	虫垂炎 ……………160,165	**て**
帯下 ……………………160	多動 ……………………189	中枢神経感染症 …………69	手洗い …………………193
大血管穿刺 ……………223	ダニ ………………………81	中枢神経障害 …………173	低カリウム ………………89
大血管損傷 ……………99,142	多嚢胞性卵巣 …………167	中枢性呼吸刺激剤 ………94	低カリウム血症
大血管の拍動 …………216	タバコ ……………………87	中枢性の筋弛緩 …………93	……………82,94,130,132
対光反射 ………………177	多発外傷	中頭蓋底骨折 …………113	低カルシウム血症 ……155
胎児 ……………………160	……4,14,18,73,98,215	中毒学 ……………………1,2	低血圧 ……………………94,155
胎児well-being ………160	多発根神経炎 …………110	中毒情報センター ………7	低血糖 …14,68,70,92,94,155
胎児仮死 ………………162	多発性硬化症 …………111	中毒センター ……………85	低血糖性昏睡 …………130
胎児仮死所見 …………162	多発性病変 ……………111	中毒物の検索 ……………85	低血糖予防 ………………94
胎児奇形 ………………162	多発損傷 …………………72	中和剤 ……………………84,85	低酸素 ……………………68
胎児心拍陣痛図 ………162	打撲 ……………………149,217	腸炎 ……………………165	低酸素性脳症 …………95,201
胎児心拍の有無 ………160	打撲創の応急処置 ………74	腸炎症状 …………………89	低酸素血症
胎児心音の消失 ……162,160	たらい回し ……………2,5	腸炎ビブリオ ……………89	……30,69,82,142,216
胎児推定体重 …………165	胆管ドレナージ ………105	超音波 ……………160,161	低酸素発作 ……………157
代謝（ショック時） ……44	胆管炎 …………………100	超音波検査 …9,100,166	低侵襲 …………………197
代謝性アシドーシス	炭酸水素ナトリウム	超音波診断 ……………163	泥酔野外睡眠者 ………170
………………………87,130	………………36,41,42,81	腸管壊死 ………………100	低体温 ……………39,95,154,170
代謝性意識障害 ………117	炭酸リチウム ……………87	腸管ガスの膨満像 ……103	低体温によるショック …12
代謝性脳症 ……………110	単純X線写真 ……………99	腸管出血性大腸菌 ……89,89	低体温法 ………………199
体重測定 ………………170	単純性イレウス ………104	腸管出血性大腸菌感染症	低体温療法 ……………116
対症的全身管理 …………94	単純性膀胱炎 …………128	……………………218,219	低蛋白食 ………………132
大震災が発生したら …208	単純性股関節炎 ………153	腸管蠕動音の亢進 ……103	低張性輸液剤 …………112
大腿静脈穿刺 ……………33	単純疱疹 ………………173	腸管毒素原性大腸菌 …96	低分子デキストラン
大腿動脈の触知 …………10	胆石 …………………105,226	腸管の不全閉塞 …………69	………………………48,177
大腿ヘルニア …………104,169	胆石症 …………………100	腸間膜血栓症 …………104	低分子特異抗体 …………85
大腸憩室炎 ……………102	断端痛 …………………223	腸間膜静脈経由で門脈系に	低マグネシウム血症
大腸血管奇形 …………198	丹毒 ……………………172	カテーテル挿管 ……198	…………………………94,155
大腸のHaustra像 ……103	単独外傷 …………………73	腸間膜動静脈血栓症 …108	停留精巣 ………………227
大動脈解離 ……………99,144	胆嚢 ……………………100	腸間膜動脈塞栓症 ……108	テオフィリン …………144
大動脈遮断鉗子 ………143	胆嚢壊死 ………………105	腸間膜リンパ節炎 ……102	デキサメサゾン ………158
大動脈造影 ……………143	胆嚢軸捻転 ……………105	長期カテーテル留置時の感染	溺水 ………………………39
大動脈内バルーンパンピング	胆嚢穿孔 ………………105	…………………………34	笛声音 …………………179
……………………12,50	胆嚢ドレナージ ………198	長期低体温 ……………199	テタノブリン ……………76
大動脈内膜の石灰化 ……99	胆嚢ポリープ …………226	潮紅 ……………………171	鉄欠乏性貧血 …………168
大動脈弁閉鎖不全 ………50	蛋白分解酵素 ……………80	超高速CT …………………	鉄錆 ……………………182
大動脈瘤破裂 …………68,99	蛋白分解酵素阻害剤 ……49	腸雑音減弱 ………………75	鉄片異物 ………………182
第2枝三叉神経痛 ……224		腸重積 …………………102,159	テトラサイクリン ……96,97
胎嚢 ……………………160	**ち**	聴神経腫瘍 ……………177	テトロドトキシン ………95
胎盤 ……………………193	チアノーゼ ……………154	聴性脳幹反応 …………203	テネスムス ………………68
胎盤遺残 ………………161	チアノーゼ型心奇形 ……39	腸洗浄 ……………………87	手の熱傷 ………………170
胎盤所見 ………………165	チアノーゼの出現 ……216	腸チフス ………………96,219	デブリドマン
胎盤内出血 ……………162	チアミン塩酸塩 …………	超低体温循環停止 ……141	………76,78,81,149,152
胎盤の一部残留 ………164	チェーン・ストークス呼吸	聴力障害 ………………113	デマル鉤 ………………183
胎盤の一部剥離 ………164	…………………………10	直接接触感染 …………217	テラプチク ………………94
胎盤肥厚 ………………162	チオ硫酸ソーダ …………88	直腸バルーン …………84	転移性硬膜外腫瘍 ……111,112
胎盤辺縁 ………………162	知覚神経麻痺 ……………76	直腸診 …………………128	転移性脳腫瘍 ……………69
対光反射の消失 …………14	知覚麻痺 …………………92	治療方針の決定 …………10	伝音性難聴 ……………177
ダイビング反射 …………39	持疾患 …………………226	沈下性肺炎 ………………63	電解質 ……………………9,46
大伏在静脈 ………………35	致死的不整脈 …………198	鎮静処置 …………………11	電解質異常 …70,89,116,155
代用血漿剤 ………………48	致死量 ……………………85	鎮静薬 …………………189	てんかん ………………110,154
大量の外出血 ……………4	膣鏡 ……………………164	鎮痛薬 …………………81,156	てんかん発作 …………95,112
唾液過剰分泌 ……………81	膣鏡診 ………………168,169		電気蚊取マット …………88
唾液腺炎 ………………185	膣上切除 ………………162	**つ**	電気ショック ……………30,31
唾液の分泌亢進 …………92	膣分泌液 ………………193	椎間板ヘルニア ………225	電気性眼炎 ……………180,182
タキフィラキシス ………47	窒息 ……………………178,217	椎骨動脈 ………………223	電気の除細動 …………138
ダグラス窩穿刺 ………160	膣壁の裂傷 ……………164	椎体のalignment ………99	電気熱傷 …………………73

デングウイルス …………97	動脈穿刺 ……………………20	ナグビブリオ …………………89	尿閉 …125,154,167,169,225
デング出血熱 …………97	動脈拍動の確認 ………10	ナフタリン ……………………88	尿路感染合併 ……………124
テングタケ ………………92	動脈閉塞 ……………………99	ナマズ …………………………81	尿路結石 ……………………68
デング熱 …………………96,97	動脈閉塞の急性症状5P…144	涙の分泌亢進 ………………92	尿路結石症 …………………102
電撃傷……………169,170	動脈ライン …………………82	ナメコ …………………………93	尿路変更 ……………………169
点耳液 ………………………175	灯油 ……………………88,159	ナロキソン ……………36,86	尿流出路の確保 ……………168
点状エコー ………………161	灯油類 ………………………159	難治性VF ……………………42	尿量 ……………………………20
テンシロン検査 ………111	ドーパミン ……………49,52	難治性頻脈 …………………31	尿量減少 ………………………49
伝染病予防法 …………218	トキソイド …………………79	軟性鏡 ………………………179	尿量測定 ………………………37
伝達麻酔 ……………………76	ドクアジロガサ ……………92	難聴 …………………175,177	尿路感染症 …………………128
電動カイネスティックベッド	特異的解毒剤 ………………85	軟部組織損傷 ………152,152	妊娠 …………………159,161
………………………63	毒キノコ中毒 ………………91	軟部組織の腫脹 ……………99	妊娠週数 ……………………160
電導収縮解離 ………30,31	ドクササコ …………………93		妊娠数 ………………………98
貼付試験 ……………………171	毒素型細菌性食中毒 ………89	**に**	妊娠中毒症 …………163,164
転落 ……………………………73	毒素原性大腸菌 ………89,90	ニガクリタケ …………………91	妊娠中毒症の病型分類 …165
電話回線の不通・困難 …206	ドクターカー ……………2,7,214	ニカルジピン ………………117	妊娠悪阻 ……………………98
	ドクターカーシステム ………6	肉眼的血液 …………………96	妊娠判定 ……………………166
と	ドクツルタケ …………………92	肉眼的血尿 …………………125	妊娠判定試験 ………………98
トイレ用洗剤 ………………159	特定疾患 ……………………111	ニコチン酸 …………………93	妊娠反応 ……………160,167
統一トリアージタッグ …212	毒物血中濃度 ………………85	二次感染 ……………………217	妊娠反応陰性 ………………166
toxic epidermal necrolysis型	徒手整復 ……………………104	二次救命処置 ………21,216	
薬疹………………………171	土壌による感染 ……………217	二次性障害 …………………201	**ね**
頭蓋単純X線撮影 ………112	突然の咳 ……………………179	二次性腎盂腎炎 ……………128	ネオフィリン …………92,157
頭蓋底骨折 ………82,99,113	突発性下腹部激痛 …………160	二次性脳障害 ………………199	ネグリ小体 …………………78
頭蓋内圧亢進 ………………8	突発性下腹部破裂 …………160	二次的合併症の予防 ………62	ネコひっかき病 ……………79
頭蓋内合併症 ……………176	突発性難聴 ……………222,223	二次的閉鎖 …………………76	鼠径ヘルニア ………………104
頭蓋内疾患 ………166,180	突発的に生じた頭痛 ………67	日光皮膚炎 …………………169	熱外傷 …………………………73
頭蓋内出血 …………………112	ドナーカード ………………204	ニトログリセリン	熱死 …………………………217
頭蓋内血腫 …………………74	ドパミン ………12,42,48,49	……………134,136,138	熱射病 ………………………154
動悸 ……………………………91	ドブタミン ……12,47,49,52	ニトロペン …………………133	熱傷 …………………………169
洞機能不全症候群 ………136	ドプラ …………………………134	ニフェジピン …………117,136	熱傷深度 ……………………170
頭頸部圧迫 …………………217	トラヘルパー ………………24	ニフレック ……………………84	熱傷の重症度判定 …………169
凍結指趾 ……………………170	トランキライザー ……………84	日本臓器移植ネットワーク	熱性けいれん ………155,158
瞳孔が中等度散大 …………181	トランスアミラーゼ …………92	……………………………204	ネッタイシマカ ……………97
瞳孔散大 ………14,95,216	トリアージ	入院の要求 …………………192	熱帯病治療薬の開発研究班
凍死 …………………………217	……………4,8,208,209,211	ニューキノロン ………90,96,97	……………………………97
凍傷 …………………73,170,222	トリアージタッグ …208,212	ニューキノロン製剤 ………90	熱中症 …………………………68
洞性リズム …………………31	トリアゾラム …………………86	乳酸 …………………………44	熱湯熱傷 ……………………73
透析 …………………………120	トリグリセリド増加 …………44	乳酸アシドーシス …………44	ネラトンカテーテル ………125
透析患者 ……………………124	努力性呼吸 …………………154	乳酸加リンゲル液 ……80,84	粘血便 …………………90,159
透析シャントのIVR ………198	ドレーン ……………………77	乳酸性アシドーシス ………130	捻髪音 ………………………176
透析シャント不全 …………198	ドレナージ ………78,125,185	乳酸濃度 ……………………46	粘膜下筋腫の筋腫分娩 …164
凍瘡 ……………………………170	ドレナージ後の処置	乳酸リンゲル液 ………48,82	粘膜のチアノーゼ …………216
糖代謝 ………………………116	（心膜腔穿刺後）………37	乳児突然死症候群 ……39,61	粘膜便 …………………………69
等張電解質輸液 ……………94	トロッカーカテーテル ……37	乳児の細気管支炎 …………154	乳歯の脱臼 …………………187
疼痛 …………………………142	トロンボキサン ………43,44	乳頭浮腫 ……………………109	年齢の推定 …………………220
疼痛緩和 ……………………124	トロンボテスト ………………9	乳幼児下痢症 ………………90	
疼痛伝達路の遮断 ………222	鈍性損傷 ……………………72	乳幼児における静脈確保	**の**
導尿 …………………………127	鈍的心損傷 …………………14	……………………………41	脳圧亢進 ……………………14
糖尿性昏睡 …………………129		乳幼児の意識レベル ……155	脳炎 …………………109,155
導尿バルーン挿入 ………20	**な**	乳幼児の百日咳 ………154	膿痂疹 ………………………172
糖尿病 ………………154,175,227	内頸静脈穿刺法 ……………34	乳様突起 ……………………223	脳幹 …………………………200
糖尿病性アシドーシス …156	内視鏡 ………147,159,176	尿 ……………………………193	脳幹機能 ……………………200
糖尿病性ケトアシドーシス68	内視鏡検査 ……………9,193	尿管カテーテル留置	脳幹機能の消失 …………203
糖尿病性昏睡 ……9,94,115	内視鏡的経鼻胆管ドレナージ	………………9,128,130	脳幹症状 ……………………109
頭部外傷	……………………………105	尿管結石 ……………………124	脳幹反射 ……………………201
………59,72,111,112,154	内耳障害 ……………………177	尿検査 ………………………9	脳幹部血管運動中枢の失調
頭部後屈法 …………………22	内耳症状 ……………………177	尿酸結石 ……………………125	……………………………51
頭部後屈/頤挙上法 ……10	内臓神経 ……………………70	尿失禁 …………………………95	脳幹部損傷 …………………99
頭部損傷 ……………………217	内臓損傷 ……………………217	尿潜血 ………………………125	脳虚血 …………………99,116
頭部打撲 ……………………74	内臓脱出 ……………………95	尿素窒素 ……………………9	脳血管障害 ……68,111,155
動脈カテーテル ……………81	内腸骨動脈の結紮 …162,164	尿中hCG検出キット ……166	脳血管造影 …………………120
動脈圧依存性心疾患 ……157	内反症 ………………………227	尿道カテーテル留置 ……169	脳血管内手術 ………………120
動脈血ガス分析 ……………46	内服試験 ……………………171	尿道損傷 ……………127,168	脳血管炎 ………………109,111
動脈血酸素含量 ……………46	内分泌異常 …………………168	尿毒症 …………………………68	脳血管攣縮 …………………120
動脈血栓症 …………………144	内分泌疾患 …………………191	尿比重 …………………………46	脳血流シンチ ………99,198
動脈塞栓症 …………………144	ナウゼリン …………………228		脳梗塞 …………………99,109
			脳塞栓 …………………………70

脳挫傷 99,155	肺実質 99	パラコート・ジクワット中毒	膝の関節鏡手術 226	
脳死・臓器移植 199	肺水腫 47,67,86,88,95,170	87	皮質下出血 118	
脳死・臓器移植関係年表	肺塞栓症のIVR 198	パラコート濃度 87	微弱陣痛 164	
201	肺線維症 87,147	パラコートラジカル 87	脾腫 97	
脳死・臓器移植における	バイタルサイン	パラジクロルベンゼン 88	鼻出血 113,175,177	
問題点 204	4,75,109,116	バラ疹 96,97	皮疹 171	
脳死・臓器移植法 199	背痛 125	原田病 181	ヒスタミン 44,48,50,93	
脳死・臓器移植法の要点	肺動脈楔入圧 37,38,43	パラチフス 219	ヒスタミン受容体拮抗薬	
201	肺動脈塞栓症 140	バリウム 159	51	
脳死患者 200	肺動脈造影検査 134	針刺し事故 131,196	非ステロイド系消炎鎮痛薬	
脳死状態 199	肺動脈閉鎖 157	針捨てBOX 196	152	
脳死臓器提供施設 203	梅毒 219	針の取扱いの原則 196	非ステロイド抗炎症薬坐薬	
脳室ドレナージ 118	梅毒トレポネーマ 196	バルーンカテーテル	124	
脳死の判定 10	バイトブロック 24	125,175	非脱分極性筋弛緩薬 111	
脳死の予防 199	ハイドロコートン 131	ハルシオン 82	ビタミンB_{12} 93	
脳死判定基準 201,202	ハイドロコルチゾン 145	パルスオキシメトリー 46,86	ビタミンB_1 94,111	
脳腫脹 14	排尿困難 125	バルトリン腺膿瘍 167	ビタミンB_1欠乏 14	
脳出血 99,110	肺の過膨張 179	バルビタール 84	ビタミンB_6依存症 155	
脳腫瘍 67,155	背部の叩打痛 125	バルビタール系静脈麻酔薬	ビタミンC 84	
脳循環 199	肺胞換気量の減少 142	110	ビタミンE 87	
脳神経 70	ハイムリック法 26,40	バルビタール療法 199	ビタミン剤 177	
脳神経外科 4	肺門型肺癌 148	バルビツレート 86	ビダラビン軟膏 174	
脳神経麻痺 109	廃用症候群 62	破裂性胸部大動脈瘤 140	ビッグテイル型のドレナージ	
膿腎症 129	排卵期出血 166	反回神経麻痺 223	用多穴カテーテル 37	
脳振盪症 113	排卵刺激治療 167	パンクロニウム 81	非定型顔面痛 223	
膿性鼻漏 176	排卵刺激療法 167	半月板断裂 149	ひどいかんしゃく 192	
脳脊髄液 9,193	排卵痛 167	半減期 85	ヒト絨毛ゴナドトロピン	
膿栓 178	排卵抑制 166	瘢痕子宮破裂 162	160	
脳蘇生 199	破壊的行動 192	瘢痕ヘルニア 104	ヒト組織培養ワクチン 78	
脳損傷によるショック 51	歯型 220	犯罪の被害者 191	ヒトデ 81	
脳動静脈奇形 118	バクテロイデス属 79	阪神・淡路大震災の犠牲者の	ヒト免疫不全ウイルス 196	
脳動脈閉塞症 198	白内障 226	死因 217	ヒトヨタケ 91	
脳動脈瘤 118	白内障手術 183	搬送先収容 214	ヒドロコルチゾン 170	
膿粘血便 90	麻疹 219	搬送支援 214	ヒビテン 76,169	
脳膿瘍 109	播種性血管内凝固症候群 9	搬送シミュレーション 210	ビピリジン 50	
脳波検査 10,110	破傷風 73	搬送方法 214	皮膚壊死 172	
脳浮腫 14,44,86	破傷風トキソイド	反跳痛 68,102	皮膚温の上昇 223	
脳浮腫対策 118	21,76,77,81,152	ハンドル外傷 73	皮膚生検 193	
脳ヘルニア 201	破傷風の予防 77,78,170	反応の乏しさ 190	鼻副鼻腔疾患 176	
農薬 83	ハチ 79	汎発性腹膜炎 198	皮膚組織の凍結 170	
農薬中毒 84,87	穿通性気管外傷 142	反復性腹痛発作 159	皮膚のチアノーゼ 216	
ノミ 81	発汗 87,87		皮膚の点状出血 96	
ノルアドレナリン 52	発汗の停止 223	**ひ**	皮膚の剥脱 171	
ノルエピネフリン 12,49	バッグバルブマスク法による	ヒアルロニダーゼ 80	ビブリオ菌 172	
	人工呼吸 26,27	鼻アレルギー 223	鼻閉 39	
は	白血球減少 97	ピーナッツ 179	鼻閉感 185	
バージャー病 223,225	白血病 153	鼻炎 178	非閉塞性腸間膜血行不全	
肺アスペルギルス症 148	発語障害 90	非炎症性下痢症 96	108	
肺炎 133,146	抜歯 193	非開胸心マッサージ 22,28	飛沫感染 217,218	
肺炎型のメリオイドーシス	発赤 80	非開放性損傷 72	非麻薬性鎮痛薬 124	
96	パッチ縫合閉鎖 139	日帰り手術 226,228	肥満細胞症 170	
肺合併症 62	パッチ補強閉鎖 139	日帰り手術の麻酔 226	びまん性軸索損傷 99,115	
肺結核 146,148	発熱 79,89,92,153,177	皮下気腫 142,178	びまん性汎細気管支炎 147	
肺結核後遺症 147	鼻からの出血 75	非可逆性ショック 48	冷や汗 137	
肺血管収縮 43	鼻毛の消失 169	比較的徐脈 97	美容形成 75	
敗血症 12,78,79,106	鼻出血 74	皮下気腫 75	病原性大腸菌 89,90	
敗血症性関節炎 78	鼻骨骨折 176	皮下出血 224	標準的蘇生薬 81	
敗血症性ショック	パニック発作 191	皮下輸液 156	病態の把握 10	
14,43,48,124	歯の脱落 187	被殻出血 118	皮様嚢腫 227	
肺血栓症 134	歯の動揺 187	非観血的整復術 176	漂白剤 88	
肺血流シンチ 141	羽ばたき振戦 131	非貫壁性梗塞 138	病理組織 193	
肺血流シンチグラム	母斑 227	非ケトン性高浸透圧性昏睡	鼻翼呼吸 158	
100,134	馬尾症候群 225	130	ビリルビン値の上昇 105	
肺コンプライアンスの低下	ハブ咬傷 79	非行 192	鼻涙管ブジー 183	
47	ハプトグロビン 92	鼻腔異物 176	ピルビン酸 44	
肺塞栓症 134,140	ハマダラカ 97	鼻骨骨折 188	鼻漏 185	
肺挫傷 29,75		被災者情報の統合 208	ピロカルピン 181	

頻回の不定愁訴 …………192	付属器炎 …………165,167	ヘパリンの経静脈投与	保存的治療 ……………102
貧血 ………………………97	ブドウ球菌 …………78,89	…………………133,134	母体DIC …………………162
頻尿 ………………………69	ブドウ球菌性熱傷様	ヘビによる咬創 …………79	ボタン型電池 ……………159
頻拍性不整脈 …………30,42	皮膚症候群 ……171,172	ヘマトクリット値 …9,82,101	発作性上室性頻拍 ………30
頻脈 ………………………91	不登校 …………………192	ヘモグロビンのCO ………86	発作性上室性頻拍症 ……135
	ブドウ糖 …………………131	ベラパミル ………………135	ボツリヌス菌 ……………89
ふ	ブドウ糖液 ………………113	ヘリコプター搬送	ボツリヌス中毒 …………111
ファロイジン ……………92	ブドウ糖の注入 …………45	…………2,4,6,7,207,214	ホテイシメジ ……………91
ファロー四徴症 …………157	ぶどう膜炎 …………180,181	ヘルニア嵌頓 ……………104	哺乳障害 …………………158
不安定型糖尿病 …………130	ぶどう膜炎による急性緑内障	ヘルペス脳炎 ……………109	骨の損傷 …………………99
不安定狭心症 ……………133	……………………181	ヘルベッサー精密持続点滴	頬部変形 …………………177
不安発作 ……………191,192	不必要な出血 ……………101	……………………110	洞機能不全症候群 ………136
フィブリノゲン …………9	部分前置胎盤 ……………162	ベロ毒素 …………………90	ポリミシンB固定化カラム
フィブリン分解産物 ……9	部分的気道閉塞 …………10	ベロ毒素産生性大腸菌 …90	……………………106
フェイスマスク …………228	ブヨ ………………………81	辺縁静脈洞破裂 …………162	ボルタレン ………………174
フェニトイン87,110,118,155	プライマリケア ………2,4,5	辺縁前置胎盤 ……………162	ホルモン補充療法 ………167
フェニトロチオン ………87	ブラジキニン ……………44	片側鼻閉 …………………176	ポンタール ………………174
フェニルエチラミン ……93	ブラストミセス症 ………79	変形性関節症 ……………153	ポンタール・シロップ …174
フェニレフリン …………81	ブラッシング ………76,152	変形性頸椎症 ……………223	本人意思の尊重 …………201
フェンタニール …47,50,228	フリーラジカル ………44,48	片頭痛 ………………119,223	ポンプ失調 ………………12
フォスフォジエステラーゼ	プリンペラン ……………71	片側性疝痛 ………………125	本邦の脳死判定基準 ……202
阻害薬 …………………47	ふるい分け ……………3,4,8	ベンゾジアゼピン ……81,86	
フォスフォリパーゼA$_2$ 50,51	フルオレセイン …………182	ベンゾジアゼピン系	**ま**
フォスフォリピッド ……50	フルストマック …………82	精神安定薬 …………111	マールブルグ病 ………97,219
吹き抜け骨折 ……………177	フルマゼニル ……………86	ペンタゾシン …118,119,166	埋伏菌 ……………………227
腹腔鏡 ……………………166	フレイルチェスト ………75	弁置換術 …………………139	マグコロール ……………88
腹腔鏡手術 ………………160	プレスチモグラフィー …223	扁桃周囲膿瘍 ……………178	麻疹 ………………………171
複合災害 …………………206	プレドニゾロン ………181,184	扁桃周囲炎 ………………178	麻疹様発疹 ………………79
腹腔試験穿刺 ……………75	プレドニン ………………80	便秘 ……………………132,155	麻酔器 ……………………81
腹腔神経叢 ………………222	プレホスピタルケア …4,7,63	ベンローズ ………………77	麻酔薬 ……………………81
腹腔内出血 …20,75,160,166	フレンツェル眼鏡下 ……71		マスク陽圧呼吸 …………147
腹腔内妊娠 ………………160	プロカインアミド …30,135	**ほ**	マッキントシュ喉頭鏡 …178
腹腔内輸液 ………………156	プロスタグランジンF$_2$α 163	防疫 ………………………217	末梢側迷入によるカテーテル
複雑性膀胱炎 ……………128	プロスタグランディン	防疫対策 …………………217	閉塞 ……………………34
複視 ………70,90,176,224	…………………48,51,108	蜂窩織炎 …………………172	末梢循環改善効果 ………222
副耳 ………………………227	プロタルゴール液 ………177	包茎 ………………………227	末梢静脈穿刺法 …………35
副腎皮質ホルモン 49,51,112	プロテアーゼ ……………44	剖検臓器 …………………193	末梢神経損傷 ……………59
副腎不全 …………………131	プロトロンビン時間 ……9	暴行 ……………………167,168	末梢性顔面神経麻痺 177,224
副腎不全によるショック	プロトロンビン時間の延長	膀胱炎症状 ………………128	マツタケ …………………93
……………………12	……………………131	膀胱鏡検査 ………………227	マニュピレーション ……152
腹水 …………………131,193	プロプラノロール ………135	方向交代性眼振 …………71	麻痺 ………………………99
腹水穿刺 …………………167	プロポフォール …………228	暴行事件の被害者 ………98	マムシ咬傷 ………………79
フグ中毒 …………………95	分枝鎖アミノ酸 ……45,131	膀胱損傷 …………………168	マムシ毒素抗血清 ………79
腹痛 …………68,89,91,92,98,155	分娩数 ……………………98	膀胱タンポナーデ ………125	麻薬 …………………81,102
腹部エコー ………………75		膀胱炎 ……………………125	マラチオン ………………87
腹部外傷 ……59,68,72,107	**へ**	膀胱留置カテーテル ……116	マラリア …………96,97,219
腹部疾患 …………………100	閉経後の出血 ……………98	膀胱瘻 ……………………127	慢性アルコール中毒患者
腹部大動脈破裂 …………143	閉鎖孔ヘルニア …………104	防災マニュアル …………210	……………………67
腹部単純X線写真 ………100	閉鎖空間 …………………189	ホウ酸水 …………………180	慢性硬膜下血腫 ………67,68
腹部超音波検査による	閉鎖性骨折 ………………113	放散痛 ……………………177	慢性関節リウマチ ………153
腹腔内貯留液の描出 …106	閉鎖病棟 …………………189	放射性耳痛 ………………178	慢性気管支炎 ……………147
腹部臓器痛 ………………225	閉塞性イレウス …………104	放射線障害 ……………167,169	慢性肝疾患 ………………175
腹部膨満 …………75,125,167	閉塞性黄疸 ………………198	胞状奇胎 …………………161	慢性呼吸不全 ……………145
腹膜炎 ………………104,160	閉塞性血栓性血管炎	膨隆虹彩 …………………181	慢性膵炎急性増悪 ………102
腹膜刺激症状 …68,102,166	…………………222,223	防虫剤 ……………………88	慢性大動脈解離 …………139
ふくみ声 …………………177	閉塞性動脈硬化症	乏尿 ………………………163	慢性肺気腫 ………………147
服薬の要求 ………………192	…………………144,222,223	暴力 ……………………189,192	慢性副鼻腔炎 ……………176
フクロツルタケ …………92	ペースメーカー …………31	暴力の被害者 ……………191	慢性閉塞性肺疾患の急性増悪
不合理な言動や行動 ……190	ベーチェット病 …………111	保温 ………………………94	……………………146
浮腫 ………………44,176,223	ベクロニウム ……11,81,228	ポカリスエット …………90	マンニトール …………181,184
浮腫状丘疹 ………………80	ペスト ……………………219	保健活動 …………………217	マンニトール急速点滴静注
婦人科疾患 ………………102	ペニシリン ………………92	補助呼吸 …………………163	……………………119
不正性器出血	ペニシリンG ……………92	補助循環法 ………………12	
…………98,159,161,167,160	ペニシリン系 ……………106	補助診断法の選択 ………9	**み**
不整脈 ………82,91,95,155	ベニテングタケ …………92	ホスミシン ………………90	ミオグロビン尿の検索 …152
不全子宮破裂 ……………162	ヘパリン	ボスミン …………………41	ミオグロビン尿の検索 …144
不全流産 ……………160,161	…………50,108,133,134,141	ボスミン液 ………………175	未吸収毒物の排除 ………84

み

- 水電解質 …………………94
- 水による感染 ……………217
- ミダゾラム …………11,81,86
- 三日熱マラリア ……………96
- ミツバチ ……………………79
- 未同定な病原体 …………193
- ミノサイクリン ………………96
- ミノマイシン ………………171
- 身元不明の遺体 …………220
- 脈の触れない心室頻拍
  ………………………30,31
- 脈波 ………………………223
- 脈拍異常 ……………………4
- 脈絡膜出血 ………………183
- ミリスロール …110,133,134
- ミルリノン …………………47
- 眠剤の服用 …………………14

む

- 無ガスイレウス …………100
- ムカデによる刺傷 …………81
- 無気肺 ……………………179
- 無月経 ……………………160
- 無月経後出血 ……………160
- 無呼吸状態 …………………24
- 無呼吸発作 …………………39
- 霧視 …………………………70
- ムスカリン …………………87
- ムスカリン群 ………………92
- ムスカリン受容体拮抗薬 106
- ムスチモール ………………92
- ムチウチ損傷 ………………73
- 無痛性心筋梗塞 …………137
- 無痛分娩 …………………225
- 無尿 …………………125,163
- 無脳状態 …………………200

め

- 迷走神経反射によるショック
  …………………………51
- メイロン ………………42,71
- メシル酸ガバキセート …49
- メタノール …………………89
- メチシリン耐性黄色ブドウ球
  菌感染症 ………………219
- メチルプレドニゾロン
  ……………………145,184
- メッケル憩室炎 …………102
- メトクロパミド ……………228
- メトヒモグロビン血症 ……92
- メトロニダゾール ……………96
- メピバカイン ………222,223
- メフロキン …………………97
- めまい ………70,80,177,228
- メリオイドーシス ……………96
- メレナ ……………………163
- 免疫抑制状態 …………67,171
- 免疫抑制薬 …………130,201

も

- 毛様充血 …………………181
- 妄想 ………………………189
- 網膜血管閉塞症 …………223
- 網膜出血 …………………183
- 網膜静脈閉塞 ……………180
- 網膜静脈閉塞症 …………180
- 網膜中心動脈閉塞 ………180
- 網膜動脈の狭細化 ………180
- 網膜の混濁 ………………180
- 網膜剥離 …………………180
- 網膜剥離手術 ……………183
- 毛様充血 ……………180,181
- モニター ……………………81
- モノメチルヒドラジン ……91
- モルヒネ ……………………49
- 問題行動 …………………192

や

- 夜間急病センター …………2
- 薬剤性精神病 ……………191
- 薬剤性肺臓炎 ……………146
- 薬疹 …………………170,171
- 薬物依存 …………………191
- 薬物過量摂取 ………………68
- 薬物常用 …………………189
- 薬物中毒 ……………154,216
- 薬物投与のルート …………36
- 薬物の過量服用 …………189
- 薬物の気管内投与 …………36
- 薬物の血管内注入 ………225
- 薬物の血中濃度 ……………83
- 薬物の静脈内投与 …………36
- 薬物の服用歴 ……………189
- 薬物乱用 …………………191
- ヤマカガシ咬傷 ……………79

ゆ

- 有機リン剤中毒 …83,85,87
- 遊離植皮 ……………………77
- 遊離ガス像 ………………106
- 輸液 ……………………20,94
- 輸液路確保 …………………33
- 行方不明者の救助・救出
  ………………………220
- 輸血 …………………………48
- 輸血療法 ……………………20
- 遊走精巣 …………………227
- 癒着胎盤 …………………164
- ユニバーサルアルゴリズム
  …………………22,26,30
- ユニバーサルプレコーション
  ………………………193
- 輸入感染症 …………………95

よ

- 陽圧換気 ……………………47
- 溶血 ………………88,92,165
- 溶血性尿毒症症候群 ………90
- 幼児期の虫垂炎 …………156
- 幼児の虐待 …………………61
- 幼児の熱傷 ………………170
- 用手的気道確保 ………22,26
- 羊水 ………………………193
- 羊水塞栓症 ………………163
- 羊水量 ……………………165
- 腰椎穿刺 ……………193,119,67
- 腰椎単純X線写真 ………151
- 腰痛 …………………97,224
- 腰痛体操 …………………152
- 腰痛の原因疾患 …………156
- 溶連菌 ……………………172
- 腰部交感神経節 …………222
- 腰部交感神経節ブロック
  ………………………223
- ヨードホルムガーゼ ……164
- 抑うつ気分 ………………190
- 抑うつ状態 ………………190
- 四日熱マラリア ……………96
- 四環系抗うつ薬 ……………86

ら

- ライフライン ……………206
- ラクタマーゼインヒビター
  ペニシリン ………………49
- ラクナ梗塞 ………………109
- ラジオアイソトープ検査 …9
- ラシックス ………………133
- ラセミ体作動薬結合 ………47
- ラッサ熱 ……………97,219
- ラムゼイ・ハント症候群
  …………………………71
- ラリンゲアルマスク ………23
- ラリンゲルマスク ………228
- 卵管妊娠 …………………160
- 卵巣過剰刺激症候群 ……167
- 卵巣出血 ……………166,167
- 卵巣腫瘍 …………………167
- 卵巣腫瘍茎捻転 …………166
- 卵巣腫瘍頸捻転 …………165
- 卵巣妊娠 …………………160
- 卵巣嚢腫 …………………226
- 卵巣腫大 …………………167

り

- 離脱症状（アルコール症）
  ………………………189
- リドカイン ……30,31,36,42
  ……………76,81,133,135
- リドカインスプレー ………76
- 利尿 ………………………125
- 利尿薬 ……………………133
- リバノール湿布 ……………80
- リファンピシン ……………171
- 流産 ………………98,160,161
- 硫酸アトロピン
  ……12,36,42,83,87,88,181
- 硫酸マグネシウム
  ……………………42,84,160
- 流涎 ………………83,87,178
- 流涙 ……………………81,182
- 両側反回神経麻痺 ………179
- 緑内障 …………………67,70
- 緑内障手術 ………………183
- 緑内障発作 …………180,181
- 旅行者の下痢 ………………96
- 輪状甲状間膜穿刺 …………24
- 臨床法医学 …………………52
- リンパ管腫 ………………227
- リンパ管炎 …………………78
- リンパ球幼弱化試験 ……171
- リンパ節炎 …………………78
- リンパ節郭清術 …………169
- リンパ節腫大 ………………96
- リンパ節腫脹 ……………171
- リンパ嚢腫 ………………167

る

- 涙小管再建手術 …………183
- 涙小管断裂 …………180,183
- 類鼻疽 ………………………96

れ

- 冷汗 …………………………49
- 冷却 ………………………169
- レイノー病 …………223,225
- レーザー虹彩切開術 ……181
- レギュラーインスリン …49
- レジオネラ肺炎 …………146
- レスタミン …………………80
- レスピレーターを用いた
  人工呼吸 …………………27
- 裂創 …………………………79
- 連続的動脈血 ………………82

ろ

- ロイコトリエン ……44,48,51
- 労災保険手続き …………196
- 労働災害 ……………………73
- 漏斗胸術 …………………227
- ロキソニン ………………174
- ロクソセレス・レクルサス
  …………………………80
- 肋骨骨折 ……………29,142
- 肋骨脊柱角の叩打痛 ……128
- 肋骨損傷 ……………………75
- 濾胞性卵嚢胞 ……………185
- ロラゼパム ……………81,82

わ

- ワーファリン ……………141
- ワライタケ …………………92
- ワルトン管 ………………185
- 腕神経叢 …………………223

編集者略歴

瀧　健治
- 1976年 3月　岩手医科大学大学院医学研究科卒業，医学博士
- 1976年 4月　岩手医科大学医学部麻酔学講座副手
- 1980年 8月　岩手医科大学医学部麻酔学講座講師
- 1987年 6月　岩手医科大学高次救急センター講師
- 1990年 2月　佐賀医科大学附属病院集中治療部講師
- 1990年10月　佐賀医科大学附属病院救急部助教授
- 1996年 9月　佐賀医科大学医学部救急医学講座教授
- 1999年 1月　日本救急医学会指導医

西村謙一
- 1958年 3月　九州大学医学部医学科卒業
- 1967年　　　医学博士，日本脳神経外科学会専門医
- 1967年 4月　九州労災病院脳神経外科部長
- 1972年 1月　岩手医科大学外科学助教授
- 1980年 4月　佐賀医科大学外科学助教授
- 1982年 4月　佐賀医科大学附属病院脳神経外科科長
　　　　　　　兼同附属病院救急部長
- 1989年 1月　日本救急医学会指導医
- 1998年 6月　佐賀医科大学医学部救急医学講座非常勤講師

十時忠秀
- 1968年 3月　九州大学医学部医学科卒業
- 1968年 4月　九州大学医学部附属病院麻酔科入局
- 1969年 6月　九州大学医学部附属病院麻酔科助手
- 1980年11月　医学博士
- 1981年 4月　佐賀医科大学医学部麻酔学麻酔・蘇生学助教授
- 1982年 4月　佐賀医科大学医学部麻酔学麻酔・蘇生学教授

© 2002　　　　　　　　　　　　　　　　　　　　　第1版発行　2002年2月1日

救急医学
救急患者の初期対応と以後の治療方針

定価（本体 6,500 円＋税）

〈検印廃止〉

編著者　瀧　健治　西村謙一　十時忠秀

発行者　服部　秀夫
発行所　株式会社新興医学出版社

〒113-0033　東京都文京区本郷 6-26-8
TEL 03-3816-2853
FAX 03-3816-2895
E-mail shinkoh@vc-net.ne.jp
URL http://www3.vc-net.ne.jp/~shinkoh

印刷　明和印刷株式会社　　　ISBN 4-88002-604-2　　　郵便振替　00120-8-191625

○本書のおよび CD-ROM 版の複製権・翻訳権・譲渡権・公衆送信権（送信可能化権を含む）は株式会社新興医学出版社が所有します．
○**JCLS**〈㈱日本著作出版権管理システム委託出版物〉
本書の無断複写は著作権法上での例外を除き禁じられています．複写される場合は，その都度事前に㈱日本著作出版権管理システム（電話 03-3817-5670, FAX 03-3815-8199）の許諾を得てください．